内外科疾病诊疗护理与健康教育

主编　郑晓勇　张保英　范秀芳　李　蕊
　　　于　燕　黄东影　林美蓉

四川科学技术出版社

图书在版编目（CIP）数据

内外科疾病诊疗护理与健康教育/郑晓勇等主编.
成都：四川科学技术出版社，2024.6
ISBN 978 - 7 - 5727 - 1380 - 4

Ⅰ.①内…　Ⅱ.①郑…　Ⅲ.①疾病—诊疗②护理学
③健康教育　Ⅳ.①R4

中国国家版本馆 CIP 数据核字（2024）第 111254 号

内外科疾病诊疗护理与健康教育
NEIWAIKE JIBING ZHENLIAO HULI YU JIANKANG JIAOYU

主　　编　郑晓勇　张保英　范秀芳　李　蕊　于　燕　黄东影　林美蓉

出 品 人　程佳月
责任编辑　李　栎
助理编辑　王天芳
封面设计　刘　蕊
责任出版　欧晓春
出版发行　四川科学技术出版社
　　　　　成都市锦江区三色路 238 号　邮政编码 610023
　　　　　官方微博：http://weibo.com/sckjcbs
　　　　　官方微信公众号：sckjcbs
　　　　　传真：028 - 86361756
成品尺寸　185mm×260mm
印　　张　22
字　　数　500 千
印　　刷　成都博众印务有限公司
版　　次　2024 年 6 月第 1 版
印　　次　2024 年 6 月第 1 次印刷
定　　价　88.00 元

ISBN 978 - 7 - 5727 - 1380 - 4

邮　　购：成都市锦江区三色路 238 号新华之星 A 座 25 层　邮政编码：610023
电　　话：028 - 86361770

本书编委会

主　编　郑晓勇　张保英　范秀芳　李　蕊　于　燕　黄东影
　　　　林美蓉
副主编　贾艳敏　李培培　罗海燕　刘　平　姜　青　姜　燕
　　　　武殿涛
编　委　（排名不分先后）
　　　　郑晓勇　滨州市人民医院
　　　　张保英　滨州医学院附属医院
　　　　范秀芳　潍坊市人民医院
　　　　李　蕊　青州荣军医院
　　　　于　燕　潍坊市益都中心医院
　　　　黄东影　威海市中医院
　　　　林美蓉　威海市中医院
　　　　贾艳敏　济南市中心医院
　　　　李培培　滨州医学院附属医院
　　　　罗海燕　烟台高新技术产业开发区医院
　　　　刘　平　沧州市中心血站
　　　　姜　青　威海市中医院
　　　　姜　燕　滨州医学院烟台附属医院
　　　　武殿涛　菏泽市曹县大集镇卫生院
　　　　刘雅伟　海军青岛特勤疗养中心
　　　　宋　雪　海军青岛特勤疗养中心

前　言

　　随着医学和现代高科技的发展，临床内、外科学的基础理论与临床研究发展迅速。为满足当前临床内、外科医护人员和教学第一线人员的需要，适应当前临床内、外科护理学发展的形势，我们组织了在临床及教学第一线具有丰富临床和教学经验的专家、学者，在广泛参考国内外最新文献资料基础上，结合各自的经验和业务专长编写了《内外科疾病诊疗护理与健康教育》一书。

　　本书系统介绍了临床内、外科常见疾病的诊断、治疗、护理与健康教育，每章节按照病因和发病机制、诊断、治疗、护理与健康教育等步骤叙述，力求使读者对内、外科常见疾病的诊疗护理与健康教育有明确、深刻的认识。本书内容丰富，重点突出，资料新颖，实用价值高。

　　由于本书编写时间仓促，又限于编者水平，书中难免有不当之处，敬祈广大读者指正。

编　者

2024 年 3 月

目　录

第一章　症状学

第一节 高 热

当机体在致热原的作用下或体温调节中枢功能障碍时，产热增加，散热减少，体温升高超过正常范围，称为发热。人体温约为37.0℃，波动范围36.2～37.2℃。口腔温度高于37.2℃，肛温高于37.7℃，或一日体温变动超过1.2℃即为发热。发热既是患者的主诉，又是一个客观体征。由于发热的病因很多，几乎涉及全身每个系统，因此诊断较为困难。

一、病因

（一）感染性高热

各种病原体（细菌、病毒、支原体、立克次体、螺旋体、真菌、寄生虫）所引起的感染。最常见的感染性疾病有上呼吸道感染、肠炎、败血症、结核病、伤寒、副伤寒、传染性单核细胞增多症、肾盂肾炎、肝脓肿、脑膜炎、感染性心内膜炎、骨髓炎、疟疾、血吸虫病、肺吸虫病、黑热病等。

（二）非感染性高热

1. 无菌性组织损伤

如大手术后组织损伤、内出血形成血肿、心肌及肺组织等内脏梗死、体表大面积烧伤等。

2. 恶性肿瘤

如原发性肝癌、淋巴瘤、恶性组织细胞病、急性白血病等恶性肿瘤易引起发热。

3. 变态反应性疾病

如药物热、类风湿关节炎、系统性红斑狼疮等。

4. 中枢神经性发热

如中暑、脑出血、脑震荡、颅骨骨折及中毒性脑病等。自主神经功能紊乱的患者可有不规则低热。

5. 产热、散热异常

产热过多引起发热，如甲状腺功能亢进（简称甲亢）、剧烈运动后、癫痫等。散热障碍引起发热，如广泛性皮炎。

二、诊断

发热的原因复杂，临床表现千变万化，往往给诊断带来困难，因此，对一些非典型的疑难患者，除仔细询问病史，全面的体格检查和进行一些特殊实验室检查外，更应注意动态观察，并对搜集来的资料仔细进行综合分析，才能及时得出确切的诊断。

（一）病史

详细询问发热起病的缓急、升降时间、高低、类型与规律性，是否伴有寒战、出汗、咯血、咳嗽、胸痛，询问过去史、传染病接触史、预防接种史、职业和生活习惯，是否到过疫区等。

（二）体格检查

详细询问病史和细致的体格检查对大部分高热均能做出正确的判断。病史中考虑到的疾病，还要重点检查有关的系统或脏器，阳性体征的发现对高热的病因诊断有重要参考价值。

1. 一般情况

若一般情况良好，而无其他阳性体征，对急性感染性高热，应考虑呼吸道病毒感染。

2. 皮肤、黏膜、淋巴结检查

如皮肤黏膜有黄疸表现应考虑肝、胆疾患。淤点对流行性脑脊髓膜炎、败血症、血液病等的诊断有帮助。对有特殊的淋巴结肿大、明显压痛者，应考虑附近器官的炎症等。

3. 头面部检查

头面部检查应注意检查巩膜有无黄疸，鼻窦有无压痛，外耳道有无流脓，乳突有无压痛，扁桃体有无红肿等。

4. 胸部检查

胸部检查应注意乳房有无肿块，肺部有无啰音、胸膜摩擦音、心脏杂音等。

5. 腹部检查

腹部检查注意有无压痛、反跳痛及肌紧张，有无固定明显压痛点，如右上腹压痛常考虑胆囊炎，女性下腹部压痛应考虑附件炎、盆腔炎等。还须注意有无肿块及肝、脾、肾脏等情况。

6. 神经系统检查

神经系统检查注意有无脑膜刺激征及病理反射等。

（三）实验室及其他检查

1. 血常规

白细胞计数偏低，应考虑疟疾或病毒感染；白细胞计数增高和中性粒细胞左移者，常为细菌性感染；有大量幼稚细胞出现时要考虑白血病，但须与类白血病反应相鉴别。

2. 尿粪检查

尿液检查对尿路疾病的诊断有很大帮助。对昏迷、高热患者而无阳性神经系统体征者，应做尿常规检查，以排除糖尿病酸中毒合并感染的可能。对高热伴有脓血便或有高热、昏迷、抽搐而无腹泻者在疑及中毒性菌痢时应灌肠做粪便检查。

3. X线检查

X线检查常有助于肺炎、胸膜炎、椎体结核等疾病的诊断。

4. 其他检查

对诊断仍未明确的患者，可酌情做一些特殊检查，如血培养、抗"O"、各种穿刺及活组织检查。还可依据病情行 B 型超声（B 超）、电子计算机扫描（CT）、内镜检查等。

5. 剖腹探查的指征

如果能适当应用 CT 检查、B 超检查，一般不需要剖腹探查。但对 CT 检查的异常发现需要进一步阐明其性质，或制订准确的处理方案，或需做引流时，剖腹术可作为最后确诊的步骤而予以实施。

6. 诊断性治疗试验

总的说来，不主张在缺乏明确诊断的患者中应用药物治疗，但是，如果在仔细检查后，临床和实验室资料支持某种病因诊断但又未能完全明确时，治疗性试验是合理的。

1）血培养阴性的心内膜炎：心内膜炎有较高的死亡率，如果临床资料表明此诊断是最有可能的，抗生素试验治疗可能是救命性的，常推荐应用广谱抗生素 2～3 种，联合、足量、早期、长疗程应用，一般用药 4～6 周，人工瓣膜心内膜炎者疗程应更长，细菌培养阳性者应根据药敏给药。

2）结核：对有结核病史的患者，应高度怀疑有结核病的活动性病灶，2～3 周的抗结核治疗很可能导致体温的下降，甚至达到正常。

3）疟疾：如果热型符合疟疾（间日疟或三日疟）改变，伴有脾肿大，白细胞减少，流行季节或从流行区来的患者，而一时未找到疟原虫的确切证据，可试验性抗疟治疗，或许能得到良好的疗效，并有助于诊断。

4）疑为系统性红斑狼疮，而血清学检查未能进一步证实的患者，激素试验性用药可获良效而进一步证实诊断。

由于多数不明原因的高热是由感染引起，所以一般抗生素在未获得确诊前可常规使用以观疗效。

三、治疗

（一）一般处理

将患者置于安静、舒适、通风的环境。有条件时应安置在有空调的病室内，无空调设备时，可采用室内放置冰块、电扇通风等方法达到降低室温的目的。高热惊厥者应置于保护床内，保持其呼吸道通畅，予足量氧气吸入。

（二）降温治疗

可选用物理降温法或药物降温法。

1. 物理降温法

利用物理原理达到散热目的，临床上有局部和全身冷疗两种方法。

1）局部冷疗：适用于体温超过 39℃者。给予冷毛巾或冰袋及化学制冷袋，将其放置于额部、腋下或腹股沟部，通过传导方式散发体内的热量。

2）全身冷疗：适用于体温超过 39.5℃者。采用乙醇擦浴、温水擦浴、冰水灌肠等方法。

（1）乙醇擦浴法：乙醇是一种挥发性的液体，擦浴后乙醇在皮肤上迅速蒸发，吸收和带走机体的大量热量；同时乙醇和擦拭又具有刺激皮肤血管扩张的作用，使散热增加。一般选用 25%～35% 的乙醇 100～200 mL，温度为 30℃ 左右。擦浴前先置冰袋于头部，以助降温，并可防止由于擦浴时全身皮肤血管收缩所致头部充血；置热水袋于足底，使足底血管扩张有利散热，同时减少头部充血。擦浴中应注意患者的全身情况，若有异常立即停止。擦至腋下、掌心、腘窝、腹股沟等血管丰富处应稍加用力且时间稍长些，直到皮肤发红为止，以利散热。禁擦胸前区、腹部、后颈、足底，以免引起不良反应。擦拭完毕，移去热水袋，间隔半小时，测体温、脉搏、呼吸，做好记录，如体温降至 39℃ 以下，取下头部冰袋。

（2）温水擦浴法：取 32～34℃ 温水进行擦浴，体热可通过传导散发，并使血管扩张，促进散热。方法同乙醇擦浴法。

（3）冰水灌肠法：用于体温高达 40℃ 的清醒患者，选用 4℃ 的生理盐水 100～150 mL 灌肠，可达到降低深部体温的目的。

2. 药物降温法

应用解热剂使体温下降。

1）首选对乙酰氨基酚：0.3～0.6 g，每 4～6 小时 1 次，最大剂量为 4 g。忌用于有肝脏疾病或肝移植患者。严格掌握适应证和用法，避免肝脏损害。

2）次选阿司匹林：0.3～0.6 g，每 4 小时 1 次。注意对胃的刺激，避免出血。该药有加重哮喘和过敏反应的危险，特别是成人有哮喘病史者应慎用。

3）布洛芬：0.2～0.4 g，每 4～6 小时 1 次，对阿司匹林过敏、溃疡、肾功能不全和出血性疾病的患者慎用。

注意事项：

（1）在未明确发热原因时，不要轻易使用退热剂，以免改变其原有热型或其他临床特征，给诊断和治疗带来困难。

（2）熟悉各种解热药的药理作用、禁忌证和配伍禁忌，以免发生不良反应及过敏反应。

（3）注意药物剂量，因为解热药是通过机体的蒸发散热而达到降温目的，所以，药物用量过大会引起机体大量出汗，体液大量丧失而出现血压下降、脉搏细速、四肢厥冷等虚脱或休克现象。尤其是年老体弱及心血管疾病者更易发生。

（4）解热药只是对症处理，不能消除病因，而且有些退热药有杀伤白细胞的作用，所以，对高热患者应先行物理降温，必要时才考虑使用药物降温。

（5）感染性发热根本的治疗方法是消除感染原和感染灶，为促进退热，解热药应与抗感染疗法配合使用。

（6）有些患者用药后会出现恶心、呕吐、胃出血、皮疹、血管神经性水肿和哮喘症状，多种药物配合使用可减轻不良反应。

（7）药物降温时须注意使患者的身心放松，为使药物更好地发挥作用，必要时服用安眠药。

（三）病因治疗

查明病因，对症下药，是最根本的治疗方法。对病情重、白细胞高的高热患者，也可先给适当的抗菌药，边治疗边明确诊断，但切忌滥用抗菌药物。

（四）支持治疗

注意补充营养和水分，保持水、电解质平衡，保护脑、心、肾功能及防治并发症。

（五）对症处理

如出现惊厥、颅压增高等症状应及时处理。

四、护理与健康教育

（一）一般护理

1）将患者置于安静、舒适、通风的环境，如空调室、室内放置冰块、电扇通风等。

2）长期发热患者，唾液分泌减少，口腔内食物残渣易于发酵，促进细菌繁殖；同时机体抵抗力低下及维生素缺乏，易引起口腔溃疡，故应加强口腔护理。

3）高热患者降温过程中伴有大汗，应及时更换衣裤和被褥，注意皮肤清洁卫生和床单干燥、舒适。有出血倾向的患者，应防止皮肤受压与破损。

4）以清淡为宜，给细软、易消化、高热量、高维生素、高蛋白、低脂肪饮食。鼓励患者多饮水，多吃新鲜水果和蔬菜。

（二）病情护理

1）密切观察病情变化，测体温每 6 小时 1 次，高热者每 4 小时 1 次，绘制于体温单上，观察其热型及临床过程，观察呼吸、血压的变化以及一些伴随症状。体温恢复正常 3 天后，每日测体温 2 次。观察采用降温措施的效果，实验室检查的变化，记录液体出入量。

2）观察与高热同时存在的其他症状，如是否伴有寒战、大汗、咳嗽、呕吐、腹泻、出疹或出血等，以协助医生明确诊断。

（三）对症护理

1）体温在 39℃ 以上者给予头部冰袋或冰帽，39.5℃ 以上者给予乙醇或温水擦浴，无效时按医嘱行药物降温或针刺降温（取大椎、曲池、合谷等穴位）。体温骤降时应予以保暖，及时测量血压、脉搏、心率等，严防虚脱。

2）过高热者出现谵妄、惊厥、昏迷时加用床栏，以防坠床，压舌板裹以纱布放在上、下臼齿间，以防舌咬伤。

3）当发热原因不明的患者疑似传染病时，先按疑诊进行预防性隔离，以免发生交叉感染。

（四）心理护理

解除患者顾虑，耐心解答其提出的各种问题，积极寻找发热的原因；尽量满足患者的需要，尤应注意保暖；经常探视患者，多做解释工作，以便了解疾病进展及给予患者精神安慰。

（五）健康教育

1）告知患者发热是一种消耗性疾病，饮食中注意高热量、高蛋白、高维生素的摄取是必要的。鼓励患者多食一些营养丰富、易消化、自己喜爱的流质或半流质饮食，保证每日总热量不低于 3 000 kcal*；同时注意水分和盐分补充，保证每日入水量在 3 000 mL左右，防止脱水，促进毒素和代谢产物的排出。

2）体温测量的正确性对于判断疾病的转归有一定的意义。应教会患者正确测量体温的方法，应告知成人口腔温度和腋下温度测量的方法、时间及测量中的注意事项；应向婴幼儿家属说明婴幼儿肛温测量的方法、时间及注意事项。

3）指导患者建立有规律的生活，适当的体育锻炼和户外活动，增加机体的耐寒和抗病能力；在寒冷季节或气候骤变时，注意保暖，避免受凉，预防感冒、流行性感冒等；向患者和家属介绍有关发热的基本知识，避免各种诱因；改善环境卫生，重视个人卫生；告诫患者重视病因治疗，如系感染性发热，当抗生素使用奏效时，体温便会下降。

（刘平）

第二节 昏 迷

昏迷是最严重的意识障碍，表现为意识完全丧失，对外界刺激无意识反应，随意运动消失，生理反射减弱或消失，出现病理反射。

一、病因

昏迷的病因一般分为两大类：

（一）颅内病变

1）颅内感染性疾病，如化脓性脑膜炎、脑炎、脑脓肿。

2）脑血管病、脑出血、大面积脑梗死、蛛网膜下腔出血等。

3）颅内占位病变。

4）闭合性颅脑外伤，如脑震荡、脑挫裂伤、颅内血肿。

5）颅内压增高综合征。

6）癫痫。

（二）全身性疾病

1. 急性感染性疾病

见于全身重度感染，包括各种细菌、病毒、螺旋体、寄生虫等。常见于败血症、肺炎、猩红热、白喉、百日咳、伤寒以及泌尿道感染。

2. 心血管疾病

如心律失常、心肌梗死、肺性脑病和高血压性脑病等。

---

* 1 kcal≈4.18 kJ。

3. 水、电解质平衡紊乱

如慢性充血性心力衰竭、慢性肾上腺皮质功能减退症等引起的稀释性低钠血症等。

4. 内分泌及代谢障碍性疾病

如尿毒症、肝病、甲状腺危象、糖尿病、低血糖以及慢性肾上腺功能减退症等所引起的昏迷。

5. 外源性中毒

包括工业毒物中毒、农药类中毒、药物类中毒、植物类中毒、动物类中毒等。

二、诊断

(一) 病史

要注意详细询问发病过程，起病缓急，昏迷时间及伴随症状，如突然发病者见于急性脑血管病、颅脑外伤、急性药物中毒、一氧化碳中毒等。缓慢起病者见于尿毒症、肝昏迷、肺性脑病、颅内占位性病变、颅内感染及硬膜下血肿等。昏迷伴有脑膜刺激征见于脑膜炎、蛛网膜下隙出血；昏迷伴有偏瘫以急性脑血管病多见；昏迷伴有颅内压增高者见于脑出血及颅内占位性病变；昏迷抽搐常见于高血压脑病、子痫、脑出血、脑肿瘤、脑水肿等。此外，要注意有无外伤或其他意外事故，有无服用毒物、接触剧毒化学药物和煤气中毒等；以往有无癫痫发作、高血压病、糖尿病以及严重的心、肝、肾和肺部疾病以及昏迷程度等。

(二) 体格检查

要仔细观察体温、脉搏、呼吸、血压、皮肤等。如严重感染性疾病体温可升高，影响下丘脑体温调节中枢可引起中枢性高热，体温多在40℃以上；体温下降多见于周围循环衰竭或下丘脑功能紊乱；高颈髓病变、急性感染性多发性神经根神经炎以及重症肌无力危象可表现呼吸困难；高血压见于急性脑血管病、子痫、高血压性脑病；低血压见于心肌梗死、心脑综合征、安眠药物中毒以及重度感染等引起的昏迷；皮肤呈樱桃红色见于一氧化碳中毒；慢性肾上腺皮质功能减退可有皮肤色素沉着；败血症可出现淤点与低血糖；休克时皮肤湿润多汗；糖尿病昏迷、尿毒症与抗胆碱能药物中毒则皮肤干燥无汗。此外，瞳孔大小与光反射的变化常提示患者的病情变化。单侧瞳孔散大除外药物作用应视为视神经或动眼神经损害，见于脑外伤、脑出血以及颅内占位性病变引起的颞叶沟回疝，预后不良。眼底如发现视盘水肿，提示颅内压增高。脑膜刺激征阳性，见于脑膜炎、蛛网膜下隙出血或脑疝。昏迷患者如无肢体运动反应、肌张力低下、腱反射消失等，或出现异常的伸张反射或屈曲反射常提示预后不良。

(三) 实验室及其他检查

1. 脑脊液检查

蛛网膜下隙出血和脑出血者脑脊液可呈血性；化脓性脑膜炎者脑脊液混浊，白细胞增多，蛋白质升高，糖降低或正常；结核性脑膜炎者白细胞增多，且以淋巴细胞为主，蛋白质增高，氯化物和糖含量降低。

2. 血生化检查

血尿素氮、肌酐增高，提示尿毒症；血糖增高合并尿酮阳性者多为糖尿病酮症酸中毒昏迷；血糖明显降低见于低血糖昏迷；血氨升高见于肝性昏迷。

3. 特殊检查

CT 或磁共振成像（MRI）等可帮助确立诊断，特别是对脑出血、颅内占位性病变、感染等引起的昏迷有决定性意义。

三、治疗

（一）病因处理

针对病因采取及时果断的措施是治疗本症的关键。属低血糖昏迷者，立即用 50% 葡萄糖注射液 80～100 mL 静脉注射。糖尿病昏迷者，则给予胰岛素治疗。肝昏迷者，用谷氨酸钠 2～4 支（5.75 g/20 mL）加入 10% 葡萄糖注射液 500 mL，静脉滴注；或用左旋多巴 5 g 加入 100 mL 生理盐水，1 次鼻饲或口服，也可灌肠。尿毒症昏迷有肾功能衰竭（简称肾衰竭）者，应考虑用透析疗法，必要时做肾移植手术。大出血者，要输血和用止血剂等。

（二）对症处理

为了维持昏迷患者有效的呼吸循环，补充水及电解质，促使神志恢复，减少及预防并发症，特别对病因不明或在病因治疗的同时，进行积极的对症治疗更显得重要。

1）保持呼吸道通畅，注意吸痰，对病情严重者，应行气管切开术。自主呼吸停止者需给予人工辅助呼吸。

2）纠正休克，注意心脏功能。

3）对颅内压增高、脑疝者，应立即采用降低颅内压措施。

4）开放性伤口应及时止血、清创缝合，注意有无内脏出血。

5）疑有糖尿病、尿毒症、低血糖、水和电解质及酸碱失衡者应抽血检查。

6）对服毒、中毒可疑者洗胃，并保留洗液送检。

7）有高热或低温，则对症处理。

8）有尿潴留进行导尿等处理。

9）维持水、电解质及酸碱平衡。

10）防治感染，尤应注意预防肺、尿路、皮肤感染。

11）一旦有癫痫发作，用苯巴比妥钠 0.1～0.2 g，肌内注射；若呈现癫痫持续状态，可用地西泮 10 mg，缓慢静脉注射。

以上处理应分轻重缓急，妥善安排，以免坐失转危为安的时机，各项具体措施可参考有关章节。

四、护理与健康教育

昏迷患者的护理十分重要及艰巨，而且直接关系到患者的诊断、治疗、并发症和恢复，是绝对不能忽视的一个救治环节。

（一）一般护理

1）患者卧床，肢体置适中位置，床边加用床栏以防跌下。有假牙者去除假牙，有抽搐者在上、下臼齿间放置牙垫以防止舌咬伤；眼不能闭合时，可盖湿纱布，涂金霉素眼膏，每日 2 次。注意保暖，天冷如需加用热水袋时，水温不得超过 50℃，严防烫伤。

2）将患者的头部侧向一边，经常吸出痰液或呕吐物，保持呼吸道通畅、吸氧、舌向后倾时需做牵引或加通气道以改善通气功能。若上呼吸道阻塞明显者，及时行气管切开并用人工呼吸机，以便保证脑供氧量。

3）床上保持干燥平整，定时翻身，防止压疮和肺部感染，每日行口腔护理，有尿潴留者给予导尿，酌情使用抗生素。

4）静脉补液维持必要的营养和水分，昏迷期间不给口服药和饮食，病情稳定后 3~5 天开始给予鼻饲。

（二）病情观察与护理

1）观察昏迷程度，若患者对周围光、声等反射消失，强刺激亦不能醒，但部分深反射仍存在，有时表现为无目的的四肢舞动和谵语，腱反射亢进，为浅昏迷的表现。若仅有呼吸心跳，而无角膜结膜反射、瞳孔对光反射、吞咽反射、肢体动作均消失，为深昏迷的表现。昏迷程度与预后有着密切关系，必须密切观察，及时做出正确判断。

2）观察眼球及瞳孔变化，注意有无凝视、斜视、眼球固定、双侧眼球不等大，有利于判断有无颅内病变，如脑水肿、脑疝等。

3）观察病因，以协助医生诊断及抢救。

（1）若昏迷伴发热，起病急，出现不同程度的神经系统症状、脑膜刺激征及意识障碍等，应考虑中枢神经系统感染，如化脓性、结核性脑膜炎，乙型脑炎和其他各类脑炎，中毒性脑病，脑脓肿等。

（2）若昏迷不伴发热，有脑膜刺激征或神经系统症状时，应结合年龄、病史或其他症状，考虑非感染性中枢神经系统疾病，如高血压脑病、颅脑外伤、脑血管畸形出血等。

（3）若昏迷伴呕吐、惊厥、呼吸有异味，不伴脑膜刺激征、结核临床表现，可考虑代谢性酸中毒、糖尿病昏迷、尿毒症、肝昏迷等。

4）严密观察体温、脉搏、呼吸、血压的变化，发现异常及时报告医生。

5）备好各种抢救药品及器械，鼻导管吸氧，氧流量以 2 L/min 为宜。呼吸衰竭时，可协助医生采用机械辅助呼吸器维持通气功能。及时准确抽血送有关化验，维持水、电解质及酸碱平衡。

（三）健康教育

对疾病应早诊断、早治疗；患有糖尿病、癫痫、高血压等易发生昏迷的慢性病患者，尽量减少单独外出，外出时应随身携带病历卡片，以备发生昏迷时采取针对性急救措施并可及时通知家属。

（姜青）

第三节 咯 血

咯血指喉及喉以下呼吸道及肺组织的血管破裂导致的出血并经咳嗽动作从口腔排出。咯血主要由呼吸系统疾病引起，也见于循环系统及其他系统疾病。我国引起咯血的前三位病因分别是肺结核、支气管扩张和支气管肺癌。突发胸痛及呼吸困难，而后出现咯血者应警惕肺血栓栓塞。咯血者常有胸闷、喉痒和咳嗽等先兆症状，咯出的血色多数鲜红，混有泡沫或痰，呈碱性。咯血应注意与呕血相鉴别。

根据咯血量，临床将咯血分为痰中带血、少量咯血（每天 < 100 mL）、中等量咯血（每天 100 ~ 500 mL）和大量咯血（每天 > 500 mL，或 1 次 > 300 mL）。炎症和肿瘤破坏支气管黏膜或病灶处的毛细血管，使黏膜下血管破裂或毛细血管通透性增加引起的咯血，咯出血量一般较小；病变直接侵蚀小血管引起血管破溃，可造成中等量咯血；病变引起小动脉瘤、小动静脉瘘、曲张的黏膜下静脉破裂，或严重而广泛的毛细血管炎症造成血管破坏或通透性增加而导致的咯血，多为大咯血。咯血持续时间长短不一，除有原发病的体征外，可有出血部位呼吸音的减弱和湿啰音。大咯血后常有持续数天的血痰，患者常伴有紧张不安等表现。

一、病因和发病机制

（一）呼吸系统疾病

1. 支气管扩张症

支气管扩张症多有慢性咳嗽、大量脓痰、反复咯血病史。

体检：杵状指（趾），肺部可有固定性湿啰音。

X 线胸片可见卷发影、双轨影。CT 或支气管造影可确诊。

2. 肺结核

浸润型肺结核可小量咯血或痰中带血；结核空洞多为大咯血。痰菌可阳性。可有低热，盗汗等症状。

X 线胸片见结核病灶。

3. 肺癌

肺癌多见于有吸烟史的中老年人，咯血痰或小量咯血。

X 线胸片及 CT 多见肺部肿块影等。痰细胞学、纤支镜检查可诊断。

4. 急性肺炎

急性肺炎多有发热、胸痛。如肺炎球菌肺炎咯铁锈血痰；金黄色葡萄球菌（简称金葡菌），咯少量脓血痰。肺炎 X 线胸片多为典型多发小脓腔或气囊肿改变。

5. 肺脓肿

肺脓肿多有发热、胸痛，较多臭味脓血痰。

X 线胸片可见大片浓密影中有带液平的空洞。

6. 肺栓塞和肺梗死

肺栓塞和肺梗死多由手术或下肢静脉血栓脱落引起。有突发胸痛、咯血、气促等。核素扫描可见缺损区。心电图有典型的 $S_I Q_{II} T_{III}$ 图形。

7. 特发性肺含铁血黄素沉着症

特发性肺含铁血黄素沉着症为原因不明的反复咯血和继发性贫血。

X 线胸片呈弥漫性斑点影和肺间质纤维化，痰中含铁血黄素巨噬细胞阳性。常需肺活检确诊。

8. 支气管结石

支气管结石常见刺激性干咳，有反复小量咯血。

X 线胸片有时可见钙化影。有时可咳出结石。

9. 特发性咯血

特发性咯血经多种检查仍无原因可定，长期随访对健康无影响。需排除各种咯血原因。

（二）心血管疾病

二尖瓣狭窄、肺梗死、肺动脉高压、肺动脉—静脉瘘、先天性心脏病等。

（三）外伤

如胸部剧烈震荡或用力咳嗽后咯血、外伤性咯血。

（四）药物和毒物引起的咯血

抗凝剂、α-青霉酸衍胺等。

（五）其他疾病

结节病、血液系统疾病（白血病、血栓性血小板减少性紫癜、血友病等）。目前尚有 5%～10% 的咯血，经过各种检查，仍然原因不明，称为隐源性咯血。

咯血的发病机制根据病理生理机制的不同而异，它可由以下原因引起。

1. 呼吸道及肺部炎症

呼吸道及肺部炎症使呼吸道黏膜、肺泡毛细血管充血、损伤，血管通透性增加，可引起痰中带血或小量咯血。

2. 肺部血管破裂出血

肺部血管破裂出血多由肺部病变（如肺脓肿、空洞型肺结核、支气管扩张症等）侵蚀血管使其破裂出血；肺动脉壁结构受破坏后可形成假性动脉瘤，动脉瘤破裂为大咯血的重要发病机制之一。

3. 肺血管本身疾病

肺血管本身疾病可引起咯血，如原发性肺动脉高压、先天性肺动静脉瘘、支气管动脉—肺动脉分流、结节性动脉炎等。

4. 其他系统的疾病

其他系统的疾病也可引起咯血，如二尖瓣狭窄和急性左心功能不全，肺静脉和肺毛细血管压力升高，可引起肺水肿，患者可出现咳粉红色泡沫痰；血液系统疾病所致咯血多为全身出血的一部分，也可以咯血为主要症状。

二、诊断

（一）病史

咯血的诊断首先依据病史。青年人痰中带血或少量咯血多见于肺结核，反复大量咯血多见于支气管扩张。40 岁以上男性吸烟者应首先考虑肺癌，其次为慢性支气管炎等。年轻女性反复咯血则要考虑支气管内膜结核、支气管腺瘤。女性月经期出现咯血，应考虑气管或支气管子宫内膜异位症；幼年曾患麻疹或百日咳，而后有长期反复咳嗽、咳脓痰伴咯血者多为支气管扩张。如有疫水接触及（或）居住野外有鼠类接触史者，应考虑钩端螺旋体病或流行性出血热可能。有食生螃蟹或蝲蛄史者考虑肺吸虫病。对来自内蒙古或西北牧区居民应考虑肺包虫病。有长期硅尘吸入职业史者要考虑硅肺。另外，二尖瓣狭窄、肺栓塞、肺动静脉瘘及血液凝血功能障碍、尿毒症、结缔组织病、胸外伤、进入支气管肺的医疗操作均可引起咯血，结合病史分析诊断不难。

（二）主要症状和体征

除有原发疾病表现外，大咯血可有以下表现：

1. 呼吸困难和发绀

因血块阻塞支气管或血液、支气管分泌物在气道内潴留，可引起全肺、肺叶或肺段不张，致不同程度的呼吸困难和缺氧表现，体检可发现相应区域的呼吸音减弱或消失，X 线检查可显示肺不张征象。

2. 发热

咯血后体温可轻度升高（≤38℃），如出现寒战、高热、剧烈咳嗽，常提示继发肺部感染。

3. 休克

咯血导致失血性休克并不常见，在原血容量偏低情况下偶可发生。

4. 窒息

其先兆为胸闷、憋气、冷汗、喉头咕噜作响，大量咯血，随即烦躁、发绀，呼吸窘迫，甚至昏迷。

（三）实验室及其他检查

1. 血液及痰液检查

血常规、血小板、出凝血时间检查可以提示或排除血液疾病。痰液查结核分枝杆菌、肺吸虫卵、阿米巴原虫、真菌及其他致病菌、癌细胞，对检查是否患有肺结核、肺吸虫病、肺阿米巴病、肺真菌病或肺癌有重要意义。

2. X 线检查

咯血患者均应进行前后位及侧位 X 线胸片检查，在大咯血不易搬动时可进行床边 X 线检查或咯血停止后再进行检查。

3. 支气管镜检查

支气管镜检查不仅可迅速查明出血部位，也可进行适当的治疗。病情允许时可通过活检或刷检进行组织学或细胞学检查，帮助明确病因。纤支镜检查应在大咯血停止 1～2 小时或少量出血时进行。大咯血有窒息危险时应用硬质支气管镜进行急救，以防气道的阻塞，对重度肺功能损害、患者衰弱不能耐受时应慎用。

三、治疗

大咯血的处理原则是及时止血和保持呼吸道通畅，同时针对病因进行治疗。治疗的目的在于防止失血过多；防止因大量咯血造成窒息；防止血凝块堵塞支气管而引起肺段、肺叶乃至整侧肺萎陷；尽可能缩小出血面积；控制因感染病灶出血而造成的感染扩散；制止出血；解除患者的恐惧。

患者取患侧卧位，可减少出血并避免血流到健侧。积极清理呼吸道，保持其通畅，给予氧疗。咳嗽剧烈者可服用镇咳药，它还同时具有降低肺循环压的作用，有利于止血。稳定患者情绪，可使用镇静剂。积极预防休克的发生，补液输血，维持有效循环血量，保持水电解质及酸碱平衡。同时根据病情选择止血措施，密切观察患者，做好大咯血引起窒息的抢救准备（包括支气管镜、紧急手术等）。咯血致窒息抢救的关键在于保持呼吸道通畅及供氧。

四、护理与健康教育

（一）一般护理

咯血量少的患者应适当卧床休息，取患侧卧位，以利体位压迫止血。大量咯血时取侧卧头低足高位，预防窒息，并暂禁食。咯血停止后给软饭，忌用咖啡、浓茶等刺激性食品。

（二）症状护理

1. 做好大咯血和窒息的各项抢救准备

定期记录咯血量，有咯血不止或窒息表现者，应及时抢救。

2. 咯血窒息的抢救及护理

1）保持呼吸道通畅及纠正缺氧，必要时可给呼吸兴奋剂及强心剂。

2）注意患者的体位引流，迅速让患者头低足高俯卧位，健侧肺在上并清理口腔内血块。重者用压舌板，开口器撬口腔，并用舌钳将舌拉出，以免阻塞呼吸道。清除口咽部血块，轻叩患侧背部，促使气管内血液咯出。

3）因咯血过度并发失血性休克时，要及时配合抗休克治疗和护理，注意保暖和安静，加强口腔及皮肤的护理，神志不清者应按昏迷护理。

4）窒息解除后仍应注意观察病情变化，防止再次大咯血。可由静脉补充血容量，加强营养，能进食者可给予高蛋白、高热量、高维生素的流质及半流质饮食。

3. 呼吸道感染咯血伴发热者

头部可放冰帽及枕冰袋，但不宜用乙醇、温水擦浴。适当应用抗生素，止咳，以免导致咯血加重。

4. 大便秘结时给缓泻药

防止因便秘用力过大诱发出血。

5. 有呼吸困难时应吸氧

吸氧时注意观察体温、脉搏、呼吸、血压的变化。

（三）病情观察与护理

1）严密观察生命体征，及时测量血压、脉搏、呼吸。

2）严密观察精神及意识状态的变化，注意咯血量及速度，及时发现窒息的早期症状，如患者突然发生胸闷、躁动、呼吸困难，突然出现痰鸣音，反应迟钝，伴有发绀现象，咯血突然中断等。

3）注意观察患者对治疗的反应，并根据病情变化控制药液滴速。

4）大咯血病情凶险危重，应保持呼吸道通畅，体位引流无效时，可通过支气管镜用吸引器抽吸气管、支气管中的血凝块；或用呼吸器行人工呼吸，必要时行气管切开，并协助医生进行吸取气管内滞留的血块，以保持呼吸道通畅。因持续咯血静脉滴注或推注神经垂体后叶素时，速度不宜过快，并应观察药物反应，如恶心、便意、心悸、面色苍白等。反复咯血药物不能奏效时，应做好术前准备、术中配合、术后观察不良反应。

（四）治疗护理

1）遵医嘱治疗原发病，如抗炎、抗结核、抗癌及治疗全身性疾病等。严重感染性疾病应用抗生素治疗时，须严格限制溶解稀释后放置的时间，如青霉素 G 可根据病情将其溶于少量液体中，在短时间内静脉滴注完，以免降低药的效价。给药方法可结合半衰期短的特点，将 24 小时用量分 3~4 次间歇静脉滴注，提高疗效。遇有患者肾功能不全时，可视肾损害程度和药物半衰期调节给药时间和剂量。

2）神经垂体后叶素有收缩肺部小血管、封闭出血口的作用，用于咯血患者效果较好。常用量 5~10 U 加入 10% 葡萄糖液 40 mL 中缓慢静脉推注，亦可将 10~20 U 加入 10% 葡萄糖液 250~500 mL 中静脉滴注，滴速不宜过快。用药过程中注意血压、心率的动态变化，大咯血患者的血压应控制在 60 mmHg*，过高可加重出血。同时应观察药物不良反应，如面色苍白、心悸、出汗、胸闷、腹痛、过敏性休克等，发现异常及时通知医生。还应注意进针局部组织的缺氧缺血征象，如皮肤苍白、边缘不规则似地图状、温度降低等，发现上述变化应立即停药或更换输液部位，以免造成组织坏死。还可用凝血酶 2 000~4 000 U 稀释后通过环甲膜或气管插管注入支气管及肺部病变处，止血效果良好。

3）盐酸普鲁卡因有抑制血管运动中枢、兴奋迷走中枢、扩张外周血管作用，应用后可减轻肺循环压力、降低肺动脉压力而止血，同时有镇静作用，可消除患者的恐惧心理，有助于止血。

4）药物止血无效时，可配合医生行紧急支气管动脉栓塞止血治疗。

5）患者躁动不安应用镇静药时，应观察镇静效果和不良反应，忌用吗啡、哌替啶以防抑制呼吸。

6）进行心理疏导，患者见到咯出的新鲜血必然精神紧张，产生恐惧感，担心咯血量多会危及生命。故应告慰患者配合医生清除积血、积极治疗原发病，咯血是会停止的；被血污染的被服、用具随时更换，积血随时倒掉，减少对患者的不良刺激；医护人员在抢救过程中态度应从容，给患者一种认真、负责、轻松的感觉，解除其心理恐惧，

---

　*　1 mmHg = 0.133 kPa。

有助于止血。

（五）健康教育

1）大咯血病情凶险危重，应迅速建立输液通道，补充血容量及药物。保持呼吸道通畅，体位引流无效时，可通过支气管镜用吸引器抽吸气管、支气管中的血凝块；或用呼吸器行人工呼吸，必要时行气管切开，并协助医生进行吸取气管内滞留的血块，以保持呼吸道通畅。因持续咯血静脉滴注或推注垂体后叶素时，速度不宜过快，并应观察药物不良反应，如恶心、便意、心悸、面色苍白等。反复咯血药物不能奏效时，应做好术前准备、术中配合、术后观察不良反应。需行支气管检查时，应向患者解释手术方法和目的，鼓励患者密切配合。

2）积极治疗肺结核、支气管扩张等原发病。对肺部肿瘤应早期诊断、早期治疗。

（姜青）

第四节　急性腹痛

急性腹痛是急诊患者常见的主诉之一，涉及内、外、妇、儿等诸多专科。由腹腔内器官的病变产生的腹痛称为"真性腹痛"。由腹壁和腹部邻近部位病变以及全身性疾病引发的腹痛称为"假性腹痛"。急性腹痛的特点是起病急骤、病因复杂多变、病情严重程度不一，如果诊断不及时或处理不当将产生严重后果。

一、病因

引起腹痛的病因很多，既可由腹内脏器的病变引起，又可由腹外疾病所致。

（一）消化系统疾病

如急性胃炎、消化性溃疡穿孔、急性胃扩张、急性胃扭转、急性胃潴留、胃痉挛、急性肠梗阻、急性胆囊炎、胆石症、胆道蛔虫症、急性胰腺炎等。

（二）泌尿生殖系统疾病

如急性肾盂肾炎、肾结石、肾下垂、急性盆腔炎、异位妊娠、卵巢囊肿蒂扭转、卵巢破裂、痛经等。

（三）内分泌及代谢障碍疾病

如糖尿病酮症酸中毒、尿毒症、甲亢、腹型嗜铬细胞瘤、急性肾上腺皮质功能不全、低血糖、血卟啉病、高脂血症等。

（四）神经系统疾病

如腹型癫痫、腹壁神经痛、神经性腹痛等。

（五）中毒性疾病

如铅中毒、砷中毒、汞中毒、食物中毒等。

（六）传染性疾病

如流行性出血热、登革热、登革出血热、伤寒、急性细菌性痢疾、急性阿米巴痢疾等。

（七）腹外脏器疾病

胸部疾病，如细菌性肺炎、急性充血性心力衰竭、急性心肌梗死、急性心包炎等。

二、诊断

（一）病史

1. 起病的缓急及疼痛程度

起病是突然发生还是逐渐出现，疼痛过程是逐渐加重还是减轻。

2. 性质

腹痛性质不同往往表示病变性质不同，大致分为三种：

1）持续性钝痛、胀痛或隐痛，一般是炎症性或出血性病变，如阑尾炎、胰腺炎、脾破裂出血等。

2）阵发性绞痛，多为管腔阻塞或括约肌痉挛收缩所致，有时根据绞痛的频率与疼痛程度可以判断出梗阻的性质与程度，如胆道蛔虫症的绞痛发作频繁且有特殊的钻顶感，而胆石症发作时绞痛的程度较轻；肠道不全梗阻时阵痛较轻，完全梗阻时绞痛比较剧烈。

3）持续性腹痛伴阵发性加重，常表示炎症与梗阻并存，如肠梗阻伴狭窄、胆道结石伴感染。

值得注意的是，不同的腹痛可以出现在同一疾病的不同阶段，并可互相转化。

3. 部位

疼痛部位对判断病变部位有重要意义，一般来说，最早出现腹痛的部位或腹痛最显著的部位往往就是病变所在位置。

1）突发剧烈腹痛从一处开始，迅速扩散至全腹者，常为空腔脏器穿孔，腹痛程度较轻的常为实质脏器破裂。始于上中腹部者，一般是胃、十二指肠溃疡穿孔；而始于中下腹部者应疑为肠穿孔。外伤性内出血患者最初疼痛在左季肋部者首先考虑脾破裂；疼痛在右上腹部者可能是肝破裂；转移性右下腹痛者应首先考虑阑尾炎。

2）一般腹痛的部位多与腹腔内脏器所在的部位一致，如胃、十二指肠病变腹痛常位于中上腹；小肠病变腹痛多位于脐周；肝胆病变腹痛常位于右上腹；胰腺病变腹痛位于中上腹或中上腹偏左；泌尿系统病变腹痛位于病侧的侧腹部或后腰部；妇产科病变腹痛位于下腹部；腹壁病变腹痛常局限于患病处；弥漫性腹膜炎常为全腹部疼痛。

4. 程度

腹痛程度可反映腹内病变的轻重，但疼痛的个体敏感性和耐受程度差异较大，影响其评价。刀割样剧痛可能为化学刺激引起，如空腔脏器急性穿孔；梗阻性疾病为剧烈疼痛，如肠扭转、卵巢囊肿蒂扭转、肾绞痛等；脏器破裂出血性疾病引起的腹痛略次之，如宫外孕、脾破裂、肝破裂等；炎症性疾病引起的腹痛较轻，如阑尾炎、肠系膜淋巴结炎等。

5. 放射痛

腹痛伴有特殊部位的放射痛对疾病很有诊断价值，如右肩部放射痛者常为胆囊炎；腰背部或左肩放射痛者可能为胰腺炎；而放射到腹股沟的阵发性绞痛常为输尿管结石。需注意腹腔外脏器病变有时也可产生放射性腹痛，如胸主动脉夹层、心肌梗死时产生的上腹部疼痛等。

6. 伴随症状

对急性腹痛患者伴随症状的了解，有时可有力地提示疾病的性质，有时可指示疾病的部位和波及范围。如胃肠道疾病常伴有呕吐。肠梗阻呕吐频繁，高位梗阻者呕吐出现较早，吐出内容物多为食物、胃液、胆汁等；低位梗阻者呕吐出现较晚而腹胀明显，吐出之内容物可为粪汁样，并停止排气及排便。吐出褐色腥气味之内容物可能为急性胃扩张；呕吐不消化食物及稀水可能为急性胃炎；吐出蛔虫应考虑十二指肠及胆道蛔虫病之可能。若出现果酱样血便则须想到肠套叠、出血性肠炎的可能。绞痛伴有膀胱刺激症状或血尿，常为泌尿系的疾病。腹痛伴有阴道的出血可能为宫外孕破裂、流产等。腹痛早期伴有休克，见于急性出血坏死性胰腺炎，胃、十二指肠急性穿孔，狭窄性肠梗阻等；腹痛后期伴有休克，多为内出血或弥漫性腹膜炎的表现。先有高热而后有腹痛者可能为内科疾病，外科急腹痛一般在开始时体温正常或仅有低热，以后随着炎症的进展而体温逐渐上升。腹痛伴有寒战、高热或黄疸，应考虑急性梗阻性化脓性胆管炎的可能。而腹型癫痫可有短暂的意识丧失。

7. 其他

1）腹痛出现前有无不洁食物史、暴饮暴食、酗酒，有无服药史，所用药物的种类，女性患者应注意月经情况。

2）既往有无类似发作史，有无溃疡病史、肝胆疾病史、糖尿病史、肾脏病史及心脏病史等。

（二）体格检查

对急性腹痛的患者，首先应了解患者的一般状况，包括体温、脉搏、呼吸、血压、神志、舌苔、病容、表情、体位、皮肤情况以及有无贫血、黄疸。且不可忽视全身体检，包括心肺情况，然后重点检查腹部，同时要注意双侧腹股沟处，以免漏诊嵌顿性腹股沟斜疝或股疝。

腹部检查要注意观察以下几点：

1）腹部外形有无膨隆，有无弥漫性胀气，有无肠型和蠕动波，腹式呼吸是否受限等；如全腹膨胀可能是肠梗阻、肠麻痹、内出血的表现，肠型和肠蠕动波的出现也说明有肠梗阻存在。腹式呼吸运动的减弱或消失可能为腹膜炎。女性患者下腹部隆起块状物可能为卵巢囊肿蒂扭转。右上腹局部隆起之包块可能为肿大的胆囊。

2）压痛与肌紧张：检查者动作要轻柔，患者应合作，应先做腹部其他部位的触诊，最后触按患者主诉疼痛部位，并与健侧比较。固定部位的、持续性的深部压痛伴有肌紧张常为炎症的表现。若全腹都有明显压痛、反跳痛与肌强直，为中空脏器穿孔引起腹膜炎的表现。

3）腹部有无肿块：炎性肿块常伴有压痛和腹壁的肌紧张，因此，境界不甚清楚；

非炎性肿块境界比较清楚。要注意肿块的部位、大小、形态、活动度以及有否压痛等。

4）肝浊音界和移动性浊音：肝浊音界缩小或消失表示胃肠穿孔；内出血或腹膜炎有大量炎性渗出液时，可有移动性浊音。但有时胃肠穿孔不一定肝浊音界都消失，少量积液时不容易发现移动性浊音，可辅以腹部 X 线透视及诊断性穿刺。

5）肠鸣音的增强还是减弱：肠炎时可有肠鸣音亢进，若听到气过水声为机械性肠梗阻的表现；肠鸣音由亢进到减弱或消失，则为腹膜炎、肠麻痹的表现。

此外，还要注意行直肠、阴道检查。直肠检查对诊断盆腔内的脓肿、肿瘤、炎性肿块、肠套叠等疾病有重大帮助。对已婚妇女请妇科医生协助做阴道检查可有助于对盆腔病变的诊断。

（三）实验室及其他检查

1. 实验室检查

血常规测定有助于了解贫血及感染情况，动态观察有助于了解是否有进行性内出血及炎症变化情况；尿中红细胞、白细胞对诊断肾绞痛及尿路感染有价值，尿糖、酮体、pH 值测定可诊断糖尿病酮症酸中毒；大便潜血试验有助于诊断消化道出血；脓血便见于肠道炎症及肿瘤。

生化检查：血、尿淀粉酶测定，肝、肾功能，血糖、电解质及血气分析等对诊断及治疗均有较大价值。

2. X 线检查

X 线胸腹膜透析视及平片可以排除胸部疾病导致的腹痛，并对肠梗阻、上消化道穿孔有确诊作用。

3. 超声波检查

超声波检查可发现肝脾包膜断裂、包膜下积血，胆道结石、扩张、蛔虫，胰腺肿大，腹水和肿块。在异位妊娠诊断中，有时可看到胎儿影像。

4. 内镜检查

内镜检查如胃镜、十二指肠镜、胆道镜、结肠镜、腹腔镜等，可根据需要酌情选择。

5. CT 检查

CT 检查可早期发现异常，对病变定位及定性有很大价值。目前对实质脏器损伤常首选 CT 检查。

6. 诊断性腹腔穿刺术及诊断性腹腔灌洗引流术

诊断性腹腔穿刺术及诊断性腹腔灌洗引流术主要适用于怀疑腹内出血、原因不明的急性腹膜炎、腹腔积液等。

（四）鉴别诊断

引起急性腹痛的病因复杂、病种繁多，内科的急性腹痛多为消化系统疾病所致，但必须注意与外科、妇科的急腹症相鉴别。

三、治疗

急性腹痛的病因虽然不同，但救治原则基本相似，即挽救生命、减轻痛苦、积极的对因治疗和预防并发症。治疗分手术治疗与非手术治疗。

（一）手术治疗

手术是急性腹痛的重要治疗手段，当急性腹痛患者有下列情况应积极进行剖腹探查的准备：

1）腹腔内病变严重，如腹内脏器破裂出血、穿孔，狭窄性肠梗阻，胃肠道炎症性坏死，严重的胆道感染等引起的腹膜炎。

2）有进行性腹腔内出血征象，经积极抗休克和止血等治疗，病情无好转，或一度好转后迅即恶化。

3）腹腔内炎症较重，有大量积液或胃肠道内容物，出现严重的肠麻痹或中毒症状，特别是出现休克者。

4）腹膜炎病因未明，且无局限趋势者。

5）经积极的非手术治疗 6～12 小时，症状与体征反而加重，腹膜刺激征范围扩大者。

（二）非手术治疗

对于病因未明而腹膜炎症状不严重，发病早期尚未并发急性弥漫性腹膜炎，炎症已局限、临床症状有好转者，或年老体弱、合并其他严重疾病不能耐受手术或病情较轻而无手术指征的急性腹痛患者，可先采用非手术治疗进行观察治疗，再根据病情进展情况决定是否实施手术。

四、护理与健康教育

（一）一般护理

1）急性腹痛除见于外科病种外，妇科、内科疾病亦能以急性腹痛为主要症状。因此，护士要询问病史，了解腹痛性质、程度、部位，初步鉴别所属科别。同时，护士接诊时，应主动给患者以关切、同情及适当的语言安慰，并安排其尽早就诊。病情危重患者，应守护其身旁，并立即通知医生，让其优先就诊。

2）在无休克情况下，患者宜采用半卧位或斜坡卧位，以利腹腔内渗出液积聚盆腔，便于局限、吸收、引流；还可使腹肌松弛、膈肌免受压迫，改善呼吸、循环，减轻腹胀，控制感染等。合并休克者须采用休克体位。

3）对病情较轻者，可给流质或易消化半流质饮食，但须严格控制进食量，腹痛重者暂禁食。对胃肠穿孔、已出现肠麻痹等病情较重者，必须禁食，以减少胃肠道内容物漏出，避免加重腹内积液、积气。

4）腹痛发作时可辨证给予处理，配合针刺中脘、足三里、天枢等穴，对于诊断未明的腹痛，禁忌滥用镇痛药。

5）情志护理，耐心解释，安慰患者免于情志内伤。

（二）病情观察与护理

1. 严密观察病情变化

1）观察神态、体温、脉搏、呼吸、血压变化，并详细记录。希氏面容（表情痛苦、面色苍白、两眼无神、额部冷汗、眼球凹陷、两颧突出、鼻尖峭立）常为急性弥漫性腹膜炎的特征。先发热后腹痛往往以内科疾病为主，而先腹痛后发热常为外科急腹症。腹式呼吸减弱或消失可能为弥漫性腹膜炎。血压降低伴休克症状在腹痛早期出现，表明患者有急性出血性坏死性胰腺炎或空腔脏器穿孔的可能；在腹痛晚期出现，提示有弥漫性腹膜炎伴中毒性休克可能。

2）着重观察腹痛部位、性质、开始时间、引起腹痛原因、腹痛持续时间、规律性、痛点是否转移以及疼痛的发展过程，并观察患者对疼痛的反应。对某些保守治疗的患者，尤应密切观察病情变化，若腹痛加剧，白细胞上升，提示病情在进展，应及早采取有效措施。

3）及时了解有关化验指标，以判断病情变化。

2. 遵循"五禁四抗"原则

外科急性腹痛患者在没有明确诊断之前，应严格执行"五禁"，即禁食水、禁热敷、禁灌肠、禁服泻药和用吗啡类止痛剂、禁止活动，以免造成炎症扩散。"四抗"即抗休克、抗水及电解质紊乱和酸碱失衡、抗感染、抗腹胀。

3. 放置胃管及导尿管

胃肠减压是救治急腹症的重要措施。胃肠道穿孔及肠麻痹患者常需持续胃肠减压，直至穿孔修复及肠蠕动恢复。出现休克、酸碱失衡等情况的危重患者，需及时留置导尿。

4. 补液输血

实施静脉补液为治疗急腹症重要措施之一，需迅速建立静脉输液通道。对病情严重者应输全血、血浆、白蛋白等胶体液。对伴有休克的重症患者，在补液的同时应有必需的监护，包括定时测血压、脉率、中心静脉压、尿量、红细胞比容、血清电解质、肌酐、血气分析等。

5. 护理记录

急性腹痛护理时的一切措施及病情变化都应及时做好记录，内容正确并注明时间。护理记录既是诊断治疗的重要资料又是法律的重要依据，切不可忽视。

（三）症状护理

1. 剧烈腹痛

如患者腹肌紧张、板状腹时多系脏器穿孔，应禁食，并行胃肠减压，以抽出内容物，减轻腹胀或毒素的吸收。

2. 阵发性腹痛

腹痛为阵发性，辗转不安、喊叫，甚至吐蛔虫者系胆道蛔虫病，可先给予针灸治疗，取巨阙、内关等穴，亦可推拿、压迫局部穴位止痛，必要时送理疗室行电兴奋治疗。

3. 血压

如患者腹痛剧烈、血压下降、脉搏细速、呼吸急促、皮肤湿冷，多为胃肠出血穿孔、脏器破裂或严重感染而致的休克，应迅速报告医生进行抢救，并按休克进行治疗及护理，给氧，及时调整输液量及输液速度等。

4. 呕吐

右上腹痛伴呕吐，发热、黄疸，检查墨菲（Murphy）征阳性者，为急性胆囊炎，给予局部热敷，低脂饮食，按医嘱注射阿托品、抗生素和输液治疗。

5. 腹泻

如腹痛伴腹泻，排黏液脓血便，脐周围和右下腹痛时应及时留大便检查，并送大便培养。

6. 休克

腹痛伴休克说明病情危重，应及时抢救，迅速查明病因。如伴胸闷、心前区痛，可视为急性心肌梗死，应及时报告医生并行心电图检查，迅速给予氧气吸入，镇静治疗，并按急性心肌梗死护理。

7. 尿血

腹痛伴血尿，如明确为泌尿系结石引起，可给予解痉及镇痛药物。

8. 右下腹痛

腹痛为脐周痛很快转移，并固定在右下腹持续性痛伴恶心、呕吐，继发发热、下腹肌紧张、麦氏点压痛者，常系急性阑尾炎，应及时给予抗生素治疗。如有腹膜炎症时应按医嘱做好手术前准备。

9. 不排便

如腹痛为阵发性绞痛，且频繁发作，恶心、呕吐，但不排便、排气，常伴脱水，检查腹部胀气，可见肠型蠕动波，肠鸣音亢进时，常为肠梗阻，应及时处理或按医嘱做好手术前准备。

10. 下腹痛

妇科急腹症在发病初期，患者所称疼痛部位基本与病灶部位一致。如急性附件炎、卵巢囊肿蒂扭转多在下腹一侧，盆腔炎多在下腹。应仔细辨别，及时处理。

（四）术前、术后护理

1. 术前准备

外科急腹症患者大多需要紧急手术，因此，在观察期中须做好急诊手术的术前准备，如做好家属的思想工作、迅速收集各项化验的标本送检并及时收取报告单、遵医嘱迅速做好皮肤准备、按时给予术前用药等。

2. 术后监护

大多数急性腹痛都是在紧急条件下进行手术的，术后易发生各种并发症。因此，应加强术后护理，如密切观察生命体征的变化，观察伤口及各种引流管有无出血现象，了解肠蠕动恢复情况。继续防止感染，做好皮肤及口腔护理等。

（五）健康教育

1）形成良好的饮食和卫生习惯。

2）保持清洁和易消化的均衡膳食。

3）积极控制诱发急性腹痛的各类诱因，如有溃疡病者，应按医嘱定时服药；胆管疾病和慢性胰腺炎者需适当控制油腻饮食；反复发生粘连性肠梗阻者当避免暴饮暴食及饱食后剧烈运动；月经不正常者应及时就医。

4）急性腹痛行手术治疗者，术后应早期开始活动，以预防粘连性肠梗阻。

（宋雪）

第五节　急性腹泻

正常人的排便习惯多为每天 1 次，有的人每天 2~3 次或每 2~3 天 1 次，只要粪便的性状正常，均属正常范围。腹泻指排便次数多于平日习惯的频率，粪质稀薄。急性腹泻指在 24 小时内排泄 3 次或 3 次以上的稀便或水样便，病程不超过 14 天。腹泻多由于肠道疾病引起，其他原因有药物、全身性疾病、过敏和心理因素等。发生机制为肠蠕动亢进、肠分泌增多或吸收障碍。小肠病变引起的腹泻粪便呈糊状或水样，可含有未完全消化的食物成分，大量水泻易导致脱水和电解质丢失。大肠病变引起的腹泻粪便可含脓、血、黏液，病变累及直肠时可出现里急后重。

一、病因及发病机制

1. 饮食不当
如暴饮暴食或进食油腻过多等。
2. 食物中毒
如误食毒蕈、河豚或食入被沙门菌属类细菌、嗜盐菌、金葡菌等污染的食物。
3. 急性肠道感染
如霍乱、副霍乱、菌痢、阿米巴痢疾、肠道病毒感染、肠念珠菌病等。
4. 肠变应性病
因摄食鱼、虾、蟹、牛奶、鸡蛋、菠萝或其他过敏原引起。
5. 药物与化学毒物
如服用泻药或有机磷农药、砷、汞等。

二、诊断

（一）病史
询问患者起病缓急和病程长短，急性骤起的腹泻多因急性感染、细菌毒素、食物或化学药品中毒等引起的，常见的如急性胃肠炎、食物中毒、急性菌痢等。询问其伴随的症状，如伴发热，首先应考虑引起肠道感染的各种病因，如急性细菌性痢疾。伴有腹痛者，若腹痛位于脐周，排便后不减轻，则提示小肠病变。如绞痛位于下腹部，排便后缓解，则以结肠病变居多。

（二）体格检查
要注意腹部有无包块，急性腹泻一般无包块，如触及包块多提示为肿瘤或炎症性疾病。

（三）实验室及其他检查

1. 血常规

血液白细胞计数与中性粒细胞增高见于急性炎症。

2. 粪便检查

粪便检查应注意性状、量、稠度及有无食物残渣、血和脓性分泌物。镜检可发现脓细胞、原虫、虫卵、脂肪滴、未消化食物，大便培养可培养出致病菌。

3. 其他

如内镜、X 线检查等对病因诊断有一定帮助。

（四）鉴别诊断

应注意病因之间的鉴别。

三、治疗

（一）病因治疗

1. 感染性肠病

给予抗生素、抗真菌、抗结核、抗原虫、抗血吸虫等治疗。

2. 炎症性肠病

应用激素、非甾体抗炎药，或免疫抑制剂。

3. 缺血性肠病

可给予硝酸甘油扩血管或低分子右旋糖酐改善微循环。

4. 其他

胃泌素瘤、类癌、血管活性肠肽瘤可给予生长抑素，肝、胆、胰、胃及全身疾病给予相关治疗。

（二）对症治疗

可给予苯乙哌啶、洛哌丁胺（易蒙停）等止泻药，应注意在病因治疗的基础上使用，避免长期、大量应用。

（三）防治并发症

对于大量腹泻应及时预防并纠正脱水及电解质紊乱、代谢性酸碱失衡、休克等并发症。

（四）手术治疗

对于结肠癌、内分泌肿瘤、胰腺占位等应尽早手术治疗。

四、护理与健康教育

（一）一般护理

1）加强心理护理，腹泻可由生理及心理因素造成，精神紧张及不安，易刺激自主神经系统，造成肠蠕动增加及黏液分泌亢进。因此，必须使患者情绪稳定，保证患者安静、舒适地休息。

2）注意腹部保暖，避免腹部压迫、按摩和腹压增高等机械性刺激，以减弱肠道的运动，减少大便次数，同时也有利于腹痛症状的减轻。

3）饮食应为清淡、少渣、易消化、富有营养的高蛋白、高热量、高维生素和矿物质饮食。根据病情给予禁食、流质、半流质、软食，少量多餐，肉毒杆菌食物中毒有吞咽困难者给予鼻饲；营养不良的患者可给予要素饮食或消化道外供给高能营养。腹泻时可摄入米汤、菜汤、鱼汤、水果汁、蒸蛋、鱼肉、新鲜菜泥、土豆泥、豆腐、面条、粥等食物，避免进食生冷、多糖、多脂肪、巧克力、咖啡、含碳酸的产气饮料，过热、过酸、辛辣刺激性食物，忌食牛奶及乳制品，以防肠胀气。

4）注意肛门周围皮肤的护理，如排便频繁者，便后宜用软纸擦拭，注意勿损伤肛门周围皮肤；保持内裤及床单清洁、干燥；有脱肛者，可用手隔以消毒纱布轻揉局部，以助肠管还纳，每日用温水或1:5 000高锰酸钾水坐浴，然后涂以无菌凡士林保护局部皮肤，并应注意保持清洁。

5）每日准确记录液体出入量及大便次数、性状，定时测量体重，注意饮食情况等。

6）防治传染性疾病，一旦考虑细菌感染，应采取隔离措施。护理患者后洗手消毒，患者衣服、排泄物、便器、食具应严格消毒，防止交叉感染。

（二）病情护理

1）注意粪便的颜色、性状、气味和量。如食物中毒的粪便稀薄伴有未消化的食物残渣；细菌或阿米巴痢疾的粪便带脓血黏液；急性坏死性肠炎的粪便呈血水或洗肉水样；胰腺疾病的粪便量多带泡沫，气多而臭且有油光色彩；霍乱或副霍乱粪便为米泔水样等。观察腹泻的伴随症状，如是否伴有呕吐、里急后重、发热、腹部压痛以及是否有口渴、皮肤弹性减弱、体重减轻、营养不良、乏力、倦怠、恶心、腹胀等水、电解质失衡的表现。

2）对轻度及中度脱水患者遵医嘱给予口服补液或静脉补液，保持水、电解质及酸碱平衡。在明显腹痛时，可按医嘱应用阿托品、山莨菪碱、颠茄、易蒙停等，以缓解腹痛和止泻，增加患者舒适感，但在小儿腹泻时原则上不予使用。因阿托品类药物有对抗乙酰胆碱的作用，可抑制肠蠕动，故可止泻、止痛。但止泻后可使毒素吸收，加重小儿中毒症状，故应慎用。避免精神紧张、烦躁，必要时可用镇静剂。

一般止泻药有活性炭、鞣酸蛋白、碱式碳酸铋（次碳酸铋）等，是收敛性止泻药，其颗粒表面积大，可吸收水分和有毒物质。用药时要注意记录大便次数、性状和量，了解患者对药物的反应，一旦腹泻得到控制即应停药。用药过程中大便颜色变黑是正常现象，勿认为是消化道出血，事先向患者解释清楚，以免误解。

（三）健康教育

腹泻患者，应以病因治疗为重点，如用止泻剂时应注意：

1）明确病因治疗时，轻泻多不必止泻。腹泻有将胃肠的有害物质清除出体外的保护作用。

2）诊断不明而又未能排除严重疾病时，应慎用止泻药，不能因症状控制而放松应有的检查步骤。

3）尽量避免服用可成瘾的药物，必要时也只能短暂使用。

（刘雅伟）

第二章　呼吸系统疾病

第一节　支气管哮喘

支气管哮喘（简称哮喘），是由多种细胞（如嗜酸性粒细胞、肥大细胞、T 淋巴细胞、中性粒细胞、气道上皮细胞等）和细胞组分参与的气道慢性炎症性疾病。这种慢性炎症与气道高反应性相关，通常出现广泛多变的可逆性气流受限，并引起反复发作性喘息、气急、胸闷或咳嗽等症状，常在夜间和清晨发作、加剧，多数患者可自行缓解或经治疗缓解。支气管哮喘如诊治不及时，随病程的延长可产生气道不可逆性缩窄和气道重塑。而当哮喘得到控制后，多数患者很少出现哮喘发作，严重哮喘发作则更少见。来自全球哮喘负担的数据表明，尽管从患者和社会的角度来看，控制哮喘的花费似乎很高，但不正确的治疗可导致哮喘反复发作，治疗费用将会更高。因此，合理的防治至关重要。为此，世界各国的哮喘防治专家共同起草，并不断更新了全球哮喘防治倡议（GINA）。目前 GINA 已成为防治哮喘的重要指南。

一、病因

哮喘的病因还不十分清楚，患者个体过敏体质及外界环境的影响是发病的危险因素。哮喘与多基因遗传有关，同时受遗传因素和环境因素的双重影响。

许多调查资料表明，哮喘患者亲属患病率高于群体患病率，并且亲缘关系越近，患病率越高；患者病情越严重，其亲属患病率也越高。目前，哮喘的相关基因尚未完全明确，但有研究表明存在与气道高反应性、IgE 调节和特应性反应相关的基因，这些基因在哮喘的发病中起着重要作用。

环境因素主要包括：

1）某些激发因素：如尘螨、花粉、真菌、动物毛屑、二氧化硫、氨气等各种特异和非特异性吸入物。

2）感染：如细菌、病毒、原虫、寄生虫等。

3）食物：如鱼、虾、蟹、蛋类、牛奶等。

4）药物：如普萘洛尔、阿司匹林等。

5）气候变化、运动、妊娠等：气候变化、运动、妊娠等都可能是哮喘的激发因素。

二、诊断

（一）临床表现

症状为发作性伴有哮鸣音的呼气性呼吸困难或发作性胸闷和咳嗽。严重者被迫采取坐位或呈端坐呼吸，干咳或咳大量白色泡沫痰，甚至出现发绀等，有时咳嗽可为唯一的症状。哮喘症状可在数分钟内发作，经数小时至数日，可用支气管舒张剂或自行缓解。

某些患者在缓解数小时后可再次发作。在夜间及凌晨发作和加重常是哮喘的特征之一。有些青少年,其哮喘症状表现为运动时出现胸闷、咳嗽和呼吸困难。

发作时胸部呈过度充气状态,有广泛的哮鸣音,呼气音延长。但在轻度哮喘或非常严重的哮喘发作时,哮鸣音可不出现,后者称为寂静胸。严重哮喘患者可出现心率增快、奇脉、胸腹反常运动和发绀。非发作期体格检查可无异常。

（二）实验室及其他检查

1. 痰液检查

如患者无痰可通过高渗盐水超声雾化诱导痰方法进行检查。涂片在显微镜下可见较多嗜酸性粒细胞。

2. 呼吸功能检查

1）通气功能检测:在哮喘发作时呈阻塞性通气功能障碍,呼气流速指标显著下降,第1秒用力呼气容积（FEV_1）、FEV_1 占用力肺活量比值、最大呼气中期流速以及呼气流量峰值（PEF）均减少。肺容量指标见用力肺活量减少、残气量增加、功能残气量和肺总量增加,残气量占肺总量百分比增高。

2）支气管激发试验:支气管激发试验用以测定气道反应性。常用吸入激发剂为乙酰甲胆碱、组胺。吸入激发剂后其通气功能下降、气道阻力增加。运动亦可诱发气道痉挛,使通气功能下降。激发试验只适用于 FEV_1 在正常预计值的70%以上的患者。在设定的激发剂量范围内,如 FEV_1 下降>20%,可诊断为激发试验阳性。通过剂量反应曲线计算使 FEV_1 下降20%的吸入药物累积剂量或累积浓度,可对气道反应性增高的程度做出定量判断。

3）支气管舒张试验:支气管舒张试验用以测定气道气流受限的可逆性。常用吸入型的支气管舒张剂有沙丁胺醇、特布他林等。如 FEV_1 较用药前增加≥12%,且其绝对值增加≥200 mL,可诊断为舒张试验阳性。

4）PEF及其变异率测定:PEF可反映气道通气功能的变化,哮喘发作时 PEF 下降。此外,由于哮喘有通气功能时间节律变化的特点,常于夜间或凌晨发作或加重,使其通气功能下降。若昼夜PEF变异率>20%,则符合气道气流受限可逆性改变的特点。

3. 动脉血气分析

哮喘发作时由于气道阻塞且通气分布不均,通气血流比例失调,可致肺泡—动脉血氧分压差（$P_{A-a}O_2$）增大,严重发作时可有缺氧,动脉血氧分压（PaO_2）降低。由于过度通气可使动脉血二氧化碳分压（$PaCO_2$）下降,pH 值上升,表现为呼吸性碱中毒。若病情进一步发展,气道阻塞严重,缺氧加重并出现二氧化碳潴留,$PaCO_2$ 上升,表现为呼吸性酸中毒。如缺氧明显,可合并代谢性酸中毒。

4. 胸部 X 线检查

胸部 X 线检查在哮喘发作早期可见两肺透亮度增加,呈过度充气状态,缓解期多无明显异常。如并发呼吸道感染,可见肺纹理增加及炎性浸润阴影。同时要注意肺不张、气胸或纵隔气肿等并发症的存在。

5. 特异性过敏原的检测

哮喘患者大多数为过敏性体质,对众多的过敏原和刺激物敏感。测定过敏性指标结合病史有助于对患者的病因诊断和减少或避免对该致敏因素的接触。

1）体外检测：体外检测可检测患者的特异性 IgE，过敏性哮喘患者血清特异性 IgE 可较正常人明显增高。

2）在体试验

（1）皮肤过敏原测试：用于指导避免过敏原接触和脱敏治疗，临床较为常用。需根据病史和当地生活环境选择可疑的过敏原进行检查，可通过皮肤点刺等方法进行。皮试阳性提示患者对该过敏原过敏。

（2）吸入过敏原测试：验证过敏原吸入引起的哮喘发作，因过敏原制作较为困难，且该检验有一定的危险性，目前临床应用较少。在体试验应尽量防止发生过敏反应。

（三）诊断标准

1）反复发作喘息、气急、胸闷或咳嗽，多与接触过敏原、冷空气、理化性刺激、病毒性上呼吸道感染、运动等有关。

2）发作时在双肺可闻及散在或弥漫性、以呼气相为主的哮鸣音，呼气相延长。

3）上述症状可经治疗缓解或自行缓解。

4）除外其他疾病所引起的喘息、气急、胸闷和咳嗽。

5）临床表现不典型者，至少应有下列三项中的一项：①支气管激发试验或运动试验阳性；②支气管舒张试验阳性；③昼夜 PEF 变异率 >20%。

符合 1）~4）条或 4）、5）条者，可以诊断为支气管哮喘。

三、治疗

目前尚无特效的治疗方法，但长期规范化治疗可使哮喘症状得到控制，减少复发乃至不发作。长期使用少量药物或不用药物能使患者活动不受限制，并能与正常人一样生活、工作和学习。

（一）脱离过敏原

部分患者能找到引起哮喘发作的过敏原或其他非特异刺激因素，立即使患者脱离过敏原的接触是防治哮喘最有效的方法。

（二）药物治疗

治疗哮喘的药物主要分为两类

1. 缓解哮喘发作的药物

此类药物主要作用为舒张支气管，故也称支气管舒张剂。

1）β_2 肾上腺素受体激动剂（简称 β_2 受体激动剂）：β_2 受体激动剂主要通过激动呼吸道的 β_2 受体，激活腺苷酸环化酶，使细胞内的环磷酸腺苷（cAMP）含量增加，游离钙离子（Ca^{2+}）减少，从而松弛支气管平滑肌，是控制哮喘急性发作的首选药物。常用的短效 β_2 受体激动剂有沙丁胺醇、特布他林和非诺特罗，作用时间为 4~6 小时。长效 β_2 受体激动剂有福莫特罗、沙美特罗及丙卡特罗，作用时间为 10~12 小时。长效 β_2 受体激动剂尚具有一定的抗气道炎症、增强黏液—纤毛运输功能的作用。不主张长效 β_2 受体激动剂单独使用，须与吸入糖皮质激素联合应用。但福莫特罗可作为应急缓解气道痉挛的药物。肾上腺素、麻黄碱和异丙肾上腺素，因其心血管副作用多而已被高

选择性的 β_2 受体激动剂所代替。

用药方法：可采用吸入用药，包括定量气雾剂吸入、干粉吸入、持续雾化吸入等，也可采用口服或静脉用药。

（1）吸入用药：吸入法因药物吸入气道直接作用于呼吸道，局部浓度高且作用迅速，所用剂量较小，全身不良反应少。沙丁胺醇或特布他林，常用剂量为每喷100 μg，每日 3～4 次，每次 1～2 喷，通常 5～10 分钟即可见效，可维持 4～6 小时。长效 β_2 受体激动剂如福莫特罗 4.5 μg，每日 2 次，每次 1 喷，可维持 12 小时。应教会患者正确掌握定量气雾剂吸入方法。儿童或重症患者可在定量吸入器上加储雾瓶，雾化释出的药物在瓶中停留数秒，患者可从容吸入，并可减少雾滴在口咽部沉积引起刺激。干粉吸入法较易掌握。持续雾化吸入法多用于重症和儿童患者，使用方法简单，易于配合。如沙丁胺醇 5 mg 稀释在 500 mL 溶液中雾化吸入。

（2）口服用药：沙丁胺醇或特布他林一般口服用法为 2.4～2.5 mg，每日 3 次，15～30 分钟起效，但心悸、骨骼肌震颤等不良反应较多。β_2 受体激动剂的缓释型及控制型制剂疗效维持时间较长，用于防治反复发作性哮喘和夜间哮喘。

（3）静脉用药：静脉用药用于严重哮喘。一般每次用量为沙丁胺醇 0.5 mg，滴速为 2～4 $\mu g/min$，易引起心悸，只在其他疗法无效时使用。

2）抗胆碱药：吸入抗胆碱药，如异丙托溴铵，为胆碱能受体——M 受体拮抗剂，可以阻断节后迷走神经通路，降低迷走神经兴奋性而起舒张支气管作用，并有减少痰液分泌的作用，与 β_2 受体激动剂联合吸入有协同作用，尤其适用于夜间哮喘及多痰的患者。可用定量气雾剂吸入法，每日 3 次，每次 25～75 μg；或用 100～150 $\mu g/mL$ 的溶液持续雾化吸入。约 10 分钟起效，维持 4～6 小时。不良反应少，少数患者有口苦或口干感。近年发展的选择性毒蕈碱型（M_1、M_2）受体拮抗剂作用更强，持续时间更久（可达 24 小时），不良反应更少。

3）茶碱类：茶碱类除能抑制磷酸二酯酶，提高平滑肌细胞内的 cAMP 浓度外，还能拮抗腺苷受体，刺激肾上腺分泌肾上腺素，增强呼吸肌的收缩，增强气道纤毛清除功能和抗炎作用，是目前治疗哮喘的有效药物。茶碱与糖皮质激素合用具有协同作用。

口服给药：包括氨茶碱和控（缓）释茶碱。后者因其昼夜血药浓度平稳，不良反应较少，且可维持较好的治疗浓度，平喘作用可维持 12～24 小时，故可用于控制夜间哮喘。一般剂量每日 6～10 mg/kg，用于轻中度哮喘。静脉注射氨茶碱首次剂量为 4～6 mg/kg，注射速度不宜超过 0.25 mg/(kg·min)，静脉滴注维持量为 0.6～0.8 mg/(kg·h)。每日注射量一般不超过 1.0 g。静脉给药主要应用于重症、危重症哮喘。

茶碱的主要不良反应为胃肠道症状（如恶心、呕吐）、心血管症状（如心动过速、血压下降）及尿多，偶可兴奋呼吸中枢，严重者可引起抽搐乃至死亡。最好在用药中监测其血药浓度，其安全有效浓度为 6～15 $\mu g/mL$。发热、妊娠、小儿或老年，患有肝、心、肾功能障碍及甲亢者尤须慎用。合用西咪替丁、喹诺酮类、大环内酯类药物等可影响茶碱代谢而使其排泄减慢，应减少用药量。

2. 控制或预防哮喘发作的药物

此类药物主要治疗气道炎症而使哮喘得到控制，亦称抗炎药。

1）糖皮质激素：由于哮喘的病理基础是慢性非特异性炎症，糖皮质激素是目前控制哮喘发作最有效的药物。其主要作用机制是抑制炎症细胞的迁移和活化；抑制细胞因子的生成；抑制炎症介质的释放；增强平滑肌细胞 β_2 受体的反应性。可通过吸入、口服和静脉用药。

（1）吸入用药：是目前推荐长期抗炎治疗哮喘最常用的方法，常用吸入药物有倍氯米松、布地奈德、氟替卡松、莫米松等，后两者生物活性更强、作用更持久。通常需规律吸入一周以上方能生效。根据哮喘病情，吸入剂量（倍氯米松或等效量其他糖皮质激素）在轻度持续者一般为 $200 \sim 500\ \mu g/d$，中度持续者一般为 $500 \sim 1\ 000\ \mu g/d$，重度持续者一般 $>1\ 000\ \mu g/d$（不宜超过 $2\ 000\ \mu g/d$）；氟替卡松剂量减半。吸入药物全身不良反应少，少数患者可引起口咽念珠菌感染、声音嘶哑或呼吸道不适，吸药后用清水漱口可减轻局部反应和胃肠吸收。长期使用较大剂量糖皮质激素（$>1\ 000\ \mu g/d$）者应注意预防全身不良反应，如肾上腺皮质功能抑制、骨质疏松等。为减少吸入大剂量糖皮质激素的不良反应，可与长效 β_2 受体激动剂、控释茶碱或白三烯调节剂联合使用。

（2）口服用药：有泼尼松、泼尼松龙。用于吸入糖皮质激素无效或需要短期加强的患者。起始剂量为 $30 \sim 60\ mg/d$，症状缓解后逐渐减量至 $\leq 10\ mg/d$，然后停用或改用吸入制剂。

（3）静脉用药：重度或严重哮喘发作时应及早应用琥珀酸氢化可的松注射后 $4 \sim 6$ 小时起作用，常用量为 $100 \sim 400\ mg/d$；或甲泼尼龙，常用量为 $80 \sim 160\ mg/d$，起效时间更短（$2 \sim 4$ 小时）。地塞米松因在体内半衰期较长、不良反应较多，宜慎用，常用量为 $10 \sim 30\ mg/d$。症状缓解后逐渐减量，然后改口服和吸入制剂维持。

2）白三烯调节剂：白三烯调节剂通过调节白三烯的生物活性而发挥抗炎作用，同时具有舒张支气管平滑肌的作用。可以作为轻度哮喘的一种控制药物。常用半胱氨酰白三烯受体拮抗剂，如孟鲁司特 $10\ mg$，每日 1 次，或扎鲁司特 $20\ mg$，每日 2 次。不良反应通常较轻微，主要是胃肠道症状，少数有皮疹、血管性水肿、转氨酶升高，停药后可恢复正常。

3）其他药物：酮替酚和新一代组胺 H_1 受体拮抗剂阿司咪唑、曲尼斯特、氯雷他定对轻症哮喘和季节性哮喘有一定效果，也可与 β_2 受体激动剂联合用药。

（三）急性发作期的治疗

急性发作期的治疗目的是尽快缓解气道痉挛，纠正低氧血症，恢复肺功能，预防进一步恶化或再次发作，防止并发症。一般根据病情的分度进行综合性治疗。

1. 轻度

每日定时吸入 $200 \sim 500\ \mu g$ 倍氯米松；出现症状时吸入短效 β_2 受体激动剂，可间断吸入。效果不佳时可加用 β_2 受体激动剂控释片口服或小量茶碱控释片 $200\ mg/d$ 口服，或加用抗胆碱药（如异丙托溴铵气雾剂）吸入。

2. 中度

吸入剂量一般为每日 $500 \sim 1\ 000\ \mu g$ 倍氯米松，规则吸入 β_2 受体激动剂或联合抗胆碱药吸入或口服长效 β_2 受体激动剂。亦可加用白三烯调节剂口服，若不能缓解，可持续雾化吸入 β_2 受体激动剂（或加用抗胆碱药吸入），或口服糖皮质激素（$<60\ mg/d$）。

必要时可用氨茶碱静脉注射。

3. 重度至危重度

持续雾化吸入 β_2 受体激动剂，或合并抗胆碱药，或静脉滴注氨茶碱或沙丁胺醇。加用白三烯调节剂口服、糖皮质激素（如琥珀酸氢化可的松或甲泼尼龙或地塞米松，剂量见前）静脉滴注。待病情得到控制和缓解后（一般 3 ~ 5 日）改为口服给药。注意维持水、电解质平衡，纠正酸碱失衡，当 pH 值 < 7. 20 且合并代谢性酸中毒时，应适当补碱。可给予氧疗，如病情恶化缺氧不能纠正时，进行无创通气或插管机械通气。若并发气胸，在胸腔引流气体下仍可机械通气。此外，应预防下呼吸道感染等。

（四）非急性发作期的治疗

一般哮喘经过急性期治疗症状得到控制，但哮喘的慢性炎症病理生理改变仍然存在。因此，必须制订哮喘的长期治疗方案。根据哮喘的控制水平选择合适的治疗方案。

对哮喘患者进行哮喘知识教育和环境控制、避免诱发因素贯穿于整个治疗阶段。

其他可供选择的缓解用药包括：吸入型抗胆碱药、短效或长效口服 β_2 受体激动剂、短效茶碱等。除非规律地联合使用吸入型糖皮质激素，否则不建议规律使用短效和长效 β_2 受体激动剂。

由于哮喘的复发性以及多变性，需不断评估哮喘的控制水平，治疗方法则依据控制水平进行调整。如果目前的治疗方案不能够使哮喘得到控制，治疗方案应该升级直至哮喘控制为止。当哮喘控制维持至少 3 个月后，治疗方案可以降级。通常情况下，患者在初诊后 1 ~ 3 个月随访，以后每 3 个月随访 1 次。如出现哮喘发作时，应在 2 周至 1 个月进行随访。对大多数哮喘控制的患者来说，最大的治疗效果可能要在治疗后 3 ~ 4 个月才能显现，只有在这种治疗策略维持 3 ~ 4 个月，仍未达到哮喘控制时，才考虑增加剂量。对所有达到控制的患者，必须通过常规跟踪及阶段性地减少剂量来寻求最小控制剂量。大多数患者可以达到并维持哮喘控制，但一部分难治性哮喘患者可能无法达成同样水平的控制。

以上方案为基本原则，但必须个体化，联合应用，以最小量、最简单的联合、不良反应最少、达到最佳控制症状为原则。

（五）免疫疗法

免疫疗法分为特异性和非特异性两种，前者又称脱敏疗法（或称减敏疗法）。由于有 60% 的哮喘发病与特异性过敏原有关，采用特异性过敏原（如螨、花粉、猫毛等）做定期反复皮下注射，剂量由低至高，以产生免疫耐受性，使患者脱（减）敏。例如采用标化质量（SQ）单位的过敏原疫苗，起始浓度为 100 SQ – U/ mL，每周皮下注射 1 次，15 周达到维持量，治疗 1 ~ 2 年，若治疗反应良好，可坚持 3 ~ 5 年。脱敏治疗的局部反应发生率为 5% ~ 30%（皮肤红肿、风团、瘙痒等），全身反应包括荨麻疹、结膜炎、鼻炎、喉头水肿、支气管痉挛以及过敏性休克等，有个别报道死亡者（死亡率在 1/10 万以下），因而脱敏疗法需要在有抢救措施的医院进行。

除常规的脱敏疗法外，还有季节前免疫法，对于一些季节性发作的哮喘患者（多为花粉致敏），可在发病季节前 3 ~ 4 个月开始治疗，除皮下注射以外，目前已发展了口服或舌下（过敏原）免疫疗法，但尚不成熟。

非特异性疗法，如注射卡介苗、转移因子、疫苗等生物制品抑制过敏原反应的过程，有一定的辅助疗效。目前采用基因工程制备的人工重组抗 IgE 单克隆抗体治疗中、重度过敏性哮喘，已取得较好效果。

四、哮喘患者的教育与管理

哮喘患者的教育与管理是提高疗效，减少复发，提高患者生活质量的重要措施。在医生指导下患者要学会自我管理，学会控制病情。应为每个初诊哮喘患者制订防治计划，应使患者了解或掌握以下内容：

1）相信通过长期、适当、充分的治疗，完全可以有效地控制哮喘发作。

2）了解哮喘的激发因素，结合每个人的具体情况，找出各自的促激发因素，以及避免诱因的方法。

3）简单了解哮喘的本质和发病机制。

4）熟悉哮喘发作先兆表现及相应处理办法。

5）学会在家中自行监测病情变化，并进行评定，重点掌握峰流速仪的使用方法，有条件的应记录哮喘日记。

6）学会在哮喘发作时进行简单的紧急自我处理方法。

7）了解常用平喘药物的作用、正确用量、用法、不良反应。

8）掌握正确的吸入技术。

9）知道什么情况下应去医院就诊。

10）与医生共同制订出防止病情复发、保持病情长期稳定的方案。

在此基础上采取一切必要措施对患者进行长期系统管理，包括鼓励哮喘患者与医护人员建立伙伴关系，通过规律的肺功能监测（包括 PEF）客观地评价哮喘发作的程度，避免和控制哮喘激发因素，减少复发，制订哮喘长期管理的用药计划，制订发作期处理方案和长期定期随访保健，改善患者的依从性，并根据患者病情变化及时修订防治计划。

五、预后

哮喘的转归和预后因人而异，与正确的治疗方案关系密切。儿童哮喘通过积极而规范的治疗，临床控制率可达 95%。轻症容易恢复；病情重，气道反应性增高明显，或伴有其他过敏性疾病者不易控制。若长期发作而并发慢性阻塞性肺疾病（COPD）、肺心病者，预后不良。

六、护理与健康教育

1. 环境与休息

1）避免接触环境中的过敏原，室内不宜摆放花草及使用羽绒枕头，避免尘埃飞扬。

2）哮喘发作时，协助患者取半卧位或坐位，并给予床旁小桌伏案休息以减轻体力消耗。

3）教会、鼓励患者缩唇呼吸或缓慢深呼吸，以改善通气量，缓解症状和有利于痰液排出。

2. 饮食

1）提供清淡、易消化、热量足够的饮食，避免进食硬、冷、油煎食物。

2）若能确定与哮喘发作有关的食物，如鱼、虾、蟹、蛋类、牛奶等，应避免食用。某些食物添加剂如酒石黄和亚硝酸盐可诱发哮喘发作，应引起注意。

3）有烟酒嗜好者应戒酒、戒烟。

4）哮喘发作的患者，应注意补充液体，有利于痰液的稀释和补充水分，应鼓励患者每日饮水 2 500 ~ 3 000 mL。

3. 病情观察

注意观察哮喘发作的前驱症状，如鼻咽痒、打喷嚏、流涕、眼痒等黏膜过敏症状。哮喘发作时，应注意观察患者意识状态及呼吸频率、节律、深度及辅助呼吸肌是否参与呼吸运动等。监测呼吸音、哮鸣音、动脉血气分析和肺功能情况，了解病情、治疗和护理效果。加强对急性期患者的监护，哮喘在夜间和凌晨易发作，应严密监测病情变化。

4. 低氧的护理

重症哮喘患者常伴有不同程度的低氧血症，应遵医嘱给予鼻导管或面罩吸氧，吸氧流量为 1 ~ 3 L/min，若哮喘严重发作，经一般药物治疗无效，或患者神志改变，$PaO_2 < 60$ mmHg，$PaCO_2 > 50$ mmHg 时，应准备进行机械通气。

5. 咳嗽、咳痰的护理

教会患者掌握深呼吸和有效咳嗽、咳痰的技巧，协助患者叩背。遵医嘱给予痰液稀释剂或雾化治疗，以促进痰液排出。必要时经鼻腔或口腔吸痰，出现呼吸困难、严重发绀、神志不清时，做好气管插管或气管切开的准备，建立人工气道以清除痰液。

6. 情志护理

新近发生哮喘和重症哮喘发作的患者，通常会出现紧张，甚至惊恐不安的情绪，应多巡视患者，耐心解释病情和治疗措施，给予心理疏导和安慰，消除过度紧张情绪，对减轻哮喘发作的症状和控制病情有重要意义。通过医护人员、患者和家属的合作，使患者对本病有较正确的认识，增强信心，自觉与医生配合。

7. 疾病预防指导

帮助患者确定、控制并避免接触各种过敏原、职业致敏物和其他非特异性刺激因素，学会有效的环境控制，如减少与空气中过敏原的接触、戒烟，避免冷空气刺激，注意保暖，避免被动吸烟和预防呼吸道感染，避免摄入引起过敏的食物，避免精神刺激和剧烈运动，避免接触宠物。

8. 学会评估哮喘控制情况

1）坚持记录哮喘日记，为疾病预防和治疗提供参考资料。

2）指导患者认识哮喘发作的先兆，如出现胸部发紧、呼吸不畅、喉部发痒、打喷嚏、咳嗽等症状，应及时告诉医护人员，及时采取预防措施。

3）学会利用峰流速仪来监测自我的最大呼气流量峰值（PEFR）。峰流速仪的使用方法是：患者取站立或坐位（尽可能使用同一种体位），尽可能深吸一口气，然后用唇齿部分包住口含器后，以最快的速度，用1次最有力的呼气吹动游标滑动，游标最终停止的刻度，就是此次峰流速值。如果PEFR经常有规律地保持在80%～100%则为安全区，说明哮喘控制理想；PEFR在50%～80%则为警告区，说明哮喘加重，需及时调整治疗方案；PEFR＜50%则为危险区，说明哮喘严重，需要立即到医院就诊。

4）了解哮喘控制评估工具，如哮喘控制测试（ACT）、哮喘控制问卷（ACQ）、哮喘治疗评估问卷（ATAQ），学会使用ACT。

ACT仅通过回答有关哮喘症状和生活质量5个问题的评分进行综合判定，25分为完全控制、20～24分为部分控制、20分以下为未控制，并不需要患者检查肺功能，适用于患者自我评估哮喘控制（患者可以在家庭或医院，就诊前或就诊期间完成哮喘控制水平的自我评估），有助于增进医患双向交流，提供反复使用的客观指标，以便长期监测。

（罗海燕）

第二节 肺 炎

肺炎是指终末气道、肺泡和肺间质的炎症，是严重危害人民健康的呼吸系统常见病，在我国发病率及病死率高，尤其是老年人或免疫功能低下者，在各种致死病因中已居第5位。近年来，尽管已经应用强力抗生素和有效疫苗，总的病死率仍未降低，甚至有所上升。

肺炎可按解剖、病因或病情程度等分类。按解剖分类，可分为大叶性、小叶性、间质性肺炎；按病因分类，可分为细菌性、病毒性、支原体性、立克次体性、真菌性、化学性、放射性和过敏性肺炎；按病情程度分类，可分为轻型、普通型、中毒型和休克型肺炎。

目前细菌性肺炎出现一些新特点，由于病原谱的变迁和细菌耐药菌株的频繁出现，难治性肺炎的比例明显增加，促使病情加重。

治疗困难甚至死亡的原因主要有：①感染同时并发败血症、脓胸、心包炎、脑膜炎、呼吸窘迫综合征；②近年来，由于抗生素的广泛应用，肺炎的病原体发生了很大变化，过去95%以上由肺炎链球菌引起，目前虽肺炎链球菌仍是重要病菌，但由其他细菌引起肺炎的比例在逐步增加，如金葡菌、肺炎杆菌、大肠杆菌、铜绿假单胞菌、流感杆菌、变形杆菌、军团菌及一些厌氧菌等。肺炎的临床表现变化大，不少患者被误诊为流行性感冒（简称流感），而典型的由肺炎链球菌引起的大叶性肺炎现已少见。

对肺炎患者进行病情程度的评估可以决定治疗措施和判断预后。判断的基本因素包括局部炎症程度、肺部炎症的播散和全身炎症反应程度，入住ICU的重症肺炎病死率可达40%。

一、病因和发病机制

正常的呼吸道防御机制使气管隆凸以下的呼吸道保持无菌。肺炎的发生取决于两个因素：病原体和宿主因素。如果病原体数量多，毒力强和（或）宿主呼吸道局部和全身免疫防御系统损害，即可发生肺炎。病原体可通过下列途径引起社区获得性肺炎：①空气吸入；②血行播散；③邻近感染部位蔓延；④上呼吸道定植菌的误吸。医院获得性肺炎可通过误吸胃肠道的定植菌（胃食管反流）以及通过人工气道吸入环境中的致病菌引起。病原体直接抵达下呼吸道，滋生繁殖，引起肺泡毛细血管充血、水肿，肺泡内纤维蛋白渗出及细胞浸润。除了金葡菌、铜绿假单胞菌和肺炎克雷伯菌等可引起肺组织的坏死性病变易形成空洞外，肺炎治愈后多不遗留瘢痕，肺的结构与功能均可恢复。

二、诊断

（一）临床表现

1. 一般症状与体征

寒战、高热，但亦有体温不升者。可伴头痛，全身肌肉酸痛，口鼻周围出现疱疹。恶心、呕吐、腹胀、腹痛。体温在 39～41℃，脉搏细数，血压下降为 90/60 mmHg 以下，神志模糊、烦躁不安、嗜睡、谵妄、抽搐和昏迷。四肢厥冷，出冷汗，少尿或无尿。

2. 呼吸系统症状与体征

1）咳嗽、咳痰、咯血：可为干咳、咳黏痰或脓性痰，有时咳铁锈色痰或血痰，甚至咯血。伴发肺脓肿（厌氧菌感染）时可出现恶臭痰。

2）胸痛：胸痛多为尖锐的刺痛，咳嗽在吸气时加重。

3）呼吸困难：呼吸困难表现为气促、进行性呼吸困难、呼吸窘迫等。

4）体征：呼吸急促无力或为深大呼吸，呼吸频率 >30 次/分，鼻翼扇动，口唇及肢端发绀，肺病变部位语颤增强，叩诊呈浊音或实音，肺泡呼吸音减弱，可闻及干湿啰音，部分患者可闻及胸膜摩擦音。

3. 并发症

炎症反应进行性加重，可导致其他器官功能的损害。常并发：①脓毒症；②感染性休克，是重症肺炎患者较常出现的临床征象，也是患者需进入 ICU 监护的常见原因之一；③多器官功能障碍综合征（MODS）。

（二）实验室及其他检查

1. 血常规

白细胞计数 $>10 \times 10^9/L$，或 $<4 \times 10^9/L$，中性粒细胞多在 0.8 以上，并有中毒颗粒，核左移。累及血液系统时，可有血小板计数进行性下降，导致凝血功能障碍。

2. 胸部 X 线片

胸部 X 线片早期表现为肺纹理增多或某一个肺段有淡薄、均匀阴影，实变期肺内可见大片均匀致密阴影。严重急性呼吸综合征（SARS）肺部有不同程度的片状、斑片状浸润性阴影或呈网状改变，部分患者病情进展迅速，呈大片状阴影；常为多叶或双侧改变，阴影吸收消散较慢；肺部阴影与症状、体征可不一致。

3. 胸部 CT

CT 检查主要表现为多叶、多段高密度病灶，在病灶内有时可见空气支气管征象，于肺段病灶周围可见斑片状及腺泡样结节病灶，病灶沿支气管分支分布。

4. 病原学

1）痰液：痰培养在 24～48 小时可确定病原体。也可痰涂片做革兰染色，革兰染色镜检如发现优势菌，特别是细胞内细菌应考虑为致病菌，某些特殊染色如吉曼尼兹染色，可见巨噬细胞内呈紫红色，此类细菌应考虑为军团杆菌。

2）血培养：严重感染伴血流感染者，于抗菌药物使用前，可在血液中培养出致病菌。

3）经纤支镜防污染样本毛刷（PSB）、支气管肺泡灌洗（BAL）标本培养：两者的敏感性和特异性均较高，PSB 者分别为 69% 和 95%；BAL 者敏感性为 72%～100%、特异性为 69%～100%。两者的操作技术要求较高，需技术熟练人员操作。

4）真菌血清学检测：由于痰培养阳性较低，近年来研究发现通过测定真菌的细胞壁成分半乳甘露聚糖和代谢产物 G－（1－3）－β－D 葡聚糖可提高对真菌感染的诊断能力。临床上的作用还有待更进一步观察。

5. 血气分析

PaO_2 下降，PaO_2/FiO_2（吸入氧浓度）< 250 mmHg，早期出现呼吸性碱中毒，晚期出现代谢性酸中毒及高碳酸血症。

6. 心电图

心电图可显示心肌损伤、传导阻滞、心动过速等改变。

（三）诊断与鉴别诊断

1. 肺炎诊断要点

1）新近出现的咳嗽、咳痰或原有呼吸道疾病加重并出现脓性痰，伴或不伴胸痛。

2）发热。

3）肺部可闻及干、湿啰音以及肺实变体征。

4）白细胞计数 > $10 \times 10^9/L$ 或 < $4 \times 10^9/L$，伴或不伴中性粒细胞核左移。

5）胸部 X 线片见片状、斑片状浸润性阴影或间质性改变，伴或不伴胸腔积液。

以上 1）～4）项中任何 1 项加第 5）项，并排除肺结核、肺肿瘤、非感染性间质性肺水肿、肺不张、肺栓塞、肺嗜酸性粒细胞浸润症、肺血管炎等，可建立肺炎诊断。

2. 重症肺炎的诊断标准

1）出现意识障碍。

2）呼吸频率 ≥30 次/分。

3）呼吸空气时，PaO_2 < 60 mmHg，PaO_2/FiO_2 < 250 mmHg，需行机械通气治疗。

4）血压 < 90/60 mmHg，并发脓毒性休克。

5）胸部 X 线片显示双侧或多肺叶受累，或入院 48 小时内病变扩大 ≥50%。

6）血尿素氮 ≥7.14 mmol/L，少尿，尿量 < 20 mL/h，或 < 80 mL/4 h，或并发急性肾衰竭需要透析治疗。

晚发性发病（入院 > 5 天、机械通气 > 4 天）和存在高危因素者（如高龄、慢性肺部疾病或其他基础疾病、恶性肿瘤、免疫受损、昏迷、误吸、近期呼吸道感染等），即使不完全符合重症肺炎规定标准，亦视为重症。

3. 鉴别诊断

1）肺结核：与急性干酪性肺炎与大叶性肺炎的临床表现、X 线特征颇相似，但肺结核患者的病程较长，对一般抗生素无效，痰中可找到结核分枝杆菌，以资鉴别。

2）非感染性呼吸系统急症：由于本节主要讨论的是感染引起的重症肺炎。因此，在鉴别诊断时，亦需与一些非感染原因引起的呼吸系统急症进行鉴别，如吸入性损伤、非感染原因引起的急性呼吸窘迫综合征（ARDS）、急性放射性肺炎等。

三、治疗

（一）抗生素治疗

应尽早应用抗生素，首选青霉素类药物，以后根据细菌培养结果选用对致病菌敏感的抗生素。重症患者还可选用头孢菌素类，如头孢唑啉、头孢孟多、头孢美唑、头孢哌酮、头孢噻肟等。对青霉素过敏者可选用红霉素或林可霉素。

1. 肺炎链球菌肺炎

肺炎链球菌肺炎首选青霉素 G，青霉素过敏者可选用红霉素或林可霉素，对青霉素耐药者可用头孢噻吩或头孢唑啉。

2. 溶血性链球菌肺炎

溶血性链球菌肺炎青霉素 G 仍为首选，对青霉素过敏者可选用红霉素、林可霉素。此种肺炎好发于儿童，易并发脓胸，此时必须予以引流。

3. 金葡菌肺炎

金葡菌肺炎治疗首选苯唑西林，耐苯唑西林者可用万古霉素、头孢噻吩、头孢唑啉、头孢曲松及氟喹诺酮类（如环丙沙星、氧氟沙星等）。

4. 厌氧菌肺炎

厌氧菌肺炎首选青霉素 G，亦可用甲硝唑或氯霉素，但厌氧菌感染者往往并发金葡菌或铜绿假单胞菌感染，宜同时应用抗生素。

5. 肠源杆菌科细菌性肺炎

肠源杆菌科细菌性肺炎致病菌有大肠杆菌、肺炎杆菌、产气荚膜梭菌等。治疗可选用氨苄西林、羧苄西林、哌拉西林，并加用一种氨基糖苷类抗生素，病情危重者可选用氟喹诺酮类（如环丙沙星、氧氟沙星）或头孢菌素类（如头孢唑啉、头孢哌酮、头孢曲松等）。

6. 流感嗜血杆菌肺炎

流感嗜血杆菌肺炎首选氨苄西林或氯霉素。

7. 军团菌肺炎

军团菌肺炎首选红霉素，重症者加用利福平（REP），总疗程不少于 3 周。目前认为第三代喹诺酮类（如培氟沙星、环丙沙星等）亦有较好疗效。

（二）感染性休克的治疗

由于感染性休克的主要原因是严重感染，其病理生理变化比较复杂，血流动力学又有不同，治疗比较困难。确诊后应立即采用综合措施治疗休克和感染。一般在休克未纠正之前，主要治疗休克，同时控制感染；在休克纠正之后，主要治疗感染，同时注意巩固治疗休克的疗效。在治疗过程中应积极进行一般监测和一切特殊监测，密切观察病情，注意及时调整治疗方案。

1. 血流动力学的监测

血流动力学的监测是感染性休克治疗中不可缺少的部分。动脉置管可准确地测定血压，同时又可作为实验室检查（血气、电解质、血糖、肌酐、血尿素氮、肝功能、乳酸等）取血样品的途径。有条件者可放置心脏漂浮导管，一方面可根据肺动脉楔压（PCWP）指导输液，了解心功能情况，还可以测定心排血量，了解供氧和耗氧的情况。

2. 补充血容量

感染性休克患者在发生休克之前，常由于有发热、进食减少或呕吐等症状，也有血容量减少的情况存在。发生休克时，因微血管的扩张，血容量减少更多。因此，治疗休克的关键是尽快恢复足够的循环血量。一般宜按先胶体液或血液，后晶体液，先快后慢的速度，同时按照调整酸碱失衡的原则输液。液体以平衡盐溶液为主，配合适量的血浆和全血。一般先输入低分子右旋糖酐每日1 000 mL左右，有出血倾向及心肾功能不全者慎用，当用量达1 500 mL而血容量仍不足时，可考虑用血浆、白蛋白或全血。一般开始1~2小时输液800~1 000 mL，12小时输液2 000 mL左右，休克改善后输入含钾、高糖配合胰岛素、三磷腺苷（ATP）液体，成人每日总量约3 000 mL。有心功能不全者酌减。由于感染的因素，患者常可有心肌损害和肾损害，过多的补液将导致不良后果，而补液不足又难以纠正休克。因此，通常应做中心静脉压的测定，根据其测定结果来调节输液的量和速度。

3. 纠正酸碱失衡

感染性休克时经常伴有严重的酸中毒，而且发生较早，须及时纠正。可在补充血容量的同时，从另一静脉途径滴注5%碳酸氢钠200 mL。1小时后复查动脉血气分析，根据结果再决定是否需追加用量。

4. 心血管药物的应用

当补充血容量、纠正酸中毒后，若休克仍未见好转，应加用血管扩张剂。有时还可联合应用以α受体兴奋为主，兼有轻度兴奋β受体的血管收缩剂和兼有兴奋β受体作用的α受体阻滞剂，以抵消血管收缩作用，既保持、增强β受体兴奋作用，而又不至于使心率过于增速，例如山莨菪碱、多巴胺等。或者合用间羟胺、去甲肾上腺素，或去甲肾上腺素和酚妥拉明的联合应用。

感染性休克时，心功能常受损害。改善心功能可给予毛花苷C、β受体激动剂（多巴酚丁胺）等。

5. 糖皮质激素治疗

糖皮质激素是促炎细胞因子产生的重要自然抑制体，可在所有层次上调节宿主的防御反应，能抑制多种炎性递质的释放和稳定溶酶体膜，缓解全身炎症反应综合征

（SIRS）。糖皮质激素应尽量在病程的早期使用。用量宜大，可为正常用量的 10 ~ 20 倍。一般主张短期使用，不超过 48 小时。但也有人认为延长用药时间可提高治疗效果。

6. 控制感染

加大抗生素剂量，并联合用药，2 ~ 3 种广谱抗生素同时使用。

（三）氧气吸入

重症肺炎患者均伴低氧血症，须做氧疗。但对 COPD 患者，应避免用高浓度的氧吸入，否则会引起二氧化碳潴留。

（四）心功能不全的治疗

出现心功能不全征象时，应严格控制静脉输液量和速度，限制含钠液的输入，酌情给予强心剂治疗。大剂量肾上腺素亦有一定作用。水肿、尿少时可酌情给予利尿剂治疗。

（五）保持气管通畅

原有 COPD 患者，体弱无力、咳嗽，易使通气受阻。休克型肺炎则可并发呼吸衰竭、呼吸窘迫综合征，必须保持呼吸道通畅。

（六）对症支持疗法

重症肺炎患者应卧床休息，注意保暖，加强护理，进食易消化的流质或半流质饮食。高热者用物理降温或药物降温。

四、护理与健康教育

1）卧床休息，减少活动，以减少组织对氧的需要，帮助机体组织修复。应尽量将治疗和护理集中在同一时间内完成，以保证患者有足够的休息时间。

2）给予高热量、高蛋白和富含维生素的流质或半流质饮食，并鼓励患者进食。对不能进食者，必要时用鼻饲补充营养，以弥补代谢的消耗。鼓励患者多饮水，每日摄入量为 1 ~ 2 L。需静脉补液者，滴速不宜过快，以免引起肺水肿。

3）高热患者，唾液分泌减少，口腔黏膜干燥，口腔内食物残渣易发酵，促使细菌繁殖。同时机体抵抗力下降及维生素缺乏，易引起口唇干裂、口唇疱疹、口腔炎症、口腔溃疡。应在清晨、餐后及睡前协助患者漱口，或用漱口液清洁口腔，口唇干裂者可涂润滑油保护。

4）观察患者的神志、生命体征、皮肤、黏膜、尿量等变化，尤其是关注儿童、老人、久病体弱者的病情变化。及时发现早期休克征象，协助医生及时采取救治措施。准确记录出入液量，估计患者的组织灌流情况。按医嘱执行导尿术及做中心静脉压测定。

5）高热时一般先用物理降温，如枕部冷敷、温水擦浴，若体温未下降可给予药物降温，用药半小时后测体温。患者寒战时注意保暖，适当增加盖被，大量出汗者应及时更换衣服和盖被，并注意保持皮肤的清洁干燥。

6）有效咳嗽：适用于清醒且配合的患者。有效咳嗽的方法：患者尽可能采用坐位，先进行深而慢的腹式呼吸 5 ~ 6 次，深吸气至膈肌完全下降，屏气 3 ~ 5 秒，身体前倾，从胸腔进行 2 ~ 3 次短促有力的咳嗽，同时收缩腹肌，或用手按压上腹部或双手环抱一个枕头于腹部，有利于膈肌上升帮助痰液咳出。此外，也可取俯卧屈膝位，借助膈肌、腹肌收缩，增加腹压，咳出痰液。指导患者经常变换体位有利于痰液咳出。

7）气道湿化：适用于痰液黏稠不易咳出者。气道湿化的注意事项：

（1）湿化时间不宜过长，一般以 10~20 分钟为宜，湿化时间过长可引起黏膜水肿和气道狭窄，甚至诱发支气管痉挛，加重水钠潴留。

（2）湿化温度宜在 35~37℃，温度过高易灼伤呼吸道，损害气道黏膜纤毛运动；温度过低可诱发哮喘、寒战反应。

（3）吸入过程中避免降低吸入氧浓度。

（4）治疗后及时鼓励患者咳嗽、咳痰或协助翻身、叩背。

（5）湿化器应按照规定消毒，专人专用，以预防呼吸道疾病的交叉感染。

8）用药前询问药物过敏史，严格遵药品说明书进行药物敏感试验（简称药敏试验）。应严格遵医嘱及药品说明书配制和使用抗生素，避免发生药物不良反应：如有发热、皮疹、胃肠道不适、肝肾毒性、耳毒性等，发现异常及时报告。用药过程中密切观察有无过敏反应，对于从未使用过抗生素的患者，首次输液速度宜慢，以免发生过敏反应，如患者突然出现呼吸困难、血压下降、意识障碍，应立即停药并报告医生，做好抢救准备。

9）高热、咳嗽、咳痰、呼吸困难等症状会给患者带来很大的精神压力。因此，要注意评估肺炎对患者日常生活、工作或学习的影响，以及患者能否适应疾病所带来的角色转变，观察其情绪变化，向患者讲解肺炎的患病及治疗过程、预后及防治知识，并列举成功的治疗案例，使患者树立康复的信心。

10）向患者宣传有关肺炎的基本知识。

11）出院后继续用药者，应嘱其遵医嘱按疗程服药，若更换抗生素应注意迟发过敏反应，出现发热、心率增快、咳嗽、咳痰、胸痛等症状时，应及时就诊。

12）指导患者病情好转后，注意锻炼身体，加强耐寒锻炼，天气变化时随时增减衣服，避免受凉、淋雨、酗酒以及吸烟，预防上呼吸道感染。

13）接种肺炎链球菌疫苗和（或）流感疫苗可减少某些特定人群罹患肺炎的机会。

（姜燕）

第三节 自发性气胸

胸膜腔是不含气体的密闭的潜在性腔隙。当气体进入胸膜腔造成积气状态时，称为气胸。气胸可分成自发性、外伤性和医源性三类。自发性气胸又可分成原发性和继发性，前者发生在无基础肺疾病的健康人，后者常发生在有基础肺疾病的患者，如 COPD 患者。外伤性气胸系胸壁的直接或间接损伤所致，医源性气胸由诊断和治疗操作所致。气胸是常见的内科急症，男性多于女性，原发性气胸的发病率在男性为（18~28）人/10 万人，女性为（1.2~6）人/10 万人。发生气胸后，胸膜腔内负压可变成正压，致使静脉回心血流受阻，产生程度不同的心肺功能障碍。本节主要叙述自发性气胸。

一、病因和发病机制

（一）原发性气胸

原发性气胸指常规胸部 X 线检查肺部无明显病变者所发生的气胸，多见于瘦高体型的青壮年男性。气胸的发生多为脏层胸膜下肺泡先天发育缺陷或非特异性炎症瘢痕引起肺表面细小气泡破裂所致。常有反复发作的倾向。

（二）继发性气胸

继发性气胸多数是在慢性肺部疾病基础上发生的气胸，如 COPD、支气管哮喘、肺结核等，由于病变引起细支气管炎性狭窄，使肺泡内压升高，导致肺气肿、肺大疱破裂而形成自发性气胸。另外，也见于肺组织坏死（如肺癌、金葡菌肺炎等引起）病灶导致脏层胸膜的破溃，形成气胸、血气胸或脓气胸。

月经来潮前后发生的气胸称为月经性气胸，可能是胸膜上存在的异位子宫内膜结节破裂所致。航空、潜水作业，从高压环境突然进入低压环境而无适当防护措施时也可发生气胸。

气胸的诱因常与抬举重物、剧烈运动、剧烈咳嗽、打喷嚏、屏气等使气管内压力突然增高有关。机械通气时压力过高也可诱发气胸。但也有一些患者无明显诱因。

二、临床类型

气胸可根据胸膜裂口的情况及胸腔压力的不同分类。

（一）闭合性（单纯性）气胸

胸膜破裂口较小，随肺萎陷而关闭，空气不再继续进入胸膜腔，故胸膜腔积气量较少，胸膜腔内压接近或稍超过大气压。当胸腔穿刺抽气后胸膜腔内压下降而不复升，表明其破裂口不再漏气。胸膜腔内残余气体将自行吸收，压力即可维持负压，肺随之复张。

（二）交通性（开放性）气胸

胸膜破裂口较大或因两层胸膜间有粘连和牵拉而不能关闭，随吸气和呼气活动气体自由进出胸膜腔，使胸膜腔内压接近大气压，测压时多维持在 $0~cmH_2O^*$ 位上下波动，抽气后观察数分钟压力仍无变化。

（三）张力性（高压性）气胸

胸膜破裂口呈单向活瓣或活塞作用，吸气时活瓣开放，气体进入胸膜腔，呼气时活瓣关闭。这样，每次呼吸运动均有空气进入胸膜腔而不能排出，故而使胸膜腔内气体愈积愈多，胸膜腔内压力迅速升高，形成高压性气胸。抽气后胸膜腔内压可下降，但不久又迅速复升。胸膜腔内高压可使肺脏受压，并使纵隔向健侧移位，静脉回心血流受阻，造成呼吸、循环功能障碍，甚至危及生命，故需紧急治疗。

---

    * $1~cmH_2O = 0.1~kPa$。

三、诊断

（一）病史

详细询问病史，患者发病前常有用力排便、大笑、搬举重物等重要诱因。

（二）临床表现

气胸症状的轻重与有无肺基础疾病及其肺功能状态、气胸发生的速度、胸膜腔内积气量及其压力大小三个因素有关。若原已存在严重的肺功能减退，即使是轻度气胸，也可有明显的呼吸困难；年轻人即使肺压缩80%以上，有的症状亦可以很轻。

1. 症状

发病前部分患者可能有持重物、屏气、剧烈体力活动等诱因，也有一些患者在正常活动或安静休息时发生，偶有在睡眠中发病者。大多数起病急骤，患者突感一侧胸痛，呈针刺样或刀割样，持续时间短暂，继之胸闷和呼吸困难，可伴有刺激性咳嗽，系气体刺激胸膜所致。少数患者可发生双侧气胸，以呼吸困难为突出表现。胸膜腔积气量大或原已有较严重的慢性肺疾病者，呼吸困难明显，患者不能平卧。如果侧卧，则患者被迫健侧卧位，以减轻呼吸困难。

张力性气胸时胸膜腔内压力骤然升高，肺被压缩，纵隔移位，迅速出现严重呼吸循环障碍，患者多有表情紧张、胸闷、挣扎坐起、烦躁不安、发绀、冷汗、脉速、虚脱、心律失常，甚至发生意识不清、呼吸衰竭。

2. 体征

体征取决于积气量的多少和是否伴有胸腔积液。少量气胸的体征不明显，尤其是肺气肿患者更难确定，听诊呼吸音减弱具有重要意义。大量气胸时，气管向健侧移位，患侧胸部隆起，呼吸运动减弱，触诊时语颤减弱，叩诊呈过清音或鼓音，心或肝浊音界缩小或消失，听诊呼吸音减弱或消失。左侧少量气胸或纵隔气肿，有时可在左心缘处听到与心跳一致的气泡破裂音，称 Hamman 征。液气胸时，胸内有振水声。血气胸如失血量过多，可使血压下降，甚至发生失血性休克。

为了便于临床观察和处理，根据临床表现把自发性气胸分成稳定型和不稳定型，符合下列所有表现者为稳定型，否则为不稳定型：呼吸频率 <24 次/分；心率为 60～120 次/分；血压正常；呼吸室内空气时动脉血氧饱和度 >90%；两次呼吸间说话成句。

（三）实验室及其他检查

1. 胸部 X 线

胸部 X 线检查可见外凸弧形的细线条形阴影，线外透亮度增强，肺纹理消失，不同程度的肺萎陷，纵隔可推向健侧。可伴有少量积液，健侧肺可见代偿性肺气肿。气胸容量的大小可依据胸部 X 线判断：侧胸壁与肺边缘的距离 ≥2 cm 为大量气胸，<2 cm 为小量气胸。从肺尖气胸线至胸腔顶部估计气胸大小，距离 ≥3 cm 为大量气胸，<3 cm 为小量气胸。

2. CT 检查

CT 检查表现为胸膜腔内出现极低密度的气体影，伴有肺组织不同程度的萎缩改变。CT 对于小量气胸、局限性气胸以及肺大疱与气胸的鉴别比胸部 X 线更敏感和准确。

四、治疗

自发性气胸的治疗原则在于根据气胸不同类型及肺压缩情况适当排气，解除胸膜腔积气对呼吸循环造成的不良影响，使肺尽早复张，同时治疗原发病及并发症。

（一）一般治疗

一般治疗包括限制活动、止痛、镇咳、吸氧等。症状不明显、积气低于 20% 的闭合性气胸，经上述治疗胸膜腔气体可自行吸收，每日吸收 1% ~ 1.5%。对无禁忌证的患者可吸入高浓度氧，以加快积气吸收。每周复查胸片，观察气体吸收情况直至完全吸收。

（二）排气减压治疗

一般情况下闭合性气胸肺压缩小于 20%，症状轻或无症状，经 12 小时观察胸膜腔内无气体增加者，需限制活动，但不必完全卧床休息，也不需抽气，气体在短期内（即 2 ~ 4 周）可自行吸收，但仍须观察呼吸循环状况。如闭合性气胸肺压缩大于 20%，有明显症状或开放性气胸者，尤其是高压性气胸者须排气治疗。

1. 紧急简易排气法

病情严重，无专用设备条件时，可用 50 mL 或 100 mL 注射器，在患侧锁骨中线第 2 肋间或腋前线 4 ~ 5 肋间穿刺排气，直至症状缓解后再行其他处理。另一急救处理可用粗注射针，在其尾部扎上橡皮指套，并在指套末端剪一小口，插入胸膜腔排气，高压气体从小口排出，迅速使胸膜腔减压至负压时，橡皮指套即行塌陷，小口关闭，外界空气不能进入胸膜腔。

2. 人工气胸器抽气

高压性气胸在紧急情况下，用气胸器抽气直至胸膜腔内压力减低后即予插管排气引流。对于闭合性或开放性气胸，如肺萎陷 >20%，有明显呼吸困难者，也可用气胸器抽气。先测定胸膜腔内压力，然后逐渐抽除胸膜腔内气体，使胸膜腔内压力降为 0 ~ 4 cmH$_2$O，夹管观察压力变化后拔针。根据胸膜腔内气体情况，可反复多次抽气。抽气过程不宜太快，且随时观察患者情况，避免发生肺复张后肺水肿。高压性气胸和开放性气胸常需行胸腔闭式引流排气。

3. 胸腔闭式引流

胸腔闭式引流适用于不稳定型气胸、呼吸困难明显、肺压缩程度较重、交通性或张力性气胸、反复发生气胸的患者。无论胸膜腔积气多少，均应尽早行胸腔闭式引流。插管部位一般多取锁骨中线外侧第 2 肋间或腋前线第 4 ~ 5 肋间，如为局限性气胸或需引流胸膜腔积液，则应根据 X 线胸片或在 X 线透视下选择适当部位进行插管排气引流。

插管前，在选定部位先用气胸箱测压以了解气胸的类型，然后在局部麻醉（简称局麻）下沿肋骨上缘平行做 1.5 ~ 2 cm 皮肤切口，用套管针穿刺进入胸膜腔，拔去针芯，通过套管将灭菌胶管插入胸膜腔。亦可在切开皮肤后，经钝性分离肋间组织达胸膜，再穿破胸膜将导管直接送入胸膜腔。一般选用胸膜腔引流专用的硅胶管或外科胸膜腔引流管。16 ~ 22 F 导管适用于大多数患者，如有支气管胸膜瘘或机械通气的患者，应选择 24 ~ 28 F 大导管。导管固定后，另一端可连接单向活瓣或置于水封瓶的水面下

$1 \sim 2$ cm，使胸膜腔内压力保持在 2 cmH$_2$O 以下，插管成功则导管持续逸出气泡，呼吸困难迅速缓解，压缩的肺可在几小时至数日复张。对肺压缩严重、时间较长的患者，插管后应夹住引流管分次引流，避免胸腔内压力骤降产生肺复张后肺水肿。如未见气泡溢出 $1 \sim 2$ 日，气急症状消失，可夹管 $24 \sim 48$ 小时，复查胸片，肺全部复张后可以拔除导管。有时虽未见气泡溢出，但患者症状缓解不明显，应考虑为导管不通畅或部分滑出胸膜腔，需及时更换导管或行其他处理。

原发性气胸经导管引流后，即可使肺完全复张；继发性者常因气胸分隔，单根导管引流效果不佳，有时需在患侧胸腔插入多根导管。两侧同时发生气胸者，可在双侧胸腔做插管引流。若经水封瓶引流后未能使胸膜破口愈合，肺仍不能复张，可在引流管加用负压吸引装置。常用低负压可调节吸引机，如吸引机形成负压过大，可用调压瓶调节，一般负压为 $-20 \sim -10$ cmH$_2$O，如果负压超过设置值，则空气由压力调节管进入调压瓶，因此，胸膜腔所承受的吸引负压不会超过设置值，可避免过大的负压吸引对肺的损伤。

闭式负压吸引宜连续开动吸引机，如经 12 小时后肺仍未复张，应查找原因。如无气泡冒出，表示肺已复张，应停止负压吸引，观察 $2 \sim 3$ 日，经 X 线透视或胸片证实气胸未再复发后，即可拔除引流管，用凡士林纱布覆盖手术切口。

（三）胸膜粘连术

由于自发性气胸复发率高，为了预防复发，用单纯理化剂、免疫赋活剂、纤维蛋白补充剂、医用黏合剂及生物刺激剂等引入胸膜腔，使脏层和壁层两层胸膜粘连，从而消灭胸膜腔间隙，使空胸膜腔内的氮气向血液转递（氮—氧交换），加快肺复张。

（四）外科治疗

经内科治疗无效的气胸可考虑手术治疗。手术方式为肺大疱切除术、折叠缝合术、肺段切除术和胸膜固定术、胸膜粘连带烙断术、胸膜摩擦术（即用纱布擦拭胸腔上部壁层胸膜）等。术前应进行全面检查，包括肺功能检查。

（五）治疗原发病

对引起气胸的原发病要做出相应处理。气胸患者要积极防治继发细菌感染，可用青霉素和链霉素。

（六）并发症的处理

1. 脓气胸

由金葡菌、肺炎克雷伯菌、铜绿假单胞菌、结核分枝杆菌以及多种厌氧菌引起的坏死性肺炎、肺脓肿以及干酪样肺炎可并发脓气胸，也可因胸膜腔穿刺或肋间插管引流等医源性感染所致。病情多危重，常有支气管胸膜瘘形成。脓液中可查到病原体。除积极使用抗生素外，应插管引流，胸膜腔内用生理盐水冲洗，必要时应根据具体情况考虑手术。

2. 血气胸

气胸伴有胸膜腔内出血称为血气胸，常与胸膜粘连带内血管断裂有关，肺完全复张后，出血多能自行停止。若出血不止，除抽气、排液及适当输血外，应考虑开胸结扎出血的血管。

3. 纵隔气肿与皮下气肿

由于肺泡破裂逸出的气体进入肺间质，形成间质性肺气肿。肺间质内的气体沿着血管鞘进入纵隔，甚至进入胸部或腹部皮下组织，导致皮下气肿。张力性气胸抽气或闭式引流后，亦可沿针孔或切口出现胸壁皮下气肿，或全身皮下气肿及纵隔气肿。大多数患者并无症状，但颈部可因皮下积气而变粗。气体积聚在纵隔间隙可压迫纵隔大血管，出现干咳、呼吸困难、呕吐及胸骨后疼痛，并向双肩或双臂放射。疼痛可因呼吸运动及吞咽动作而加剧。患者可出现发绀、颈静脉怒张、脉速、低血压、心浊音界缩小或消失、心音遥远、左心缘处听到清晰的与心跳一致的气泡破裂音。X线检查于纵隔旁或心缘旁（主要为左心缘）可见透明带。皮下气肿及纵隔气肿随胸膜腔内气体排出减压而自行吸收。吸入较高浓度的氧气可增加纵隔内氧浓度，有利于气肿消散。若纵隔气肿张力过高影响呼吸及循环，可行胸骨上窝切开排气。

五、护理与健康教育

1）按呼吸系统疾病患者的一般护理。

2）休息与体位：绝对卧床休息，取端坐或半卧位。避免用力和屏气。

3）饮食护理：给予营养丰富、易消化饮食。

4）病情观察：观察胸闷、胸痛等，如患者呼吸困难进行性加重、发绀明显、大汗淋漓、四肢厥冷、脉搏细速、血压下降、大小便失禁等应立即告知医生并协助抢救。

5）遵医嘱给予氧气吸入。

6）协助医生行胸膜腔抽气或胸膜腔闭式引流术的准备和配合工作，做好术后观察与护理。

7）心理护理：精神安慰，消除患者的紧张情绪，安静休息，必要时遵医嘱给予镇咳药和镇静药。

8）健康指导：避免剧烈运动，稳定情绪，保持大便通畅，劝其戒烟。

（姜燕）

第四节　肺结核

肺结核是由结核分枝杆菌引起的肺部慢性传染病，占各器官结核病总数的80%~90%，是慢性传染病导致人类死亡第一位的死亡原因。临床上多呈慢性病程，常有低热、盗汗、消瘦、咳嗽、咯血等症状。尽管结核病总发病率有所下降，但仍是当前重要的公共卫生问题之一。世界卫生组织（WHO）积极推行全程督导短程化疗（DOTS）策略作为世界各国结核病防治规划的核心内容。

一、病因和发病机制

结核分枝杆菌为分枝杆菌属，具有抗酸性，分人型、牛型、鸟型、鼠型和冷血动物型五个类型，其中只有人型和牛型对人体致病。肺结核主要由人型结核分枝杆菌引起，占96%以上；由牛型结核分枝杆菌引起者占0~4%。传染源是痰菌呈阳性的肺结核患者，结核分枝杆菌通过患者咳嗽、打喷嚏、大笑所喷射到空气中的极小的潮湿飞沫痰粒子经过蒸发剩下飞沫核，飞沫核浮悬在空气中像烟雾一样随气流播散，这些带菌的飞沫核被吸入，接触到易感的肺泡组织生长、繁殖，才能建立感染。结核分枝杆菌的传播主要为室内污染空气，室外一般不传染。

结核分枝杆菌由类脂质、蛋白质和多糖物质组成，侵入并感染机体后产生免疫反应和超敏反应。超敏反应是人体经受结核分枝杆菌感染后，再接触结核分枝杆菌或其代谢产物所产生的一种反应，由T淋巴细胞、巨噬细胞和它们所释放的活性物质引起的迟发型超敏反应。初次感染结核分枝杆菌后，4~8周便形成了超敏反应，结核菌素试验呈阳性，表现为局部红肿。结核病的特异性免疫是一种细胞免疫，主要依靠致敏的淋巴细胞与特异性抗原结合后释放出各种细胞介质，引起巨噬细胞、单核细胞及淋巴细胞集聚在结核分枝杆菌周围，形成结节。感染结核分枝杆菌后是否发病及病变的类型，均取决于免疫反应和超敏反应孰占优势。

结核的基本病理改变为渗出、增生（结核结节形成）和干酪样坏死。干酪样坏死组织发生液化经支气管排出形成空洞，其内含有大量结核分枝杆菌。

二、诊断

（一）临床表现

1. 全身症状

低热、乏力、食欲缺乏、消瘦、盗汗、午后颧红等，通常称为结核中毒症状。当肺部病灶急剧进展播散时，可出现高热。另外，育龄期女性患者可有月经失调或闭经。

2. 呼吸系统症状

1）咳嗽：多为干咳，无痰。肺组织发生干酪样坏死或并发感染时，痰量增加并成脓性。并发支气管内膜结核时，可有剧烈的刺激性咳嗽。

2）咯血：可呈痰中带血、中等量咯血、大量咯血，甚至出现失血性休克。血块阻塞大支气管时，可发生窒息，出现咯血停止、烦躁不安、神色紧张，并伴有胸闷、气急、发绀等严重表现。

3）胸痛：炎症波及壁层胸膜时，患侧可出现胸痛，随咳嗽和呼吸运动而加重。

4）呼吸困难：慢性重症肺结核时，由于肺组织广泛破坏，或并发肺不张、肺气肿、广泛胸膜增厚、气胸、大量胸腔积液等，可出现呼吸困难。

早期病灶小而局限，多无异常体征。若病变范围扩大，局部叩诊呈浊音，听诊可闻及支气管呼吸音和细湿啰音。因肺结核好发于上叶尖后段和下叶背段，故锁骨上下、肩胛间区闻及湿啰音，对诊断有较大的意义。空洞性病变位置表浅而引流支气管通畅时，有支气管呼吸音或伴湿啰音；巨大空洞可出现带金属调的空瓮音。少数患者可出现风湿热样表现，四肢大关节疼痛伴结节性红斑或环形红斑，称为结核性风湿症。

3. 并发症

自发性气胸、脓气胸、支气管扩张、肺心病。结核分枝杆菌随血液播散可并发脑膜、心包、泌尿生殖系统或骨结核。

4. 临床类型

临床上将肺结核分为 5 个类型。

1）Ⅰ型肺结核（原发型肺结核）：此型包括原发综合征和胸内淋巴结结核，此型多见于儿童。

2）Ⅱ型肺结核（血行播散型肺结核）：此型包括急性、亚急性或慢性血行播散型肺结核。急性血行播散型肺结核多见于婴幼儿和青少年。当机体免疫力十分低下时，结核分枝杆菌一次性或短期大量进入血液循环引起肺内广泛播散，常伴结核性脑膜炎和其他脏器结核。表现为起病急骤，全身中毒症状严重，胸部 X 线片见粟粒样大小的病灶，其分布和密度十分均匀。当机体免疫力较强时，小量结核分枝杆菌多次、间歇经血液进入肺时形成慢性或亚急性血行播散型肺结核。

3）Ⅲ型肺结核（浸润型肺结核）：此型为最常见的继发性肺结核，干酪性肺结核和结核球也属此型。可出现以增生病变为主，或浸润病变为主，或干酪病变为主，或空洞为主等多种病理改变。临床上结核球往往症状不明显。干酪性肺炎则是重症结核的一种，好发于右上肺叶，中毒症状多十分严重，很快衰竭，有"奔马痨"之称；慢性纤维空洞型肺结核是继发性肺结核的一种慢性类型，空洞长期不愈、洞壁厚、周围有纤维化组织，病情的好转与恶化反复交替出现，常有反复的支气管播散和痰中带菌。

4）Ⅳ型肺结核（结核性胸膜炎）：为临床上已排除其他病因的胸膜炎。根据结核性胸膜炎发展的不同阶段，分为结核性干性胸膜炎、结核性渗出性胸膜炎、结核性脓胸。

5）Ⅴ型肺结核（其他肺外结核）：其他肺外结核按发病部位及脏器命名，如骨结核、结核性脑膜炎、肾结核、肠结核等。

（二）实验室及其他检查

1. 血液检查

血液检查一般无异常，但急性血行播散型肺结核时，白细胞计数可减少或异常增高。红细胞沉降率（简称血沉，ESR）升高与肺结核的活动相关。

2. 痰结核分枝杆菌检查

其为确诊肺结核最特异的方法。

1）痰涂片法：痰涂片法快捷、简便、易行，但敏感性不足。可采用齐—内染色法或荧光显微镜检测法。如痰涂片检查阳性则诊断可基本成立。

2）痰培养法：痰培养法虽较费时，但更为精确，特异性高，除了解结核分枝杆菌有无生长外，还能做药敏试验和菌型鉴定。有条件时痰涂片法与痰培养法均应进行。结核分枝杆菌生长缓慢，使用改良罗氏培养法，一般需 2～8 周。采用液体培养基和测定细菌代谢产物法，10 日可报出结果。

3）其他方法：其他方法如色谱技术、免疫学方法、基因芯片法等。

3. 结核菌素试验

最常使用结核菌素纯蛋白衍生物（PPD），皮内注射 5 U，48 ~ 72 小时检测试验结果，以注射部位的皮肤硬结测量反应大小。阳性反应的判断标准是，20 U/ mL 制剂硬结反应平均直径大于或等于 6 mm，50 U/ mL 制剂硬结反应平均直径大于或等于 5 mm。前者限于流行病学调查时使用。

4. 非结核分枝杆菌试验

可以使用的纯蛋白衍生物有：PPD – A（鸟分枝杆菌制成）、PPD – B（胞内分枝杆菌制成）、PPD – G（瘰疬分枝杆菌制成）、PPD – Y（堪萨斯分枝杆菌制成），用来诊断不同分枝杆菌感染。这些制剂之间可出现交叉反应，但强度不同。

5. 支气管镜检查

痰液中没有检测到结核分枝杆菌的患者，支气管镜下的刷检、活检、经支气管镜肺活检术、无菌毛刷刷检、支气管冲洗或肺泡灌洗液等标本采集，可获得细菌学、细胞学、病理学、免疫学等诊断依据。

肺结核并发气管、支气管结核时，镜检所见主要有两种改变，即支气管内膜炎症和肿大淋巴结压迫所引起的支气管扭曲。支气管内膜的结核改变可分为：

1）浸润型：黏膜水肿充血明显，呈鲜红色，有肥厚感，软骨环不甚清晰，分泌物多。

2）溃疡型：溃疡凹入黏膜内，周围充血明显，软骨环不清晰或有破坏，溃疡底部有肉芽组织，或有灰白色分泌物覆盖。

3）肉芽型：肉芽组织（有时呈息肉样）突入管腔，触之极易出血，开口狭窄，有脓性分泌物。

4）瘢痕型：支气管管腔失去正常结构并为放射状瘢痕组织所代替，表面呈灰白色、坚硬、无光泽，亦无弹性。

6. 活检

活检包括浅表淋巴结、肺、胸膜活检以及经纵隔镜、胸腔镜的活检。病理组织学检查可见含上皮样细胞、朗汉斯巨细胞的结核结节及肉芽肿改变，还可发现抗酸杆菌。

7. 血清学诊断

血清学诊断是检测患者的血清、胸腔积液、腹腔积液及脑脊液的结核分枝杆菌抗原、抗体及抗原抗体复合物，应用最多的为检测抗体，对活动性肺结核有一定的辅助诊断意义。

8. 分子生物学诊断

随着分子生物学技术的发展，结核病的诊断取得了长足的进步，可采用 PCR 检测标本中特异性 DNA 片段。理论上说，分子生物学诊断是快速、敏感、特异的检查方法，但实际上仍存在敏感性不高、特异性不强等问题，并用核酸探针或定量 PCR 可减少其假阳性。

9. 肺结核胸部 X 线表现

肺结核胸部 X 线表现可有如下特点：

1）肺结核多发生在肺上叶尖后段、肺下叶背段。

2）病变可局限也可多肺段侵犯。

3）X线影像可呈多形态表现（即同时呈现渗出、增生、纤维和干酪性病变），也可伴有钙化。

4）易合并空洞。

5）可伴有支气管播散灶。

6）可伴胸腔积液、胸膜增厚与粘连。

7）呈球形病灶时（结核球）直径多在3 cm以内，周围可有卫星病灶，内侧端可有引流支气管征。

8）病变吸收慢（1个月以内变化较小）。

（三）诊断要点

1. 咳嗽

咳嗽3周以上，有时还有胸痛、咯血、呼吸困难、发热、盗汗、疲乏、体重减轻，女性患者可有月经不调，儿童可有生长发育迟缓。体检肺部可有啰音、胸膜增厚或胸腔积液体征，有时可有疱疹性结膜—角膜炎、结节性红斑、关节肿痛而无其他可能表现者。

2. 胸部X线片

胸部X线片可显示肺上叶尖后段及（或）肺下叶背段为主的混合性多态性病变，常伴有局限性胸膜粘连增厚。原发型肺结核常于上肺野下部、下肺野上部有片絮状阴影伴肺门、纵隔淋巴结肿大。

3. 痰或支气管分泌物或经支气管镜刷检、活检

痰或支气管分泌物或经支气管镜刷检、活检抗酸杆菌阳性，培养及菌种鉴定证明为结核分枝杆菌。

4. PPD皮肤试验

PPD皮肤试验可呈阳性或强阳性反应，血清抗结核抗体阳性、痰和（或）血PCR – DNA（＋）。

5. 纤维支气管镜检查

纤维支气管镜检查（简称纤支镜检查）可发现与肺部病变相应的支气管病变和活动性或陈旧性淋巴结支气管瘘。

6. 活检

活检可见含上皮样细胞及朗汉斯巨细胞的结核结节及肉芽肿和（或）抗酸杆菌阳性。

7. 对抗结核试验性治疗有效

尤其采用不含链霉素的氨基糖苷类抗生素、利福平（RFP）、氟喹诺酮类抗菌药物者，尤有临床诊断意义。

凡符合上述1~3项者可明确诊断，对痰菌检查阴性者，则可借助上述第4、5、6、7项，对近期PPD皮试转阳或转阳6~24个月者、糖尿病、硅沉着病、人类免疫缺陷病毒（HIV）感染/艾滋病（AIDS）、长期免疫抑制剂使用者、器官移植、肾衰竭行血液透析等易感人群，尤应注意有并发肺结核的可能性，应进一步检查。

（四）诊断记录程序

按病变范围及部位、分类类型、痰菌情况、化疗史顺序书写。如：双上继发性肺结核，涂（+），复治；左侧结核性胸膜炎，涂（-）、培（-），初治。如认为必要，可在类型后加括弧说明，如血行播散型肺结核可注明（急性）或（慢性）、继发性肺结核可注明（空洞性）或（干酪性）等。并发症（如自发性气胸、肺不张等）、合并症（如硅沉着病、糖尿病等）及手术（如肺切除术后、胸廓成形术后等）可在化疗史后按并发症、合并症、手术等顺序表示。

1. 病变范围及部位

肺结核病变范围按左、右侧，每侧以上、中、下肺野记述。上肺野：第2前肋下缘内端水平以上；中肺野：上肺野以下，第4前肋下缘内端水平以上；下肺野：中肺野以下。

2. 痰结核分枝杆菌检查

痰菌阳性或阴性，分别以（+）或（-）表示，以"涂""集"或"培"分别代表涂片、集菌和培养法。患者无痰或未查痰时，注明"无痰"或"未查"。

3. 治疗状况

分初治与复治。

1）初治：凡既往未用过抗结核药物治疗或用药时间少于1个月的新发患者。

2）复治：凡既往应用抗结核药物1个月以上的新发患者、复发患者、初治失败患者等。

4. 活动性及转归

在判定肺结核的活动性及转归时，可综合患者的临床表现、肺部病变、空洞及痰菌等情况决定。

1）进展期：新发现的活动性病变，病变较前增多、恶化；新出现空洞或空洞增大；痰菌转阳。凡具备上述一项者，即属进展期。

2）好转期：病变较前吸收好转；空洞缩小或闭合；痰菌减少或转阴。凡具备上述一项者，即属好转期。

3）稳定期：病变无活动性，空洞关闭，痰菌连续阴性（每月至少查痰1次），均达6个月。若空洞仍然存在，则痰菌需连续阴性1年以上。

进展期或好转期均属活动性肺结核，需要治疗，并按其痰菌是否阳性，分别登记为Ⅰ组（传染性）或Ⅱ组（非传染性）患者，以便管理。稳定期为非活动性肺结核，登记为Ⅲ组，需要随访观察。稳定期两年仍无活动性者，作为临床痊愈，取消登记。

（五）鉴别诊断

1. 肺癌

肺癌多见于40岁以上患者，可有长期吸烟史，常有刺激性咳嗽、明显胸痛和进行性消瘦而无毒性症状。胸部X线检查可有特征性改变。痰脱落细胞检查、纤支镜检查及病灶活检有助于鉴别诊断。

2. 慢性支气管炎

慢性支气管炎多于中老年起病，慢性反复咳嗽、咳痰，常无明显的全身中毒症状，很少咯血；痰液检查无结核分枝杆菌，胸部 X 线检查仅见肺纹理改变，一般抗感染治疗有效。老年肺结核患者常与之共存，应注意鉴别。

3. 肺炎链球菌肺炎

肺炎链球菌肺炎发病急骤，以高热、寒战、咳嗽、胸痛等表现为主，咳铁锈色痰为其特征性表现，X 线检查可见以肺段或肺叶为范围的密度均匀一致的阴影，血白细胞计数及中性粒细胞增多，痰涂片检查可见肺炎链球菌，青霉素治疗有效，病程较短。

4. 支气管扩张症

支气管扩张症以慢性咳嗽、咳痰和反复咯血为特征，痰结核分枝杆菌阴性。轻者胸部 X 线检查无异常或仅见肺纹理增粗，典型者可见卷发样改变。胸部高分辨 CT 检查可发现支气管腔扩大。

5. 肺脓肿

肺脓肿起病较急，多有高热，咳大量脓臭痰，痰中无结核分枝杆菌，血白细胞计数及中性粒细胞增多，一般抗生素治疗有效。

三、治疗

DOTS 策略是当今结核病控制的首要策略，合理的化疗可使病灶全部灭菌、痊愈。传统的休息和营养疗法只起辅助作用。

（一）化疗

抗结核药物合理应用对结核病的控制起决定性作用。凡是活动性肺结核（有结核毒性症状、痰菌阳性、X 线显示病灶进展或好转阶段）患者均需进行抗结核药物治疗。

1. 抗结核药物治疗的适应证

临床上有结核毒性症状、痰结核分枝杆菌检查阳性、X 线显示病灶具有炎症成分、病灶处于进展期及好转阶段，均为活动性肺结核，是化疗的适应证。

2. 化疗的基本原则

早期、规律、全程、联用、适量。早期治疗，抗结核药物可以发挥最大的杀菌或抑菌作用，可以免除组织破坏过重、修复困难。规律地全程用药，不过早停药也是化疗的关键。联合用药及用药剂量适当是保证疗效、减少耐药性产生的基础。

3. 常用的抗结核药物

1）异烟肼（INH，H）：每日 3 ~ 8 mg/kg，成人一般用 300 mg，1 次或分 2 ~ 3 次口服。大剂量使用易发生周围神经炎，宜加用维生素 B_6。

2）链霉素（SM，S）：成人每日 1 g 或隔日 1 g，1 次或分 2 次肌内注射，50 岁以上或肾功能减退者每日 0.75 g；小儿每日 20 ~ 30 mg/kg。长期应用可发生听神经和前庭支的损害。

3）对氨水杨酸钠（PAS，P）：成人每日 8 ~ 12 g，分 2 ~ 4 次饭后服。本品用量较大，疗效较小，与其他抗结核药物配合，有延缓结核分枝杆菌对其他药物产生耐药性的作用。不良反应以胃肠刺激多见。

4）吡嗪酰胺（PZA，Z）：成人剂量 1.0 ~ 2.0 g，分 2 ~ 3 次口服，对慢性患者可提高痰菌阴转率。应定期查肝功能。

5）乙硫异烟胺（Eto）：疗效尚可，但胃肠刺激症状较多，不少患者难以坚持用药。每日 0.75 ~ 1.5 g，分 2 ~ 3 次口服。

6）卷曲霉素（CPM，Cp）、卡那霉素（KM，K）和硫酸紫霉素：疗效与 SM 相似，对 SM 耐药者，可以选用。不良反应是对听神经和肾有损害。

7）乙胺丁醇（EMB，E）：疗效与 PAS 相似，可作为该药的代用药。剂量每日 15 mg/kg（成人 0.75 ~ 1.0 g），1 次或分 2 ~ 3 次口服。不良反应是可引起视力障碍。

8）利福平（RFP，R）：疗效与 INH 相似，毒性小，对其他抗结核药物均耐药的结核分枝杆菌对本品皆敏感。成人每日 450 ~ 600 mg，早餐前 1 次口服。治疗前和治疗过程中应检查丙氨酸氨基转移酶（ALT）。

4. 抗结核新药

1）利福定：本品对结核分枝杆菌有相似于或稍强于 RFP 的制菌作用，两者有交叉耐药性。文献报道 332 例肺结核患者，每日给利福定 150 ~ 200 mg 治疗，6 个月后在症状解除、X 线检查及痰菌阴转方面都取得良好的效果。

2）利福喷汀（RFT）：全国利福喷汀临床协作研究证明，每周只需服药 1 次（顿服 500 ~ 600 mg）。用于治疗肺结核初、复治患者，疗程（9 个月）结束时痰菌阴转率、病变有效率和空洞关闭率与 RFP 每日联用组相比疗效一致。

3）利福布汀（RBU）：为利福霉素 S 的螺旋哌啶衍生物。其最大特点是对耐 RFP 菌的作用，对结核分枝杆菌和鸟分枝杆菌有较高活性。其不足之处是口服吸收不完全，血清峰值浓度低。目前已在临床试用。

4）氧氟沙星（OFX）：该药在日本试用于耐多种抗结核药物的慢性空洞型肺结核，用量每日 0.3 ~ 0.6 g（分 1 ~ 3 次），并取得肯定疗效，且无严重不良反应。目前我国对耐药结核分枝杆菌感染亦在试用 OFX。

5）环丙沙星（CFX）：本品对结核分枝杆菌的最低抑菌治疗（MIC）稍优于 OFX，两者均可高度杀灭结核分枝杆菌活性，口服剂量为每次 250 mg，每日 2 次。

6）斯巴沙星：本品对结核分枝杆菌的 MIC 为 0.1 mg/L，优于 OFX 数倍，在小鼠体内的抗结核活性比 OFX 强 6 ~ 8 倍。其剂量 50 ~ 100 mg/kg，相当于 INH 25 mg/kg，毒性亦小。专家们认为它是第一个像 INH 那样能防止小鼠结核分枝杆菌感染的喹诺酮类药物。目前正在进一步进行临床试验。

5. 化疗方法

1）两阶段疗法：开始 1 ~ 3 个月为强化阶段，每日用药。常同时用两种或两种以上的杀菌剂，以迅速控制结核分枝杆菌繁殖，控制病情，防止或减轻耐药菌株的产生。第二阶段维持治疗或称巩固治疗，时间 12 ~ 18 个月，每周 3 次间歇用药。常以两种或两种以上药物联合使用，直至疗程结束，以彻底杀灭结核分枝杆菌，预防复发。

2）间歇疗法：用于维持治疗阶段，采用有规律地每周给药 2 ~ 3 次，可获得与每日给药相同的效果。并且因减少给药次数而使毒副反应和药费均降低，既方便了患者，又有利于监督用药，保证全程化疗。

6. 化疗方案

1）长程化疗：指联合采用 INH、SM 及 PAS 等药物，疗程为 12 ~ 18 个月的治疗方案。如 $2HSP/10HP$、$2HSE/10H_3E_3$，前 2 个月为强化阶段，后 10 个月为巩固阶段，H_3E_3 表示每周 3 次的间歇用药。

2）短程化疗：指联合用两种或两种以上杀菌剂，总疗程为 6~9 个月。常用方案如 $2SHR/7HR$、$2HRZ/4HR$、$2HRZ/4H_3R_3$ 等。可取得与长程化疗同样的治疗效果。

7. 复治肺结核的治疗

复治是指：①初治失败的患者；②规则用药满疗程后痰菌又复阳的患者；③不规律化疗超过 1 个月的患者；④慢性排菌患者。

复治方案：强化期 3 个月/巩固期 5 个月。常用方案：$2SHRZE/1HRZE/5HRE$；$2SHRZE/1HRZE/5H_3R_3E_3$；$2S_3H_3R_3Z_3E_3/S_3Z_3E_3/5H_3R_3E_3$。

复治患者应做药敏试验，对于上述方案化疗无效的复治排菌患者可参考耐多药肺结核化疗方案并根据药敏试验加以调整，慢性排菌者一般认为用上述方案疗效不理想，具备手术条件者可行手术治疗，对久治不愈的排菌者要警惕非结核分枝杆菌感染的可能性。

8. 耐多药肺结核的治疗

对至少包括 INH 和 RFP 两种或两种以上药物产生耐药的结核病为 MDR-TB（至少耐 INH 和 RFP），所以耐多药肺结核必须要有痰结核分枝杆菌药敏试验结果才能确诊。

耐多药肺结核化疗方案：主张采用每日用药，疗程要延长至 21 个月为宜，WHO 推荐一线和二线抗结核药物可混合用于治疗 MDR-TB，一线药物中除 INH 和 RFP 已耐药外，仍可根据敏感情况选用：①SM，因 SM 应用减少，耐 SM 的患者可能减少；②PZA，多在标准短程化疗方案强化期中应用，故对该药可能耐药频率低，虽然药敏试验难以证实结核分枝杆菌对 PZA 的药敏敏感性（因无公认可靠的敏感性检测方法），但目前国际上治疗 MDR-TB 化疗方案中常用它；③EMB，抗菌作用与 SM 相近，结核分枝杆菌对其耐药频率低。

二线抗结核药物是耐多药肺结核治疗的主药，包括：①氨基糖苷类，阿米卡星（AMK）和多肽类卷曲霉素等；②硫胺类，Eto、丙硫异烟胺；③氟喹诺酮类，OFX 和左氧氟沙星（LFX），与 PZA 联用杀灭巨噬细胞内结核分枝杆菌有协同作用，长期应用安全性和肝耐受性也较好；④环丝氨酸，对神经系统毒性大，应用范围受到限制；⑤PAS，为抑菌药，用于预防其他药物产生耐药性；⑥RBU，耐 RFP 菌株部分对它仍敏感；⑦帕司星肼（PSNZ），是老药，但耐 INH 菌株部分对它敏感，国内常用于治疗 MDR-TB。

（二）肾上腺皮质激素

为减轻中毒症状，改善全身情况，加速渗出病变吸收和防止粘连，对急性粟粒性结核、结核性脑膜炎、浆膜结核等，在使用强有力抗结核药物的同时，短期应用肾上腺皮质激素有一定好处。一般给泼尼松每日 20~30 mg，分 3~4 次口服，2~3 周渐减量，共用 4~6 周。亦可用促肾上腺皮质腺素（ACTH），每日 40 U，静脉注射，4~6 日为 1 个疗程。

（三）对症治疗

1. 发热

干酪性肺炎或急性粟粒性结核高热持续不退时，在有强有力抗结核药物应用的同时，可短期应用肾上腺皮质激素治疗。长期不规则低热可适当选用解热药。

2. 咳嗽、咳痰

刺激性干咳者可选用镇静药，如喷托维林 25 mg，每日 3 次；咳嗽剧烈者可用可卡因 15 mg，每日 3 次；痰液黏稠者可用氯化铵 0.3 ~ 0.6 g 或棕色合剂（复方甘草合剂）10 mL，每日 3 次；黏痰不易咳出者可选用 α - 糜蛋白酶 5 mg，雾化吸入。

3. 咯血

详见相关内容。

（四）手术治疗

疑有结核球不能排除肺癌者、未闭的空洞经规律化疗后仍排菌者、支气管结核致支气管狭窄并引起远端肺不张者、反复大咯血者均可考虑手术治疗。

四、护理与健康教育

1）有条件的患者应单居一室；痰涂片阳性的肺结核患者住院治疗时需进行呼吸道隔离，室内保持良好通风，每日用紫外线消毒。

2）注意个人卫生，严禁随地吐痰，不可面对他人打喷嚏或咳嗽，以防飞沫传播。在咳嗽或打喷嚏时，用双层纸巾遮住口鼻，纸巾按传染性废物处理。

3）餐具煮沸消毒或用消毒液浸泡消毒，同桌共餐时使用公筷，以防传染。被褥、书籍在烈日下暴晒 6 小时以上。患者外出时戴口罩。

4）有计划、有目的地向患者及家属逐步介绍有关药物治疗的知识，如借助科普读物帮助患者加深理解。

5）强调早期、规律、全程、联合、适量化疗的重要性，使患者树立治愈疾病的信心，积极配合治疗。督促患者按医嘱服药，建立按时服药的习惯。

6）解释药物不良反应时，重视强调药物的治疗效果，让患者认识到发生不良反应的可能性较小，以激励患者坚持全程化疗，防止治疗失败而产生耐药结核分枝杆菌，增加治疗的困难和经济负担。如出现巩膜黄染、肝区疼痛、胃肠不适、眩晕、耳鸣等不良反应要及时与医生联系，不要自行停药，大部分不良反应经相应处理可以完全消失。

7）恢复期可适当增加活动，如户外散步、打太极拳、做保健操等，加强体质锻炼，充分调动人体内在的自身康复能力，提高机体免疫力和抗病能力。症状较轻的患者在坚持化疗的同时，可进行正常工作，但应避免劳累和重体力劳动，保证充足的睡眠和休息，做到劳逸结合。

8）痰涂片阴性和经有效抗结核治疗 4 周以上的患者，一般来说没有传染性或只有极低的传染性，应鼓励患者过正常的家庭和社会生活，有助于减轻肺结核患者因隔离而产生的孤独感和焦虑情绪。

9）为肺结核患者提供高热量、高蛋白、富含维生素的饮食。蛋白质不仅能提供热量，还可增加机体的抗病能力及机体修复能力，患者饮食中应有鱼、肉、蛋、牛奶、豆制品等动、植物蛋白，成人每日蛋白质为 1.5~2.0 g/kg，其中优质蛋白应占一半以上；食物中的维生素 C 有减轻血管渗透性的作用，可以促进渗出病灶的吸收；维生素 B 对神经系统及胃肠神经有调节作用，可促进食欲。每日摄入一定量的新鲜蔬菜和水果，以补充维生素。

10）健康教育

（1）控制传染源：早期发现患者并登记管理，及时给予合理化疗和良好护理，是预防结核病疫情的关键。肺结核病程长、易复发和具有传染性，必须长期随访。掌握患者从发病、治疗到治愈的全过程。

（2）保护易感人群：①给未受过结核分枝杆菌感染的新生儿、儿童及青少年接种卡介苗（活的无毒力牛型结核分枝杆菌疫苗），使人体产生对抗结核分枝杆菌的获得性免疫力。②密切接触者应定期到医院进行有关检查，必要时给予预防性治疗。③对受结核分枝杆菌感染易发病的高危人群，如 HIV 感染者、硅沉着病、糖尿病等，可应用预防性化疗。

（3）日常生活调理：①嘱患者戒烟、戒酒；保证营养的补充；合理安排休息，避免劳累；避免着凉感冒及呼吸道感染；住处应尽可能保持通风、整洁、干燥，有条件可选择空气新鲜、气候温和处疗养，以促进身体的康复，增强抗病能力。②用药指导：强调坚持规律、全程、合理用药的重要性，取得患者与家属的主动配合，使 DOTS 能得到顺利完成。③定期复查：定期复查胸片和肝、肾功能，了解治疗效果和病情变化。

（李蕊）

第三章　循环系统疾病

第一节　慢性心力衰竭

慢性心力衰竭（CHF）又称充血性心力衰竭和慢性充血性心力衰竭，是多数心血管疾病的主要死亡原因。欧美患病率为 1.5%～3%，我国无确切统计。慢性心力衰竭的基础病因在欧美主要是高血压和冠心病，在我国尽管无统计学数据，但与欧美差别不会太大，可能瓣膜病所占比例略高。

一、病因和发病机制

（一）基本病因

1. 原发性心肌损害

1）缺血性心肌损害：冠状动脉粥样硬化性心脏病心肌缺血和（或）心肌梗死是引起心力衰竭的最常见的原因之一。

2）心肌炎和心肌病：各种类型的心肌炎及心肌病均可导致心力衰竭，以病毒性心肌炎及原发性扩张型心肌病最常见。

3）心肌代谢障碍性疾病：糖尿病性心肌病最为常见。其他如维生素 B_1 缺乏及心肌淀粉样变性等。

2. 心脏负荷异常

1）压力负荷（后负荷）过重：高血压、主动脉瓣狭窄、肺动脉高压、肺动脉瓣狭窄等造成左、右心室收缩期射血阻力增高，心室肌代偿性肥厚。持久的负荷过重，心肌必然发生结构和功能的改变而终致失代偿，心排血量下降。

2）容量负荷（前负荷）过重：主要有 3 种情况。①心脏瓣膜关闭不全，血液反流，如主动脉瓣关闭不全、二尖瓣关闭不全等。②左、右心或动静脉分流性先天性心血管病，如房间隔缺损、室间隔缺损、动脉导管未闭等。③伴有全身血容量增多或循环血量增多的疾病，如长期贫血造成代偿性血容量增加、甲亢等。

3）心室前负荷不足：可见于二尖瓣狭窄、三尖瓣狭窄、限制型心肌病、心包疾病所致的急性心包填塞或慢性心包缩窄等，左心室和（或）右心室充盈不足，心排血量下降；心房扩大，体、肺循环淤血。

（二）诱发因素

有基础心脏病的患者，增加心脏负荷的因素均可诱发心力衰竭。常见的诱因如下。

1. 感染

呼吸道感染是最常见、最重要的诱因，其次为风湿热、泌尿系感染及感染性心内膜炎等，并常因感染隐匿而易漏诊。

2. 心律失常

各种类型的快速性心律失常及严重的缓慢性心律失常均可诱发心力衰竭。其中以心房颤动最常见。

3. 血容量增加

血容量增加如摄入过多钠盐，静脉输液过多、过快等。

4. 过度劳累或情绪激动

过度劳累或情绪激动如妊娠后期及分娩过程，暴怒等。

5. 药物治疗不当

药物治疗不当如洋地黄类药物用量不足或过量，不当使用β受体阻滞剂、钙通道阻滞药、奎尼丁、普鲁卡因胺等药物，不恰当地停用降血压药或利尿药等。

6. 原有心脏疾病加重或并发其他疾病

原有心脏疾病加重或并发其他疾病如风湿性心脏病出现风湿活动，冠心病发生心肌梗死，或合并贫血、肺栓塞或甲亢等。

二、诊断

（一）临床表现

1. 左心衰竭

以肺淤血和心排血量降低表现为主。

1）呼吸困难：程度不同的呼吸困难是最主要的症状，表现为劳力性呼吸困难、夜间阵发性呼吸困难、端坐呼吸和急性肺水肿。

2）咳嗽、咳痰和咯血。

3）乏力、头晕、心悸和体力下降。

4）尿量变化及肾功能损害症状。

5）体征：发绀、肺部湿性啰音、脉率增快、心脏扩大等。

2. 右心衰竭

以体循环淤血表现为主。

1）消化道症状：最常见的症状是腹胀、恶心、呕吐等。

2）呼吸困难：单纯右心衰竭者由于无明显肺淤血，呼吸困难并不明显。

3）体征：水肿、肝—颈静脉回流征阳性、肝大等。

3. 全心力衰竭竭

同时具有左、右心衰竭的临床表现。右心衰竭继发于左心衰竭者，一旦出现右心衰竭，肺淤血较前减轻，呼吸困难有所缓解。

4. 心功能分级

表 3 - 1　心功能分级（NYHA）

心功能分级	特点
Ⅰ级	患者患有心脏病，但平时一般活动不引起疲乏、心悸、呼吸困难、心绞痛等症状
Ⅱ级	休息时无自觉症状，体力活动轻度受限，平时一般活动可出现上述症状，休息后很快缓解
Ⅲ级	体力活动明显受限，低于平时一般活动量时即可引起上述症状，休息较长时间后方可缓解
Ⅳ级	不能从事任何体力活动，休息时亦有心力衰竭的症状，体力活动后加重

（二）辅助检查

1. 血液检查

血浆 B 型利钠肽（BNP）和氨基末端 B 型利钠肽前体测定有助于心力衰竭的诊断与鉴别诊断，判断心力衰竭严重程度、疗效及预后。

2. X 线检查

1）心影大小和形态：左心衰竭时表现为左心扩大，单纯右心衰竭以右心房和右心室扩大为主，全心衰竭则表现为心脏向两侧扩大。

2）肺淤血的程度：肺门血管影增强、在肺野外侧可见清晰的水平线状影（Kerley B 线）、胸腔积液等表现。

3. 超声心动图检查

超声心动图检查可协助病因诊断、评价心室的收缩及舒张功能。

4. 核素心血管造影和心肌成像

核素心血管造影可测定心脏腔室大小、射血分数和了解室壁运动状态，核素心肌成像可判断心肌缺血或心肌坏死。

5. 有创血流动力学检查

有创血流动力学检查可测定心脏及血管腔内的压力和氧含量，计算心脏指数，直接反映左心室功能。

（三）并发症

常见的并发症有：①呼吸道感染；②下肢静脉血栓形成；③肺栓塞或脑、肾、肠系膜动脉栓塞；④心源性肝硬化；⑤水电解质平衡失调。

（四）实验室及其他检查

1. X 线检查

胸部 X 线检查可了解心影大小及外形，观察肺淤血、肺水肿及有无胸水，是心力衰竭初始诊断病情资料的重要组成部分，不仅对诊断有帮助，还可除外肺部疾病引起的呼吸困难。慢性心力衰竭患者的心胸比例大于 0.5，肺门血管影增强，上肺血管影增多和下肺纹理相仿。右下肺动脉增宽，可出现 Kerley B 线，提示肺小叶间隔内积液。

急性肺水肿时肺门呈蝴蝶状阴影，肺野可见大片融合的阴影。

2. 超声心动图

超声心动图是无创检测心脏功能的良好方法，比 X 线更准确地提供心脏各腔室的大小变化、心脏瓣膜结构和功能情况。以收缩末与舒张末的容量差计算射血分数（EF 值）是心脏收缩功能的指标。正常左室射血分数 LVEF 值 >50%。还可使用超声心动图判断舒张功能。心动周期中舒张早期心室充盈速度最大值为 E 峰，舒张晚期左室充盈最大值为 A 峰，舒张功能不全时，E 峰下降，A 峰增高，E/A 比值降低。

3. 放射性核素检查

放射性核素心血池显像可较准确测量心室腔大小和 LVEF 值，也可通过记录放射活性—时间曲线计算左心室最大充盈速率以反映心脏舒张功能。

4. 心电图

左心功能不全时，在心电图上 V_1 导联上的 P 波终末负电势（$PtfV_1$）增大，其

值 ≤ -0.03 mm/s。

5. 心—肺吸氧运动试验

在运动状态下测定患者对运动的耐受量，更能说明心脏的功能状态。进行心—肺吸氧运动试验时主要求得两个数据，即最大耗氧量和无氧阈值。最大耗氧量 [$VO_2 max$，单位：1 mL/（min·kg）]，心功能正常时，此值应 >20，轻、中度心功能受损时为 16~20，中至重度损害时为 10~15，极重损害时则 <10。无氧阈值，心功能正常时，此值 >14 mL/（min·kg）。

6. MRI 检查

MRI 三维成像技术，可克服心室几何形态对体积计算的影响，故能更精确计算收缩末期心室容积，据此计算 EF、心脏每搏输出量（SV），MRI 对右心室分辨率亦较好，可提供右心室上述参数。此外，MRI 可清晰分辨心内膜和心外膜边缘，故还可测定左心室重量。

7. 创伤性血流动力学检查

常用漂浮导管（Swan - Ganz 导管）床旁测定的方法，此外亦可通过左心导管，左室造影的方法。漂浮导管可测量心排血量（CO）、心脏指数（CI）、PCWP、肺动脉压，右心室压，右心房压及各压力曲线。左心导管可测左心室压和主动脉压及其压力曲线；左心室造影可测量左心室舒张末期容积、左心室收缩末容积以及据此计算出的 EF、CO、CI、SV 等。CI 正常值：2.6~4 L/（min·m²），当低于 2.2 L/（min·m²）即出现低排血量症状。PCWP 正常值：6~12 mmHg，PCWP >18 mmHg 出现轻度肺淤血；PCWP >30 mmHg 出现肺水肿。

（五）诊断要点

有明确器质性心脏病的病史，结合症状、体征、实验室及其他检查可做出诊断。左心衰竭以呼吸困难，右心衰竭以颈静脉怒张、肝肿大、下垂性水肿为诊断的重要依据。

（六）鉴别诊断

1. 支气管哮喘

心源性哮喘有心脏病史，多见于老年人，有心脏病症状及体征，发作时强迫端坐位，两肺湿啰音为主，可伴有干啰音，甚至咳粉红色泡沫痰；支气管哮喘多见于青少年，有过敏史，咳白色黏痰，肺部听诊两肺满布哮鸣音。测定血浆 BNP 水平对于两者的鉴别有较重要的参考价值。

2. 水肿和腹水

心包积液、缩窄性心包炎可引起颈静脉充盈，静脉压增高，肝大，腹水和下肢水肿，但心尖冲动弱，心音低，并有奇脉，超声心动图有助于鉴别。腹水也可由肝硬化引起，但肝硬化无颈静脉充盈和肝—颈静脉回流征阳性。

三、治疗

心力衰竭的治疗目标不仅仅是改善症状、提高生活质量，更重要的是心肌重构的机制，防止和延缓心肌重构的发展，从而降低心力衰竭的住院率和总死亡率。

心力衰竭的治疗已从短期血流动力学/药理学措施转为长期的、修复性的策略。其防治措施包括病因治疗、一般治疗和药物治疗。

（一）病因治疗

对明确的病因采取针对性措施，如积极控制高血压；药物、介入及手术治疗改善冠状动脉粥样硬化性心脏病患者的心肌缺血；慢性瓣膜病的瓣膜修补及瓣膜置换术等；积极控制感染，特别是呼吸道感染；及时治疗心律失常，尤其是心房颤动伴快速心室率等；纠正贫血及水电解质紊乱等。

（二）一般治疗

1. 日常管理

控制体力活动，避免精神刺激；长期卧床者适量运动；控制钠盐摄入，减轻水肿。

2. 减轻心脏负荷

1）休息和运动：适当休息，避免进行可诱发或加重心力衰竭的剧烈运动或精神刺激。适量的有氧运动对心功能的恢复有益。

2）改善生活方式：降低心血管疾病的危险因素，如戒烟、戒酒、超重或肥胖者降低体重，低盐、低脂饮食。对于没有心力衰竭水肿者，食盐可限制在每天 3～6 g，中、重度心力衰竭患者每天食盐量要控制在 2 g 以内。重度心力衰竭患者还需限制水的摄入，每天称体重，以早期发现液体潴留。

治疗期间，还需密切观察病情演变，并定期随访。

3）吸氧：对一般心功能不全患者不必给氧，但当动脉血氧饱和度低于 10% 时则应用鼻导管给氧（4～6 L/min），对肺心病患者可采用持续低流量（1～2 L/min）给氧法。

（三）药物治疗

1. 利尿剂

利尿剂是最常用的治疗慢性心力衰竭的药物。使体内潴留的钠盐和水分排出，减轻外周和内脏水肿，减少血容量，减轻心脏前负荷。使用原则为：

1）慢性心力衰竭患者应长期维持，病情控制后则按最小有效剂量使用，如氢氯噻嗪 12.5～25 mg，每天或隔天 1 次。

2）轻症心力衰竭可口服噻嗪类，但氢氯噻嗪 100 mg/d 已达最大效应，对中度、重度心力衰竭多用袢利尿剂或联合使用。

3）排钾利尿剂与保钾利尿剂合用或注意补钾。

4）肾功能不全者用袢利尿剂。

5）注意水电解质紊乱。

6）利尿剂常与血管紧张素转化酶抑制剂（ACEI）和 β 受体阻滞剂联合应用，不能单独使用，ACEI 有较强的保钾作用。

2. 肾素—血管紧张素—醛固酮系统抑制剂

1）ACEI：ACEI 是抑制慢性心力衰竭患者肾素—血管紧张素系统的首选药物。ACEI 用于治疗心力衰竭时其主要作用机制除了发挥扩血管作用改善心力衰竭时的血流动力学，减轻淤血症状外，更重要的是降低心力衰竭患者代偿性神经—体液变化的不利影响，限制心肌、小血管的重塑，以达到维护心肌功能，推迟心力衰竭进展，降低远期死亡率的目的。现主张对有心血管危险因素的早期患者即可开始使用，有助于预防心力衰竭。ACEI 治疗应从小剂量开始，患者能够很好地耐受才可以逐渐加量，至适量后长期维持。ACEI 目前种类很多，如卡托普利 12.5~25 mg，餐前 1 小时口服，每天 2 次；苯那普利（5~10 mg）、培哚普利（2~4 mg）等为长效制剂，每天 1 次，可提高患者服药的依从性。

2）血管紧张素受体拮抗剂（ARB）：对不能耐受 ACEI 的患者，可改用 ARB 替代。常用药物如氯沙坦、缬沙坦、坎地沙坦等。

3）醛固酮拮抗剂：螺内酯是应用最广泛的醛固酮拮抗剂。小剂量（亚利尿剂量，20 mg，1~2 次/天）螺内酯阻断醛固酮效应，对抑制心血管重塑、改善慢性心力衰竭的远期预后有很好的作用。

3. β 受体阻断剂

1）作用机制：主要机制是降低交感神经过度兴奋，降低去甲肾上腺素对心肌细胞的毒性作用及解除冠状动脉痉挛；降低心率，减少心肌氧耗，改善舒张期充盈和顺应性，改善心肌缺血和能量缺乏，从而减少心室颤动（简称室颤）等恶性心律失常的发生；防止心肌细胞内钙离子超载，减轻心肌细胞损伤，有利于阻止心室重构。β 受体阻断剂能延缓心室重塑，改善患者心功能。

2）适应证和禁忌证

（1）适应证：所有慢性收缩性心力衰竭，NYHA 心功能 Ⅱ、Ⅲ 级患者，LVEF < 40%，病情稳定者，均必须应用 β 受体阻断剂。应在 ACEI 和利尿剂的基础上加用 β 受体阻断剂。因 β 受体阻滞剂具有负性肌力作用，故病情不稳定的或 NYHA 心功能Ⅳ级的心力衰竭患者，一般不用 β 受体阻滞剂。NYHA 心功能Ⅳ级患者，如病情已稳定，无液体潴留，体重恒定，且不需要静脉用药者，可考虑在严密监护下，由专科医生指导应用。急性心肌梗死后有左心室收缩功能不良，伴或不伴症状性心力衰竭的患者需长期 β 受体阻断剂治疗以减少死亡率。

（2）禁忌证：支气管痉挛性疾病、心动过缓（心率 <60 次/分）、二度及以上房室传导阻滞（除已安装起搏器）均不能应用。

3）须从极低剂量开始，如美托洛尔缓释片 12.5 mg 每天 1 次，比索洛尔 1.25 mg 每天 1 次，卡维地洛 3.125 mg，每天 2 次。如患者能耐受，可每隔 2~4 周将剂量加倍，如前一较低剂量出现不良反应，可延迟加量直至不良反应消失。达最大耐受量或目标剂量后长期维持，不按照患者的治疗反应来确定剂量。必须监测以下情况：①低血压，特别是有受体阻滞作用的制剂易于发生，一般在首剂或加量的 24~48 小时发生；②心动过缓和房室传导阻滞，如心率 <55 次/分或出现二度、三度房室传导阻滞，应减量或停用。此外，应注意药物相互作用的可能性。

4. 正性肌力药物

正性肌力药物可减轻心力衰竭的症状，改善运动耐量和心功能分级。临床常用的正性肌力药物有洋地黄类和 cAMP 依赖性正性肌力药。

1）洋地黄类正性肌力药物：①通过对心肌细胞膜上的 $Na^+ - K^+ - ATP$ 酶的抑制，使细胞内 Na^+ 浓度升高，K^+ 浓度降低，Na^+ 与 Ca^{2+} 进行交换，使细胞内 Ca^{2+} 增多，从而增强心肌收缩力，起正性肌力作用。②直接或兴奋迷走神经，间接降低窦房结自律性，减慢心率，减慢房室传导，缩短心肌细胞的复极过程，使周围血管收缩，并能抑制肾小管对钠的重吸收，产生直接利尿作用。大剂量时可提高心房、交界区及心室的自律性；当血钾过低时，更易发生各种快速性心律失常。

（1）适应证：适用于中、重度收缩性心力衰竭，快速房颤等。现常在使用利尿剂、ACEI 和 β 受体阻滞剂等治疗过程中仍有心力衰竭症状者时使用，如地高辛。

（2）禁忌证：①洋地黄中毒；②预激综合征合并房颤；③二度及三度房室传导阻滞；④病态窦房结综合征；⑤单纯舒张性心力衰竭如肥厚型心肌病，因增加心肌收缩力，可能使原有的血流动力学障碍加重。

（3）常用洋地黄类制剂

①地高辛：口服片剂每片 0.25 mg，口服后经小肠吸收 2～3 小时血浓度达高峰。4～8 小时获最大效应。地高辛 85% 由肾脏排出，10%～15% 由肝胆系统排至肠道。本药的半衰期为 1.6 天，连续口服相同剂量 7 天后血浆浓度可达稳态，纠正了过去洋地黄制剂必须应用负荷剂量才能达到有效药浓度的错误观点。目前所采用的自开始即使用维持量的给药方法称之为维持量法。免除负荷量用药大大减少了洋地黄中毒的发生率。本制剂适用于中度心力衰竭维持治疗，每日 1 次 0.25 mg。

②洋地黄毒苷：洋地黄毒苷口服片剂每片 0.1 mg，因半衰期长达 5 天，在开始使用时必须应用负荷量，否则需连续服药 3～4 周血浆浓度才能达稳态，故临床上已少用。

③毛花苷 C：毛花苷 C 为静脉注射用制剂，注射后 10 分钟起效，1～2 小时达高峰，每次 0.2～0.4 mg 稀释后静脉注射，24 小时总量 0.8～1.2 mg，适用于急性心力衰竭或慢性心力衰竭加重时，特别适用于心力衰竭伴快速心房颤动者。

④毒毛花苷 K：毒毛花苷 K 亦为快速作用类洋地黄制剂，静脉注射后 5 分钟起作用，0.5～1 小时达高峰，每次静脉用量为 0.25 mg，24 小时总量 0.5～0.75 mg，用于急性心力衰竭。

（4）洋地黄中毒及其处理：洋地黄的应用应个体化。因其中毒量与治疗量接近，易出现中毒反应，故用药中要注意观察中毒征象，一旦发生，立即停药治疗中毒。

影响洋地黄中毒的因素：洋地黄轻度中毒剂量约为有效治疗量的 2 倍，这本身就表明洋地黄用药安全窗很小。心肌在缺血、缺氧情况下则中毒剂量更小。水、电解质紊乱特别是低血钾，是常见的引起洋地黄中毒的原因；肾功能不全以及与其他药物的相互作用也是引起中毒的因素；心血管病常用药物如胺碘酮、维拉帕米（异搏定）及阿司匹林等均可降低地高辛的经肾排泄率而招致中毒。在住院患者中洋地黄中毒的发生率为 10%～20%。

洋地黄中毒的表现主要有：

①心外征象：主要包括消化道症状，如恶心、呕吐、食欲减退，是强心苷中毒最常见的症状，应与心功能不全或其他药物所引起的偶有腹泻、腹痛相鉴别。神经症状，如头痛、头晕、失眠、忧郁、乏力，严重者可有谵妄、精神错乱及惊厥等。视觉症状，常见者为色视异常，如绿视或黄视、视物模糊、盲点等。

②心脏征象：包括心肌收缩力受抑制而使心力衰竭症状加重和发生各种心律失常，这是应用强心苷时中毒致死的主要原因。常见的心律失常有：室性早搏，常呈二联、三

联律或多形性者，为常见的中毒表现；室性心动过速或双向性心动过速、房性阵发性心动过速伴房室传导阻滞、非阵发性交界性心动过速、心房颤动伴高度房室传导阻滞等亦为多见，且具特征性；也有缓慢性心律失常者，如房室传导阻滞、窦房阻滞、窦性停搏、窦性心动过缓等；心房颤动的患者，用药后心室律变为规则时，除转复为窦性心律者外，无论心室率是快是慢，均提示强心苷中毒。

洋地黄中毒的处理：立即停药，有室性期前收缩、室上性心动过速或合并低钾者，可用钾盐和苯妥英钠治疗；出现缓慢性心律失常时，阿托品常能显效，个别严重者，常需安装临时起搏器。近年来发现，镁离子不但可以兴奋受洋地黄抑制的 $Na^+ - K^+ - ATP$ 酶，还可改善心肌的代谢，防止钾的丢失，纠正严重的心律失常以及降低心脏前后负荷等作用。这样既能防治洋地黄中毒，又可治疗心力衰竭。一般剂量为 25% 硫酸镁 10 mL 加入液体中静脉滴注，每日 1 次，连用 3~5 天多能显效，低血钾严重者可同时补充钾盐。

2）非洋地黄类正性肌力药物：可用于洋地黄治疗无效或不能耐受洋地黄的患者。现试用于临床的有：

（1）β 受体激动剂

①多巴胺：小剂量多巴胺［<2 μg/（kg·min）］作用于外周多巴胺受体，直接和间接降低外周阻力。大剂量多巴胺［>2 μg/（kg·min）］作用于 β 肾上腺素受体，可增加外周血管阻力。在急性心力衰竭伴低血压时，多巴胺可作为正性肌力药使用［>2 μg/（kg·min）］。在失代偿性心力衰竭伴低血压和少尿时，使用小剂量多巴胺［≤2~3 μg/（kg·min）］持续静脉滴注，可以改善肾血流和尿量。如果对治疗无反应，应及时停用多巴胺。

②多巴酚丁胺：多巴酚丁胺主要通过刺激 $β_1$ 和 $β_2$ 受体，产生剂量依赖的正性肌力作用和变时作用，反射性降低交感神经张力，并因此降低血管阻力。小剂量多巴酚丁胺产生微弱的扩张动脉作用，从而通过降低后负荷增加每搏输出量。大剂量多巴酚丁胺收缩血管。多巴酚丁胺应用于外周低灌注，伴或不伴对靶剂量利尿剂和血管扩张剂治疗无效的充血或肺水肿。通常开始以 2~3 μg/（kg·min）持续滴注逐步增至 20 μg/（kg·min）。多巴酚丁胺滴注时间延长（超过 24 小时）可引起耐药性，并使血流动力学效应部分丢失。

（2）磷酸二酯酶抑制剂：这类药物是近年来新开发出来的一组正性肌力药物，其正性肌力效应是通过心肌磷酸二酯酶活性的抑制，减少 cAMP 水解，使进入细胞内 Ca^{2+} 增加所致。其扩血管效应也与平滑肌内 cAMP 浓度增加相关。常用的有：

①氨力农（氨联吡啶酮）：其作用优于洋地黄及多巴酚丁胺。剂量：25~150 mg，每 6 小时 1 次口服；静脉注射每分钟 6~10 μg/kg；静脉滴注每次 0.75~0.76 mg/kg。副作用少。

②米力农（二联吡啶酮）：是目前此类药物中最有希望的药物。适用于急、慢性、顽固性充血性心力衰竭。剂量：2.5~7.5 mg 口服，每日 1 次；静脉注射按 1.0 mg/kg 给药。与卡托普利、硝普钠合用疗效更佳，亦可联用洋地黄、多巴酚丁胺等。

③依诺昔酮：静脉注射速度为每分钟 1.25 mg，首次量为 0.5 mg/kg，每 15~20 分

钟 1 次，每次递增 0.5 mg/kg 直至 1.5 ~ 3.0 mg/kg，作用持续 4.5 ~ 14 （平均 10.8）小时。但本药并不降低病死率，且有一定副作用。

（3）具有多种作用机制的正性肌力药物：这类药物通过两种或多种生化途径增强心肌收缩力。氟司喹南、匹莫苯和维司力农是临床研究较集中的具代表性的药物。

5. 血管紧张素受体拮抗剂

阻断心力衰竭患者血管紧张素 II （AT$_2$） 受体作用的另一种方法是使用 AT$_2$ 受体拮抗剂。这类药物可以干扰肾素—血管紧张—醛固酮（RAAS）系统而对激肽酶无抑制作用，从而发挥 ACEI 的主要益处而尽可能减小了其不良反应的危险。

目前大规模临床试验观察对慢性收缩性心力衰竭长期作用的 ARB 类药物不多，有氯沙坦、缬沙坦和坎地沙坦，而且由于已建立 ACEI 在心力衰竭的治疗上的地位，一些试验的观察只能在 ACEI 应用基础上加用 ARB。

6. "难治性心力衰竭" 的治疗

1）积极寻找并纠正潜在的原因：如风湿活动、感染性心内膜炎、贫血、甲亢、电解质紊乱、洋地黄过量、反复发生的小面积的肺栓塞及其他疾病（如肿瘤）等。

2）调整心力衰竭用药：强效利尿剂、血管扩张剂、正性肌力药物等联合应用。但即使是严重心力衰竭的患者，也不主张长期给予静脉输液治疗。

3）减少血容量：可血液超滤，减少血容量。

4）心脏起搏治疗：对非缺血性心肌病、LVEF≤35%、窦性心律、长期药物治疗心功能 III 级或非卧床 IV 级、心脏收缩不同步 （QRS 间期 > 0.12 秒） 可应用心脏再同步治疗，即通过心脏起搏治疗可使心室除极更快速同步、房室收缩顺序更优化和心脏有更多时间舒张以改善心肌灌注。

5）心脏移植：对不可逆心力衰竭者可考虑心脏移植。

四、护理与健康教育

1）鼓励患者表达内心感受，针对患者的实际情况提出护理建议，并且适当地与患者及家属交流。主张建立适合缓解痛苦的临终关怀病房。视患者的情况遵医嘱随时使用利尿剂，连续静脉滴注正性肌力药，甚至使用抗焦虑剂、催眠药物等，目的是尽力减轻患者的呼吸困难和临终前的痛苦。

2）告诉患者运动训练的治疗作用，鼓励患者进行适当的体力活动（心力衰竭症状和体征急性加重期或怀疑心肌炎的患者除外），督促其坚持动静结合，循序渐进增加活动量。可结合 6 分钟步行试验、超声或核素检查测定 LVEF 值、患者年龄等与患者及家属一起制订个体化的运动方案。

3）若患者活动中有呼吸困难、胸痛、心悸、头晕、疲劳、大汗、面色苍白、低血压等情况时应停止活动。如患者经休息后症状仍持续不缓解，应及时通知医生。ACC/AHA 指出，运动治疗中需要进行心电监护的指征，包括：LVEF < 30%；安静或运动时出现室性心律失常；运动时收缩压降低；心脏性猝死、心肌梗死、心源性休克的幸存者等。

4）预防洋地黄中毒

（1）洋地黄用量个体差异很大，老年人、心肌缺血缺氧、重度心力衰竭、低钾低镁血症、肾功能减退等情况对洋地黄较敏感，使用时应严密观察患者用药后的反应。

（2）与奎尼丁、胺碘酮、维拉帕米、阿司匹林等药物合用，可增加中毒机会，在给药前应询问有无上述药物及洋地黄用药史。

（3）必要时监测血清地高辛浓度。

（4）严格按时按医嘱给药，给药前数脉搏，当脉搏 <60 次/分或节律不规则应暂停服药并告诉医生；用毛花苷 C 或毒毛花苷 K 时务必稀释后缓慢（10～15 分钟）静脉滴注，并同时监测心率、心律及心电图变化。

5）饮食宜低盐、清淡、易消化、富营养，每餐不宜过饱，多食蔬菜、水果，防止便秘。指导患者根据心功能状态进行体力活动锻炼。

6）对心力衰竭患者即应强调控制血压、血糖、血脂异常，积极治疗原发病。避免可导致增加心力衰竭危险的行为（如吸烟、饮酒），注意避免各种诱发因素，如感染（尤其是呼吸道感染）、过度劳累、情绪激动、输液过快过多等。育龄妇女应在医生指导下决定是否可以妊娠与自然分娩。

7）教育家属给予患者积极的支持，帮助树立战胜疾病的信心，保持情绪稳定，积极配合治疗。教会患者服地高辛前自测脉搏，当脉搏在 60 次/分以下时暂停服药，到医院就诊。当发现体重或症状有变化时亦应及时就诊。

（贾艳敏）

第二节　原发性高血压

原发性高血压是以血压升高为主要临床表现的综合征，通常简称为高血压。高血压是多种心、脑血管疾病的重要病因和危险因素，影响重要脏器例如心、脑、肾的结构与功能，最终导致这些器官的功能衰竭，迄今仍是心血管疾病死亡的主要原因之一。

一、病因

高血压的病因为多因素，可分为遗传和环境因素两个方面。高血压是遗传易感性和环境因素相互作用的结果。一般认为在比例上，遗传因素约占 40%，环境因素约占 60%。

（一）遗传因素

高血压具有明显的家族聚集性，父母均有高血压，子女的发病概率高达 46%，约 60% 高血压患者可询问到有高血压家族史。高血压的遗传可能存在主要基因显性遗传和多基因关联遗传两种方式。在遗传表型上，不仅血压升高发生率体现遗传性，而且在血压高度、并发症发生以及其他有关因素方面，如肥胖，也有遗传性。

（二）环境因素

1. 饮食

不同地区人群血压水平和高血压患病率与钠盐平均摄入量显著有关，摄盐越多，血压水平和患病率越高，但是同一地区人群中个体间血压水平与摄盐量并不相关，摄盐过多导致血压升高主要见于对盐敏感的人群中。钾摄入量与血压呈负相关。饮食中钙摄入对血压的影响尚有争议，多数人认为饮食低钙与高血压发生有关。高蛋白质摄入属于升压因素，动物和植物蛋白质均能升压。饮食中饱和脂肪酸或饱和脂肪酸/不饱和脂肪酸比值较高也属于升压因素。饮酒量与血压水平线性相关，尤其与收缩压，每天饮酒量超过 50 g 乙醇者高血压发病率明显增高。

2. 精神应激

城市脑力劳动者高血压患病率超过体力劳动者，从事精神紧张度高的职业者发生高血压的可能性较大，长期生活在噪声环境中听力敏感性减退者患高血压也较多。高血压患者经休息后往往症状和血压可获得一定改善。

（三）其他因素

1. 体重

超重或肥胖是血压升高的重要危险因素。高血压患者约 1/3 有不同程度肥胖。血压与体重指数（BMI）呈显著正相关。肥胖的类型与高血压的发生关系密切，腹型肥胖者容易发生高血压。

2. 避孕药

服避孕药妇女血压升高发生率及程度与服用时间长短有关。35 岁以上妇女容易出现血压升高。口服避孕药引起的高血压一般为轻度，并且可逆转，在终止避孕药后 3 ~ 6 个月血压多恢复正常。

3. 阻塞性睡眠呼吸暂停综合征（OSAS）

OSAS 是指睡眠期间反复发作性呼吸暂停，OSAS 常伴有重度打鼾，其病因主要是上呼吸道咽部肌肉收缩或狭窄、腺样和扁桃体组织增生、舌根部脂肪浸润后垂以及下颌畸形。OSAS 患者 50% 有高血压，血压高度与 OSAS 病程有关。

二、诊断

（一）临床表现

1. 症状

大多数起病缓慢、渐进，一般缺乏特殊的临床表现。常见症状有头晕、头痛、颈项板紧、疲劳、心悸等，呈轻度持续性，在紧张或劳累后加重，不一定与血压水平有关，多数症状可自行缓解。也可出现视物模糊、鼻出血等较重症状。约 1/5 患者无症状，仅在测量血压时或发生心、脑、肾等并发症时才被发现。

2. 体征

血压随季节、昼夜、情绪等因素有较大波动。冬季血压较高，夏季较低；血压有明显昼夜波动，一般夜间血压较低，清晨起床活动后血压迅速升高，形成清晨血压高峰。患者在家中的自测血压值往往低于诊所血压值。体格检查听诊时可有主动脉瓣区第二心音亢进、收缩期杂音或收缩早期喀喇音，少数患者在颈部或腹部可听到血管杂音。

3. 恶性或急进型高血压

少数患者病情急剧发展，舒张压持续≥130 mmHg，并有头痛、视物模糊、眼底出血、渗出和视盘水肿，肾脏损害突出，持续蛋白尿、血尿与管型尿。病情进展迅速，如不及时有效降压治疗，预后很差，常死于肾衰竭、脑卒中或心力衰竭。病理上以肾小动脉纤维样坏死为特征。发病机制尚不清楚，部分患者继发于严重肾动脉狭窄。

4. 并发症

1）高血压危象：因紧张、疲劳、寒冷、嗜铬细胞瘤阵发性高血压发作、突然停服降压药等诱因，小动脉发生强烈痉挛，血压急剧上升，影响重要脏器血液供应而产生危急症状。在高血压早期与晚期均可发生。危象发生时，出现头痛、烦躁、眩晕、恶心、呕吐、心悸、气急及视物模糊等严重症状，以及伴有痉挛动脉累及的靶器官缺血症状。

2）高血压脑病：发生在重症高血压患者，由于过高的血压突破了脑血流自动调节范围，脑组织血流灌注过多引起脑水肿。临床表现以脑病的症状与体征为特点，表现为弥漫性严重头痛、呕吐、意识障碍、精神错乱，甚至昏迷、局灶性或全身抽搐。

3）脑血管病：包括脑出血、脑血栓形成、腔隙性脑梗死、短暂性脑缺血发作。

4）心力衰竭。

5）慢性肾衰竭。

6）主动脉夹层：本症是血液渗入主动脉壁中层形成的夹层血肿，并沿着主动脉壁延伸剥离的严重心血管急症，也是猝死的病因之一。高血压是导致本病的重要因素。突发剧烈的胸痛常易误诊为急性心肌梗死。疼痛发作时心动过速，血压更高。可迅速出现夹层破裂或压迫主动脉大分支的各种不同表现。

（二）实验室及其他检查

1. 常规项目

常规检查的项目是尿常规、血糖、血胆固醇、血甘油三酯、肾功能、血尿酸和心电图。这些检查有助于发现相关的危险因素和靶器官损害。部分患者根据需要和条件可以进一步检查眼底、超声心动图、血电解质、低密度脂蛋白胆固醇与高密度脂蛋白胆固醇。

2. 特殊检查

如果为了更进一步了解高血压患者病理生理状况和靶器官结构与功能变化，可以有目的地选择一些特殊检查，例如24小时动态血压监测，踝/臂血压比值，心率变异，颈动脉内膜中层厚度，动脉弹性功能测定，血浆肾素活性等。24小时动态血压监测有助于判断血压升高严重程度，了解血压昼夜节律，指导降压治疗以及评价降压药物疗效。

（三）诊断要点

高血压诊断主要根据诊所测量的血压值，采用经核准的水银柱或电子血压计，测量安静休息坐位时上臂肱动脉部位血压。必要时还应测量平卧位和站立位血压。高血压的诊断必须以未服用降压药物情况下2次或2次以上非同日多次血压测定所得的平均值为依据。

一旦诊断高血压，必须鉴别是原发性还是继发性。原发性高血压患者需做有关实验室检查，评估靶器官损害和相关危险因素。

高血压的预后不仅与血压升高水平有关，而且与其他心血管危险因素存在以及靶器官损害程度有关。因此，从指导治疗和判断预后的角度，现在主张对高血压患者做心血管危险分层，将高血压患者分为低危、中危、高危和极高危，分别表示 10 年内将发生心、脑血管病事件的概率为 <15%、15% ~20%、20% ~30% 和 >30%。用于分层的其他心血管危险因素：男性 >55 岁，女性 >65 岁；吸烟；血胆固醇 >5.72 mmol/L；糖尿病；早发心血管疾病家族史。靶器官损害：左心室肥厚；蛋白尿和（或）血肌酐轻度升高；超声或 X 线证实有动脉粥样斑块；视网膜动脉局灶或广泛狭窄。并发症：心脏疾病、脑血管疾病、肾脏疾病、血管疾病、重度高血压性视网膜病变。

三、治疗

高血压病属慢性病，因此需要长期耐心而积极的治疗，主要目的是降低动脉血压至正常或尽可能接近正常，以控制并减少与高血压有关的脑、心、肾和周围血管等靶器官损害。近年来大量临床对照试验结果表明，通过降压药物或非药物治疗使血压降至正常，可减少高血压患者脑卒中的发生率和死亡率，防止和纠正恶性高血压，降低主动脉夹层分离的病死率。高血压患者的靶器官损害与血压增高的程度密切相关。因此，目前临床上对中、重度高血压或已伴有靶器官损害的高血压患者，均主张立即开始降压药物治疗。

1. 一般治疗

1）劳逸结合，保持足够、良好的睡眠，避免和消除紧张情绪，适当使用安定剂。避免过度的脑力和体力负荷。对轻度高血压患者，经常从事一定的体育锻炼有助于血压恢复正常，但对中、重度高血压患者或已有靶器官损害表现的Ⅱ、Ⅲ期高血压患者，应避免竞技性运动。

2）在饮食中减少钠盐摄入、维持足够的钾、钙和镁的摄入。

3）控制体重，肥胖的轻度高血压患者通过减轻体重往往能使血压降至正常，对肥胖的中、重度高血压患者，可同时行减轻体重和降压药物治疗。

4）控制动脉硬化的其他危险因素，如吸烟、血脂增高等。

2. 降压药物治疗

近年来，抗高血压药物的研究发展迅速，特别是 β 受体阻滞剂、钙拮抗剂和 ACEI 等新型降压药的问世，从根本上改变了高血压药物治疗的面貌。根据不同患者的特点单独选用或联合应用各类降压药，已可使大多数高血压患者的血压得到控制。

3. 降压药物选用原则

1）各种降压药物有其各自的药理学特点，临床上应根据患者的年龄、高血压程度和分期、有无并发症或夹杂症（如糖尿病、高血脂、心绞痛、心力衰竭、心肌梗死、心律失常、支气管和肺部病变等）及其他冠心病危险因素的存在与否以及用药后的反应选择用药，才能达到满意的疗效。

2）对缓进型高血压患者，阶梯式降压药物选择原则的首选药目前已从利尿剂和 β 阻滞剂扩展到包括钙拮抗剂和 ACEI，根据不同患者的特点，选用这四类药物中的一种，从小剂量开始逐渐增加剂量，直到血压得到控制或达最大量或出现不良反应。达到降压目的后再逐步改为维持量，以保持血压正常或接近正常。

3）密切注意降压药物治疗中所产生的各种不良反应，及时加以纠正或调整用药。

4）血压重度增高多年的患者，由于外周小动脉已产生器质性改变或由于患者不能耐受血压的下降，即使联合使用几种降压药物，也不易使收缩压或舒张压降至正常水平。此时不宜过分强求降压，否则患者反可感觉不适，并有可能导致脑、心、肾血液供应进一步不足而引起脑血管意外、冠状动脉血栓形成、肾功能不全等。

5）对老年人的单纯收缩期高血压，应从小剂量开始谨慎使用降压药物，一般使收缩压控制在 140～160 mmHg 为宜。可选用钙拮抗剂或 ACEI，必要时加用少量噻嗪类利尿剂。老年人压力感受器不敏感，应避免使用胍乙啶、α 受体阻滞剂和拉贝洛尔等药物，以免产生体位性低血压。

6）急进型高血压的治疗措施和缓进型重度高血压相仿。如血压持续不下降，可考虑用冬眠疗法；如出现肾衰竭，则降压药物以选用甲基多巴、肼屈嗪、米诺地尔、可乐定等为妥，且不宜使血压下降太多，以免肾血流量减少而加重肾衰竭。

4. 高血压急症的治疗

高血压急症时首先应迅速使血压下降，同时也应对靶器官的损害和功能障碍予以处理。对血压急剧增高者，以静脉滴注方法给予降压药最为适宜，这样可随时改变药物的需要剂量。

四、护理与健康教育

（一）一般护理

1）高血压病是一种慢性病，护理人员应耐心解释，做好思想工作，消除顾虑，使患者心情舒畅、乐观。日常生活中，要身心宁静，避免精神刺激和情绪激动，树立战胜疾病的信心，积极配合治疗。

2）患者除血压显著升高或症状加重时需适当休息外，一般可以参加力所能及的社会活动或家务劳动，坚持体力劳动与脑力劳动相结合，避免过度劳累，以调整恢复大脑皮质的正常机能。平时生活要规律，应积极参加文体活动，培养爱好与兴趣，使生活丰富多彩，如参加打球、书法、绘画、养花、听音乐、练医疗气功和打太极拳等。老年人每天保证充足的睡眠很重要，尤其对脑力劳动者更重要，午间保证休息 30 分钟至 1 小时，以消除大脑疲劳，保持精力充沛。任何疲劳与紧张的工作和娱乐活动均能使血压上升，所以患者要避免工作或娱乐活动到深夜，或把休息时间也用来连续工作或突击完成任务，一旦发现头痛、头晕、耳鸣、眼花时，不能继续勉强把工作做完，应卧床休息；症状加重时，及时去医院诊治。

3）要告诉患者积极预防、治疗和消除有害的诱发因素，如寒冷、劳累、紧张、激动、过量饮酒、食盐多、肥胖等因素，以减少血管痉挛、血容量增多及周围血管阻力增高而引起高血压的发病。

4）饮食宜清淡，少食含高胆固醇的食物，如松花蛋、动物脂肪、鱼子等。肥胖者应控制饮食，每顿有七八分饱即可，忌饱餐。尤其是晚餐过食油腻食物，使血脂升高，增加血液黏稠度，易诱发心肌梗死。饮食中以含不饱和脂肪酸高的植物油如大豆油、玉米油为主。鼓励进食部分粗粮和水果。多食海带、紫菜、虾皮。避免刺激性食物与饮料，如辣椒、胡椒、浓茶与咖啡等。以喝少量清淡绿茶为宜。戒除烟酒，吸烟能使血氧减少、血压暂时性升高，加速动脉硬化，饮酒能增加血液黏稠度使脑血流量减少，增加发生脑血栓机会，高浓度乙醇能影响血小板功能使红细胞脆性增加，而增加患中风的机会。平时还要重视不吃过多糖类食品，糖在肝脏中可转化为中性脂肪，和胆固醇一样，可使动脉硬化。

（二）病情观察与护理

1）注意神志、血压、心率、尿量、呼吸频率等生命体征的变化，每日定时测量并记录血压。血压有持续升高时，密切注意有无剧烈头痛、呕吐、心动过速、抽搐等高血压脑病和高血压危象的征象。出现上述现象时应给予氧气吸入，建立静脉通路，通知病危，准备各种抢救物品及急救药物，详细书写特别护理记录单；配合医生采取紧急抢救措施，如快速降压、制止抽搐，以防脑血管疾病的发生。

2）注意用药及观察，高血压患者服药后应注意观察服药反应，并根据病情轻重、血压的变化决定用药剂量与次数，详细做好记录。若有心、脑、肾严重并发症，则药物降压不宜过快，否则心、脑、肾供血不足易发生危险。血压变化大时，要立即报告医生予以及时处理。要告诉患者按时服药及观察，忌乱用药或随意增减剂量与擅自停药。用降压药期间要经常测量血压并做好记录，以提供治疗参考，注意起床动作要缓慢，防止体位性低血压引起摔倒。用利尿剂降压时注意记出入量，排尿多的患者应注意补充含钾高的食物和饮料，如玉米面、海带、蘑菇、枣、桃、香蕉、橘子汁等。用普萘洛尔（心得安）时要逐渐减量、停药，避免突然停用引起心绞痛发作。

3）患者如出现肢体麻木、活动欠灵活，或言语含糊不清时，应警惕高血压并发脑血管疾病。对已有高血压心脏病者，要注意有无呼吸困难、水肿等心力衰竭表现；同时检查心率、心律有无心律失常的发生。观察尿量及尿的化验变化，以发现肾脏是否受累。发现上述并发症时，要协助医生进行相应的治疗及做好护理工作。

4）高血压急症时，应迅速准确按医嘱给予降压药、脱水剂及解痉药物，注意观察药物疗效及不良反应，严格按药物剂量调节滴速，以免血压骤降引起意外。

5）出现脑血管意外、心力衰竭、肾衰竭者，给予相应抢救配合。

（三）健康教育

1）指导患者坚持非药物治疗，合理安排饮食，超重者应调节饮食，改进膳食结构，控制体重；限制饮酒、戒烟，参加适度体育运动。

2）避免各种诱因，懂得自我控制情绪和妥善安排工作和生活。

3）高血压患者多数在平时没有明显的症状，第一次测量血压发现不正常，需引起重视，进行血压跟踪。教会患者家属测量血压的方法，嘱其定期、定时监测血压。

4）坚持服药，嘱患者做好长期治疗的心理准备，定时、定量服用降压药。

5）指导患者了解药物的作用和副作用及药物使用的注意事项。学会观察药物的不良反应及护理。

（贾艳敏）

第三节 心绞痛

心绞痛是冠状动脉供血不足，心肌暂时缺血、缺氧引起的发作性胸骨后疼痛。

一、发病机制

冠状动脉与心肌血液供求之间的矛盾是产生心绞痛的基本原因。有粥样硬化的冠状动脉，其管腔狭窄到一定程度时，平时心肌的血供尚能满足需要，当心脏负荷突然增加，需血量增多，超过了狭窄的冠状动脉供血的代偿能力；或心脏需血量虽不增多，但由于神经或体液调节障碍而引起冠状动脉痉挛，减少了供血量，或上述两种因素同时存在时，都可引起心肌暂时缺血而发生心绞痛。

二、诊断

（一）病史

1）是否表现为典型的发作性胸痛，其部位、性质、持续时间、缓解方式及发作频率。有无放射痛，有无诱因，如体力劳动、情绪激动等，其活动耐力如何。

2）有无冠心病的危险因素，如高血压、高脂血症、糖尿病、肥胖等。

3）患者的性格类型，患者对疾病的认识及态度。

（二）临床表现

典型心绞痛常由体力劳动、情绪激动、饱食、寒冷、吸烟、心动过速所诱发，疼痛常发生于劳累或激动时，部位主要在胸骨后或心前区，并常放射至左肩、左臂内侧或至颈、咽、背部、上腹部。疼痛可表现为压迫、发闷、紧缩性，或烧灼感。发作时，患者往往不自觉地停止原来的活动，一般经休息或含服硝酸甘油后 1~5 分钟缓解。

心绞痛发作时患者可表现焦虑、出汗、心率增快、血压升高等，有时可出现第四心音或一过性心尖部收缩期杂音。

（三）临床类型

1. 劳累性心绞痛

是指普通常见的体力劳动或其他增加心肌需氧量的因素（如情绪激动）所诱发的心绞痛。

1）稳定型劳累性心绞痛：简称稳定型心绞痛，亦称普通型心绞痛，是最常见的心绞痛。心绞痛性质一般在 1~3 个月无改变，即每日或每周疼痛发作次数大致相同，诱发疼痛的劳累和情绪激动程度相同，疼痛时间相仿。

2）初发型劳累性心绞痛：简称初发型心绞痛。指患者过去未发生过心绞痛或心肌梗死，而现在发生由心肌缺血缺氧引起的心绞痛，时间尚在 2 个月内。有过稳定型心绞痛但已数月不发生心绞痛的患者再发生心绞痛时，有学者也归入本型。

3）恶化型心绞痛：原为稳定型心绞痛患者，在 3 个月内疼痛的频率、程度、时限、诱发因素经常变动、病情进行性恶化。

2. 自发性心绞痛

疼痛发生与劳累、情绪激动等使心肌需氧量增加的因素无明显关系，而可能与冠状动脉血流量一过性减少有关，如冠状动脉大支痉挛等。疼痛程度较重，时限较长，含服硝酸甘油不易缓解。

自发性心绞痛中有一种特殊类型，称为变异型心绞痛，特点为疼痛常在患者休息或熟睡时发生，但发作时心电图显示 ST 段抬高。

3. 混合型心绞痛

在心肌耗氧量增加及休息睡眠状态时均会发生的心绞痛。

（四）实验室与其他检查

1. 实验室检查

常有血清胆固醇、甘油三酯、低密度脂蛋白增高，而高密度脂蛋白往往降低。有些患者空腹血糖升高或糖耐量减退，对冠心病的诊断仅有参考价值。

2. 心电图及其负荷试验

有半数左右的患者在休息状态下出现 ST 段下降及 T 波倒置。若给予一定的运动负荷，或在日常生活条件下连续记录 24 小时动态心电图，则 90% 以上的患者可呈现具有特征性的缺血性图形，即在 R 波为主的导联中 ST 段水平下移或 T 波倒置，可大大提高检出率。常用的运动负荷试验有活动平板和脚踏车试验。

3. 放射性核素扫描

^{201}Tl（铊）进入冠状血流很快被正常心肌摄取，且摄取量与心肌血流量成正比。缺血或坏死部位的心肌则表现为放射性稀疏或缺损区。

4. 冠状动脉造影

冠状动脉造影具有诊断价值，但为创伤性检查。

5. 超声波检查

二维超声显示左主冠状动脉及分支管腔可能变窄，管壁不规则增厚及回声增强。心绞痛发作时或运动后局部心肌运动幅度减低或无运动及心功能减低。超声多普勒于二尖瓣上取样，可测出舒张早期血液速度减低，舒张末期流速增加，表示舒张早期心肌顺应性减低。

6. X 线检查

冠心病患者在合并有高血压或心功能不全时，可有心影扩大、主动脉弓屈曲延长；心力衰竭重时，可合并肺充血改变；有陈旧心肌梗死合并室壁瘤时，X 线下可见心室反向搏动（记波摄影）。

三、治疗

主要在预防动脉粥样硬化的发生和发展。治疗原则是改善冠状动脉的血供和减轻心肌的耗氧，同时治疗动脉粥样硬化，稳定斑块，解除狭窄。

（一）一般措施

1. 休息

根据不同病情做相应安排，其中包括身心两方面的休息。应让患者适当地了解疾病的性质以便正确对待。使患者了解本病乐观的一面，消除患者不必要的误解、焦虑与恐惧心理，培养乐观情绪。对于初发而过度紧张或休息不佳者，可酌用镇静剂等药物治疗。

2. 控制易患因素

如高血压、高血脂、肥胖、糖尿病、吸烟等。

3. 消除不利因素

如劳累、情绪激动、饱餐、寒冷、甲亢、心律失常等。

（二）药物治疗

1. 发作期治疗

硝酸酯类是最有效的终止心绞痛发作的药物，作用迅速，可通过扩张冠状动脉，增加冠状动脉血流量，以及扩张外周血管，减轻心脏负荷而缓解心绞痛。常用药物有①硝酸甘油：$0.3 \sim 0.6$ mg，舌下含化，$1 \sim 2$ 分钟开始起作用，作用持续 30 分钟左右；②硝酸异山梨酯（消心痛）：$5 \sim 10$ mg，舌下含化，$2 \sim 5$ 分钟见效，作用持续 $2 \sim 3$ 小时。

2. 缓解期的治疗

注意休息，调整生活和工作，减轻精神负担，避免诱发因素，调节饮食，防止心绞痛发作。

（三）体外反搏和高压氧

体外反搏可增加冠状动脉血流量；高压氧治疗可改善全身及冠状动脉氧供。

（四）经皮穿刺腔内冠状动脉成形术

以导管的方法，采用球囊、支架及其他装置解除冠状动脉狭窄恢复血流。目前已经成为心绞痛，特别是不稳定型心绞痛的主要治疗方法之一。其指征早年掌握较紧，近年放宽，临床上已广泛应用。术后半年内 15% ~ 35% 患者再狭窄。用冠状动脉内支架植入术有助于降低再狭窄。施行本手术如不成功，则需做急诊主动脉—冠状动脉旁路移植手术。

（五）外科手术治疗

主要是施行主动脉—冠状动脉旁路移植手术，取患者自身的大隐静脉作为旁路移植材料，一端吻合在主动脉，另一端吻合在有病变的冠状动脉段的远端，或游离内乳动脉与冠状动脉远端吻合，改善该冠状动脉所供血心肌的血流供应。本手术目前在冠心病发病率高的国家中已成为最普通的择期性心脏外科手术，对缓解心绞痛有较好效果。

（六）运动锻炼疗法

动物实验显示运动锻炼有助于促进侧支循环的形成，但在人类尚未得到证实。然而，适宜的运动锻炼确能提高体力活动的耐受量而改善症状。运动强度以不产生缺血性 ST－T 改变或心绞痛为原则。

四、护理与健康教育

1）心绞痛发作时应卧床休息，停止活动，取舒适体位，解开衣领。

2）遵医嘱给氧。

3）严密观察病情变化，定时测量血压、心率，特别要观察有无血压下降及心率、心律的变化，有无面色改变、大汗、恶心、呕吐等，有无疼痛不缓解的现象，必要时进行心电监测，以防病情变化。

4）遵医嘱及时给予硝酸甘油、硝酸异山梨酯含服。并监测血压变化，观察有无颜面潮红、头胀痛、头部动脉跳动感、心悸等不良反应。

5）心绞痛患者饮食需少食多餐，限制总热量、动物脂肪、胆固醇，宜进易消化富含维生素的饮食，并控制体重，忌烟酒等。

6）严密观察疼痛情况，嘱患者疼痛加重时告诉护士，警惕心肌梗死。剧烈疼痛时应迅速通知医生，肌注哌替啶等。

7）保持大便通畅，防止便秘，必要时需服缓泻剂（麻仁润肠丸、苁蓉通便剂等）。

8）患者疼痛缓解后，与患者一起讨论诱发因素，制订预防发作的方法。制订活动计划，最大活动量以不引起不适为原则。

9）按心绞痛发作的规律，在必要的体力活动前舌下含服硝酸甘油预防发作。

10）心理护理，应安抚患者，给予心理支持，生活中给予合理的关照，使患者满意、放心。

11）健康教育

（1）积极治疗高血压、高脂血症、糖尿病，肥胖者控制体重。定期进行血压、心电图、血糖、血脂检查。

（2）低盐、低脂饮食，多摄入纤维素丰富的蔬菜，保持大便通畅，戒烟酒。

（3）适当参加体力劳动和身体锻炼。

（4）坚持按医嘱服药，自我监测药物副作用，如 β 受体阻滞剂与钙通道阻滞剂合用时有无心动过缓。

（5）外出时随身携带硝酸甘油以应急。在家中，硝酸甘油应放在易取之处，用后放回原处。

（6）患者洗澡不宜在饱餐后或饥饿时进行，水温勿过冷过热，门不要上锁，并应让家属知道，防止发生意外。

（7）嘱患者当疼痛发作比以往频繁、程度加重、用硝酸甘油不易缓解时，立即由家属护送到医院就诊，警惕心肌梗死。

（8）为减少发作，应尽量减少或控制不良刺激，可行自律训练，放松疗法等。

（9）定期门诊随访。

（贾艳敏）

第四节　急性心肌梗死

心肌梗死（AMI）是心肌的缺血坏死，指冠状动脉血流供应突然减少或中断，使部分心肌引起严重的持久性缺血损伤和坏死。临床上常有剧烈而较持久的胸骨后疼痛、发热、血白细胞增多、血沉增快、血清心肌酶活力增高、心电图出现特征性 Q 波及损伤性 ST – T 改变，并可发生心律失常、休克和心力衰竭等。

一、病因和发病机制

心肌梗死的基本病因是冠状动脉粥样硬化造成管腔严重狭窄，而侧支循环未充分建立，在此基础上，一旦冠状动脉血供进一步减少或中断，使心肌严重而持久地急性缺血在 1 小时以上，即可发生心肌梗死。

导致血供急剧减少或中断的情况包括：①粥样斑块破溃、出血，管腔内血栓形成，血管持续痉挛等，使冠状动脉完全闭塞；②休克、脱水、出血或严重心律失常使心排血量骤降，冠状动脉灌流量锐减；③过度劳累、过分激动使心肌耗氧量猛增，冠状动脉供血明显不足。

急性心肌梗死时，心脏收缩力减弱，顺应性减低，心肌收缩不协调，心排出量下降，严重时发生泵衰竭、心源性休克及各种心律失常，病死率高。

二、诊断

（一）病史

发病前常有明显诱因，如精神紧张、情绪激动、过度体力活动、饱餐、高脂饮食、糖尿病未控制、感染、手术、大出血、休克等。少数在睡眠中发病。有半数以上的患者过去有高血压及心绞痛史。部分患者则无明确病史及先兆表现，首次发生即是急性心肌梗死。

（二）临床表现

1. 先兆症状

急性心肌梗死多突然发病，少数患者起病症状轻微。1/2 ~ 2/3 的患者起病前 1 ~ 2 日至 1 ~ 2 周或更长时间有先兆症状，其中最常见的是稳定型心绞痛转变为恶化型；或既往无心绞痛，突然出现心绞痛，且发作频繁，程度较重，用硝酸甘油难以缓解，持续时间较长。伴恶心、呕吐、血压剧烈波动。心电图显示 ST 段一时性明显上升或降低，T 波倒置或增高。这些先兆症状如诊断及时，治疗得当，半数以上患者可免于发生心肌梗死；即使发生，症状也较轻，预后较好。

2. 胸痛

胸痛为最早出现而突出的症状。其性质和部位多与心绞痛相似，但程度更为剧烈，呈难以忍受的压榨、窒息，甚至"濒死感"，伴有大汗淋漓及烦躁不安。持续时间可为1~2小时甚至10小时以上，或时重时轻达数天之久。用硝酸甘油无效，需用麻醉性镇痛药才能减轻。疼痛部位多在胸骨后，但范围较为广泛，常波及整个心前区，约10%的患者波及剑突下及上腹部或颈、背部，偶尔到下颌、咽部及牙齿处。约25%患者无明显的疼痛，多见于老年、糖尿病（由于感觉迟钝）或神志不清患者，或有急性循环衰竭者，疼痛被其他严重症状所掩盖。15%~20%患者在急性期无症状。

3. 心律失常

心律失常极常见，多发生在起病1~2周，而以头24小时内最多见。各种心律失常中以室性心律失常最多，尤其是室性期前收缩。频发的（每分钟5次以上）、成对的或呈RonT现象的室性期前收缩以及短阵室性心动过速，常是心室颤动的先兆。前壁心肌梗死易发生室性心律失常，下壁心肌梗死易发生房室传导阻滞。

4. 心力衰竭

心力衰竭主要是急性左心衰竭，可在起病最初几天内发生，或在疼痛、休克好转阶段出现，为梗死后心脏收缩力明显下降或不协调所致。

5. 休克

休克多在起病后数小时至1周发生，主要是心源性休克，由心肌广泛坏死，心排血量急剧下降所致。

6. 胃肠道症状

疼痛剧烈时，伴有频繁的恶心、呕吐、上腹胀痛、肠胀气等，与迷走神经张力增高有关。

7. 坏死物质吸收引起的症状

坏死物质吸收引起的症状主要是发热，一般在发病后1~3天出现，体温38℃左右，持续约1周。

8. 体征

①约半数患者心浊音界轻度至中度增大，有心力衰竭时较显著；②心率多增快，少数可减慢；③心尖区第一心音减弱，有时伴有奔马律；④10%~20%的患者在病后2~3天出现心包摩擦音，多数在几天内又消失，是坏死波及心包面引起的反应性纤维蛋白性心包炎所致；⑤心尖区可出现粗糙的收缩期杂音或收缩中晚期喀喇音，为二尖瓣乳头肌功能失调或断裂所致；⑥可听到各种心律失常的心音改变；⑦常见到血压下降到正常以下（病前高血压者血压可降至正常），且可能不再恢复到起病前水平；⑧还可有休克、心力衰竭的相应体征。

（三）并发症

心肌梗死除可并发心力衰竭及心律失常外，还可有下列并发症：

1. 动脉栓塞

动脉栓塞主要为左室壁血栓脱落所引起。根据栓塞的部位，可能产生脑部或其他部位的相应症状，常在起病后1~2周发生。

2. 心脏破裂

心脏破裂是严重的、常为致命的并发症。多为心室游离壁破裂，造成心包积血引起急性心包填塞而猝死。

3. 心室壁瘤

心室壁瘤是心肌梗死愈合过程中，心肌由结缔组织取代而使心室壁丧失收缩功能，可导致心力衰竭。室壁瘤内易形成附壁血栓，血栓脱落可造成体循环动脉栓塞。

（四）实验室及其他检查

1. 心电图检查

急性心肌梗死有特征性心电图改变，其肯定性改变是出现异常、持久的 Q 波或 QS 波，以及持续 1 日以上的演进性损伤电位，以后 T 波逐渐倒置。如为下壁梗死，应描记右胸导联即 $V_{4R} \sim V_{6R}$，以免漏掉右室心肌梗死。

有 5% ~ 15% 患者心电图改变不典型。例如梗死图形可始终不出现或延后出现，常规心电图导联不显示梗死 Q 波而仅有 ST – T 改变，以及其他一些非特异性的 QRS 改变等。

2. 血流动力学监测

急性心肌梗死并有心脏泵功能衰竭（心源性休克）和低排综合征时，血流动力学监测可为左心功能的评价提供可靠指征。

3. 血清心肌标志物监测

天冬氨酸氨基转移酶（AST）、肌酸磷酸激酶（CK）、肌酸磷酸激酶同工酶（CK – MB）为传统的诊断急性心肌梗死的血清标志物，但应注意到一些疾病可能导致假阳性，如肝脏疾病、心肌疾病、心肌炎、骨骼肌损伤、肺动脉栓塞、休克及糖尿病等疾病均可影响其特异性。

4. 心向量图

急性心肌梗死的心向量图特点为起始向量指向梗死区的相反方向，ORS 环继续背离梗死区，QRS 环不闭合，有 ST 段向量。在心电图诊断心肌梗死有困难时，心向量图可能有所帮助，但不具有特异性，需结合临床资料进行分析。

5. 二维超声心动图

二维超声心动图可在缺血损伤数分钟内发现节段性室壁运动障碍，有助于急性心肌梗死的早期诊断，对疑诊主动脉夹层、心包炎和肺动脉栓塞的鉴别诊断具有特殊价值。

6. 放射性核素检查

利用坏死心肌细胞中的钙离子能结合放射性锝焦磷酸盐或坏死心肌细胞的肌凝蛋白可与其特异抗体结合的特点，静脉注射 ^{99m}Tc（锝）– 焦磷酸盐或 ^{111}In（铟）– 抗肌凝蛋白单克隆抗体，进行"热点"扫描或照相；利用坏死心肌血供断绝和瘢痕组织中无血管以致 ^{201}Tl 或 ^{99m}Tc – MIBI（甲基异腈类化合物）不能进入细胞的特点，静脉注射这种放射性核素进行"冷点"扫描或照相；均可显示心肌梗死的部位和范围。前者主要用于急性期，后者用于慢性期。用门电路 γ 闪烁照相法进行放射性核素心腔造影（常用 ^{99m}Tc – 标记的红细胞或白蛋白），可观察心室壁的运动和左心室的射血分数，有助于判断心室功能、诊断梗死后造成的室壁运动失调和心室壁瘤。目前多用单光子发射计算机断层成像术（SPECT）来检查，新的方法正电子发射型计算机断层显像（PET）可观察心肌的代谢变化，判断心肌的死活可能效果更好。

三、治疗

（一）治疗原则

改善冠状动脉血液供给，减少心肌耗氧，保护心脏功能，挽救因缺血而濒死的心肌，防止梗死面积扩大，缩小心肌缺血范围，及时发现、处理、防治严重心律失常、泵衰竭和各种并发症，防止猝死。

（二）院前急救

流行病学调查发现，50%的患者发病后1小时在院外猝死，死因主要是可救治的心律失常。因此，院前急救的重点是尽可能缩短患者就诊延误的时间和院前检查、处理、转运所用的时间；尽量帮助患者安全、迅速地转送到医院；尽可能及时给予相关急救措施，如嘱患者停止任何主动性活动和运动，舌下含化硝酸甘油，高流量吸氧，镇静止痛（吗啡或哌替啶），必要时静脉注射或滴注利多卡因，或给予除颤治疗和心肺复苏；缓慢性心律失常给予阿托品肌内注射或静脉注射；及时将患者情况通知急救中心或医院，在严密观察、治疗下迅速将患者送至医院。

（三）住院治疗

急诊室医生应力争在10~20分钟完成病史、临床检查、记录18导联心电图，尽快明确诊断。对ST段抬高者应在30分钟内收住冠心病监护病房（CCU）并开始溶栓，或在90分钟内开始行急诊经皮冠状动脉成形术（PTCA）治疗。

1. 监护和一般治疗

1）休息：患者应卧床休息，保持环境安静，减少探视，防止不良刺激。

2）监测：在冠心病监护室进行心电图、血压和呼吸的监测5~7日，必要时进行床旁血流动力学监测，以便于观察病情和指导治疗。

3）护理：第一周完全卧床，加强护理，进食、洗漱、大小便、翻身等都需要别人帮助。第2周可在床上坐起，第3~4周可逐步离床和室内缓步走动。但病重或有并发症者，卧床时间宜适当延长。食物以易消化的流质或半流质为主，病情稳定后逐渐改为软食。便秘者可服轻泻剂或用甘油栓等，必须防止用力大便造成病情突变。焦虑、不安患者可用地西泮等镇静剂。禁止吸烟。

4）吸氧：在急性心肌梗死早期，即便未合并有左心衰竭或肺疾病，也常有不同程度的动脉低氧血症。其原因可能由于细支气管周围水肿，使小气道狭窄，增加小气道阻力，气流量降低，局部换气量减少，特别是两肺底部最为明显。有些患者虽未测出动脉低氧血症，由于增加肺间质液体，肺顺应性一过性降低，而有气短症状。因此，应给予吸氧，通常在发病早期用鼻塞给氧24~48小时，3~5 L/min。有利于氧气运送到心肌，可能减轻气短、疼痛或焦虑症状。在严重左心衰竭、肺水肿和有并发症的患者，多伴有严重低氧血症，需面罩加压给氧或气管插管并机械通气。

5）补充血容量：心肌梗死患者，由于发病后出汗、呕吐或进食少，以及应用利尿药等因素，引起血容量不足和血液浓缩，从而加重缺血和血栓形成，有导致心肌梗死面积扩大的危险。因此，如每日摄入量不足，应适当补液，以保持出入量的平衡。一般可用极化液。

6) 解除疼痛：剧烈疼痛常使患者极度不安、烦躁，从而加重心肌负担，并易发生休克、严重心律失常，甚至心脏破裂，故应尽快消除。常用药物包括：①吗啡 5 ~ 10 mg 皮下注射或哌替啶 50 ~ 100 mg 肌内注射，必要时 1 ~ 2 小时可再使用 1 次，以后可每 4 ~ 6 小时重复给药；②疼痛较轻者可用可待因或罂粟碱 0.03 ~ 0.06 g 肌内注射或口服；③可同时使用硝酸甘油 0.6 mg 或硝酸异山梨酯 5 ~ 10 mg 含服或硝酸甘油持续静脉滴注。

7) 硝酸甘油扩冠治疗：可先从 10 μg/min 开始静脉点滴，然后每 10 分钟增加 5 ~ 10 μg，治疗终点是临床症状得到控制，血压正常者平均动脉压下降 10%，高血压者平均动脉压下降 30%。收缩压 <90 mmHg 应减慢滴速或暂停使用。

8) 抗血小板治疗：①阿司匹林无禁忌证者即服水溶性阿司匹林或嚼服肠溶阿司匹林 150 ~ 300 mg，然后每日 1 次，3 日后改为 75 ~ 150 mg，每日 1 次，长期服用；②氯吡格雷初始剂量 300 mg，口服，以后 75 mg/d 维持；③血小板膜糖蛋白 Ⅱ b/Ⅲ a（GP Ⅱ b/Ⅲ a）阿昔单抗，为静脉制剂，多用于冠心病介入治疗前，一般先给予冲击量 0.125 mL/kg，然后 7.5 mL 维持静脉滴注 24 小时。

9) 抗凝治疗：低分子肝素皮下注射，半衰期长，皮下注射生物利用度好，与血浆蛋白结合率低，根据体重调整剂量无须监测凝血指标，出血并发症少。

10) 其他治疗：根据患者具体情况给予 β 受体阻滞剂、ACEI 及抗心律失常药物。

11) 溶栓治疗：起病 3 ~ 6 小时最多在 12 小时内，使闭塞的冠状动脉再通，心肌得到再灌注，濒临坏死的心肌可能得以存活或使坏死范围缩小，减轻梗死后心肌重塑，是一种积极的治疗措施。

（1）适应证：①两个或两个以上相邻导联 ST 段抬高（胸导联 ≥0.2 mV，肢导联 ≥0.1 mV），或病史提示急性心肌梗死伴左束支传导阻滞，起病时间 <12 小时，患者年龄 <75 岁；②ST 段显著抬高的心肌梗死患者年龄 >75 岁，经慎重权衡利弊仍可考虑；③ST 段抬高性心肌梗死，发病时间在 12 ~ 24 小时，但如仍有进行性缺血性胸痛，广泛 ST 段抬高者也可考虑。

（2）绝对禁忌证：①任何时间的出血性卒中或不明原因卒中史；②6 个月内缺血性卒中史；③中枢神经系统损害或肿瘤；④3 周内严重创伤；⑤1 个月内胃肠出血；⑥已知的出血性疾病；⑦主动脉夹层。

（3）相对禁忌证：①6 个月内有一过性脑缺血；②口服抗凝剂；③妊娠或产后 1 周内；④外伤性复苏；⑤收缩压 >180 mmHg；⑥严重肝病；⑦感染性心内膜炎；⑧活动性溃疡。

（4）溶栓药物的应用：以纤维蛋白溶酶原激活剂激活血栓中纤维蛋白溶酶原，使纤维蛋白溶酶溶解冠状动脉内的血栓。国内常用：①尿激酶（UK）30 分钟内静脉滴注 150 万 ~ 200 万 U；②链激酶（SK）或重组链激酶（rSK）以 150 万 U 静脉滴注，在 60 分钟内滴完。③重组组织型纤维蛋白溶酶原激活剂（rt - PA）100 mg 在 90 分钟内静脉给予；先静脉注入 15 mg，继而 30 分钟内静脉滴注 50 mg，其后 60 分钟内再滴注 35 mg（或 50 mg，先静脉注入 8 mg，然后 90 分钟内再滴注 42 mg）。用 rt - PA 前先用肝素 5 000 U 静脉注射，用药后继续以肝素每小时 700 ~ 1 000 U 持续静脉滴注共 48 小时，以后改为皮下注射 7 500 U 每 12 小时一次，连用 3～5 天（也可用低分子肝素）。用链激酶时，应注意寒战、发热等过敏反应。

根据冠状动脉造影结果直接判断，或根据：①心电图抬高的 ST 段于 2 小时内回降 >50%；②胸痛 2 小时内基本消失；③2 小时内出现再灌注性心律失常；④血清 CK－MB 酶峰值提前出现（14 小时内）等间接判断血栓是否溶解。

2. 介入治疗（PCI）

1）直接 PCI 适应证：①ST 段抬高和新出现左束支传导阻滞（影响 ST 段的分析）的心肌梗死；②ST 段抬高性心肌梗死并发心源性休克；③适合再灌注治疗而有溶栓治疗禁忌证者；④非 ST 段抬高性心肌梗死，但梗死相关动脉严重狭窄，血流分级标准 ≤ TIMI Ⅱ级。应注意：①发病 12 小时以上不宜施行 PCI；②不宜对非梗死相关的动脉施行 PCI；③要由有经验者施术，以避免延误时机。有心源性休克者宜先行主动脉内球囊反搏术，待血压稳定后再施 PCI。

2）补救性 PCI：溶栓治疗后仍有明显胸痛，抬高的 ST 段无明显降低者，应尽快进行冠状动脉造影，如显示 TIMI 0～Ⅱ级，说明相关动脉未再通，宜立即施行补救性 PCI。

3）溶栓治疗再通者的 PCI：溶栓治疗成功的患者，如无缺血复发表现，可在 7～10 天行冠状动脉造影，如残留的狭窄病变适宜 PCI，可再行 PCI 治疗。

3. 紧急主动脉—冠状动脉旁路移植术

介入治疗失败或溶栓治疗无效，有手术指征者，宜争取 6～8 小时施行主动脉—冠状动脉旁路移植术。

（四）恢复期处理

住院 3～4 周，如病情稳定，体力增进，可考虑出院。近年主张出院前做症状限制性运动负荷心电图、放射性核素和（或）超声显像检查，如显示心肌缺血或心功能较差，宜行冠状动脉造影检查考虑进一步处理。心室晚电位检查有助于预测发生严重室性心律失常的可能性。近年又提倡急性心肌梗死恢复后，进行康复治疗，逐步做适当的体育锻炼，有利于体力和工作能力的增进。经 2～4 个月的体力活动锻炼后，酌情恢复部分或轻工作，以后部分患者可恢复全天工作，但应避免过重体力劳动或精神过度紧张。

四、护理与健康教育

（一）一般护理

1. 休息与环境

有条件的患者应置于单人抢救室或心血管监护室给予床边心率、呼吸、血压的监测，尤其在前 24 小时内必须连续监测，室内应配备必要的抢救设备和物品，如氧气装置、吸引装置、人工呼吸机、急救车，各种抢救器械包以及除颤器、起搏器等。急性心肌梗死患者应卧床休息 3～7 天，一切日常生活由护理人员协助解决，并限制探视，防止情绪波动，对有并发症者应适当延长卧床休息时间。

2. 饮食

基本按心绞痛患者饮食常规，但第一周应给予清淡流质或半流质饮食，伴心功能不全者应适当限制钠盐。

3. 保持大便通畅

见循环系统疾病护理常规。

4. 心理护理

见心绞痛护理。

（二）病情观察与护理

急性心肌梗死系危重疾病，应早期发现危及患者生命的先兆表现，如能得到及时处理，可使病情转危为安。故需严密观察以下情况：

1. 血压

始发病时应每0.5~1.0小时测量一次血压，随血压恢复情况逐步减少测量次数为每日4~6次，基本稳定后每日1~2次。若收缩压在90 mmHg以下，脉压减小，且音调低落，要注意患者的神志状态、脉搏、面色、皮肤色泽及尿量等，是否有心源性休克的发生。此时，在通知医生的同时，对休克者采取抗休克措施，如补充血容量，应用升压药、血管扩张药以及纠正酸中毒，避免脑缺氧，保护肾功能等。有条件者应准备好中心静脉压测定装置或漂浮导管测定肺微血管楔嵌压设备，以正确应用输液量及调节液体滴速。

2. 心率、心律

在冠心病监护病房进行连续的心电、呼吸监测，在心电监测示波屏上，应注意观察心率及心律变化。及时检出可能作为恶性心动过速先兆的任何室性期前收缩，以及室颤或完全性房室传导阻滞、严重的窦性心动过缓、房性心律失常等，如发现室性期前收缩为：①每分钟5次以上；②呈二、三联律；③多源性期前收缩；④室性期前收缩的R波落在前一次主搏的T波之上，均为转变阵发性室性心动过速及心室颤动的先兆，易造成心搏骤停。遇有上述情况，在立即报告医生的同时，需应用相应的抗心律失常药物，并准备好除颤器和人工心脏起搏器，协同医生抢救处理。

3. 胸痛

急性心肌梗死患者常伴有持续剧烈的胸痛，应注意观察患者的胸痛程度。剧烈胸痛可导致低血压，加重心肌缺氧，扩大梗死面积，引起心力衰竭、休克及心律失常。常用的止痛剂有罂粟碱肌内注射或静脉注射，硝酸甘油0.6 mg含服，疼痛较重者可用哌替啶或吗啡。在护理中应注意可能出现的药物不良反应，同时注意观察血压、尿量、呼吸及一般状态，确保用药的安全。

4. 呼吸急促

注意观察患者的呼吸状态，对有呼吸急促的患者应注意观察血压、皮肤黏膜的血循环情况、肺部体征的变化以及血流动力学和尿量的变化。发现患者有呼吸急促、不能平卧、烦躁不安、咳嗽、咳泡沫样血痰时，立即取半坐位，给予吸氧，准备好快速强心、利尿剂，配合医生按急性心力衰竭处理。

5. 体温

急性心肌梗死患者可有低热，体温在37.0~38.5℃，多持续3天左右。如体温持续升高，1周后仍不下降，应疑有继发肺部或其他部位感染，及时向医生报告。

6. 意识变化

如发现患者意识恍惚、烦躁不安，应注意观察血流动力学及尿量的变化。警惕心源性休克的发生。

7. 器官栓塞

在急性心肌梗死第1、第2周，注意观察组织或脏器有无发生栓塞现象。因左心室内附壁血栓可脱落，而引起脑、肾、四肢、肠系膜等动脉栓塞，若发生动脉栓塞应及时向医生报告。

8. 心室膨胀瘤

在心肌梗死恢复过程中，心电图表现虽有好转，但患者仍有顽固性心力衰竭或心绞痛发作，应疑有心室膨胀瘤的发生。这是由于在心肌梗死区愈合过程中，心肌被结缔组织所替代，成为无收缩力的薄弱纤维瘢痕区。该区内受心腔内的压力而向外呈囊状膨出，造成心室膨胀瘤。应配合医生进行 X 线检查以确诊。

9. 心肌梗死后综合征

需注意在急性心肌梗死后2周、数月甚至2年内，可并发心肌梗死后综合征。表现为肺炎、胸膜炎和心包炎征象，同时也有发热、胸痛、血沉和白细胞计数升高现象，酷似急性心肌梗死的再发。这是由于坏死心肌引起机体自身免疫变态反应所致。如心肌梗死的特征性心电图变化有好转现象又有上述表现时，应做好 X 线检查的准备，配合医生做出鉴别诊断。因本病应用激素治疗效果良好，若因误诊而用抗凝药物，可导致心腔内出血而发生急性心脏压塞。故应严密观察病情，在确诊为本病后，应向患者及家属做好解释工作，解除顾虑，必要时，给患者应用镇痛及镇静剂；做好休息、饮食等生活护理。

（三）健康教育

1）积极治疗高血压、高脂血症、糖尿病等疾病。

2）合理调整饮食，适当控制进食量，禁刺激性食物及烟、酒，少吃动物脂肪及胆固醇较高的食物。

3）避免各种诱发因素，如紧张、劳累、情绪激动、便秘、感染等。

4）注意劳逸结合，当病程进入康复期后可适当进行康复锻炼，锻炼过程中应注意观察有否胸痛、胸闷、呼吸困难、脉搏增快，甚至心律、血压及心电图的改变，一旦出现应停止活动，并及时就诊。

5）按医嘱服药，随身常备硝酸甘油等扩张冠状动脉的药物，并定期随访。

6）指导患者及家属当病情突然变化时应采取简易应急措施。

（李蕊）

第四章　消化系统疾病

第一节　消化性溃疡

消化性溃疡主要发生在胃和十二指肠球部，也可发生于食管下段、胃—空肠吻合口附近及美克尔（Meckel）憩室。由于溃疡的形成与发展与胃酸及胃蛋白酶的消化作用有关，故称消化性溃疡。溃疡主要（98%~99%）发生在胃与十二指肠，故称胃十二指肠溃疡。临床上，十二指肠溃疡较胃溃疡多见，两者之比约为3:1。本病是一种世界性常见病，其总发病率可能占人口的10%~12%。以青壮年多见。根据本病临床上以慢性周期性发作并有节律性的上腹部疼痛为主要表现的特点，属于中医学"胃脘痛""心下痛"等范畴。

一、病因和发病机制

本病是一种多病因疾病，根据调查与观察，遗传因素、地理环境因素、精神因素、饮食因素、某些药物与化学品、吸烟、酗酒等因素均与消化性溃疡发生有关。胃酸—胃蛋白酶在消化性溃疡的形成中起决定性作用，严重者可有出血、穿孔等并发症。神经内分泌功能紊乱所致的胃酸和胃蛋白酶分泌的增加、胃排空过快，则是十二指肠溃疡形成的基础；胃黏膜屏障的破坏、胃幽门运动功能的减弱、十二指肠液的反流乃是胃溃疡形成的条件。上述各种致病因素相互联系或综合，构成了消化性溃疡发病机理中的各个环节。溃疡常呈圆形或椭圆形，由表层向深层可分为坏死的细胞组织碎片和纤维蛋白样物质组成的急性炎症性渗出物，中性粒细胞为主的细胞，肉芽组织以及纤维样或瘢痕组织等四层。

中医学认为，外感寒邪或过食生冷，寒积于中皆能使胃寒而痛，脾胃虚寒者尤易感受寒邪而致病。忧郁恼怒伤肝，肝气失疏，横逆犯胃，造成肝胃失和，胃气下降则恶心、呕吐或嗳气；肝气郁久化火，火邪伤阴而致疼痛加重。

二、诊断

（一）临床表现

临床表现不一，少数患者可无症状，或以出血、穿孔等并发症作为首发症状。多数消化性溃疡有慢性过程、周期性发作和节律性疼痛的特点。其发作常与不良精神刺激、情绪波动、饮食失调等有关。

1. 症状

1）上腹部疼痛：上腹部疼痛是消化性溃疡最为主要的症状，发作常与精神刺激、饮食失调、过度疲劳、季节变化和刺激性药物等有关。

（1）疼痛性质：以饥饿样不适和烧灼痛为多见，亦可为钝痛、刺痛、胀痛或隐痛。

（2）疼痛部位：常位于上腹部剑突下，稍偏左或偏右。后壁穿透性溃疡的疼痛可放射至背部第 7~12 胸椎区或可同时伴有前胸骨旁疼痛。

（3）疼痛的节律：胃溃疡的疼痛多发于餐后 0.5~1 小时，持续 1~2 小时自行消失，其规律为：进餐—疼痛—舒适。十二指肠球部溃疡的疼痛多发于餐后 2~4 小时，进餐或服用碱性制酸药可缓解，其规律为进餐—舒适—疼痛。夜间痛是十二指肠球部溃疡的另一特点。

2）消化系统其他症状：常有反酸、嗳气、流涎、恶心、呕吐等可单独或伴疼痛出现。反酸和流涎是贲门松弛和迷走神经兴奋的表现。恶心、呕吐多反映溃疡具有较高的活动程度，大量呕吐宿食，提示幽门梗阻。

3）全身性症状：患者可有失眠等神经症的表现和缓脉、多汗等自主神经功能不平衡的症状。疼痛较剧而影响进食者可有消瘦及贫血。

2. 体征

发作期间，可有上腹压痛。胃溃疡的压痛点多稍偏左；十二指肠溃疡或幽门溃疡则略偏右。后壁溃疡，尤其是后壁穿透性溃疡，在背部也有压痛点，位于第 7~12 胸椎旁（多数局限于第 10~12 胸椎旁）。缓解期一般无明显体征。

3. 并发症

1）出血：出血是消化性溃疡最常见的并发症，十二指肠溃疡比胃溃疡易发生。有 10%~15% 的患者以上消化道出血为首发症状。出血量与被侵蚀的血管大小有关，可表现为呕血或黑便，出血量大时甚至可排鲜血便，出血量小时粪便隐血试验阳性。

2）穿孔：穿孔通常是外科急诊，最常发生于十二指肠溃疡。表现为腹部剧痛和急性腹膜炎的体征。当溃疡的疼痛变为持续性，进食或用制酸药后长时间疼痛不能缓解，并向背部或两侧上腹部放射时，常提示可能出现穿孔。

3）幽门梗阻：幽门梗阻见于 2%~4% 的患者，主要由十二指肠溃疡或幽门管溃疡引起。表现为餐后上腹部饱胀，频繁呕吐宿食，严重时可引起水和电解质紊乱，常发生营养不良和体重下降。

4）癌变：少数胃溃疡可发生癌变，尤其是 45 岁以上的患者。

（二）实验室及其他检查

1. X 线钡餐检查

胃或十二指肠壁上见到溃疡龛影，也可见到龛影周围辐射状的黏膜皱襞。

2. 胃镜检查

当鉴别溃疡属良、恶性有困难时，或 X 线检查呈阴性而临床仍疑有胃病时，或消化不良久治不愈时，都要行纤维胃镜检查，必要时做活检。

胃镜下溃疡多呈圆形或椭圆形，偶尔也呈线状，边缘光整，底部充满灰黄色或白色渗出物，周围黏膜可有肿胀充血。与 X 线钡餐检查比较，胃镜发现胃后壁溃疡和十二指肠巨大溃疡更可靠。胃镜检查对消化性溃疡有确诊价值。

3. 胃液分析

1）胃溃疡者，胃酸分泌正常或稍低于正常。

2）十二指肠溃疡者，胃酸分泌过高，刺激后最大胃酸分泌量（MAO）增高。

3）胃癌者，MAO 缺乏。

4）慢性胃炎者，MAO 降低。

5）胃泌素瘤则胃基础胃酸分泌量测定（BAO）、MAO 均增高。

4. 血清胃泌素测定

消化性溃疡时血清胃泌素较正常人稍高，诊断意义不大。但如果疑为胃泌素瘤时应做此项测定，胃泌素瘤者，胃酸和胃泌素同时增高。

5. 幽门螺杆菌检查

由于消化性溃疡绝大多数与其感染有关，故为常规检查。所有活检标本应先作快呋塞米素酶试验（阳性者标本在含酚红和尿素的试液中呈红色），再做微氧环境下培养。标本也可做吉姆萨染色或特殊染色以寻找此菌。结果阳性者应做灭菌治疗。

6. 粪便隐血检查

经食 3 天素食后，如粪便隐血试验阳性，提示溃疡有活动性，经正规治疗后，多在 1 ~ 2 周转阴。

三、治疗

消化性溃疡治疗的目的在于消除症状、促进溃疡愈合，预防复发、避免并发症。

（一）一般性治疗

注意适当休息，避免食用刺激性食物，戒烟、酒，避免精神过度紧张和情绪波动。

（二）药物治疗

1. 制酸药

制酸药分可溶性制剂与不可溶性制剂 2 类。可溶性制剂主要为碳酸氢钠，因可致碱中毒、钠潴留等，故多以小量与其他制酸药混合给药。不可溶性制酸药可选用①氢氧化铝凝胶：每次 10 mL，每日 3 ~ 4 次；②三硅酸镁：每次 0.6 g，每日 4 次；③碱式碳酸铋：每次 0.6 g，每日 4 次；④氧化镁：每次 0.6 g，每日 3 次。制酸剂加上抗胆碱能药物以抑制胃液分泌的合剂或药物包括溴甲阿托品（胃疡平）、复方氢氧化铝（胃舒平）、胃舒合剂（氢氧化铝凝胶和镁乳合剂）、胃得乐等，各种剂型的疗效以液体状最佳，片剂必须先嚼碎后再吞咽。服法为 3 餐后及临睡前各服 1 次。

2. 抗胆碱能药物

抗胆碱能药物主要用于胃酸分泌及胃动力强的有症状的患者，常与抗酸剂配合使用，服法为每日 3 次，剂量应个别化，以饭前 20 ~ 30 分钟服用较好。阿托品：每次 0.3 ~ 0.6 mg。颠茄合剂：每次 10 mL。颠茄酊：每次 1 mL。普鲁本辛：每次 15 ~ 30 mg。溴甲阿托品：每次 1 ~ 2 mg。胃欢：每次 15 mg。格隆溴铵（胃长宁）：每次 1 ~ 2 mg。奥芬溴铵：每次 5 ~ 10 mg。胃安：每次 0.5 mg。贝那替秦（胃复康）：每次 1 mg。有焦虑症状者用奥芬溴铵或贝那替秦较好。

3. 组胺 H_2 受体阻断药

常用有西咪替丁（每日 800 ~ 1 000 mg）和雷尼替丁（每日 300 mg）。近年更长效的法莫替丁（每日 40 mg）、罗沙替丁（每日 150 mg）和尼沙替丁（每日 30 mg）等也相继出现。上述几种药物十二指肠球部溃疡治愈率 4 周为 60% ~ 87%，8 周为 90% ~ 96%，胃溃疡稍低。如联合应用抗菌药物，如呋喃唑酮（痢特灵）、青霉素或庆大霉素等可增强溃疡愈合率，减少复发。

4. 质子泵抑制剂

质子泵抑制剂为目前最强的抑制胃酸分泌的药物，奥美拉唑常用量 20 mg/d，连用 4~8 周，该药是高分泌状态如卓—艾综合征的首选药物，可作为消化溃疡的最终内科治疗。

5. 抗毒蕈碱药

抗毒蕈碱药如哌吡氮平每次 50 mg，每日 3 次口服，连用 4 周。

6. 增强黏膜防御力的药物

1）硫糖铝：1 g，每日 3~4 次，口服。疗效不低于 H_2 受体阻断药。

2）枸橼酸铋钾：具有保护黏膜的功能，对幽门螺杆菌有杀伤作用，常用量每次 120 mg，每日 4 次口服。对难治性溃疡有较好疗效。

7. 前列腺素 E

前列腺素 E 具有抑制胃酸分泌和保护胃十二指肠黏膜的作用。有米索前列醇 200 μg，每日 4 次；恩前列素 3.5 μg，每日 2 次。疗程 4 周。

8. 麦滋林-S 和十六角蒙脱石（思密达）

麦滋林-S 和十六角蒙脱石是新型的胃黏膜保护剂，对黏膜屏障有加强、保护、修复作用。麦滋林-S 0.67 g，每日 3~4 次；十六角蒙脱石 3 g，每日 3~4 次。

9. 抗菌治疗

应用抗菌药物清除幽门螺杆菌，可促进溃疡愈合，减少复发，尤其对某些顽固性溃疡常有较好疗效，可选用胶体铋剂、氨苄西林、庆大霉素、四环素、甲硝唑等。

10. 作用于大脑皮质与下视丘药物

作用于大脑皮质与下视丘药物如舒必利（止呕灵）50~100 mg，每日 3 次。此外还有三甲丙咪嗪、氯苯卓酰胺和安他唑啉。

（三）并发症的治疗

1. 大出血

禁食，补充血容量，冰盐水洗胃，口服或胃内灌注去甲肾上腺素、孟氏液等，胃镜下喷洒去甲肾上腺素、孟氏液止血或通过激光、电凝或微波止血。

2. 幽门梗阻

禁食，胃肠减压，静脉补液及纠正水、电解质平衡紊乱，无效时行手术治疗。

3. 急性穿孔

禁食，胃肠减压，抗感染，纠正休克，争取尽早手术。

（四）外科治疗

对内科治疗无效的难治性溃疡或发生并发症者可酌情施行手术治疗。

（五）中医中药

1. 辨证论治

1）肝气犯胃

胃脘胀闷，脘痛连胁，嗳气频繁，大便不畅，每因情志因素而痛作。苔多薄白，脉沉弦。

治法：疏肝和胃，理气止痛。

方药：柴胡、香附、枳壳、陈皮、川楝、元胡、苏梗、甘草各 10 g，白芍 15 g，木香 5 g。

随证加减。水煎服，每日 1 剂。

2）脾胃虚寒

胃隐隐作痛，喜温喜按，空腹痛甚，得食痛减，泛吐清水，食欲缺乏，神疲乏力，甚则手足不温，大便溏薄。舌淡苔白，脉虚弱或迟缓。

治法：温中散寒，健脾和胃。

方药：党参、黄芪、白芍各 15 g，茯苓、白术、陈皮、甘草各 10 g，木香 5 g，炮姜 8 g。

对虚寒不甚，气虚偏重者，宜上方合四君子汤加减；虚寒较甚者，在上方基础上加重炮姜用量，并酌加桂枝或肉桂等品；胃脘胀闷、纳呆者，加砂仁、枳壳；吐酸多者酌加海螵蛸、煅瓦楞子；呕吐清涎多者，加生姜、吴萸、半夏。

水煎服，每日 1 剂。

3）胃阴不足

胃脘隐痛或灼痛，午后尤甚，烦渴思饮，口燥咽干，食少便干，手足心热。舌红，苔黄少津，脉弦细。

治法：滋养胃阴，清退虚热。

方药：沙参、麦冬各 15 g，石斛、知母、白芍、栀子、竹茹、生地、玉竹、当归各 10 g。

随证加减。水煎服，每日 1 剂。

4）瘀血阻络

胃脘痛如针刺或刀割，痛处固定，拒按，或见吐血、黑便。舌质紫暗或有瘀斑，脉涩。

治法：活血化瘀，理气和胃。

方药：桃仁、当归、赤芍、丹皮、五灵脂、元胡、香附、川楝各 10 g，川芎、红花各 5 g。

呕血、便黑者，上方去桃仁、红花，加三七粉、白及及炒薄黄等。

水煎服，每日 1～2 剂。

2. 中成药

1）溃疡丸：每次 1 丸，每日 1～2 次。用于脾胃虚寒型。

2）疏肝理气丸：每次 1 丸，每日 2～3 次。用于肝气犯胃型。

3）胃痛宁片：每次 3 片，每日 2～3 次。用于胃、十二指肠溃疡之胃脘灼热疼痛，口苦，泛酸，嗳气等。

4）胃康片：每次 4～6 片，每日 3 次。具有和胃止痛，收敛制酸之功。

3. 单方、验方

1）乌贼骨 30 g，象贝母 15 g。研细，每日 3 次，每次 5 g。方名"乌贝散"。适于胃溃疡。

2）肉桂、当归各 30 g，吴茱萸 10 g，鸡内金 2 g，陈红曲 30 g。共研细末，炼蜜为丸。每日 2 丸（3 g），早晚服，开水送下。适于十二指肠球部溃疡。

3）荜茇、儿茶各 10 g。共研成细粉，成人每日 3 次，每次 2 g，连服 7 天。对于胃溃疡、胃出血有奇效。

4）香附、元胡、高良姜各 15 g，广木香、九香虫各 9 g，干姜 6 g。或加冰片 1.5 g。共研细末，贮瓶备用，勿泄气。使用时取本散 15 g，撒入脐中。偏寒甚者用白酒调敷脐中，胃痛加敷中脘穴。每日换药 1 次。凡证属中寒、虚寒性和肝气犯胃所致者均可用之。

4. 食疗验方

1）番茄汁、土豆汁各半杯，混合服下。早晚各服 1 次。适于胃溃疡。

2）老姜、红枣、猪板油、面粉各 250 g。把老姜洗净、抹干水分和去核红枣一起，用猪板油炸酥后研为细末，再与面粉调匀加水适量做成小饼，蒸熟后分 2 天食尽。有温中健脾，解痉止痛作用。适用于脾胃虚寒型胃与十二指肠溃疡病，常服有效。

3）西瓜可清胃热，多饮西瓜汁。

4）每日晨起漱口后，食花生油 2~4 匙，半小时后方可饮食，连服 1 周可见效。

5）马铃薯（新鲜未发芽的）洗净（不去皮）切碎，捣烂，用纱布包好挤汁，每日早晨空腹服 1~2 匙，酌加蜂蜜适量，连服 2~3 周。服药期间禁忌刺激性食物。

5. 针灸治疗

选穴内关、中脘、足三里。适用于各种胃脘痛。暴痛实证用泻法，久痛虚证用补法。也可用耳针，选穴胃、脾、交感、神门、皮质下，每次取 3~5 穴，留针 30 分钟，或用电针、埋针。泛酸多，去胃加内分泌；十二指肠球部溃疡加十二指肠。还可选用艾灸中脘、足三里、神阙穴。适用于虚寒型。

6. 埋线治疗

选穴：足三里（左）、胃俞透脾俞；或足三里（右）、中脘透上脘；或下脘、灵台、梁门。

方法：3 组穴轮流使用，用羊肠线埋植，每次间隔 20~30 天。

7. 医疗气功

配合药物有一定疗效。一般慢性溃疡可选用马山功、太湖桩功等。上消化道出血可选用现代真气运行法、马山功等。

四、护理与健康教育

（一）一般护理

1. 休息

轻症者适当休息，可参加轻微工作，注意劳逸结合，避免过度劳累，溃疡在活动期及大便隐血试验阳性患者应卧床休息 1~2 周。做到生活有规律。

2. 饮食护理

1）选择食物：宜选用营养丰富、清淡、易消化的食物，以利促进胃黏膜修复和提高抵抗力。

2）少食多餐：急性活动期应少食多餐，每天 5～6 餐，以脱脂牛奶、稀饭、面条等偏碱性食物为宜。少食多餐可中和胃酸，减少胃的饥饿性蠕动，同时可避免过饱所引起的胃窦部扩张，刺激促胃液素的分泌。牛奶宜安排在两餐之间饮用，牛奶中的钙质吸收有刺激胃酸分泌的作用，故不宜多饮。

3）适量摄取脂肪：脂肪到达十二指肠时虽能刺激小肠黏膜分泌肠抑胃液素，抑制胃酸分泌，但同时又可引起胃排空延缓，胃窦扩张，致胃酸分泌增多，故脂肪摄取应适量。

4）饮食禁忌：忌食辛辣、过冷、油炸、浓茶等刺激性食物及饮料。戒烟酒。

5）营养监测：定期测量体重、监测血清蛋白和血红蛋白等营养指标。

3. 用药护理

1）中药汤剂一般宜温服。

2）脾胃虚寒或寒凝气滞者，中药汤剂宜热服。

（二）病情观察与护理

1. 注意观察疼痛的部位、时间、性质与寒热饮食、药物的关系

如上腹部出现难以忍受的剧痛，继而全腹痛，伴恶心、呕吐、面色苍白、血压下降、出冷汗等休克表现，检查腹部发现腹肌紧张，全腹有压痛、反跳痛，肝浊音界缩小或消失，应考虑是否有溃疡病穿孔。并及时通知医生，禁食、迅速备血、输液及做好术前准备，及时插胃管行胃肠减压，抽取胃内容物，以防止腹腔继续污染，争取穿孔后 12 小时内紧急手术。若疼痛的节律性出现有改变，服制酸剂治疗无效，同时伴食欲缺乏，应考虑有癌变之可能，应报告医生，并协助进一步检查，以明确诊断，及早进行治疗。

2. 注意观察呕吐的量、性质及气味

如吐出隔日或隔餐食物，量多，伴有酸臭气味，吐后症状缓解，检查上腹部常见到胃蠕动波、振水音，则应考虑有幽门梗阻的可能。轻度患者可给予流质饮食，准确记录液体出入量，定时复查血电解质。重度患者应禁食，补充液体，注意水、电解质酸碱平衡，若经内科治疗病情未见改善，则可能因溃疡周围结缔组织增生形成瘢痕、痉挛收缩而造成幽门梗阻，应做好术前准备，进行外科手术治疗。

3. 观察大便的颜色、量

溃疡病并发出血可有黑便，应注意观察大便的颜色、量，并注意是否有头晕、恶心、口渴、上腹部不适等呕血先兆症状。发现异常，及时报告医生并协助处理。

4. 注意观察药物治疗的效果及不良反应

备好止血药物及有关抢救器械，并熟练掌握药物性能及操作规程与方法。

（三）健康教育

1）向患者及家属解释疼痛的原因，避免加重和诱发疼痛的因素。

2）指导患者保持乐观的情绪、规律的生活，避免过度紧张与劳累。

3）指导患者建立合理的饮食习惯和结构，戒除烟酒，避免摄入刺激性食物。

4）嘱患者慎用或勿用致溃疡药物，如阿司匹林、咖啡因、泼尼松等。

5）指导患者按医嘱正确服药，学会观察药效及不良反应，不随便停药，以减少

复发。

6）嘱患者定期复诊，如上腹疼痛节律发生变化并加剧，或者出现呕血、黑粪时，应立即就医。

（武殿涛）

第二节 急性胆囊炎

急性胆囊炎系由细菌感染、浓缩的胆汁或返入胆囊的胰液化学刺激所引起的胆囊炎性疾病。临床以发热、右胁下痛及压痛、呕吐、白细胞增多等为主要临床特征。本病以中年女性多见。属中医"腹痛""胁痛"等范畴。

一、病因和发病机制

急性胆囊炎发病与胆汁淤滞和细菌感染密切相关。胆汁淤滞是基本因素，多与结石有关，也可因胆管畸形、狭窄等引起胆囊管梗阻。胆汁因排出不畅而逐渐浓缩，其中所含的胆酸不断刺激损伤胆囊黏膜，产生疾病。病原菌以大肠杆菌为主，约占70%，其次为葡萄球菌、链球菌、伤寒杆菌及其他产气杆菌等。细菌可经血运、胆道、淋巴液或邻近器官的感染侵入胆囊，亦可由门静脉入肝，再随胆汁流入胆囊或由肝脏直接经淋巴管而至胆囊。此外，急性胆囊炎也可见于创伤、烧伤或手术后，可能与出血、麻醉、发热、饮食不足或感染等因素引起。脱水，致使胆汁黏度增加，胆囊排空延缓等有关。

中医学认为，胆为中清之腑，藏胆汁而以转输通降为顺，其功能既依赖肝的疏泄，又促进脾胃运化。若情志不遂，过食油腻，虫积或外感均可影响肝胆疏泄和脾胃运化。肝胆气滞则胆汁排泄不畅，脾失健运则湿热内蕴，日久煎熬成石，气滞腑闭，血行不畅，化瘀壅脓，而成脓毒症。

二、诊断

（一）病史

胆囊炎与胆囊结石互为因果，下面几个方面的因素均可引起胆囊炎。

1. 胆囊梗阻

胆囊结石或胆囊颈结石或蛔虫等阻塞或嵌顿，造成胆汁滞留、浓缩，产生化学刺激损伤胆囊壁，同时，结石和蛔虫可直接引起机械性胆囊损伤。梗阻的胆囊内压力增高，引起胆囊壁黏膜缺血，又进一步加重胆囊壁的损伤。

2. 细菌感染

细菌大多数可通过胆管逆行侵入胆囊，也可自血液经门静脉入肝后随胆汁顺行入胆囊。

3．其他

严重创伤或大手术后、胰腺炎时胰液反流入胆囊等亦可引起急、慢性胆囊炎。

（二）临床表现

急性胆囊炎常在进脂餐后或夜间发作，表现为右上腹部的剧烈绞痛或胀痛，疼痛常放射至右肩或右背部，伴恶心、呕吐，合并感染化脓时伴高热，体温可达 40℃。急性非结石性胆囊炎的临床表现不甚典型，但基本相似。

急性胆囊炎患者很少出现黄疸，或有轻度黄疸。如果胆囊管结石引起胆囊炎，同时压迫胆总管，引起胆总管堵塞；或者结石嵌入肝总管引起胆管炎和黄疸，称肝管狭窄综合征（Mirizzi 综合征），表现为反复发作的胆囊炎、胆管炎及梗阻性黄疸。

早期可有右上腹压痛或叩痛。胆囊化脓坏疽时可扪及肿大的胆囊，压痛明显，范围增大，可出现反跳痛和肌紧张。用手压于右上腹肋缘下，嘱患者用腹式吸气，如出现突然吸气暂停，称为墨菲（Murphy）征阳性，是急性胆囊炎的阳性体征。

（三）实验室及其他检查

1．实验室检查

实验室检查血白细胞计数可轻度增多（＜15×10^9/L），尿液尿胆原量常增加，血清淀粉酶常增高（一般不超过 500 U/L），黄疸呈阻塞性。

2．腹部 X 线片检查

腹部 X 线片检查可见扩大的胆囊阴影、胆囊壁钙化阴影，相当于胆囊区有阳性结石。进行静脉胆管系统 X 线造影，如胆囊不显影，则支持急性胆囊炎的诊断。

3．B 型超声波检查

B 型超声波检查胆囊液性暗区增大，胆囊壁增厚，有时胆囊内可见结石反射光团。

三、治疗

（一）一般治疗

患者应卧床休息，禁食，胃肠减压，纠正水、电解质平衡，补充营养，静脉滴注葡萄糖盐水及钾盐，并补充维生素 B、维生素 C 和维生素 K。

（二）抗生素治疗

选择适当抗生素，种类和剂量视病情而定。常用氨苄西林 8 g/d 静脉滴注；庆大霉素 20 万 U/d 静脉滴注；阿米卡星（丁胺卡那霉素）0.4～0.6 g/d 静脉滴注或肌内注射。也可选用氯霉素和头孢菌素类。在厌氧菌，尤其是脆弱类杆菌感染时，可用林可霉素 0.9～1.8 g 加入葡萄糖液内静脉分次滴入。

（三）解痉止痛

阿托品 0.5～1 mg 肌内注射，或加异丙嗪 25 mg 肌内注射，皮下注射苯巴比妥钠 0.1 g，每 4～6 小时 1 次。疼痛严重者可使用哌替啶 50 mg 或优散痛 7.5 mg 肌内注射，忌单独使用吗啡，必要时可与阿托品同用。

（四）利胆

33％硫酸镁 10 mL 和去氢胆酸 0.5 g，每日 3 次，饭后口服。

（五）手术治疗

急性胆囊炎外科治疗时，多主张早期手术，可以避免许多并发症和后遗症。理由是急性胆囊炎的病理变化与临床表现症状并不完全一致。早期手术可以解除坏疽、穿孔、腹膜炎等危险，降低死亡率。而且早期手术，因组织水肿粘连得不牢固，易于分离。但是早期手术并不等于紧急手术，必须在术前有一定的准备时间，就会大大提高手术的安全性。一般发病在 72 小时以内者，应早期手术。发病超过 72 小时者，应先采取非手术疗法，因此时胆囊周围组织严重的充血、水肿、粘连、解剖关系不清，极易出血，操作困难，应继续观察治疗，待炎症完全消退后 4~6 周，择期行胆囊切除术。在内科保守治疗急性胆囊炎时，如出现下列情况应采取手术治疗：经非手术治疗无效，出现胆囊肿大、毒性症状加重；胆囊坏死、穿孔，伴弥散性腹膜炎，全身与局部的症状较重者；以往频繁发作，影响生活和工作，B 超和 X 线造影已证实胆囊结石或胆囊未显影者；并发重症急性胰腺炎者；60 岁以上的老年患者，容易发生严重并发症者，应多采取早期的手术处理。

手术方式的选择，应视患者全身情况和局部病理解剖情况而定。胆囊切除术可以彻底除去病灶和结石，应尽量采用。胆囊造瘘术常在保守治疗无效，病情恶化情况下被迫施行，或在胆囊切除术中，由于解剖关系不清，不能胜任其他手术，而改行胆囊造瘘术，方法较为简单，对患者影响小，值得采用。

关于术后并发症，近年来由于手术前后适当处理，抗生素的应用和早期手术的措施，都使急性胆囊炎的死亡率大为降低，为 2%~3%。

（六）中医中药

1. 辨证论治

1）肝郁气滞型

右胁疼痛，胸胁满闷，急躁易怒，纳差，口苦咽干。舌红苔白，脉弦。

治法：疏肝理气。

方药：柴胡疏肝散加味。

柴胡、白芍、枳壳、青皮、郁金各 12 g，川楝子 15 g，陈皮、广木香各 10 g，甘草 6 g。

便秘、溲黄加大黄、黄芩；夹湿者加苡仁、云苓、车前子。

2）肝胆湿热型

右胁胀痛，恶心、呕吐，不思饮食，口苦咽干，畏寒发热，目黄身黄，尿赤便秘。舌红苔黄而腻，脉滑数。

治法：清热化湿，疏肝利胆。

方药：清胆利湿汤。

金钱草、茵陈各 30 g，大黄 12 g（后下），北柴胡、黄芩、半夏、郁金、车前子各 9 g，木香 45 g。

3）火毒内郁型

壮热寒战，胁部或胃脘绞痛拒按，辗转不安，频繁呕吐，黄疸加深，大便秘结，小溲短赤。舌质红绛，舌苔黄厚而腻，脉弦数或滑数。

治法：清热解毒，通里化瘀。

方药：大柴胡汤合黄连解毒汤。

大黄（后下）、黄芩、栀子、茵陈各 20 g，板蓝根、银花、连翘、柴胡各 15 g，黄连、芒硝各 10 g，虎杖、枳实各 12 g，芒硝 10 g。

2. 中成药

1）消炎利胆片：每次 6 片，每日 3 次。

2）利胆片：每次 6～8 片，每日 3 次。

3）黄疸茵陈冲剂：每次 1 包，每日 2 次口服。

4）肝胆炎片：每次 1～2 片，每日 3 次口服。

3. 单方、验方

1）柴胡、黄芩、大黄（后下）、香附、延胡索、半夏、枳壳、金铃子各 12 g，白芍、金钱草各 15 g，广木香、竹茹、芒硝（冲）各 9 g，黄连 6 g。每日 1 剂，水煎服。

2）柴胡、杭芍、大黄（后下）、枳实、泽兰各 12 g，黄芩、半夏、元胡、木香各10 g，生姜 6 g，大枣 3 枚，三七粉 5 g（分 2 次冲服）。水煎服，每日 1 剂。用于急性胆囊炎合并胆石症。

3）核桃 5～6 个，香油和冰糖适量。用香油将核桃仁炸酥，研末与冰糖调成糊状。每日 1 剂，随时服。适用于急性胆囊炎肝胆气滞型患者。

4）冬瓜皮 60～90 g（鲜品加倍）。加水浓煎，每次饮 1 碗（约 300 mL），每日饮3～4 次。

4. 针灸治疗

1）体针：取穴胆俞、中脘、足三里或治胆穴、阳陵泉。绞痛加合谷，高热加曲池，呕吐加内关。选以上穴位 2～4 个，深刺、重刺，持续捻针 3～5 分钟，留针 30 分钟，每日 2 次。

2）电针：取穴右胆俞（阴极）、胆囊穴、日月、太冲（阳极）。进针有针感后接电针仪，采用可调频，强度由弱渐强，以患者能耐受为度，每次 20～30 分钟，每日 2～3 次。

3）耳针：取穴神门、交感或肝、胆、十二指肠。选上述反应明显的 2～3 穴，重刺激，留针 30 分钟，每日 2 次。亦可将王不留行子粘于胶布上，粘于以上穴位进行按压，每日数次。

四、护理与健康教育

（一）术前护理

1. 病情观察

严密监测生命体征，观察腹部体征变化。若出现寒战、高热、腹痛加重、腹痛范围扩大等，应考虑病情加重，及时报告医生，积极处理。

2. 缓解疼痛

嘱患者卧床休息，取舒适体位；指导患者进行有节律的深呼吸，达到放松和减轻疼痛的目的。对诊断明确且疼痛剧烈者，给予消炎利胆、解痉镇痛药物，以缓解疼痛。

3. 控制感染

遵医嘱合理应用抗生素，选用对革兰阴性细菌及厌氧菌有效的抗生素并联合用药。

4. 改善和维持营养状况

对非手术治疗的患者，根据病情决定饮食种类，病情较轻者可予清淡饮食；病情严重者需禁食和（或）胃肠减压。不能经口进食或进食不足者，可经肠外营养途径补充和改善营养状况。拟行急诊手术的患者应禁食，经静脉补充足够的水、电解质、热量和维生素等，维持水、电解质及酸碱平衡。

（二）术后护理

参见本章胆石症患者的术后护理。

（三）健康教育

1. 合理作息

合理安排作息时间，劳逸结合，避免过度劳累及精神高度紧张。

2. 合理饮食

进食低脂饮食，忌油腻食物；宜少量多餐，避免暴饮暴食。

3. 定期复查

非手术治疗或行胆囊造口术的患者，遵医嘱服用消炎利胆药物；按时复查，以确定是否行胆囊切除手术。出现腹痛、发热和黄疸等症状时，及时就诊。

（武殿涛）

第三节　胆石症

胆石症是指胆道系统（包括胆囊与胆管）的任何部位发生结石。发病年龄多在中年以上，女性多于男性。以右胁下疼痛为主要临床表现，常伴发胆囊炎。本病属中医"结胸""胁痛"范畴。

一、病因和发病机制

胆石症的病因至今尚无肯定而完整的理论，可能与胆汁滞留、代谢障碍及胆道感染等因素有关。

（一）胆汁化学成分的改变

胆汁的重要化学成分是胆盐、磷脂和胆固醇，三者保持一定的比例，故能维持一种混合胶体溶液。当代谢紊乱、胆汁分泌失常而三者比例发生变化，特别是胆酸、磷脂的减少或胆固醇的增多，均可使胆固醇呈过饱和状态，而从胆汁中析出，形成结晶，沉淀而成胆结石的基础。但不同地区、不同患者的发展原理却不一定相同，所形成的胆石种类和发生部位也随之而异。

（二）胆汁淤积

长期静坐习惯、肥胖、妊娠、胆道梗阻或奥狄括约肌功能失调等情况，可使胆囊肌肉张力降低，排空延缓而致胆汁淤积。这是造成炎症和结石常见的重要原因。

（三）细菌感染

胆囊黏膜因浓缩的胆汁或反流胰液的化学性刺激而产生炎变，极易招致继发性细菌感染。常见致病菌为大肠杆菌（占70%）、绿脓杆菌、变形杆菌和厌氧菌等，多为混合感染。细菌可使胆汁变为酸性，使胆固醇在胆汁中容易沉淀，感染时大肠杆菌可产生大量的β葡萄糖醛酸苷酶，使结合胆红素变为不溶于水的非结合胆红素，后者与钙结合成为难溶的胆红素钙而沉淀下来，是形成肝内外胆管结石的主要原因，其成分往往是以胆红素钙为主。

（四）胆道寄生虫感染

胆道寄生虫感染我国相当多见，尤其是胆道蛔虫症，是我国胆石症的主要原因之一，蛔虫侵入胆道，将细菌及虫卵携至胆道，引起胆道炎症、阻塞和胆汁淤积。蛔虫的残体及虫卵也常构成胆石的核心。

（五）其他因素

西方国家，尤其是美洲印第安人胆汁中胆固醇量呈饱和状态，胆结石发生率高，肝硬化尤其是原发性胆汁性肝硬化患者由于胆汁酸合成减少，胆石症的发生率也很高。此外，据最新报道，金属元素在胆石形成中有首重要作用，经测定发现：胆固醇结石患者胆汁中的游离钙浓度增高；胆色素结石患者胆汁中的游离钙、镁浓度增高。成为胆石形成的原因之一。

胆石按其所含成分不同分为3类：

1. 胆固醇结石

含胆固醇为主，质硬、光滑、圆形或椭圆形。多原发于胆囊，一般为单个，亦可有多发的结石。

2. 胆色素结石

以胆色素为主要成分，尚含有少量钙盐和有机物。一般有3种形式：

1）结石呈泥沙样，色棕黄，多位于胆总管中。

2）黑色或深绿色小粒结石，直径0.1~1.0 cm，呈圆形或不规则形，质较硬，多数位于胆囊内。

3）大型结石，一般直径1~2 cm，呈圆形或长圆形，颜色多呈棕黄色，表面较光滑，极疏松易碎，多位于胆总管内。

3. 混合型结石

由胆色素、胆固醇和钙盐等混合形成，由于其所含成分多少不同，结石可表现多种形状和颜色，通常为多面形的不规则小粒，数量众多，表面光滑，呈深绿色或棕黄色，切面呈环层状，极似树木的年轮。胆囊及胆管内均可发生。

中医学认为本病因胆汁淤滞，饮食伤之脾胃，湿热阻滞中焦，情志忧郁不畅致肝气不舒，气滞血瘀，肝胆疏泄失常而发病。

二、诊断

（一）病史

1. 一般资料

年龄、性别、出生地、居住地、饮食习惯、营养状况、工作环境、劳动强度、妊娠史等。

2. 既往史

有无反酸、嗳气、饭后饱胀、厌油腻食物或因此而引起腹痛发作史；有无呕吐蛔虫或粪便排出蛔虫史；既往有无类似发作史，有无胆石症、胆囊炎和黄疸病史。

3. 家族史

家族中有无类似疾病史。

（二）临床表现

其临床表现取决于结石所在部位、大小、胆石的动态和并发症。

1. 症状

1）胆囊结石：一般不产生绞痛症状，称为静止性结石。部分患者仅表现为一般消化不良症状，即上腹或右上腹饱胀感、嗳气、腹胀。在饱餐或高脂肪饮食后更为明显。如伴有感染，可有发热及右上腹疼痛等症状。

2）胆囊管结石：较小的结石可因阻塞胆囊管，仅能引起剧烈胆绞痛或急性胆囊炎，少数患者能引起胆囊积水或胆囊积脓，甚至引起胆囊壁坏死与穿孔、胆囊周围脓肿、弥散性腹膜炎、胆囊肠瘘等严重并发症。

3）胆总管结石：除产生胆绞痛外，多引起胆管梗阻和感染。常伴有明显的阻塞性黄疸表现，并引起阻塞性化脓性胆管炎，可出现黄疸、寒战、高热、血白细胞增多、血压下降等。当胆石嵌入乏特壶腹者，有持续性黄疸，伴皮肤瘙痒，易引起急性胰腺炎，胆绞痛少见。

4）肝内胆管结石：多数伴有胆总管结石或胆囊结石，少数患者可感到肝区轻微疼痛，或伴低热等。肝内胆管结石的并发症多，常见的有肝内化脓性胆管炎、肝脓肿、胆管出血等。

5）其他：直径超过 2.5 cm 的巨大胆石由胆管—肠瘘进入肠道时，可能引起肠梗阻症状。

2. 体征

可有右上腹压痛及叩击痛。如有胆囊管阻塞引起胆囊积液时，可扪及肿大触痛的胆囊。

（三）实验室及其他检查

1. 血常规

白细胞计数及中性粒细胞数升高。

2. 胆囊造影

胆囊造影可见结石影。

3. B 型超声波检查

B 型超声波检查是胆管非侵入性检查方法，能很好地显示肝内和肝外胆管、胆囊有无扩张和有无结石，是近年来普遍应用的检查方法。

4. CT 检查

CT 检查能准确显示胆囊、胆管图像，观察胆囊大小、胆管粗细、梗阻部位及结石情况，必要时可静脉注射造影剂，使对比加强以帮助诊断。

5. 经皮肝穿刺胆管造影（PTC）

PTC 对结石的诊断、判断胆管梗阻部位及性质有很大的帮助，胆管扩张的患者成功率达 90%，胆管不扩张者成功率为 60%，并发症不超过 3%。主要并发症为出血及腹膜炎。

6. 十二指肠纤维镜逆行胰胆管造影（ERCP）

ERCP 在国内已成为比较常用的诊断方法，成功率高，判断胆管占位性病变性质（结石、蛔石、肿瘤）和部位有重要诊断价值。

三、治疗

（一）病因治疗

积极治疗肠道感染、肠寄生虫可降低胆结石的发病率。选用清淡、低胆固醇食品，亦有预防结石的形成，降低胆绞痛发作。

（二）药物治疗

1. 增进胆汁排泄药物

50% 硫酸镁 10～15 mL，每日 3 次（餐后服），有松弛奥狄括约肌作用，使滞留的胆汁易于排出。胆盐 0.5～1 g，每日 3 次，能促进肝脏分泌大量稀薄的胆汁，有利于冲洗胆道。去氢胆酸每次 0.25 g，每日 3 次（餐后服）或用胆酸钠每次 0.2 g，每日 3 次（餐后服）。可增进胆汁分泌使胆汁变稀。胆道梗阻时不宜采用。

2. 消除胆结石药物

鹅去氧胆酸每日口服 0.5～1.5 g，长期服用对溶解胆固醇结石有效，因易引起腹泻与血清转氨酶升高，故已少应用。熊去氧胆酸，每日剂量为 8～13 mg/kg，有效率比鹅去氧胆酸高，不引起腹泻及肝损害，但价格昂贵。

3. 消除胆绞痛药物

轻度绞痛可卧床休息，采取右上腹热敷、灌肠排气等方法。可适当给予解痉、镇痛药物：硝酸甘油酯 0.6 mg，每 3～4 小时 1 次，含于舌下；阿托品 0.5 mg，每 3～4 小时肌内注射。必要时可给予哌替啶 50～100 mg 肌内注射。

4. 抗生素

有糖尿病或曾进行胃肠吻合术的胆石症患者以及老年胆石症患者，易并发胆道感染，应及早应用抗生素。可选用青霉素、先锋霉素、庆大霉素、甲硝唑等。

（三）手术治疗

适应证：①胆管结石伴有严重梗阻感染、中毒性休克或肝脏并发症。②较大的胆囊结石、症状发作频繁、结石嵌顿造成积水或积脓、急性化脓性及坏疽性胆囊炎、胆囊穿孔或弥散性腹膜炎。③经内科积极治疗无效患者。

（四）体外冲击波碎石

体外冲击波碎石是利用液电、压电或磁电产生冲击波碎石，一般用于胆囊内结石小于 20 mm，数目不超过 2～3 个，且胆囊功能良好者。胆石击碎后可自行排出。但有严重心脏病，胃十二指肠溃疡活动期，急性肝炎或肝功能严重受损者，合并急性胆囊炎、胆管炎及胰腺炎，结石位于远端胆管有梗阻者，胆囊失去功能者，戴心脏起搏器者等不适合做体外冲击波碎石。

（五）腹腔镜下胆囊切除或胆囊内取石

腹腔镜下胆囊切除或胆囊内取石适用于单纯的胆囊内结石，且结石数量不多者。

此外，近年来经内镜做十二指肠乳头切开取石术也取得较好效果。尤其对不宜手术或不能耐受手术的患者，提供了新的治疗方法。

（六）中医中药

1. 辨证论治

1）肝郁气滞

右上腹隐痛胀闷不适，部分患者亦可见阵发性绞痛，痛引肩背。舌淡红，舌苔白微黄，脉弦细或弦数。

治法：疏肝利胆，理气止痛。

方药：四逆散加味。

金钱草 30 g，柴胡、枳实、白芍、郁金、木香、川楝、元胡、鸡内金各 10 g，甘草 6 g。可随证加减。

2）肝胆湿热

右上腹持续性胀痛或痛引肩背，可见发热、口渴、恶心、呕吐，或出现黄疸、尿色如茶。舌红苔黄腻，脉弦或滑数。

治法：清热利湿，疏肝理气。

方药：大柴胡汤合茵陈蒿汤加减。

茵陈、金钱草各 30 g，柴胡、黄芩、枳实、白芍、山栀、虎杖、木香、大黄各 10 g。可随证加减。

2. 中成药

1）胆石通胶囊：每次 4～6 粒，口服，每日 3 次。

2）利胆排石片：每次 6～10 片，口服，每日 2 次。

3）利胆片：每次 6～10 片，口服，每日 2 次。

4）胆益宁：每次 4～6 片，口服，每日 3 次。有清化湿热，利胆排石之功效。

5）消炎利胆片：每次 6 片，口服，每日 3 次。

3. 单方、验方

1）金钱草 60 g。煎水代茶饮，连服 3 个月。

2）玉米须 30 g。水煎服，每日 2 次。

3）茵陈 30 g，木香 15 g，枳实 12 g。水煎服，每日 3 次。

4）生大黄煎服，每日 1 次，连服 5 次。适用于泥沙样结石，或直径 1.5 cm 以下的结石。

5）柴胡、延胡、郁金各 6 g，鹅不食草、金钱草、北茵陈各 15 g，金铃子 10 g，黄芩 9 g，通草 3 g，蒲公英 12 g。水煎服，每日 1 剂。本方用于胆石症的急性发作，屡用屡效。

4. 针灸治疗

1）体针：主穴为足三里、胆囊穴、中脘、内庭，配穴为合谷、内关，每日针刺 2 次，留针半小时。

2）耳压疗法：用中药王不留行子或菜子耳压贴敷按压，以 0.25 ~ 0.5 cm² 之胶布将王不留行子或菜子贴在耳穴上。主穴：肝、胆、胰、胆管、三焦、十二指肠。配穴：脾、直肠、神门、皮质下、内分泌等。方法：主穴一般全用，配穴酌选，每隔数小时对准穴位按压至酸、麻、胀痛感为得气，每次约 20 分钟，隔日交换对侧耳穴，20 天为 1 个疗程。耳压期间可配合食用高脂餐。

5. 磁化水与中草药

方法：磁化水以一沸为度，患者每晨空腹饮服 1 000 mL，晚上睡前服 500 mL，平时服用不低于 500 mL。与此同时，服用中草药，则疗效更加显著。广木香 6 g，虎杖、车前子（包煎）草各 30 g，鸡内金、青皮、陈皮各 9 g，淡黄芩 12 g，冬葵子、萹蓄各 15 g，生甘草 5 g。每日 1 剂，水煎服。据报道，治疗后，排石率达 83.8%，有效率达 95.9%。磁化水能使结石疏松，易于排出。另外，治疗前患者如有感染，出现黄疸，白细胞偏高等，经用磁化水与中草药后，可使感染消失。

6. 总攻排石疗法

应用总攻排石疗法可加快排石、缩短疗程和提高疗效的作用。在适应证范围内，一般排石率为 70% 左右。

1）适应证：①胆总管结石横径一般在 1 ~ 2 cm，但 2 cm 以上结石也有可能排出。②肝内结石也可取得较好效果。③胆囊结石横径在 0.5 cm 以下，一般排石率为 70% 左右。④术后残余或复发结石者。

2）方法：上午 8 时 30 分服排石汤 1 剂，由木香、枳壳、川楝、黄芩、大黄各 10 g，金钱草 30 g 组成。黄疸明显加茵陈 15 g，感染较严重加金银花 15 g。9 时 30 分口服 50% 硫酸镁 50 mL，9 时 40 分电针期门、日月、足三里（双），强刺激，持续 1 小时。一般每日 1 次，7 次为 1 个疗程。总攻排石治疗中病情可突然恶化而需紧急中转手术，为确保安全，总攻疗法应限于有手术条件的医疗单位施行。

五、护理与健康教育

（一）非手术治疗的护理和术前准备

1）胆石症急性期应嘱患者卧床休息并协助采用舒适的体位。

2）在发作间歇期给低脂、高蛋白、高热量、高维生素、易消化饮食。或按医嘱禁食。

3）严密观察病情变化，包括体温、脉搏、血压、腹痛部位及性质、腹肌紧张情况、胆囊大小及黄疸等。

4）按医嘱尽早使用抗菌药物，以消除炎症。

5）静脉输液，维持水、电解质平衡，纠正酸中毒。

6）按医嘱应用解痉剂，如阿托品等。

7）遵医嘱做碘剂过敏试验。

8）术前放置胃管，视病情留置尿管。备好无菌引流瓶。

（二）术后护理

1）按普通外科术后一般护理。

2）禁食、胃肠减压、肠蠕动恢复后，拔除胃管可给予流质饮食。

3）危重患者需进行术后监护，要注意全身中毒症状及重要器官的功能情况。

4）有胆总管引流或胆囊造瘘者，需防止引流管脱出，并保持通畅，记录引流量和性质，注意粪便颜色。

5）观察伤口有无渗血、渗液，及时更换敷料。

6）静脉输入抗生素，以防感染。

7）T形管的护理

（1）妥善固定，防止扭曲、受压和脱出，并保持引流通畅。

（2）T形管连接无菌引流袋或引流瓶，引流瓶每日更换，注意勿使瓶高过患者胆囊水平，以防逆行感染。

（3）拔管前1~2天应先行闭管。闭管期间观察有无腹痛、腹胀及发热，如无异常可行T管造影，若胆汁引流通畅可以拔管。

（4）若T管被泥沙样沉淀物阻塞，可用30 mL灌肠针筒以无菌生理盐水缓慢冲洗，切忌用力推注，否则，则可引起逆行感染或胆汁外溢扩散感染。

（三）健康教育

肠道寄生虫和细菌感染是我国胆石症的主要原因，因此，预防这类疾病将会显著地降低胆石症的发病率。另外，要注意饮食卫生，低脂肪、低胆固醇饮食，不宜吃肥肉及油腻煎炸之食品，可多食豆类及豆制品，因大豆中含有不饱和脂肪酸，尤其是亚油酸最丰富，有降低胆固醇，防治胆固醇性结石的作用。多吃绿叶及黄叶蔬菜，常吃些有疏肝利胆作用的食物如山楂、乌梅、玉米须、西瓜、玉米、梨汁等。还要保持精神愉快和大便通畅。

（林美蓉）

第四节　急性胰腺炎

急性胰腺炎是由胰腺消化酶对胰腺自身消化引起的化学性炎症。临床上分水肿型和出血坏死型，后者病情严重，可有休克、DIC或多脏器衰竭等并发症，病死率为25% ~ 40%。本病可见于任何年龄，以青壮年居多，女性多于男性。临床特征是突然腹痛，恶心、呕吐及血、尿淀粉酶升高。属中医学"腹痛""心痛"等范畴。

一、病因和发病机制

引起本病原因较多，我国以胆道疾病引起为多，如胆囊炎、胆结石、肿瘤等使胰腺分泌亢进，奥狄括约肌痉挛，导致胆汁反流进入胰管。其他原因有十二指肠炎性病变，暴饮暴食，大量进食脂肪、蛋白及饮酒，感染因素（如急性胰腺炎可并发于流行性腮腺炎、伤寒、败血症等），精神因素，高脂血（尤其是高脂血症 I、V 型易发生胰腺炎），创伤和手术，某些药物（如肾上腺皮质激素、雌激素、双氢克尿噻、呋塞米、硫唑嘌呤、吲哚美辛、胆碱酯酶抑制剂等）等亦可导致胰腺炎。关于急性胰腺炎的发病机理，近年来，许多学者提出了防御机制与致病因素失衡学说。该学说认为，在胰腺内具有不同形式的自身防御机理，能有效地防止胰酶的激活和对胰腺组织的自体消化。当防御机制遭到破坏或由于某些原因胰液分泌异常亢进或胰酶在胰腺管道中被激活时，才引起胰腺组织的自体消化，导致胰腺炎的发生。

中医学认为，其发病病因多因嗜食肥甘醇酒，损伤脾胃，积滞于中，导致肝郁气滞，湿热蕴结肝胆而成；情志失调，肝失疏泄，肝气横逆犯胃克脾，使脾胃升降失司而致；蛔虫上扰，窜入胆道，使胰脏津液不能排泄，蕴结而发病。

二、诊断

（一）病史

详细询问患者有无胆管疾病，如胆管结石、感染、蛔虫等；有无胰、十二指肠病史；有无腹部手术与创伤、内分泌与代谢疾病、急性传染病或应用噻嗪类利尿剂、糖皮质激素、高钙血症、高脂血症等病史；有无酗酒、暴饮暴食等诱发因素。

（二）临床表现

因病理变化的性质与程度不同，临床表现轻重不一。单纯水肿型胰腺炎症状相对较轻，自限性经过；出血坏死型胰腺炎起病急骤，症状严重，变化迅速，常伴有休克及多种并发症。

1. 症状

1）腹痛：为主要表现和首发症状，多于暴饮暴食、酗酒后突然发生。腹痛多位于上腹中部，程度轻重不一，可为钝痛、刀割样痛、钻痛或绞痛，呈阵发性加剧，可向腰背部呈带状放射，取弯腰抱膝体位可减轻疼痛，进食可加剧。轻症胰腺炎腹痛 3~5 天可缓解，重症病情发展较快，腹部剧痛持续时间延长，当有腹膜炎时疼痛弥散全腹。

2）恶心、呕吐及腹胀：常于腹痛后不久发生，呕吐后腹痛不减轻，甚者可吐出胆汁，多伴有腹胀。

3）发热：多为中度以上发热，一般 3~5 天恢复正常。若发热持续不退或逐日升高，提示重症胰腺炎或继发感染。

4）其他：多有不同程度的脱水，呕吐频繁可有代谢性碱中毒。重症胰腺炎有明显脱水与代谢性酸中毒，伴血钾、血镁、血钙降低。由于有效血容量不足等原因，可出现休克。

2. 体征

水肿型患者仅有较轻的上腹压痛，可有轻度腹胀和肠鸣音减弱。出血坏死型患者可出现腹肌紧张、全腹压痛和反跳痛等急性腹膜炎体征。伴麻痹性肠梗阻时明显腹胀、肠鸣音减弱或消失。腹水多呈血性，含高浓度的淀粉酶。少数患者在两侧胁腹部皮肤呈暗灰蓝色称格雷·特钠征（Grey – Turner 征）；脐周围皮肤青紫色，称卡伦征（Gullen 征）。这是因胰酶、坏死组织及出血沿腹膜间隙与肌层渗入腹壁皮下所致。当形成胰腺假性囊肿或周围脓肿时，上腹可能触及包块。少数患者可出现轻至中度黄疸，是由原有胆管疾患，胰头炎症水肿、胰腺脓肿或假性囊肿压迫胆总管或由于肝细胞损害所致。低血钙可引起手足搐搦，提示预后不良。

3. 并发症

1）局部并发症

（1）脓肿形成：多见于出血坏死型，起病 2～3 周出现腹部包块，系胰腺本身、胰腺周围脓肿形成。此时高热不退，持续腹痛。

（2）假性囊肿：胰腺被胰酶消化破坏后，胰液和坏死组织在胰腺本身或胰腺周围被包裹而形成，囊壁无上皮，仅见坏死、肉芽、纤维组织。常发生在出血坏死型胰腺炎起病后 3～4 周，多位于胰腺体尾部，如有穿破则造成慢性胰源性腹水。

（3）慢性胰腺炎：部分水肿型胰腺炎，反复发作最终致慢性胰腺炎。

2）全身并发症：出血坏死型胰腺炎可并发败血症、血栓性静脉炎、急性呼吸窘迫综合征、肺炎、心律失常、心力衰竭、肾衰竭、糖尿病及弥散性血管内凝血（DIC），少数发生猝死。

（三）实验室及其他检查

1. 白细胞计数

多有白细胞计数增多及中性粒细胞核左移。

2. 血、尿淀粉酶测定

血清淀粉酶在发病后 6～12 小时开始增高，24 小时达高峰，持续 24～72 小时，2～5 日逐渐降至正常。血清淀粉酶一般高于正常值 3 倍以上有诊断意义（正常血清淀粉酶，温氏法 8～64 U，苏氏法 40～180 U）。尿淀粉酶在发病后 12～24 小时开始增高，48 小时达高峰，下降缓慢，1～2 周渐降至正常。注意：严重出血坏死型胰腺炎因腺泡严重破坏，淀粉酶生成少，血或尿淀粉酶可无增高。如淀粉酶降后复升，提示病情有反复，如持续增高提示并发症的发生。

3. 血清脂肪酶测定

发病后 24 小时开始升高，可持续 5～10 天。因其下降迟，对较晚就诊者测定其值有助诊断。正常值 1.0～1.5 U。

4. 血清钙测定

发病后 2 天开始下降，以第 4～5 天为显著，出血坏死型可降至 1.75 mmol/L 以下。正常不低于 2.25 mmol/L。

5. 血清正铁血白蛋白（MHA）测定

MHA 来自血性胰液内红细胞破坏释放的血红素，在脂肪酶和弹性蛋白酶作用下，转化为正铁血红素，被吸收入血液后与白蛋白结合，形成正铁血白蛋白。急性出血坏死型胰腺炎可呈阳性，水肿型胰腺炎为阴性。

6. 影像学检查

X 线腹部平片、腹部 B 超、CT 和 MRI 对本病的诊断有重要价值，并可区分水肿型和出血坏死型胰腺炎。

三、治疗

水肿型胰腺炎多数不严重，经 3～5 天积极治疗常可治愈。出血坏死型患者则必须积极抢救治疗。

（一）内科治疗

应采取综合性治疗措施，包括：重症监护，抑制胰液分泌，纠正休克与水、电解质平衡失调，镇痛，防治继发感染及各种并发症等。

1. 监护

应严密观察体温、呼吸、脉搏、血压与尿量；每日至少 2 次进行仔细的腹部检查，了解有无腹肌紧张，压痛程度和范围，腹水；每日或不定期检查白细胞计数，血和尿淀粉酶值，电解质（K^+、Na^+、Cl^-、Ca^{2+}）与血气情况等；需要时急诊行胸腹部 X 线、CT 或超声检查。

2. 抗休克及纠正水、电解质平衡失调

应积极补充体液及电解质（K^+、Na^+、Ca^{2+} 离子等），维持有效血循环量，出血坏死型患者常有休克，应给予白蛋白、鲜血及血浆代用品（如右旋糖酐），输液速度及量应根据中心静脉压与治疗反应加以调整。若循环衰竭症状不见好转或有心力衰竭，则可加用升压药物或强心剂。同时注意 DIC 的发生，尽早给予治疗。

3. 抑制或减少胰腺分泌

可采用以下方法：①禁食及胃肠减压，以减少胃酸与食物刺激胰腺分泌，对减轻呕吐与腹胀有重要作用。②生长抑素类似物，奥曲肽经实验与临床研究证实，为治疗急性出血坏死型胰腺炎效果较好的药物。其作用包括抑制胰液、胰高糖素、胆囊收缩素、脂肪酶和淀粉酶的分泌，抑制胃泌素，使腹痛减退，血淀粉酶下降，并能减少并发症与缩短病程，降低病后 24 小时病死率。用法：奥曲肽 100 μg 静脉注射，以后用每小时 250 μg 持续静脉滴注，持续 5～7 天。这类药物应在禁食、胃肠减压、补充有效循环血容量等基础上尽早使用，若有胆总管梗阻，坏死病灶扩大或继发细菌感染者，仍需外科手术治疗。在急性水肿型胰腺炎因预后良好，一般无须给予生长抑素类似物。③抗胆碱能药（阿托品、山莨菪碱）与 H_2 受体拮抗剂可抑制胃肠分泌，从而减少胰腺分泌，但有肠麻痹或高热者，不宜使用阿托品。④实验研究证明胰高糖素、降钙素有抑制胰液分泌作用，但胰腺炎临床应用的经验还不够成熟。

4. 解痉镇痛

阿托品或山莨菪碱肌内注射，2～3 次/天，但效果不佳，疼痛剧烈者可同时加用哌替啶（50～100 mg），吗啡不宜使用。普鲁卡因 0.5～1 g 溶于生理盐水 500～1 000 mL 静脉滴注，可使腹痛减轻。

5. 抗生素

应用于胆道疾病引起的急性胰腺炎，如青霉素、链霉素、氨苄西林、喹诺酮类或头孢菌素类等，可根据病情选用。

6. 糖皮质激素

仅适用于出血坏死型胰腺炎伴有休克或成人呼吸窘迫综合征的患者，每日给予地塞米松 20～40 mg 加入葡萄糖液静脉滴注，使用 2～3 天。

7. 抑制胰酶活性

仅适用于出血坏死型胰腺炎早期。①抑肽酶 2 万 U／（kg·d），分 2 次溶于葡萄糖液静脉滴注；②盐酸普鲁卡因，据研究，有一定抑制磷脂酶 A 作用，剂量同上述，疗效尚进一步观察。

（二）并发症处理

对腹膜炎患者，多主张采用腹膜透析治疗。在急性呼吸窘迫综合征，除用地塞米松、利尿剂外，可做气管切开，并使用呼吸终末正压人工呼吸器。有高血糖或糖尿病时，用胰岛素治疗。

（三）外科治疗

手术适应证有：①诊断未明确而疑有腹腔脏器穿孔或肠坏死者；②黄疸加深需解除胆道或壶腹梗阻者；③腹膜炎经抗生素治疗无好转者；④并发胰腺脓肿或假性囊肿者。

（四）中医中药

1. 辨证论治

1）肝郁气滞

腹中阵痛或窜痛，有恶心或呕吐，无腹胀。舌质深红，苔薄白或黄白，脉细或紧。

治法：理气疏肝，清热通便。

方药：清胰汤 1 号。

柴胡、杭芍、大黄（后入）各 15 g，黄芩、木香、胡连、芒硝（冲）、元胡各 10 g。

每日 1 剂，重者每日 2 剂。

2）脾胃实热

腹满痛拒按，有痞满燥、实、坚征象，口干渴，尿短赤。舌质红，苔黄厚腻或燥，脉数或弦数。

治法：通里攻下。

方药：清胰汤合大承气汤加减。

大黄（后下）15～30 g，芒硝（冲）、厚朴各 12 g，枳实、柴胡、杭芍各 15 g，银花 30 g，黄芩、胡连、元胡、木香（后入）各 10 g。

3）肝胆湿热

脘胁疼痛，发热，黄疸，身体倦怠，尿短赤。舌质红，苔黄腻，脉弦滑或数。

治法：清肝胆，利湿热。

方药：清胰汤合龙胆泻肝汤加减。

绵茵陈 30 g，栀子、元胡各 12 g，龙胆草、滑石、柴胡、杭芍、大黄（后下）各

15 g，黄芩、胡连、木香、芒硝（冲）各 10 g。

4）蛔虫上扰

持续腹痛，伴有阵发性钻顶样痛，痛时汗出肢冷，痛后如常，多有吐蛔。舌多红花舌，苔白或微黄而腻，脉弦紧或弦细。

治法：安蛔止痛。

方药：清胰汤Ⅱ号方。

柴胡 15 g，黄芩、木香、胡连、芒硝（冲）各 10 g，槟榔、使君子、苦楝根皮各 30 g，细辛 3 g。

2. 中成药

1）番泻叶胶囊：每次 1 g，每日 3～4 次（或改为用叶，每次 5～10 g，泡水 500 mL，频服）。适用于本病水肿型。

2）牛黄解毒片：每次 4 片，每日 4 次，开水送服。适应证同前。

3）清开灵针：每次 40～60 mL，加入 5% 葡萄糖氯化钠液、10% 葡萄糖液各 500 mL中，静脉滴注，每日 1 次。适用于本病水肿型患者。

3. 单方、验方

1）生大黄 9～15 g，玄明粉 15～30 g，用开水冲 200 mL，分 3 次服，每 2～4 小时 1 次，口服或鼻饲。

2）麦冬、鳖甲（先煎）各 15 g，五味子 9 g，白芍 12 g，黄芪 18 g，白薇 6 g，石斛 10 g，煅龙牡（先煎）各 30 g。每日 1 剂，水煎服。适于急性胰腺炎证属气阴两亏，汗出亡阳者。

3）生大黄（后入）、元明粉（冲）各 9 g，枳实 12 g，生山楂 15 g，红藤、败酱草各 30 g。水煎服，每日 2 剂。有人治疗近百例患者，常能收到药到病除之良效。

4）生大黄、柴胡、黄芩各 15 g，厚朴、炒枳壳、广木香各 10 g，蒲公英、茵陈各 30 g，水煎服。大便秘结者加玄明粉 12 g 冲服；腹胀严重者加槟榔 15 g，川楝子 10 g；呕吐严重者加姜竹茹 10 g，代赭石 15 g。本方对急性胰腺炎（单纯水肿型）疗效好，均在短期内治愈。

5）鲜马铃薯，洗净，切碎，捣烂，用纱布包挤取汁，空腹服 1～2 匙，可加少量蜂蜜，每日服 3 次。

4. 针灸治疗

1）体针：取主穴足三里、下巨虚、内关，或中脘、梁门、内关、阳陵泉或脾俞、胃俞、中脘。一般用强刺激手法，有针感后留针 1 小时，急性期每日 3～4 次，若针刺后接用电针疗效更好。急性胰腺炎时在右侧下巨虚和地机穴附近常有压痛点，针刺压痛点效果更佳。

2）耳针：穴位胆区、胰区、交感、神门。手法：用环形针，消毒后，埋针 3～4 天。适用于本病的轻症患者。

3）穴位注射疗法：穴位足三里、下巨虚。手法：用丹皮酚针或丹参针 0.5 mL，注入穴位内。适应证同前。

四、护理与健康教育

（一）术前护理

1. 防治休克，维持水、电解质平衡

1）密切观察患者生命体征、神志、皮肤黏膜温度和色泽。若发现患者烦躁不安、面色苍白、四肢湿冷、脉搏细弱、血压下降、少尿、无尿时，提示发生休克，立即通知医生，协助急救。

2）早期迅速补充水、电解质，输全血、血浆。重症胰腺炎患者易发生低钾血症、低钙血症，应根据病情及时补充，调节输液速度。

2. 疼痛护理

1）禁食、持续胃肠减压，减少胰腺的分泌，减轻腹痛腹胀。

2）遵医嘱给予阿托品、盐酸哌替啶及抗胰酶药物。

3）绝对卧床休息，协助患者弯腰、屈膝侧卧位，缓解疼痛。

3. 维持有效呼吸形态

给予吸氧；指导患者有效咳嗽、咳痰，给予雾化吸入，保持呼吸道通畅；取半卧位利于肺扩张；必要时予气管插管或气管切开，应用呼吸机辅助呼吸。

4. 饮食护理

病情较轻者，进少量清淡流质或半流质饮食，限制蛋白质的摄入，勿进脂肪。病情严重者，早期禁食和胃肠减压，可予全胃肠外营养（TPN）支持，待病情稳定后，淀粉酶恢复正常，肠麻痹消除，逐步过渡到胃肠内营养和经口进食。开始进食少量米汤，再逐渐增加营养素，限制高脂肪膳食。

（二）术后护理

1）术后按麻醉种类取一定卧位，以后血压平稳者改半卧位。严密观察有无多器官衰竭的临床表现，及时监测血气、血氧饱和度等指标。

2）持续吸氧。维持有效的胃肠减压，静脉输液，并保持通畅。

3）注意保持腹腔引流、T形管引流的通畅，必要时可加用负压吸引，每日更换无菌引流瓶，记录引流液的性质和量。

4）渗出较多的胰腺炎患者在术后常需进行 24 小时连续腹腔灌洗，灌洗液要新鲜配制，现用现配，注意灌洗液进出是否平衡。如灌入液体不能及时引出，应行间断灌洗或与持续灌洗交替。

5）警惕胰瘘的发生，胰瘘时引流液的特点为透明、水样，类似唾液。胰瘘以保守治疗为主，平时应注意保持腹腔引流通畅，必要时可加负压吸引，并用氧化锌糊剂保护造瘘口周围皮肤。

6）患者出院时，嘱其定期复查，并注意调整饮食。

（三）健康教育

1）向患者及家属讲解胰腺炎与油腻饮食、饱食、饮酒、胆道病史、病毒病史等诱发因素的关系及易复发的特性。掌握控制方法。

2）急性期患者禁食，禁水，口干时可含漱或湿润口唇。症状缓解后从低脂、低糖流质开始，逐渐恢复正常饮食。应忌油腻。

3）重症胰腺炎者术后康复需持续较长时间，应向患者及家属讲解并发症，如呼吸功能衰竭、出血、胰瘘、肠瘘、感染及腹腔脓肿形成可能。观察防治过程，使患者及家属具有充分的思想准备，积极配合抢救治疗，共同努力挽救生命。

（林美蓉）

第五章　泌尿系统疾病

第一节 急性肾小球肾炎

急性肾小球肾炎是以急性肾炎综合征为主要临床表现的一组原发性肾小球肾炎。其特点为急性起病，血尿、蛋白尿、水肿和高血压，可伴一过性氮质血症，具有自愈倾向。常见于链球菌感染后，而其他细菌、病毒及寄生虫感染亦可引起。下面主要介绍链球菌感染后急性肾小球肾炎。本病为自限性疾病，不宜应用糖皮质激素及细胞毒药物。

一、病因

急性链球菌感染后肾小球肾炎（PSGN）多为 β 溶血性链球，菌"致肾炎菌株"（常为 A 组链球菌中的 X 型）感染后所致。常在上呼吸道感染、皮肤感染、猩红热等链球菌感染后发生。易感人群为酗酒、药物成瘾、先天性心脏病患者等。本病主要是链球菌胞壁成分 M 蛋白或某些分泌产物所引起的免疫反应致肾损伤。其发病机制有：①免疫复合物沉积于肾脏；②抗原原位种植于肾脏；③肾脏正常抗原改变，诱导自身免疫反应。

二、病理

急性期肾脏体积常较正常增大，病理改变为弥漫性毛细血管内增生性肾小球肾炎。肾小球内增生的细胞主要为系膜细胞和内皮细胞。急性期有较多的中性粒细胞及单核细胞浸润。Mason 染色可见上皮下免疫复合物沉积。间质中可有水肿和炎性细胞浸润。免疫荧光检查可见沿毛细血管壁和系膜区有弥漫性粗颗粒免疫复合物沉积，其主要成分是 IgG 和 C3，IgA 和 IgM 少见。电镜检查可见上皮细胞下"驼峰状"电子致密物沉积。PSGN 病理改变呈自限性，可完全恢复。若起病 1 个月后仍有较强 IgG 沉积，则可致病程迁延不愈。

三、诊断

（一）临床表现

本病主要发生于儿童，高峰年龄为 2~6 岁，2 岁以下或 40 岁以上的患者仅占所有患者的 15%。发作前常有前驱感染，潜伏期为 7~21 天，一般为 10 天左右。皮肤感染引起者的潜伏期较呼吸道感染引起者稍长。典型的急性 PSGN 临床表现为突发的血尿、蛋白尿、水肿、高血压，部分患者表现为一过性氮质血症。患者的病情轻重不一，轻者可无明显临床症状，仅表现为镜下血尿及血 C3 的规律性变化，重者表现为少尿型急性肾衰竭。

1. 尿液改变

多数患者有肾小球源性血尿，近半数患者为肉眼血尿。血尿常伴有轻、中度的蛋白尿，少数患者表现为肾病综合征水平的蛋白尿。尿量减少者常见，但无尿较少发生。若尿少持续存在，则提示可能有新月体形成或急性肾衰竭。

2. 高血压

75%以上患者会出现一过性高血压，一般为轻、中度。其主要原因是水、钠潴留，经利尿治疗后可很快恢复正常，约半数患者需要降压治疗。仅少数患者由于血压过高而合并高血压脑病。

3. 水肿

90% PSGN 患者可发生水肿，常为多数患者就诊的首发症状。水肿的原因是水钠潴留。典型表现为晨起时颜面水肿或伴双下肢凹陷性水肿，严重者可伴有腹水和全身水肿。急性 PSGN 的水肿和高血压均随利尿后好转，通常在 1~2 周消失。

4. 心功能衰竭

心功能衰竭是临床工作中需紧急处理的急症。可表现为颈静脉怒张、奔马律、呼吸困难和肺水肿。全心衰竭在老年 PSGN 患者中发生率可达 40%。

5. 肾功能异常

部分患者在起病的早期由于肾小球滤过率降低，尿量减少而出现一过性氮质血症，多数患者予以利尿消肿数日后可恢复正常，仅极少数患者发展至急性肾衰竭。

（二）实验室及其他检查

1. 尿液检查

尿沉渣有大量红细胞和数量不等的白细胞，有各种管型。少尿时尿比重多 >1.02。所有患者均有不同程度的蛋白尿，尿蛋白定量一般 24 小时在 1~3 g。

2. 肾功能检查

若有肾功能不全者，可有血尿素氮及肌酐升高，低血钠，高血钾和代谢性酸中毒。

3. 其他检查

血沉多数加速。80%患者有血清抗链球菌溶血素"O"滴定度升高。80%~95%患者有血清补体 C3 及 CH_{50} 降低，多于病后 2 周内出现，8 周内恢复正常。95%患者血清 IgG 和 IgM 升高。尿纤维蛋白降解产物（FDP）增高，轻度贫血及低蛋白血症。测定抗链激酶（ASK）和抗脱氧核糖核酸酶 B 可阳性。

四、诊断要点

链球菌感染后 1~3 周出现血尿、蛋白尿、水肿和高血压等典型临床表现，伴血清 C3 的典型动态变化即可做出临床诊断。若起病后 2~3 个月病情无明显好转，仍有高血压或持续性低补体血症，或肾小球滤过率进行性下降，应做肾活检明确诊断。

六、治疗

因本病是一个自限性疾病，治疗以休息和对症治疗为主，以减轻症状，防止并发症的发生。不宜使用激素和细胞毒药物。

（一）一般治疗

急性肾炎起病后必须卧床休息，待肉眼血尿消失，水肿消退，高血压控制，血尿素氮和肌酐恢复正常后可逐步增加活动。

饮食应富含维生素，有水肿和高血压者应低盐饮食，食盐 2~3 g/d。肾功能正常者每日每千克体重为 1 g 蛋白质，并予以高质量蛋白质（含多种必需氨基酸的动物蛋白）如有肾功能不全氮质血症时应限制蛋白质摄入。

（二）治疗感染灶

咽部或皮肤细菌培养阳性应选择敏感抗生素治疗，青霉素或大环内酯类抗生素对链球菌感染通常有效。有扁桃体病灶且急性肾炎症状有反复发作者可以考虑行扁桃体切除术。预防性使用抗菌药物仍有争论。

（三）对症处理

水肿明显者应予以利尿剂，常用氢氯噻嗪 25 mg，每日 2~3 次口服，严重者可用呋塞米 20~40 mg/d，注射或分次口服。高血压明显者，在利尿基础上可加用钙离子拮抗剂如硝苯地平 5~10 mg，或血管扩张剂如肼苯达嗪 25 mg，每日 3 次，口服。

（四）并发症的治疗

1. 高血压脑病的治疗

1）降压：①利血平 1 mg，肌内注射，或肼屈嗪 20 mg，肌内注射。②氮嗪 300 mg，于 15~30 秒钟静脉注射，此药可使血压在数分钟内降到正常。③硝普钠 25 mg，加入 5%~10% 葡萄糖液 250 mL 中，缓慢静脉滴注，10~15 滴/分，可根据血压调整滴数。一般在 72 小时内逐渐停药，改口服药物治疗。

2）脱水：20% 甘露醇 250 mL，快速静脉滴注或静脉注射，应用次数根据临床情况而定。

2. 心力衰竭的治疗

主要措施为限制水钠入量，利尿降压，必要时可应用酚妥拉明或硝普钠静脉注射，以减轻心脏前后负荷。洋地黄类药物对急性肾炎合并心力衰竭效果不肯定，仅于必要时试用。经各种治疗仍不能控制心力衰竭时，可行腹膜透析或血液透析脱水治疗。

3. 急性肾衰竭的治疗

少数急性肾炎患者可出现少尿或无尿，可有明显水肿、高血压或循环性充血状态，可用呋塞米静脉注射，开始按 1~2 mg/kg1 次，若效果不明显可增加剂量，每次 3~5 mg/kg，重复 2~3 次，多可发生利尿反应。不需要持续用药，否则须注意药物蓄积引起耳中毒。

多数患者预后良好，可完全治愈，仅 6%~18% 患者遗留尿异常或高血压而转变为慢性。成年患者恢复缓慢，有严重持续高血压、肾病综合征和肾功能损害者预后差。肾组织增生病变重、伴有较多新月体形成者预后差。

七、护理与健康教育

1）急性发作期应卧床休息，直至症状完全消失，小便恢复正常为止。

2）病室阳光充足、空气新鲜，保持一定的湿度、温度，避免交叉感染。

3）发病初期一般给予高糖、低盐饮食。有水肿、高血压或心力衰竭者应无盐饮食，一般食盐 1~2 g/d。每天进入体内的液体量一般等于前 1 天的出量另加 500 mL。

有急性肾衰竭者应限制蛋白质和水的摄入，水肿消退、血压正常即应过渡到正常饮食，对生长发育中的儿童由于需要盐及蛋白质较多，因而限制时间不宜过久。让患者了解体液过多的原因是由于肾小球炎症导致肾小球滤过率下降，进入体内的水钠不能排出体外。液体的进入应包括静脉输液、饮水、食物所含水分及物质在体内氧化所产生的水分。

4）密切观察体温、脉搏、呼吸、血压的变化。特别要注意患者有无肾功能不全、高血压脑病、心功能不全的症状。如出现剧烈头痛、意识障碍、惊厥、昏迷、呼吸困难、发绀、尿少或无尿等表现，应及时通知医生并备好抢救药品，同时配合抢救，做好对症护理。

5）水肿严重患者应记录24小时出入量，及时做好各项化验检查，防止水、电解质紊乱的发生。

6）使用利尿药、降压药、抗生素等治疗时观察疗效及药物副作用。按医嘱定时留尿送检。如并发肾功能不全、心力衰竭、高血压脑病应及时通知医生，配合抢救。

7）尽量避免肌内和皮下注射，因水肿常致药物吸收不良。注射后需按压较长时间，以免药液自针孔处向外渗出，并注意局部清洁，防止继发感染。

8）告知患者及家属出现水肿的原因，教会患者及家属如何观察皮肤水肿的变化。

9）解释限制水钠的摄入对水肿消退的重要性，与患者一起探讨制订符合患者治疗要求而又能为患者接受的饮食治疗计划。

10）教会患者及家属如何保护水肿部位的皮肤，做好皮肤的自我护理。

（李蕊）

第二节　慢性肾小球肾炎

慢性肾小球肾炎（简称慢性肾炎）是一组由多种病因引起的原发于肾小球的免疫性疾病，多发生于中、青年，病程常超过1年或长达数十年，一般有水肿、蛋白尿、血尿和管型尿，后期有贫血、高血压和肾功能不全，终至尿毒症，多数预后较差。

一、病因和发病机制

仅有少数慢性肾炎是由急性链球菌感染后肾炎直接迁延而来，或临床痊愈若干年后重新出现慢性肾炎。绝大多数慢性肾炎是由各种原发性肾小球疾病，如系膜增生性肾炎、毛细血管内皮增生性肾炎、膜性肾炎等发展所致。

其发病机制一方面是原有疾病的免疫炎症损伤继续发展，另一方面是促进肾损害的非免疫因素的作用。其中肾小球血流动力学改变是肾小球疾病不断进展的主要原因，即健存肾单位代偿性血液灌注增高，肾小球毛细血管祥跨膜压力和滤过压增高，导致相应的肾小球硬化。其次，病程中的高血压也可引起肾小球硬化性损伤。高蛋白饮食可以加重肾小球结构损害。

二、病理

由于免疫复合物分子量的大小和电荷不一，对各种肾组织的亲和力也不同，沉积部位各异，故慢性肾炎的病理变化可有以下几种类型。

（一）系膜增生性肾炎

系膜区有免疫复合物沉着，引起轻度至中度的系膜细胞增殖，临床症状较轻，可有肾病综合征及（或）血尿。在我国，这是成人中较为常见的一种类型。

（二）膜性肾炎

肾小球基膜及上皮细胞下有 IgG 及 C3 呈颗粒状沉着，有钉突状突起，或呈球状包围沉着物，使基膜的通透性增高，久之增厚。在国外，膜性肾病是成人肾病综合征的主要类型，我国较少见。缓慢发展为肾衰竭。小儿患此类型者预后优于成人。

（三）系膜及基膜增殖性肾炎

表现为系膜细胞增生，基膜增厚。为临床上肾病与肾炎综合征同时存在的特点，较快发展为肾衰竭。

（四）局灶性节段性肾小球硬化性肾炎

部分肾小球或毛细血管袢受累。表现为局灶性系膜、内皮细胞增生或局灶性毛细血管袢硬化，玻璃样变，并与肾小球囊腔上皮细胞粘连。临床上以蛋白尿或肾病综合征伴血尿为主要表现。后期出现高血压及肾衰竭。

三、诊断

（一）临床表现

慢性肾炎可以发生在任何年龄，但以青、中年为主，男性居多。多数患者起病缓慢、隐匿，但系膜毛细血管性肾炎及系膜增生性肾炎有前驱感染时也常起病急，甚至呈急性肾炎综合征。

由于病因、病理类型不一，临床表现有较大差异，有以下共同性表现。①蛋白尿：尿蛋白量常在 $1 \sim 3 \ g/d$。②血尿：呈肾小球源性血尿。以增生或局灶硬化为主要病理改变者，可出现肉眼血尿。③水肿：多为眼睑水肿和（或）下肢轻度凹陷性水肿，一般无体腔积液。④高血压：肾功能不全时易出现高血压，肾功衰竭时 90% 以上患者有高血压。但部分患者高血压可出现于肾功能正常时。⑤肾功能正常或轻度受损（尿浓缩功能减退、肌酐清除率降低）。这种情况可持续数年，甚至数十年。肾功能逐渐恶化并出现相应的临床表现直至尿毒症阶段。

慢性肾炎患者易有急性发作倾向，每在疾病相对稳定的情况下，由于呼吸道感染或其他突然的恶性刺激，在短期内（3～5 天甚至 1～2 天）病情急骤恶化。这时患者出现大量蛋白尿，甚至肉眼血尿、管型增加，明显水肿和高血压，以及肾功能恶化。经适当的处理，病情可以缓解，基本上恢复到原来水平，但也可因此导致疾病进展，进入尿毒症阶段。

（二）实验室及其他检查

1. 尿液检查

尿比重偏低，多在1.020以下，晚期可固定于1.010左右，尿蛋白可从微量至"＋＋＋＋"，尿沉渣中常有程度不等的红、白细胞和颗粒管型。血尿一般较轻，但急性发作期明显。尿C3测定以膜增殖性肾炎及新月体肾炎阳性率最高，可达90%。

2. 尿纤维蛋白原降解产物（FDP）

尿FDP＞4 μg/mL，慢性肾炎尿FDP阳性率为67%～81%，浓度多在1.25 μg/mL以上，如浓度很高或持续升高，表明肾实质炎症病变较重或持续活动，肾功能减退快，预后较差。还可作为应用抗凝治疗的参考指标和肾小球疾病的分类。

3. 肾功能检查

肾小球滤过率降低，内生肌酐清除率降低，尤以晚期降低最为明显，酚红排泄试验及浓缩稀释功能减退。当血肌酐和尿素氮明显高于正常时，常表示肾功能已严重损害，血尿素氮＞21.42 mmol/L，血肌酐＞442 μmol/L时常可出现尿毒症症状。

4. 血液检查

红细胞和血红蛋白均有不同程度降低，白细胞、血小板大致正常。血浆蛋白常降低，以白蛋白低较明显，胆固醇多增高。血沉常增快。合并感染时，白细胞计数和中性粒细胞可增高。发病4～6周血清总补体及C3下降。患者循环免疫复合物可阳性并可呈冷球蛋白血症。大量蛋白尿，血浆白蛋白下降。

（三）诊断要点

临床蛋白尿、血尿、水肿、高血压病史达1年以上，无论有无肾功能损害均应考虑此病，在除外继发性肾炎及遗传性肾炎的基础上，即可诊断为慢性肾炎。

四、治疗

治疗的目的是缓解症状，改善或恢复肾功能。

（一）一般治疗

1. 休息

避免过激运动或劳累，以免加重肾缺血及蛋白尿、血尿等，即使单纯蛋白或血尿患者，也应强调休息。

2. 饮食

肾功能正常者，一般不限制饮食。高血压或水肿者，可适当限盐摄入。过分低盐，可使肾血流量减少，加重肾功能损害。当肾功能呈进行性损害、血肌酐水平＞442 mmol/L时，应限制蛋白质摄入量，40.0～50.0 g/d。继续高蛋白饮食，会加重肾功能障碍，肾单位硬化。肾病型患者，大量蛋白尿致负氮平衡，此时应适当增加蛋白摄入，不能限制过严。成人以40.0～50.0 g/d为宜。近年认为低蛋白饮食可减轻肾损害，并减少尿蛋白。

肾功能受损时限制饮食中磷（P）的摄入量，低磷饮食可限制肾小球高灌注和压力升高。当肾小球滤过率降至30 mL/min，即应限制摄磷。

3. 防治感染

感染可加重肾病变和肾功能损害，但应避免使用肾毒性抗菌药物。长期用青霉素预防感染并无必要。

（二）对症治疗

1. 利尿

可用双氢克尿噻 25 ~ 50 mg，每日 2 ~ 3 次，或环戊噻嗪 0.25 mg，每日 1 ~ 2 次。水肿严重者可用呋塞米 20 ~ 80 mg，静脉注射。需防止电解质紊乱，适当补充钾盐。

2. 降压

高血压的主要原因是水钠潴留，大部分患者经休息、限盐和利尿剂的应用均可得到控制。如效果不满意可加用降压药，如钙离子拮抗剂硝苯地平 5 ~ 15 mg，口服 3 次/天，或盐酸肼肽嗪（肼苯达嗪）、甲基多巴等扩张小动脉的药物。对较顽固的高血压还可加用抑制肾素—血管紧张素系统活性的药物，如卡托普利（巯甲丙脯酸）12.5 ~ 50 mg，口服每 8 小时 1 次，或盐酸普萘洛尔 10 ~ 30 mg，口服 3 次/天。对慢性肾炎高血压患者，降压不宜过快、过低，以免影响肾血流量。一般降至收缩压 150 mmHg，舒张压 100 mmHg 即可。

近年研究证实，血管紧张素转换酶（ACE）抑制剂具有降低血压、减少尿蛋白和延缓肾功能恶化的肾脏保护作用，后两种作用除通过对肾小球血流动力学的特殊调节作用（扩张入球小动脉和出球小动脉，但对出球小动脉扩张作用强于入球小动脉）降低肾小球内高压力、高灌注和高滤过外，并能通过其非血流动力学作用（抑制细胞因子、减少蛋白尿和细胞外基质的蓄积）达到减缓肾小球硬化的发展和肾脏保护作用。但肾功能不全患者应用 ACE 抑制剂要防治高血钾，血肌酐大于 350 μmol/L 的非透析治疗患者则不宜再应用。血管紧张素 II 受体拮抗剂的实验研究和已有的临床观察结果显示它具有与 ACE 抑制剂相似的肾脏保护作用。最近有报道认为长效二氢吡啶类钙通道阻滞剂，如氨氯地平和非二氢吡啶类钙通道阻滞剂，如维拉帕米具有一定的延缓肾功能恶化的肾脏保护作用，值得进一步验证。

（三）激素和免疫抑制剂应用

目前国内外对是否应用激素和免疫抑制剂治疗慢性肾衰意见不一致，应用它并不能改变慢性肾衰的病变自然发展规律和过程，常因其副作用使患者死亡率增高。国外研究认为该制剂只可能改善临床表现，不能改变病理形态学的过程。国内认为该制剂可缓解临床症状，控制疾病发展，是否能应用，应根据患者临床表现并结合病理类型制订相应方案。

1. 糖皮质激素

泼尼松每日 1 mg/kg（或 2 mg/kg，隔日用），服用 2 ~ 3 个月，如有效，可逐渐减量，以后以小剂量（每日 10 mg）维持半年至一年。若疗效不佳或停药后蛋白尿增多，可加用或改用免疫抑制剂或其他药物，但糖皮质激素不可骤然停药，而应逐渐减量撤药，以免出现急性肾上腺皮质功能不全。

2. 免疫抑制剂

环磷酰胺每日 100 ~ 200 mg，口服或静脉注射，疗程总量为 6 ~ 8 g；硫唑嘌呤每日

150 mg。但要注意骨髓抑制、出血性膀胱炎等副作用，伴肾衰者不宜采用免疫抑制剂或激素治疗。

（四）抗凝

慢性肾炎的尿蛋白较多或顽固性水肿、低蛋白血症明显并经肾上腺皮质激素治疗无效的患者，临床医生常对抗凝抗栓治疗寄予希望，如患者有高凝状态表现，可选用肝素每日 50 ~ 100 mg 加入 5% 葡萄糖液 250 mL 中静脉滴注，4 周为 1 个疗程。或尿激酶每日 2 万 ~ 4 万 U 加入 5% 葡萄糖液 250 mL 中静脉滴注，4 周为 1 个疗程。一般认为尿激酶疗效优于肝素。抗凝、抗栓治疗易带来出血副作用，治疗中需做凝血酶原时间监测，女患者月经期停止用药。双嘧达莫能抑制血小板聚集，减少血栓形成机会，并有扩血管作用。75 ~ 100 mg，每日 3 次，可长期服用。

（五）其他药物治疗

1. 维拉帕米

维拉帕米 40 mg，每日 3 次，口服。出现满意疗效后再用 1 ~ 2 周，然后减量维持 3 ~ 4 周。对慢性肾炎顽固性蛋白尿者有较好疗效。

2. 己酮可可碱

己酮可可碱开始 2 周，每日 800 mg（600 mg 口服，200 mg 静脉滴注），3 ~ 4 周剂量减至每日 600 mg，以后每日口服 300 mg，维持 1 ~ 2 年。文献报道可使原发性慢性肾炎患者肾功能改善。

3. 雷公藤

雷公藤治疗慢性肾炎有较好疗效，可与小剂量泼尼松合用或单独服用。如雷公藤多苷片 10 ~ 20 mg，每日 3 次，或雷公藤饮片 15 g 煎服，每日 2 次，疗程 6 个月。

4. 有感染者

有感染者可使用青霉素、氨苄西林等抗生素，避免使用磺胺类药物。

慢性肾炎是一持续性发展的肾脏疾病，最终发展至终末期肾衰竭——尿毒症。其发展的速度主要取决于肾脏病理类型、延缓肾功能进展的措施以及防止各种危险因素。

五、护理与健康教育

1）恢复期适当休息，急性发作期或高血压、水肿严重时，应绝对卧床休息。

2）给予高热量、高维生素、低盐易消化饮食。大量蛋白尿及肾功能正常者，给予优质高蛋白饮食；明显水肿及高血压者应限制钠盐和水的摄入。

3）以 1∶5 000 氯己定漱口，保持口腔清洁，防止细菌繁殖。

4）防止感冒，避免受凉及交叉感染。

5）因高血压致头痛时，头部可放冰袋，如视物模糊，应在生活上加强护理。

6）保持皮肤清洁，严防因尿素氮刺激而抓破皮肤，发生感染及压疮。

7）准确记录出入量，尿少、尿闭时及时通知医生处理。

8）每日定时测血压 2 次并记录，防止高血压脑病的发生，注意患者安全。

9）每周测体重 2 次并记录。

10）做好精神护理，让患者对疾病有所认识，鼓励患者树立与疾病长期斗争以及战胜疾病的信心。

11）认真观察病情变化，注意有无尿毒症早期征象，如头痛、嗜睡、食欲缺乏、恶心、呕吐、尿少和出血倾向等；定时测量血压，血压过高者注意有无高血压脑病征象。如发现异常及时通知医生。此外，应密切观察药物治疗的疗效及药物副作用。如应用激素易引起继发感染；环磷酰胺等易出现胃肠道毒性反应。

12）注意观察药物疗效及药物副作用。按医嘱定时留尿送检。如并发高血压脑病、心力衰竭、肾衰竭，应协助医生抢救。

13）指导患者及家属勿使用对肾功能有害的药物，如氨基糖苷类抗生素、抗真菌药等。

14）饮食上注意摄入优质低蛋白，如牛奶、鸡蛋、鱼类等。勿食过咸食物。保证热量充足和富含维生素。

15）指导患者与疾病有关的家庭护理知识，如控制饮水量、自我监测血压等。避免受凉、潮湿，注意休息。避免剧烈运动和过重的体力劳动，防治呼吸道感染。注意个人卫生，预防泌尿道感染，如出现尿路刺激征时，应及时治疗。

16）需做肾组织活检者，应做好解释和术前准备工作。

17）定期门诊随访，讲明定期复查的必要性。让患者了解病情变化的特点，如出现水肿或水肿加重、血压增高、血尿等应及时就医。

（李蕊）

第三节 肾病综合征

肾病综合征是以大量蛋白尿、低蛋白血症、高脂血症及不同程度的水肿为特点的临床综合征。其基本病理改变是肾小球毛细血管基底膜通透性增加。

一、病因

可分为原发性和继发性两大类。病因及发病机制尚未明了。原发性又可分为Ⅰ型、Ⅱ型。引起原发性肾病综合征的肾小球疾病主要有微小病变型肾病、系膜增生性肾小球肾炎、系膜毛细血管性肾小球肾炎、膜性肾病及局灶性节段性肾小球硬化。继发性肾病综合征可由过敏性紫癜性肾炎、乙肝相关性肾炎、狼疮性肾炎、糖尿病肾病、多发性骨髓瘤肾病引起。

二、诊断

（一）临床表现

1. 起病

常于感染后或受凉、劳累后起病。起病可急、可缓，亦有隐匿性起病者。

2. 水肿

呈全身性、体位性、可凹性水肿，轻重不一，常伴少尿。严重者常有胸、腹腔积液而发生心悸及呼吸困难。水肿可持续数周或数月，或时肿时消。在感染后，水肿常复发或加重，甚至可出现氮质血症。

3. 高血压

可有程度不一的高血压或循环血容量不足的表现。

4. 蛋白尿

大量蛋白尿，每天可达数十克。伴随低蛋白血症，主要是血浆蛋白下降，其程度与蛋白尿呈正相关，一般血浆白蛋白 < 30 g/L，多数为 15 ~ 26 g/L。

5. 高脂血症

表现血浆胆固醇明显增高伴甘油三酯及低密度脂蛋白升高。可自然或经治疗而缓解，但易反复发作而加重。

6. 消化道症状

因胃肠道水肿，常有食欲缺乏、恶心、呕吐、腹胀等消化道功能紊乱症状。有氮质血症时，上述症状加重。

（二）实验室及其他检查

1. 尿常规

尿中除有大量蛋白外，可有透明管型或颗粒管型，有时也可有脂肪管型，Ⅰ型：离心尿红细胞 < 10 个/HP；Ⅱ型 > 10 个/HP。

2. 选择性蛋白尿及尿中 C3、FDP 测定

Ⅰ型为选择性蛋白尿，尿 C3 及 FDP 值正常；Ⅱ型为非选择性蛋白尿，尿 C3 及 FDP 值往往超过正常。

3. 血生化检查

除血浆总蛋白降低外，白蛋白/球蛋白可倒置，血胆固醇Ⅰ型增高，Ⅱ型可不增高。

4. 血沉增速

常为 40 ~ 80 mm/h，血沉增速多与水肿相平行。

5. 蛋白电泳

α_2 或 β – 球蛋白可明显增高，α_1、γ – 球蛋白多数较低。

6. 肾功能检查

Ⅰ型多正常，Ⅱ型有不同程度的异常。

7. 肾活体组织检查

可通过超微结构及免疫病理学观察，以提供组织形态学依据。但必须结合临床检查及表现，全面分析才能做出正确的诊断。

（三）诊断

根据大量蛋白尿、低蛋白血症、水肿、高脂血症，即可做出诊断。

诊断标准：

①尿蛋白超过 3.5 g/d。②血浆白蛋白低于 30 g/L。③高度水肿。④血脂升高。

其中①、②为诊断必需条件，③、④为参考条件。即①②③、①②④或①②③④三

或四项齐备时，肾病综合征诊断即可成立。

三、治疗

1. 一般治疗

凡有严重水肿、低蛋白血症者需卧床休息。控制入水量；给予正常量的优质蛋白饮食。要保证充足热量。由于高蛋白饮食可加重蛋白尿并促进肾脏病变的进展，加速肾硬化，故目前一般不再主张应用。水肿时应进低盐饮食。

2. 利尿消肿

一般情况下，在应用肾上腺皮质激素治疗 1 周后，尿量会迅速增加，可不用利尿剂。对糖皮质激素效应差、水肿不能消退或尿量减少者，可选用：

1）噻嗪类利尿剂：氢氯噻嗪 25 mg，每日 3 次口服。

2）保钾利尿剂：螺内酯 20 ~ 40 mg，每日 3 次或氨苯蝶啶 50 mg，每日 3 次，常与噻嗪类利尿剂合用。

3）袢利尿剂：呋塞米 20 ~ 40 mg，口服每日 2 ~ 3 次或静脉注射。

4）渗透性利尿剂：低分子右旋糖酐或 706 代血浆 100 mL，每天 1 次静脉滴注，与呋塞米合用效果更好。

5）提高血浆渗透压：给予血浆或白蛋白，每周应用 1 ~ 2 次，与呋塞米合用效果明显。

对肾病综合征患者利尿治疗的原则是不宜过快过猛，以免造成血容量不足，加重血液高黏倾向，诱发血栓、栓塞并发症。

3. 减少尿蛋白

持续性大量蛋白尿本身可导致肾小球高滤过、加重肾小管间质损伤、促进肾小球硬化，减少尿蛋白可以有效延缓肾功能的恶化。主要药物有血管紧张素转换酶抑制剂、血管紧张素Ⅱ受体拮抗剂、钙通道阻滞剂等降压药物。

4. 免疫抑制治疗

1）糖皮质激素：糖皮质激素可通过抑制免疫反应、减少炎症反应、抑制醛固酮和抗利尿激素分泌，影响肾小球基底膜通透性等综合作用而发挥其利尿、消除尿蛋白的疗效。目前多主张开始治疗时，剂量宜较大，如泼尼松每日服 30 ~ 60 mg。疗程有长疗程、短疗程及间歇疗法三种。用药方法有静脉滴注、静脉注射、每日分次口服，每日上午 1 次口服，隔日 1 次口服，服药 3 天、停药 4 天等。糖皮质皮质激素疗效很大程度上取决于病变的类型及开始治疗的早晚。Ⅰ型原发性肾病综合征，有一部分可获自然缓解；Ⅱ型疗效往往不理想。长疗程糖皮质激素治疗，要注意糖皮质激素的不良反应。间歇疗法不良反应较小，可做长期维持治疗。停用糖皮质激素时应缓慢减药。糖皮质激素治疗时发生感染机会较多，应适当地加强抗感染治疗。

2）细胞毒药物：细胞毒药物对糖皮质激素治疗无效或效果不显著的患者，可用细胞毒药物协同糖皮质激素治疗。常用环磷酰胺，100 ~ 150 mg/d，分 2 ~ 3 次口服或 200 mg 加入生理盐水 20 mL 内，隔日静脉注射，总量 6 ~ 8 g。主要不良反应为骨髓抑制、中毒性肝损害、性腺抑制、脱发、胃肠道反应及出血性膀胱炎。

3）环孢素：环孢素能选择性抑制 T 辅助细胞及 T 细胞毒效应细胞，已作为二线药物用于治疗糖皮质激素及细胞毒药物无效的难治性肾病综合征。常用量 5 mg/（kg·d），分 2 次口服，服药 2 ~ 3 个月缓慢减量，共服半年左右。

4）联合疗法：对难治性原发性肾病综合征的治疗，目前多采用糖皮质激素、环磷酰胺、肝素、双嘧达莫四联疗法：①肝素加入 5% 葡萄糖液 200 ~ 500 mL 中静脉滴注，以凝血时间延长 1 倍或尿 FDP 量下降为调节药量指标，总量 5 000 ~ 20 000 U/d，5 ~ 10 天改用口服抗凝药；②口服抗血小板聚集药如双嘧达莫、磺吡酮、赛庚啶等；③环磷酰胺或硫唑嘌呤；④泼尼松 60 ~ 120 mg，隔日 1 次或加用甲泼尼龙静脉滴注。

亦可试用环孢素，剂量每日 3 ~ 6 mg/kg，疗程 2 个月，对消除蛋白尿有良好效果，但要注意该药的毒副作用。

5. 并发症防治

1）感染：一旦出现感染应及时选用对致病菌敏感、强效且无肾毒性的抗生素积极治疗，有明确感染灶者应尽快去除。

2）血栓及栓塞：当血浆白蛋白 < 20 g/L 时，提示存在高凝状态，即应开始给予抗凝治疗。常用肝素、低分子肝素、华法林、双嘧达莫、阿司匹林。发生血栓、栓塞者应尽早给予尿激酶溶栓治疗。

3）急性肾衰竭：采用袢利尿剂和透析治疗。

4）纠正脂肪代谢紊乱。

四、护理与健康教育

1）评估患者病情及患者对疾病了解程度和知识需求。

2）保持环境温度、湿度适宜。

3）给予高热量、高蛋白、高维生素、低脂、低盐饮食。

4）对于水肿严重或伴胸腔积液、腹水者应卧床休息，并每日测量体重、腹围、脚围。水肿消退后可室内活动，整个治疗过程中应避免剧烈活动。

5）遵医嘱限制入量，并严格记录出入量。

6）对于严重水肿者应经常改换体位；保持床单位、皮肤清洁、干燥，被褥、衣裤应平整、柔软、清洁。注意皮肤护理，防止皮肤损伤或感染。

7）遵医嘱给予利尿剂，注意观察用药效果及电解质水平。

8）应用糖皮质激素治疗期间，注意观察药物副作用的出现并给予及时有效的处理。同时给予患者有关指导。

9）对于低蛋白血症的患者，遵医嘱输血浆或白蛋白，注意应缓慢滴注。

10）给患者讲解有关疾病、药物、治疗知识，并给予心理支持。

11）出院指导

（1）避免过劳，预防感染，保证营养，增加抵抗力，一旦发生感染应及早诊治，为预防复发的重要环节。

（2）出院后定时服药，定期门诊复查。

（李蕊）

第四节 急进性肾小球肾炎

急进性肾小球肾炎是临床以急性肾炎综合征、肾功能急剧恶化、早期出现少尿性急性肾衰竭为特征，病理呈新月体肾小球肾炎表现的一组疾病。

一、病因

本病病因目前不甚清楚，是一组病理、临床表现相似，而病因复杂的疾病。如系统性红斑狼疮、过敏性紫癜、肺出血—肾炎综合征、硬皮病、结节性多动脉炎等。约50%患者有前驱链球菌感染史或胃肠道、呼吸道感染表现，此称为原发性急进性肾炎。继发于上述各种疾病的称继发性急进性肾炎。

二、发病机制

（一）抗肾小球基底膜抗体型肾炎（Ⅰ型）

此型占本病10%~30%，此型有抗基膜抗体，患者血中抗基膜抗体也常阳性，是目前公认为抗基膜抗体致病。免疫荧光检查发现肾小球基底膜上有弥漫性线状沉积，主要成分是IgG，亦可有IgA、IgM及备解素沉积，常伴有C3沉积，而IgG、C3也可呈颗粒状沉积。许多研究证明本病的抗原是肾小球基底膜，它是由多种成分构成的细胞外基质混合体，包括胶原Ⅳ、层粘连蛋白、硫酸类肝素糖胺聚胺、巢原蛋白和内动蛋白等。胶原Ⅳ是基底膜的主要成分，构成其骨架结构的网络系统。胶原Ⅳ分子呈典型的三股螺旋结构，现证实本病的抗原位点存在于胶原Ⅳ羧基端的非胶原区1（NCl）。

（二）免疫复合物型肾炎（Ⅱ）型

此型约占本病30%，血中可测出免疫复合物，免疫荧光检查在肾小球基膜及系膜区可见弥漫性颗粒状沉积，主要成分是IgG、IgM伴有C3，故认为是免疫复合物介导的疾病，即外源性或内源性的非肾性抗原与相应抗体形成可溶性免疫复合物在肾小球沉积，激活补体，引起肾脏炎症。

（三）微量免疫球蛋白沉积型（Ⅲ）型

约占本病的50%。血中抗肾小球基底膜抗体和免疫复合物均阴性，荧光镜和电镜检查均未见有免疫沉积物，故可能为非免疫性损伤。近年研究发现80%以上此型患者血清中抗中性粒细胞质抗体（ANCA）阳性，由免疫复合物介导的急进性肾炎Ⅱ型患者ANCA阳性小于5%，抗基膜抗体介导的Ⅰ型患者则ANCA极少阳性，有人提出该型命名为ANCA相关性新月体肾炎。ANCA是存在于血管炎患者血清中，而上述疾病是血管炎的一部分，故有不少作用认为Ⅲ型是局限于肾脏的坏死性血管炎，又称非免疫性坏死性肾小球肾炎。

以广泛的（超过50%）肾小球囊内新月体形成为特点，早期以细胞成分为主，后期胶原组织及成纤维细胞浸润渐成纤维性新月体，肾小球血管袢灶性坏死，电镜下可见断裂，数周发展为肾小球硬化。免疫复合型细胞浸润较明显。常伴肾间质细胞浸润和纤维化。以上病理改变可导致肾小球结构严重的不可逆的损害，故临床上患者可于患病后的短期内出现尿毒症。表现为肺出血—肾炎综合征的患者，除肾脏病理改变外，尚有肺泡间毛细血管炎症、肺泡内出血，肺泡腔内有较多的吞噬含铁血黄素细胞，并常有局灶性肺泡纤维组织增生表现。

三、诊断

（一）临床表现

本病患者以青、中年男性为多，其病可缓可急。缓起者病初像一般肾炎，血压开始正常，以后渐升高，若有肾病综合征存在一般也不严重，有时患者有关节及肌肉酸痛及低热。急起者临床表现常似急性肾炎，患者先感疲乏、食欲缺乏，继之很快出现少尿或无尿，明显血尿及水肿，而进入尿毒症期。全身性水肿，并有胸、腹水。出现进行性贫血、出血倾向。如无有效治疗，多于6个月至1年死亡。查体可见水肿以面部及下肢较明显，少数患者短期内出现心、脑并发症。

（二）实验室及其他检查

1. 尿液检查

尿蛋白＋～＋＋＋，镜下血尿，红细胞＋～＋＋＋。红细胞管型＋。

2. 肾功能检查

血尿素氮和肌酐逐步增高，肌酐清除率下降。

3. 免疫学检查

血补体 CH_{50}、C3 及 C_{1q}，一般正常。部分患者血冷球蛋白增高。血和尿中 FDP 常增高。

4. X 线检查

X 线检查静脉肾盂造影可见肾脏正常大小或增大。

5. B 超检查

肾脏正常大小或增大。

6. 肾穿刺活检

50% 以上的肾小球有阻塞性的新月体形态。

（三）鉴别诊断

原发性急进性肾炎应与下列疾病鉴别：

1. 引起少尿性急性肾衰竭的非肾小球病

1）急性肾小管坏死：常有明确的肾缺血（如休克、脱水）或肾毒性药物（如肾毒性抗生素）或肾小管堵塞（如异型输血）等诱因，临床上肾小管损害为主（尿钠增加、低比重尿及低渗透压尿），一般无急性肾炎综合征表现。

2）急性过敏性间质性肾炎：常有明确的用药史及药物过敏反应（低热、皮疹等）、血和尿嗜酸性粒细胞增加等，可资鉴别，必要时依靠肾活检确诊。

3）梗阻性肾病：患者常突发或急骤出现无尿，但无急性肾炎综合征表现，B 超、膀胱镜检查或逆行尿路造影可证实尿路梗阻的存在。

2. 引起急进性肾炎综合征的其他肾小球病

1）继发性急进性肾炎：肺出血—肾炎综合征、系统性红斑狼疮肾炎、过敏性紫癜肾炎均可引起新月体肾小球肾炎，依据系统受累的临床表现和实验室特异检查，鉴别诊断一般不难。

2）原发性肾小球病：有的病理改变并无新月体形成，但病变较重和（或）持续，临床上呈现急进性肾炎综合征，如重症毛细血管内增生性肾小球肾炎或重症系膜毛细血管性肾小球肾炎等。临床上鉴别常较为困难，常需做肾活检协助诊断。

四、治疗

治疗原则：①尽早治疗；②积极防治并发症。

（一）一般处理

绝对卧床，无盐、优质低蛋白饮食，预防和控制并发症。

（二）糖皮质激素冲击疗法

一般剂量的糖皮质激素对本病治疗无效。应用甲泼尼龙 0.5 ~ 1.0 g，每日或隔日一次，3 次为 1 个疗程。间歇 3 ~ 5 天可再重复疗程，共 2 ~ 3 个疗程，然后改为口服泼尼松 40 ~ 60 mg/d 及环磷酰胺 100 ~ 150 mg/d，共 3 ~ 6 个月撤药，应用过程中除糖皮质激素的一般不良反应外，尤应注意冲击过程中引起的急性水、钠潴留所导致严重高血压、左心衰竭。

（三）四联疗法

据报道病变处于早期可逆阶段时，有一定效果。

1. 肝素

肝素 5 000 U 加入 5% ~ 10% 葡萄糖液中，静脉注射，然后用维持量，全日量为 15 000 ~ 20 000 U。5 ~ 10 天改双香豆素类维持。

2. 泼尼松

泼尼松每日 1 ~ 2 mg/kg。

3. 硫唑嘌呤

硫唑嘌呤每日 1 ~ 3 mg/kg，或环磷酰胺每日 2 ~ 3 mg/kg。

4. 双嘧达莫

双嘧达莫每次 50 mg，每日 3 ~ 4 次。

（四）透析疗法

由于本病病程为持续进展，预后甚差，非透析疗法无肯定疗效，出现终末期肾衰竭患者应采用腹膜透析或血液透析，对年龄大、心血管功能差、有出血倾向者以选用腹膜透析为宜，拟采用血浆交换者可先做血液透析。

（五）血浆交换法

大多数作者认为如果能在发生无尿前使用，可以改善部分急进性肾炎的自然病程，提高存活率，在使用糖皮质激素、免疫抑制剂、抗凝疗法及（或）透析同时配合多次血浆交换治疗，可显著改善肾功能。早期采用此治疗方法常可挽救肺出血—肾炎综合征大量肺出血患者的生命。

（六）肾移植

若透析疗法后肾功能仍未恢复，可考虑做肾移植。若为抗肾小球基膜抗体型患者则双肾切除后，需待循环中抗肾抗体转阴后再做肾移植，以防肾炎复发。

五、护理与健康教育

1）保持病区环境清洁、安静，病室适宜的温度和湿度，定期做好病室空气消毒；减少探访人数和次数；协助患者做好皮肤黏膜的清洁卫生，保持床铺平整、干燥，衣裤柔软，以免损伤水肿的皮肤而引起感染；进行血浆置换、透析时应注意严格无菌操作。

2）嘱患者增加卧床休息时间，尤其是全身重度水肿或有器官功能损害者。

3）体贴、关心患者，向患者及家属解释本病的相关知识及各项检查的意义和必要性，使患者自觉配合检查和治疗，减轻恐惧、紧张、焦虑、抑郁等负性情绪，以免加重病情、加速肾功能的衰退。

4）给予低盐、低优质蛋白饮食（一般为每日每千克体重 $0.6 \sim 0.8$ g），对于因急性肾衰竭而进行透析的患者应增加蛋白质的摄入（一般为每日每千克体重 $1.0 \sim 1.3$ g），以增加机体营养和抵抗力，必要时静脉补充营养。

5）注意观察生命体征、尿量、皮肤黏膜出血等情况，注意有无心、脑并发症，若发现异常，及时报告医生，并协助处理。

6）注意观察药物的疗效及不良反应。行透析疗法时应做好透析护理。

7）预防感染（尤对皮肤感染及肺炎链球菌感染），控制感染，纠正水、电解质紊乱。

8）指导患者绝对卧床，无盐、优质低蛋白饮食。

9）耐心向患者讲解疾病的有关知识，解除患者的思想负担，保持良好的心态，愉快地接受各种治疗。

10）向患者说明药物的作用、不良反应，使患者了解坚持疗程的意义。忌用对肾脏有毒性作用的药物，如庆大霉素、卡那霉素等。

11）出院时指导患者定期门诊复查，发现异常情况及时就诊。

（李蕊）

第五节 急性肾功能衰竭

肾脏是维持机体内环境稳定的重要脏器，具有排泄代谢产物及外源性毒物、调节机体酸、碱、水和电解质代谢平衡，以及产生、转化和代谢一些重要的内分泌激素（如肾素、多种前列腺素成分、激肽释放酶、转化的有活性的 1，25 - 二羟维生素 D_3 及红细胞生成素）等功能。肾衰竭是各种肾脏病发展到后期引起的肾功能部分或全部丧失的病理状态，可分为急性及慢性。急性肾衰竭表现为肾功能在数日、数周内急剧恶化，体内代谢产物潴留，水、电解质及酸碱平衡紊乱。慢性肾衰竭是多种慢性肾脏病症的进行性发展至肾硬化（肾小球硬化、肾小管萎缩及肾间质纤维化）及肾功能损害、尿毒症，是一个连续发展的慢性过程。

随着年龄的增加，肾脏的解剖结构和生化代谢方面都发生了不同程度的退行性变化，进而导致肾脏发生老年性功能改变，使其肾脏疾病的发病率、发病机制及临床表现均与年轻人有所不同，临床上具有病因复杂、影响因素多、表现不典型及病情较重、病程迁延等特点。同时，由于老年人常一身多病、应用多种药物，更使其肾脏病改变错综复杂。

衰老是所有物种生命的自然进程，肾脏衰老性改变通常始于 40 岁，50 岁左右为加速期，表现为肾单位逐渐丢失，肾小球硬化、肾小管萎缩及间质纤维化，肾小球、肾小管功能及血流动力学改变，水、电解质紊乱等。由于肾脏在组织结构上的退化，导致衰老肾脏对外界刺激如血管紧张素、高盐、氧化应激、缺血再灌注损伤等的防御能力减弱，较年轻人更易出现肾衰竭。

一、病因和发病机制

（一）病因

1. **肾前性急性肾衰竭**

肾脏无器质性病变，由肾前病因引起循环衰竭，使肾血灌注量减少，致肾缺血，肾小球滤过率降低，及时治疗可恢复。引起肾血灌注量减少病因有：①有效循环血容量减少，由于大量失血，胃肠液体大量丢失，大量利尿，败血症休克等引起。②血压急剧下降，收缩压在 80 mmHg 以下，使肾血流量急骤减少，造成肾小球滤过率减少引起少尿。③心、肺功能衰竭均可导致肾小球滤过率下降。④严重的肝脏病引起肾衰竭。

肾前性急性肾衰竭的病因如果不及时去除，持续 2 小时以上即可引起肾实质性损害，发展成肾性肾衰竭。肾前性急性肾衰竭的治疗原则不是针对肾脏，而是增加有效循环血容量，纠正血压，改善心、肺功能。

2. **肾后性急性肾衰竭**

为肾以下尿路梗阻引起的急性肾衰竭，如膀胱或双输尿管内梗阻（结石、肿瘤），前列腺增生等引起。

急性尿路梗阻引起急性肾衰竭机制：①尿路梗阻引起肾盂积水，最后造成肾实质损害，产生急性肾衰竭。②梗阻时间大于 2 周引起反射性肾血管收缩，使肾缺血，肾实质破坏引起急性肾衰竭。③当尿路梗阻时，使尿液引流不畅，伴发继发感染加重急性肾衰竭。

肾后性急性肾衰竭临床表现多为肾区剧烈疼痛，梗阻为双侧时可引起少尿或无尿。肾后性因素多为可逆性，及时解除病因常可使肾功能得以恢复。

3. **肾实质性急性肾衰竭**

1）急性肾小管坏死是最常见的急性肾衰竭类型，占 75% ~ 80%，大多可逆。引起肾小管坏死的常见原因有两类：①缺血性病变，是肾小管坏死的最常见的原因。大多数缺血性急性肾衰竭发生在有明显低血压时，如严重创伤和出血、大手术后、感染性休克等。②内源性和外源性肾毒素，外源性包括生物毒素（如蛇毒、青鱼胆等）和细菌内毒素、化学毒素（如氧化汞、磷化锌、砷、铅、四氯化碳等）、抗菌药（如氨基糖苷类、四环素、头孢类、磺胺类等）、造影剂、环孢素；内源性有血红蛋白，见于血管内溶血（如血型不合输血、阵发性睡眠性血红蛋白尿等）；肌红蛋白见于横纹肌溶解和肌球蛋白尿（如外伤、肌肉疾患、癫痫持续状态、剧烈运动等）。

2）急性肾间质病变常见的病因有过敏性，主要由药物引起（如甲氧西林、利福平、磺胺类等）、感染性（如金葡菌、革兰阴性杆菌、真菌、病毒等）、代谢性（如尿酸肾病、高钙血症等）、肿瘤（如多发性骨髓瘤、淋巴瘤、白血病等）。

3）肾小球和肾小血管病变如各种病因所致的急性肾炎、急进性肾炎、多发性小血管炎、肾皮质坏死等。

（二）发病机制

由于病因不同急性肾衰竭的发病机制也不尽相同，本节仅讲述最常见的急性肾小管坏死的发病机制，其发病机制尚未完全阐明，可能不同的肾小管损伤，有着不同的始动机制。

1. 肾小管堵塞学说

毒物、毒素等可直接损害肾小管上皮细胞，坏死的上皮细胞及脱落的微绒毛碎屑或血红蛋白堵塞肾小管，使阻塞部位以上的肾小管内压增高，肾小囊内压也增高，当后者压力与肾小球毛细血管内胶体渗透压之和等于毛细血管静水压时，导致肾小球滤过停止。若肾小管基膜完整，数日或数周内基膜上可再生出上皮细胞，则肾小管功能逐渐恢复。

2. 肾血流动力学改变

缺血型病变与肾血流动力学的改变有关，神经体液因素也可影响到肾血流量。肾血循环路径改变，血液经弓形动脉或小叶间动脉直接流入近髓肾单位的直血管再回到小叶间静脉，使皮质外 2/3 的肾单位严重缺血，肾缺血时皮质线粒体功能明显降低，三磷腺苷（ATP）合成减少，使细胞膜上依赖 ATP 能量的离子转运功能降低，细胞内钙聚积，后者又刺激线粒体对钙的摄取，使线粒体内钙含量过高而致细胞死亡。

3. 反漏学说

指肾小管上皮细胞坏死脱落，肾小管管腔与肾间质直接相通，致使小管腔中原尿反流扩散到肾间质，引起间质水肿，压迫肾单位，加重肾缺血，使肾小球滤过率更低。

4. DIC

多由于败血症、流行性出血热、休克、产后出血、出血坏死性胰腺炎等原因引起。

二、诊断

（一）临床表现

有感染、休克、外伤、失血、脱水、尿路梗阻或急性肾小球疾病、肾血管疾病等，以及药物过敏、药物中毒、食物中毒等病史。突然少尿（或逐渐减少），进入本病的时期，临床可分为少尿期、多尿期和恢复期。

1. 少尿或无尿期

本期经历 12 天左右。每日尿量在 400 mL 以下或每小时小于17 mL，儿童则少于 50 mL 或无尿，每日尿量小于 50～100 mL，完全无尿者少见。尿比重 <1.018，尿钠浓度 >40 mmol/L，尿渗量 <350 mOsm/kg，尿 Cr/血 Cr <20，尿渗透压/血渗透压 <1.1，FE－Na >20%，有蛋白尿、血尿、上皮细胞碎片及粗大的肾衰竭管型。血肌酐、尿素氮增高并直线上升。由于水盐、氮质代谢产物的潴留，可有下述表现。

1）水中毒：因肾脏失去排水能力及补液过多导致软组织水肿、高血压、肺水肿、心力衰竭等。

2）代谢性酸中毒：因肾小管排泄酸性代谢产物功能障碍及其产氨泌 H^+ 的功能丧失，故于少尿期 3～4 天发生代谢性酸中毒表现：库氏或潮式呼吸、昏迷、血压降低、心律失常等。

3）电解质紊乱

（1）高钾血症：肾衰竭时若伴有肌肉、软组织破坏，严重创伤、大血肿、重大手术、热量不足、感染、发热、溶血、酸中毒、软组织缺氧等，则血钾升高甚速，由于少尿，钾不能排出，故血钾升高。有时一日可升高 0.7 mmol/L 以上，常为少尿期死亡原因之一。

高钾血症的表现是：肌无力，烦躁不安，神志恍惚，感觉异常，口唇及四肢麻木，心跳缓慢，心律失常，心搏骤停而突然死亡。心电图中出现电轴左倾，T 波高尖，QT 间期延长，ST 段下移，PR 间期延长等。若伴有低钙、低钠、酸中毒，则症状更为显著。

（2）低钠血症：血钠常降低为 130 mmol/L 以下。除了呕吐、腹泻、大面积灼伤等丢钠产生真正的低钠之外，常由于以下因素引起钠的重新分布而致低钠血症：①钠进入细胞内；②钠与有机酸根结合；③饮食减少及肾小管功能不全，重吸收减少；④水分潴留致使钠稀释。因此，血钠虽低，但体内总钠量不少，只是钠的重新分布所致。

（3）高磷、低钙血症：正常情况下，60%～80% 的磷由肾脏排泄，急性肾衰竭时磷不能从肾脏排出，同时组织破坏亦产生过多的磷，血清无机磷升高。高血磷本身并不产生症状，但可影响血清中钙离子浓度。由于过多的磷转向肠道排泄，与钙结合成不溶解的磷酸钙，影响了钙的吸收，出现低钙血症。但在酸中毒时钙的游离度增加，故不发生临床症状。当酸中毒纠正时，血游离钙减低引起手足抽搐。低血钙还可加重高血钾对心脏的毒性作用。

（4）高镁血症：急性肾衰竭时，血镁与血钾常平行升高，当血镁升高至 3 mmol/L 时即可产生症状，其症状及心电图改变与高钾血症相似。所以临床上遇有高钾血症症状而血钾并不高时，应考虑高镁血症。

（5）低氯血症：急性肾衰竭时，钠和氯以相同的比例丢失，所以低氯血症常伴有低钠血症。若患者有呕吐或持续胃管抽吸，造成大量胃液丢失，则氯与氢的丢失较多，可出现低氯血性碱中毒。

相应的症状还有厌食、恶心、呕吐、腹胀等，少数可有胃肠道出血。此外，还有头痛、嗜睡、肌肉抽搐、惊厥等神经系统并发症，高血压和心力衰竭，心律失常及心包炎等。并发感染，以呼吸道、泌尿道和伤口感染为多见，发生率为30%～70%，也是急性肾衰竭的主要死亡原因。

2. 多尿期

少尿后期，尿量逐渐增多。当每日尿量超过500 mL时，即转入移行阶段。此时尿毒症症状仍处在高峰。当尿量增为1 500～2 000 mL时，水肿开始消退，血压、血肌酐、尿素氮浓度逐渐下降，酸中毒及尿毒症状减轻，直至消失。由于肾小管功能尚未完全恢复，仍易出现失水、失钾、失钠等。本期经历2～3周，尿量逐渐恢复正常，然而浓缩稀释功能的恢复则较慢。

3. 恢复期

自多尿开始5～60天，尿素氮、血肌酐开始正常，肾小管的浓缩能力得以恢复。此期患者极虚弱、消瘦、贫血、乏力、气短。恢复期常需半年左右。

非少尿型急性肾衰竭并不少见，据统计可占发病数的25%～50%，在烧伤、创伤、使用肾毒性抗生素特别在甘露醇治疗后，其发生率较少尿型急性肾衰竭还多。非少尿型急性肾衰竭可有下述表现：每日尿量＞500 mL。尿渗透压/血渗透压＜1.1。血肌酐、尿素氮进行性增高。尿比重、尿沉渣、血液化学检查等及临床表现均与少尿型急性肾衰竭相似。由于尿量不减少，极少发生水中毒、高血压及高钾血症，肾损害相对较轻，恢复较迅速。

（二）实验室及其他检查

1. 尿的改变

尿中有蛋白（+～++），红、白细胞及颗粒管型，偶可见到粗大的上皮细胞管型（肾衰管型），尿比重低，（1.010～1.015），尿钠浓度则升高（＞30 mmol/L），尿渗透压降低接近血浆水平。

2. 血液检查

血液检查白细胞计数常增高，在（10.0～20.0）×10^9/L。贫血，其程度视有无失血、溶血、氮质潴留及血液稀释程度等而定。血尿素氮、肌酐逐日增加，磷酸盐、血清钾等均增高，与疾病的严重程度成正比，血清钠、氯、钙、pH值及二氧化碳结合力均降低。

3. X线检查

①尿路平片：从肾影大小获知有无慢性肾疾患及输尿管结石梗阻。②逆行肾盂造影：考虑有梗阻性病变的患者，应先做此检查。③肾动脉造影：对肾动脉栓塞有诊断意义。

4. B超检查

B超检查可测定肾脏大小以及观察肾盂或尿路系统的状况，有助于确定肾后性梗阻。

5. 核素检查

核素检查早期肾图可显示肾前缺血、肾后梗阻及肾器质性病变、肾衰竭的不同曲线，对病情判断有一定意义。恢复期可通过肾图观察肾功能恢复情况。

（三）诊断

在严重创伤或严重感染的患者，大手术后，特别是术中曾有低血压的患者，若出现尿量减少，尿比重低，血清肌酐值有上升者，应考虑有急性肾衰竭的可能。此时应详细分析病史、体格检查、实验室检查，排除心排出量不足或血容量不足所致少尿及尿路梗阻后即可诊断。

（四）鉴别诊断

急性肾衰竭应注意与肾前性少尿、急性尿路梗阻、急性肾小球肾炎、急进性肾小球肾炎、肾静脉血栓形成、肾动脉或腹主动脉栓塞或血栓形成、恶性高血压以及妊娠高血压综合征、急性肾髓质坏死、急性肾皮质坏死等相鉴别。

三、治疗

急性肾衰竭的治疗原则主要是纠正生理功能的紊乱，防止发生严重并发症，尽力维持患者生命，以待肾功能的恢复。其中，急性水中毒、高钾血症是严重威胁患者生命的重要原因，处理应特别重视。

（一）纠正可逆的病因，预防额外的损伤

急性肾衰竭首先要纠正可逆的病因。对于各种严重外伤、心力衰竭、急性失血等都应进行治疗，包括输血，等渗盐水扩容，处理血容量不足、休克和感染等。应停用影响肾灌注或肾毒性的药物。

应用小剂量多巴胺（每分钟 $0.5 \sim 2\ \mu g/kg$）可扩张肾血管，增加肾血浆流量以增加尿量，但循证医学没有证据表明其在预防或治疗急性肾衰竭上有效。由于使用小剂量多巴胺也会增加包括心律失常、心肌缺血、肠缺血（伴增加革兰阴性菌菌血症）和抑制垂体激素分泌的危险，故临床上不应常规使用。

应用利尿药可能会增加尿量，从而有助于清除体内过多的液体，但循证医学尚未证实利尿药治疗能改变急性肾衰竭的临床病程或降低死亡率。其他药物治疗如心钠肽（ANP），IGF-1 等也均未证实对急性肾衰竭治疗有帮助。

（二）少尿期的治疗

少尿期常因急性肺水肿、高钾血症、上消化道出血和并发感染等导致死亡。故治疗重点为调节水、电解质和酸碱平衡，控制氮质潴留，供给适当营养，防治并发症和治疗原发病。

1. 卧床休息

所有急性肾衰竭患者都应卧床休息。

2. 饮食

能进食者尽量利用胃肠道补充营养，给予清淡流质或半流质食物为主。酌情限制水分、钠盐和钾盐。早期应限制蛋白质（高生物效价蛋白质 $0.5\ g/kg$），重症急性肾衰竭患者常有明显胃肠道症状，从胃肠道补充部分营养先让患者胃肠道适应，以不出现腹胀和腹泻为原则，然后循序渐进补充部分热量，以 $500 \sim 1\ 000\ kcal$ 为度。过快、过多补充食物患者多不能吸收，导致腹泻。

3. 维护水平衡

少尿期患者应严格计算24小时出入水量。24小时补液量为显性失液量及不显性失液量之和减去内生水量。显性失液量系指前一日24小时内的尿量、粪、呕吐、出汗、引流液及创面渗液等丢失液量的总和；不显性失液量系指每日从呼气失去水分（400～500 mL）和从皮肤蒸发失去水分（300～400 mL）。但不显性失液量估计常有困难，故亦可按每日12 mL/kg计算，并考虑体温、气温和湿度等。一般认为体温每升高1℃，每小时失水量增加0.1 mL/kg；室温超过30℃，每升高1℃，不显性失水量增加13%；呼吸困难或气管切开均增加呼吸道水分丢失。内生水系指24小时内体内组织代谢、食物氧化和补液中葡萄糖氧化所生成的水总和。食物氧化生成水的计算为1 g蛋白质产生0.43 mL水，1 g脂肪产生1.07 mL水和1 g葡萄糖产生0.55 mL水。由于内生水的计算常被忽略，不显性失水量计算常属估计量，致使少尿期补液的准确性受到影响。为此，过去多采用"量出为入，宁少勿多"的补液原则，以防止体液过多。但必须注意有无血容量不足因素，以免过分限制补液量，加重缺血性肾损害，延长少尿期。下列几点可作为观察补液量适中的指标：①皮下无脱水或水肿现象；②每日体重增加，若超过0.5 kg或以上，提示体液过多；③血清钠浓度正常，若偏低，且无失盐基础，提示体液潴留可能；④中心静脉压在6～10 cmH₂O，若高于12 cmH₂O，提示体液过多；⑤胸部X线片血管影正常，若显示肺充血征象，提示体液潴留；⑥心率快、血压升高，呼吸频速，若无感染征象，应怀疑体液过多。

4. 高钾血症的处理

严格限制含钾药物和食物的摄入。当血钾>6.5 mmol/L，需紧急处理：①10%葡萄糖酸钙10～20 mL，稀释后缓慢静脉注射，以对抗钾的心脏毒性；②5%碳酸氢钠100～200 mL静脉注射，以拮抗钾对心肌的抑制，并促使钾进入细胞内；③50%葡萄糖50～100 mL加普通胰岛素6～12 U静脉注射，使钾向细胞内转移；④透析疗法是治疗高钾血症最有效的方法。

5. 钠平衡失调的处理

稀释性低钠血症，应限制水的摄入，必要时予高渗盐水静脉注射或透析治疗。如有高钠血症，应适当放宽水的摄入。

6. 代谢性酸中毒的处理

非高分解代谢型肾小管坏死，一般代谢性酸中毒并不严重。高分解代谢型肾小管坏死，酸中毒发生早，程度重。当血二氧化碳结合力<15 mmol/L，可给予5%碳酸氢钠治疗。对严重的酸中毒，应立即行透析治疗。

7. 低钙血症、高磷血症的处理

对无症状性低钙血症，不需处理；有症状性低钙血症，可临时静脉补钙。中、重度高磷血症可予氢氧化铝凝胶或碳酸钙口服。

8. 呋塞米和甘露醇的应用

急性肾小管坏死少尿患者在判断无血容量不足的因素后，可以试用呋塞米。呋塞米可扩张血管、降低肾小血管阻力，增加肾血流量和肾小球滤过率，并调节肾内血流分布，减轻肾小管和间质水肿。早期使用有预防急性肾衰竭的作用。关于每日剂量，有学者主张 200 mg 静脉注射为度，1~2 次/日，无效则停止继续给药。既往曾有报道每日超过 1 g 剂量，如此大剂量呋塞米对肾实质可能有损害，目前血液净化技术已普遍应用，对利尿无反应者有透析指征时应早期透析。过多依赖呋塞米拖延透析治疗，可增加并发症发生，同时也增加呋塞米的耳源性毒性。甘露醇作为渗透性利尿药可应用于挤压伤患者强迫性利尿，但对已确诊为急性肾小管坏死的少尿（无尿）患者应停用甘露醇，以免因血容量过多，诱发心力衰竭和肺水肿。

9. 心力衰竭的治疗

心力衰竭最主要的原因是钠水潴留，致心脏前负荷增加。由于此时肾脏对利尿剂的反应很差，同时心脏泵功能损害不严重，故洋地黄制剂疗效常不佳，合并的电解质紊乱和肾脏排泄减少，则使洋地黄剂量调整困难，易于中毒，应用时应谨慎。内科保守治疗以扩血管为主，尤以扩张静脉、减轻前负荷的药物为佳。透析疗法在短时间内可通过超滤清除大量体液，疗效确实，应尽早施行。

10. 贫血和出血的处理

急性肾衰竭的贫血往往较慢性肾衰竭为轻，血红蛋白一般在 80~100 g/L，可不予特殊处理。中、重度贫血应注意引起肾衰竭原发病和肾衰竭合并出血的可能。治疗以输血为主。急性肾衰竭时消化道大量出血的治疗原则和一般消化道大量出血的处理原则相似，但通过肾脏排泄的抑制胃酸分泌药（如西咪替丁、雷尼替丁等）在较长期应用时，需减量使用。

11. 营养

补充营养以维持机体的营养状况和正常代谢，这有助于损伤细胞的修复和再生，提高存活率。急性肾衰竭患者每日所需能量应为每千克体重 35 kcal。主要由碳水化合物和脂肪供应；蛋白质的摄入量应限制为 0.8 g/（kg·d），对于有高分解代谢或营养不良以及接受透析的患者的蛋白质摄入量可放宽。尽可能地减少钠、钾、氯的摄入量。不能口服的患者需静脉营养补充必需氨基酸及葡萄糖。

12. 感染的预防和治疗

开展早期预防性透析疗法以来，在少尿期死于急性肺水肿和高血钾症者显著减少。少尿期主要原因是感染，常见为血液、肺部、尿路、胆管等感染。应用抗生素时，由肾脏排泄的抗生素在体内的半衰期将延长数倍至数十倍，极易对肾脏引起毒性反应。因此，需根据细菌培养和药物敏感试验，合理选用对肾脏无毒性的抗菌药物治疗，如第二或第三代头孢菌素、各种青霉素制剂、大环内酯类、氟喹诺酮类等。原则上氨基糖苷类、某些第一代头孢菌素及肾功能减退易蓄积而对其他脏器造成毒性的抗生素，应慎用或不用。但近年来，耐甲氧西林金葡菌、肠球菌、假单胞菌属、不动杆菌属等耐药菌的医院内感染渐增多，故有时也需权衡利弊，选用万古霉素等抗生素，但需密切观察临床表现。有条件时，应监测血药浓度。许多药物可被透析清除，透析后应及时补充，以便维持有效血药浓度。

13. 透析疗法

透析治疗包括腹膜透析与血液透析。早期预防性透析可降低急性肾衰竭发生感染、出血和昏迷等并发症，使急性肾衰竭的治疗和预后得到很大改观。

急性肾衰竭透析的适应证：①有尿毒症症状；②血尿素氮＞28.5 mmol/L，血肌酐707 μmol/L 以上；③血钾在 6.5 mmol/L 以上或上升很快。

血液透析需用人工透析器。腹膜透析不需特殊设备，方便、安全、有效。但丢失蛋白质较多，容易感染为其缺点，若能严格消毒，注意补充营养，腹膜透析可作为急性肾衰竭的首选透析疗法。

14. 其他

纠正水、电解质和酸碱紊乱，预防和治疗感染。

（三）多尿期治疗

此期治疗重点仍为维持水、电解质和酸碱平衡，控制氮质血症，治疗原发病和防治各种并发症。多尿期开始即使尿量已超过 2 500 mL/d，血尿素氮仍可继续上升，故对已进行透析者，应维持透析，当一般情况明显改善后可暂停透析观察，病情稳定后停止透析。

（四）恢复期治疗

在恢复期一般不需特殊治疗，但应避免使用对肾有毒的药物，定期复查肾功能，如原发病尚未痊愈，应继续治疗。

四、护理与健康教育

急性肾衰竭的预后与原发病性质，患者年龄，原有慢性疾患，肾功能损害的严重程度，早期诊断和早期透析与否，有无多脏器功能衰竭和并发症等因素有关。随着透析疗法的不断改进和早期预防性透析的广泛开展，直接死于肾衰竭本身的患者显著减少，而主要死于原发病和并发症，尤其是多脏器功能衰竭。

应教育急性肾衰竭患者积极治疗原发疾病，及时发现与治疗血容量不足，增加抵抗力，减少感染的发生，避免伤肾的食物、药物和毒物等进入体内。

（范秀芳）

第六节　慢性肾功能衰竭

慢性肾功能衰竭（CRF，简称慢性肾衰竭），是指各种肾脏疾病晚期，出现以代谢产物潴留，水、电解质和酸碱平衡紊乱为主要表现的临床综合征。

一、病因和发病机制

（一）病因

慢性肾衰竭的常见病因有：

1. 原发性肾脏疾病

如肾小球肾炎、慢性肾盂肾炎、小管间质性肾病、遗传性肾炎、多囊肾等。

2. 继发性肾脏病变

如系统性红斑狼疮性肾病、糖尿病肾病、高血压肾小动脉硬化症、各种药物和重金属所致的肾病。

3. 尿路梗阻性肾病

如尿路结石、尿道狭窄、前列腺肥大等。近年国外不少学者认为最常见的病因依次为糖尿病肾病、高血压肾病、肾小球肾炎、多囊肾等；在我国则为：原发性慢性肾炎、梗阻性肾病、糖尿病肾病、狼疮性肾炎、高血压肾病、多囊肾等。

（二）发病机制

慢性肾衰竭的发病机制未完全明了，有以下主要学说：

1. 健存肾单位学说

肾脏病患者其部分肾单位受损而失去功能，另一部分肾单位受损较轻者或仍属正常者，为适应机体的需要，增加负荷使肾功能得以代偿。如病变继续发展，健存肾单位越来越少，则出现肾功能不全、尿毒症。

2. 矫枉失衡学说

肾功能减退时某些代谢产物在体内蓄积，为了矫正这一不平衡，体内发生新的变化以维持平衡状态，但这一新的变化又导致新的不平衡而产生临床症状。如肾功能不全，磷排泄减少，血磷增高和血钙减少，两者促使甲状旁腺激素持续分泌增加，导致肾性骨病、周围神经病变、软组织钙化、皮肤瘙痒等。故造成新的不平衡使病情逐渐加重。

3. "三高"学说——肾小球高压、高灌注、高滤过

该学说认为某些原因导致残余肾单位代偿地发生肾小球血流量增加、入球动脉扩张和（或）出球动脉收缩，肾小球内出现"三高"现象，导致肾小球毛细血管壁损伤，系膜区大分子物质沉积，肾小球硬化。

4. 肾小球高分解代谢学说

该学说认为由于肾小球的高滤过，原尿生成增多，肾小管重吸收也增加，其耗能增加，以分解代谢为主，并且产生自由基，细胞的脂质过氧化，使肾间质、肾小管及肾小球损伤直至硬化。

5. 脂质代谢紊乱和动脉粥样硬化学说

该学说认为肾小球硬化的发病机制与动脉粥样硬化的发病机制相似，因为多种肾脏疾病均有脂质代谢紊乱，而且，系膜区有低密度脂蛋白（IDL）的沉积。病理发现硬化灶类似粥样硬化灶。此外，当肾功能下降时，血液中的中、小分子毒素，如尿素、肌酐、胍类、酚类和吲哚类等增加，也可产生某些慢性肾衰竭的症状。

二、诊断

（一）临床表现

慢性肾衰竭的患者一般有多年的原发性或继发性慢性肾病史，因此，应详细询问患者的患病经过，包括首次起病前有无明显的诱因，疾病类型、病程长短、病程中出现了哪些主要症状、有何特点，既往有无加重，有何诱因，治疗经过。病情有无逐渐加重、出现新的症状等。

了解既往治疗及用药情况（包括曾用药物的种类、剂量、用法、疗程、患者对药物的反应及不良反应等）。

慢性肾衰竭的早期，除氮质血症外，往往无临床症状，而仅表现为基础疾病的症状，到了病情发展到残余单位不能调节适应机体最低要求时，尿毒症症状才会逐渐表现出来。

1. 心血管系统症状

1）高血压及高血压引起的头痛。

2）心包炎或心包积水，有心包填塞现象。

3）心力衰竭：是常见的死亡原因之一。

4）动脉粥样硬化：本病动脉粥样硬化进展迅速，是主要的死亡原因之一。

2. 消化系统症状

消化系统症状是本病最早和最常见的症状。

1）舌和口腔溃疡、腮腺炎或牙龈出血，口腔可闻及尿臭味。

2）食欲缺乏、恶心与呕吐、上腹部饱胀、腹痛或腹泻。

3）消化道溃疡或出血。

3. 神经系统症状

1）注意力不集中、焦虑不安以及失眠是肾衰竭早期常有的精神症状，后期会出现性格的改变。尿毒症时常有精神异常、谵妄、幻觉、昏迷等。

2）晚期肾衰竭时常有周围神经病变，感觉神经较运动神经显著，尤以下肢远端为甚。最常见的为肢端袜套样分布的感觉丧失。

4. 血液系统表现

表现为贫血和出血。贫血是慢性肾功能不全必有的临床表现之一。主要由于促红素（EPO）生成减少，毒素潴留使红细胞寿命缩短及缺铁、缺叶酸等营养不良性贫血。

5. 皮肤症状

1）尿毒霜：尿素随汗在皮肤排出。

2）皮肤瘙痒：是最常见的症状。

3）尿毒症面容：贫血、色素沉着于皮肤、面部有轻度水肿所致。

6. 呼吸系统表现

酸中毒时呼吸深而长，尿毒症毒素可致尿毒症性肺炎、支气管炎、胸膜炎，体液过多可引起肺水肿。

7. 肾性骨营养不良症

肾性骨营养不良症有纤维性骨炎、尿毒症骨软化症、骨质疏松症和骨硬化症。

8. 泌尿生殖系统症状

1）早期为多尿、夜尿增多、水肿，晚期少尿，甚至无尿。

2）女性有月经量减少或闭经、不孕。

3）男性有阳痿和性欲减低现象，生殖力减弱。

9. 水、电解质、酸碱平衡失调

1）失水和水过多：肾功能不全对水的调节能力下降，即易失水又易水过多，是肾功能不全的重要特点。

2）高钾血症：输库存血、酸中毒也会进一步加重高钾血症。表现为心率过缓、传导阻滞等。严重时心搏骤停，需及时、正确处理。

3）低钙、高磷血症：低钙、高磷血症是本病最常见的表现。肾功能不全时，由于活性维生素 D_3 合成减少，使钙从肠道吸收减少，加之磷的排出减少，进一步加重了低钙血症，由于低钙血症使血中甲状旁腺激素增加。

4）代谢性酸中毒：代谢性酸中毒是慢性肾衰竭必有的表现之一。主要由于酸性代谢产物的潴留，肾小管的排氨、泌氨作用的下降以及腹泻造成碱性物质的丢失，轻者无明显表现，严重者出现呼吸深大、嗜睡、昏迷等。

10. 继发感染

尿毒症患者因体液免疫和细胞免疫功能低下，极易继发感染。常见部位为肺、泌尿系及腹膜腔等，常可引起死亡。

（二）实验室及其他检查

1. 尿常规检查

随原发病不同而有较大差异，可有明显异常或轻微变化，有时可完全正常。

2. 血常规检查

明显贫血，血小板减少。

3. 肾功能检查

血尿素氮、肌酐早期可不高，晚期明显升高。内生肌酐清除率、尿浓缩稀释试验均明显减退。

4. 血生化检查

血浆蛋白降低，总蛋白 < 60 g/L，白蛋白降低更显著，常可在 30 g/L 以下。血钙偏低，而血磷高，血钾、血钠则随病情而定，可高、可低或正常。

5. 血气分析

提示代谢性酸中毒。

6. 其他检查

X 线尿路平片和造影、同位素肾图、肾扫描、肾穿刺活组织检查等，对病因诊断常有重要意义。

（三）诊断要点

慢性肾脏疾病病史、临床表现以及内生肌酐清除率下降或血肌酐升高、贫血、双肾缩小即可诊断为慢性肾衰竭。但一个完整的诊断还要结合病因和功能诊断。主要与急性肾衰竭鉴别，后者有导致急性肾衰竭的原因、肾脏增大、贫血不明显等。

三、治疗

慢性肾衰竭时肾功能损害程度不同，治疗措施也不完全相同。早、中期慢性肾衰竭的主要治疗方法包括：病因和加重因素的治疗、营养治疗、并发症治疗和胃肠道透析等。终末期肾衰竭的治疗除上述治疗外，其主要有效治疗方法为透析和肾移植。

（一）治疗基础疾病和使肾衰竭恶化的因素

有些引起慢性肾衰竭的基础疾病经积极治疗后，其肾功能可有不同程度的改善。如狼疮肾炎的尿毒症。去除某些使肾衰竭恶化的可逆因素，亦可使肾功能得到改善。如纠正低血容量、积极控制感染、解除梗阻或纠正高尿酸血症、纠正心力衰竭、停止肾毒性药物的使用等。

（二）延缓慢性肾衰竭的发展

强调在慢性肾衰竭的早期进行。饮食疗法：应给予优质低蛋白、高热量、多维生素和易消化饮食。每日蛋白质摄入量为 30 g 左右，以含人体必需氨基酸的动物蛋白（如牛奶、蛋类、瘦肉和鱼）为主，尽量少食植物蛋白。每日热量不少于 35 kcal/kg，不足者由糖和植物油供给。应选择容易消化和富含维生素 B、维生素 C、维生素 D 等食物。纠正水、电解质和酸碱平衡失调。水钠平衡：对水肿明显、尿量过少者，应严格限制食盐的摄入量，并应用呋塞米利尿，严重者应及时用透析疗法；对脱水和低钠血症者，及时口服补充，重者静脉注射适量 5% 葡萄糖盐水。低钾和高钾血症：轻度低钾血症口服氯化钾和枸橼酸钾 1～2 g，每日 3 次，重者静脉注射氯化钾；高钾血症处理参见急性肾衰竭。高磷和低钙血症：高磷血症者除限制磷的摄入外，还可给予碳酸钙 2 g 或氢氧化铝 10～20 mL，每日 3 次口服。低钙血症者，可口服葡萄糖酸钙或乳酸钙，出现低钙抽搐时，缓慢静脉注射 10% 葡萄糖酸钙 10～30 mL。代谢性酸中毒：当二氧化碳结合力在 13.5 mmol/L 以上时，可给予碳酸氢钠 1～2 g，每日 3 次口服；若小于 13.5 mmol/L，则应静脉补碱。补碱不宜过快，以免发生低血钙和低血钾。

（三）对症治疗

1. 恶心、呕吐

甲氧氯普胺 5～10 g，口服或肌内注射，每日 2～3 次；口服多潘立酮（吗丁啉）10 mg，每日 3 次；重者可用氯丙嗪 25 mg，肌内注射或口服。

2. 高血压

可顺序使用下述药物。①利尿剂：呋塞米 20～40 mg，每日 2 次口服；②钙离子拮抗剂：硝苯地平（心痛定）5～20 mg，每日 3 次口服；③血管扩张剂：哌唑嗪 0.5～1 mg，每日 3 次口服；④血管紧张素转换酶抑制剂：卡托普利 12.5～25 mg，每日 3 次，口服。

3. 贫血

应用促红细胞生成素，对纠正肾性贫血效果显著，同时补充铁剂和叶酸。贫血严重者，可适量输入鲜血或红细胞悬液。

4. 心力衰竭

应限制水、钠摄入，采用强心、利尿、扩血管治疗，并配合透析治疗。

（四）透析治疗

透析治疗是用人工方法代替肾排泄功能，以帮助患者渡过危险期，维持终末期患者生命，或为肾移植做准备。目前临床常采用腹膜透析和血液透析。

（五）肾移植

将同种异体健康肾脏移植给尿毒症患者，是一种理想的治疗方法。肾脏的来源包括亲属供给和取自尸体。我国自 20 世纪 50 年代以来肾移植工作取得很大进展，特别是 70 年代以后临床广泛应用环孢霉素 A 以及组织配型技术的发展，使肾移植存活率显著提高，从 20 世纪 50 年代初期的 14%～52% 上升到 20 世纪 80 年代的 90%（亲属供肾）和 70%（尸体肾），移植人数在逐年增加。由于肾脏来源受到限制，组织配型很难完全接近，抗排异药物带来的不良反应等尚未完全解决，肾移植患者 10 年以上的存活率还比较低。今后随着免疫、抗排异技术的不断进展，肾移植必将逐渐完善，成为一种有效的治疗措施而得到广泛应用。

四、护理与健康教育

（一）生活指导

注意劳逸结合，避免劳累和重体力活动。严格遵从饮食治疗的原则，注意水钠限制和蛋白质的合理摄入。

（二）预防指导

注意个人卫生，保持口腔、皮肤及会阴部的清洁。皮肤痒时避免用力搔抓。注意保暖，避免受凉。尽量避免妊娠。

（三）病情观察指导

准确记录每日的尿量、血压、体重。定期复查肾功能、血清电解质等。

（四）用药指导

严格遵医嘱用药，避免使用肾毒性较大的药物，如氨基糖苷类抗生素等。

（五）透析指导

慢性肾衰竭患者应注意保护和有计划地使用血管，尽量保留前臂、肘等部位的大静脉，以备用于血液透析治疗。已行透析治疗的患者，血液透析者应注意保护好动静脉瘘管，腹膜透析者保护好腹膜透析管道。

（六）心理指导

注重心理调节，保持良好的心态，培养积极的应对能力。

（范秀芳）

第七节　血液净化技术

血液透析

19 世纪苏格兰化学家 Thomas Graham 首先提出"透析"这个概念。1912 年美国 Johns Hopkins 医学院 John Abel 及其同事第一次对活体动物进行弥散试验，次年展示出他们用火棉胶制成的管状透析器并命名为人工肾。20 世纪 30 年代后期荷兰学者 Kolff

首先研制成转鼓式人工肾，试用于治疗急性肾衰竭的患者，这是历史上首例经人工肾成功救活肾衰竭患者的案例。在第二次世界大战期间，加拿大学者成功研制成第一台蠕管型人工肾。1960 年挪威 Kiil 在 3 块聚丙烯之间放 4 层赛璐酚膜，研制成平板型透析器，从而促使人工肾得以发展和普及。1967 年 Lipps 把醋酸纤维拉成直径 200 μm 的空心纤维，把 8 000 ~ 10 000 根纤维装在一个硬壳内，这就是空心纤维透析器。它体积小，具有清除率高、除水能力强的优点。至今，透析器已有 200 多种类型，明显提高了血液透析的效果。

一、水和溶质清除作用原理

（一）水的清除

水的清除统称为超滤。有以下两种清除方式：半透膜两侧溶液中水可由渗透压低侧向渗透压高侧移动，称为渗透；另一种是人为地加大膜一侧液面压力，使膜两侧有流动差（跨膜压），加速分子跨膜移动（从加压侧向不加压侧），称为对流。渗透作用的水清除量与半透膜两侧溶液渗透压差有关；而对流作用的水清除量则与半透膜两侧静水压差有关。

（二）溶质的清除

1. 弥散

弥散是指各种物质的分子或颗粒都呈无规律的热运动，又称布朗运动。这些物质可由高浓度向低浓度方向移动，逐渐达到两处浓度相等。

2. 对流

对流是指溶质随着溶剂（水）的跨膜移动而移动，它的移动速度比扩散快得多。

3. 吸附

吸附是通过正、负电荷的相互作用或范德华力的作用，溶质与固定吸附剂（临床常用树脂和活性炭）结合而被清除。当吸附剂上固定了某种溶质的抗体，溶质作为抗原与吸附剂上抗体结合而被清除，称为免疫吸附。另外，一些特殊半透膜或吸附剂，能特异性地与需清除物质分子表面的一些化学基团结合，从而特异性地清除致病物质。

4. 分离

分离是利用孔径较大的半透膜或离心的方法，将血浆与血细胞分离，弃除血浆（带有致病物质），再把细胞成分与弃去血浆等量的置换液一起回输体内，称为分离。

二、血液透析装置

血液透析是根据膜平衡原理将患者血液与含一定化学成分的透析液同时引入透析器内，在透析膜两侧流过，分子透过半透膜做跨膜移动，达到动态平衡。患者体内积累的小分子有害物质得到清除，人体所需的某些物质也可由透析液得到补充，所以血液透析能部分地代替正常肾脏功能，延长患者生命。

血液透析俗称"人工肾"，即将血液与透析液分置于一人工合成的半透膜两侧，利用各自不同的浓度和渗透压互相进行扩散和渗透的治疗方法。血液透析可将患者体内多余的水及代谢废物排出体外，并从透析液中吸收机体缺乏的电解质及碱基，以达到纠正水、电解质及酸碱平衡的目的。

（一）透析机

1. 基本构造

由于透析机的基本功能是把血液从体内引出来，通过体外循环在透析器内与透析液进行物质交换，然后将血液输入体内，故其基本结构就分为两大部分，体外循环系统和透析液系统。为了保证透析过程中患者的安全，两个系统均附加多种精密的监控装置，致使透析机变得复杂及专业化。

1）体外循环系统：包括血泵、肝素泵、血流量表、动脉压表、静脉压表和空气探测器。主要配件是透析器和动、静脉血液管道。

2）透析液系统：包括比例泵、透析液流量计、加温装置、漏血探测器、负压泵和电导度计。

2. 体外监护报警装置

即动脉压报警、静脉压报警、漏血报警、空气报警、透析液温度报警、透析液浓度报警和负压报警7个报警装置组成了透析机的报警系统。这7种报警装置预先定好上限和下限，超过限度即自动发生报警，产生视觉和听觉信号，报警未排除，机器会自动不再继续进行透析。

3. 体外循环系统

血液透析的体外循环从动脉（实际是扩张的静脉远心端）穿刺针开始，通过血液管道与透析器相连，再从透析器通过血液管道回到静脉穿刺针。透析器前的部分称动脉血路；透析器后的部分称静脉血路。动脉血路上的第一个侧管通动脉压测量器；接着是血泵。第二个侧管通肝素泵。动脉血路进透析器之前有一个除泡器；透析器后的静脉血路上还有一个大的除泡器，可以收集空气；并引出三个侧支，其作用：①测量静脉压；②注射或输液通道；③调节液面。静脉除泡器之后，有空气探测器和钳夹装置，最后在静脉穿刺针处结束体外循环。

1）血泵：普通内瘘动、静脉压差很小，因此，需要血泵为动力，以达到有效透析所必需的血流量200~300 mL/min（范围0~400 mL/min）。

2）血流量测定：小分子物质的清除率与血流量有关，因此，其测量有重要意义。

3）体外循环的压力：体外循环的压力在血泵前是负的；在血泵后是正的。

（1）动脉压：动脉压在血泵前测量，故为负压，它取决于血泵速度，动脉血流量，动脉针在血管内的位置、长度和内径。负压应尽可能小，以避免将血管壁抽进穿刺针管腔内，并且避免空气进入管道系统。

（2）静脉压：静脉压在血泵后测量，故为正压，它取决于血泵速度及回流血液在透析器、静脉针和血管内的阻力。血液通过透析器时压力下降，但使用平板型和空心纤维透析器，压力仅轻度下降。静脉压如缓慢升高则是由于肝素化不足，除泡器滤网被纤维素阻塞；突然升高是静脉血路受压扭曲。静脉压缓慢下降见于血压下降；突然下降见于动脉血流减少或阻断。

4）空气探测器：空气栓塞的发生率为0.05%，原因为泵前输液或透析时关闭了空气报警。以超声空气探测器最为灵敏而少误差。

4. 透析液系统

1）透析液供给装置：现代化透析液供给装置均采用自动混合装置，分为中央式透析液供给系统或单机透析液混合装置，前者通过管道把混合好的透析液供给每架机器，但透析液成分不能个体化，还易污染；后者可根据患者需要改变透析液成分，一旦失灵，只影响一位患者，可用备用机器随时替换。由活塞式比例泵或电导度控制混合系统将净化水与浓缩透析液按比例混合制成透析液。由电导度监护装置控制，防止不合比例的透析液进入透析器。

2）电导度：溶液电导度是由它的总离子浓度和温度决定的。电导度的校准是用 Na^+ 和 Cl^- 的含量（mmol/L）来设置的，且必须严格，如超过规定值的 ±5% 则报警。

3）流量控制器：流量控制器由一个阈门构成，预先调好的流量是 500 mL/min。

4）加温器：透析液应维持在 37℃，温度显示器的精度要求 ±1℃，报警界限不要超过 41℃。热消毒水温约 90℃。

5）除气装置：除气装置是利用加温和负压除去透析液中的溶解气体，以免其透过半透膜进入血液侧，形成泡沫或堵塞部分透析器。

6）漏血探测器：漏血探测器是利用光度计持续监视透析器流出的透析液，如透析膜破裂，血液进入透析液，则光密度增加，发生报警。

7）透析液负压：为增加超滤以清除水分，可在透析液流出侧安装一个负压泵，使透析液侧产生负压，通过调节负压来调节超滤。现代化透析液供给装置尚可仅产生负压，而不让透析液进入透析器，以进行单纯超滤。

（二）影响透析效能的因素

1. 透析器性能

透析器性能包括膜面积、膜材料、膜厚度、溶质清除率、超滤系数等。

2. 血液和透析液的流量

在一定范围内血流量和透析液流量越高，清除率也越高。当常规血液透析时血流量 200～300 mL/min，透析液流量为 500 mL/min，此时溶质清除率已接近最大，如进一步增加血流量和透析液流量，溶质清除量增加较少。如采用高效透析器和高通量透析器，则血流量和透析液流量可分别增加到 300～400 mL/min 和 600～800 mL/min。

3. 透析时间

在一定范围内透析时间越长，溶质清除量也越大，但随着透析的进行，溶质血浓度逐渐降低，且透析膜表面也不断有纤维蛋白等黏着而影响透析膜清除效率，故一般常规血液透析的时间为每次 4～6 小时。由于常规血液透析对中、高分子溶质清除效率不如小分子溶质，故透析时间的延长对中、高分子溶质清除量增加较为明显。

4. 跨膜压

跨膜压（TMP）越大，则水清除越多，经对流作用清除的溶质也越多。一般最高 TMP 不超过 550 mmHg，以防止透析膜破裂。由于透析过程中小分子溶质主要靠弥散清除，而中、大分子溶质清除更多依赖于对流作用。故超滤量的增加主要提高中、大分子溶质清除量。如不伴超滤时，尿素和维生素 B_{12} 的清除率分别为 150 mL/min 和 20 mL/min，伴超滤时，两者的清除率分别为 152.5 mL/min 和 29 mL/min，尿素清除率仅升高

1.67%，而维生素 B_{12} 清除率则升高了45%。

5. 溶质分子量

在弥散过程中溶质清除量与溶质分子量有关，溶质分子量越小则清除率越高。因为扩散是溶质布朗运动的结果，分子量越小，运动速度越快，与半透膜撞击次数越多，清除量也越大。而在对流过程中溶质清除量与分子量无关，在膜截留分子量以下溶质的清除取决于溶液转运速率。一般分子量35 000 u 以上溶质不能被清除。

6. 透析机的维护消毒

透析结束或透析前，血液透析机可自动进行清洗和消毒，包括透析液供给系统的消毒。不同的机器有不同的要求，消毒冲洗的时间、方法和消毒剂种类、浓度应参照机器的说明书。消毒的目的是防止由透析液本身或由透析膜排出的废物附着透析液输送管道和排出道而引起细菌污染或引起机器运行发生故障。

1）各种类型的机器具有操作常规，操作者要掌握操作流程。

2）保持机器的清洁，每次上机后用清洁抹布擦洗干净，防止生理盐水、消毒液滴在机器上对机器造成腐蚀；下机后用消毒液进行表面擦洗。

3）同日两次透析之间进行化学消毒或热消毒。

4）消毒、脱钙、冲洗过程按照各机器的标准在机器内设置。常用的消毒液有5%的次氯酸钠、3.5%的过氧乙酸。热消毒的温度85～100℃，同样能达到杀灭病原微生物的目的。

5）机器定期保养，至少每月1次。保养内容包括机器内的除尘、机器管道的清洗和衔接、电导度的测试、超滤系统的检测等。

三、血管通路的建立

血管通路指体外循环血液引出和回流的通路。对血管通路方式的选择主要依据肾衰竭的类型（即估计透析时间的长短）、透析的紧急性、患者自身血管条件等因素。理想的血管通路要求有充足的血流量，一般在250～400 mL/min。不同血液净化技术对血流量的要求不同。

（一）动静脉内瘘

动静脉内瘘适用于慢性肾衰竭维持性血液透析患者。由动脉与邻近静脉吻合而成，最常选用桡动脉和头静脉，因为该部位易于反复穿刺及维护。动静脉内瘘吻合术后数周，静脉管壁由于压力的作用而增厚，可耐受反复穿刺。一般内瘘成熟需6～8周。当邻近血管条件差时，可进行自身血管移植或选用人造血管。动静脉内瘘引起动静脉短路，使心脏负荷增加1/100～1/5，应尽可能在透析前择期做动静脉内瘘，时机选择在内生肌酐清除率（Ccr）低于25 mL/min，预计1年内将做血液透析治疗者。

（二）中心静脉插管

中心静脉插管适用于急性肾衰竭等需紧急透析、慢性肾衰竭动静脉内瘘术前或内瘘堵塞等引起内瘘丧失功能时。常选择股静脉、颈内静脉和锁骨下静脉做中心静脉插管。操作简便，不易出血，不加重心脏负荷，对血流动力学影响小。一般保留2～3周。常见的并发症为血栓形成、血流量不足和感染。

由于血管条件所限，又需做长期透析者，也可选择颈内静脉或锁骨下静脉穿刺，体外段导管埋置于皮下隧道。这种方法的感染并发症显著低于一般的中心静脉插管，可留置数月至数年。

四、适应证和禁忌证

血液透析是一种安全有效的治疗技术，利用弥散、超滤和对流原理清除血液中有害物质和过多水分，是常用的肾脏替代疗法之一，也可用于治疗药物或毒物中毒等。

患者是否需要血液透析治疗应由有资质的肾脏专科医生决定。肾脏专科医生负责筛选患者、确定治疗方案等。

（一）适应证

1）终末期肾脏病透析指征：非糖尿病肾病肾小球滤过率（eGFR）＜ 10 mL/（min·1.73 m^2）；糖尿病肾病 eGFR ＜ 15 mL/（min·1.73 m^2）。当有下列情况时，可酌情提前开始透析治疗：严重并发症，经药物治疗等不能有效控制者，如血容量过多（包括急性心力衰竭、顽固性高血压）、高钾血症、代谢性酸中毒、高磷血症、贫血，以及体重明显下降和营养状态恶化（尤其是伴有恶心、呕吐）等。

2）急性肾损伤。

3）药物或毒物中毒。

4）严重水、电解质和酸碱平衡紊乱。

5）其他：如严重高热、低体温等。

（二）禁忌证

无绝对禁忌证，但下列情况应慎用。

1）颅内出血或颅内压增高。

2）药物难以纠正的严重休克。

3）严重心肌病伴有难治性心力衰竭。

4）活动性出血。

5）精神障碍不能配合血液透析治疗。

五、操作技术与疗效

（一）操作技术

1. 透析器的选择

多数选用空心纤维透析器及多层平板透析器。

2. 透析液选择

急性肾衰竭患者，选用碳酸氢盐进行常规透析较好。优点为从代谢观点看是比较符合生理的治疗，对心血管功能稳定性较好，血压控制较好，减少透析中及两次透析间的症状；缺点为透析液制备比较麻烦，需要新的附加设备，花费较大。碳酸氢盐透析适用于透析前有严重代谢性酸中毒，老年或心血管不稳定者，肝功能不全，存在与肺功能不全有关的缺氧症时。

3. 肝素化方法

通常有全身肝素化及局部肝素化两种方法。

1）全身肝素化：本法较简单，为常用的肝素化法，透析前按每千克体重 1～1.5 mg 计算，静脉内 1 次注入。透析器预充液内加肝素 10 mg，透析开始后每小时加入肝素 10 mg。这种方法适用于没有出血倾向和手术创面的患者。根据病情可略加大或减少肝素用量。在透析中静脉压增高，气泡驱除器中气泡增加，提示肝素用量不足，即将出现凝血现象，此时，应立即在透析器中加肝素 10 mg，透析结束前 1 小时停止使用肝素。

2）体外肝素化：在透析开始即从透析器的动脉端连续注入肝素，使透析器内凝血时间维持在 40～60 分钟；与此同时，在透析器的静脉端注入鱼精蛋白，以中和肝素，使体内凝血时间维持在 15 分钟以内。这样，既可防止透析器中凝血，又可防止肝素过多进入人体内引起出凝血障碍。体外肝素化发生透析器内凝血或透析后肝素反跳等并发症的机会较全身肝素化法高。

3）小剂量肝素化：对于有出血倾向和曾经有过出血病史的患者，是一种安全、有效的肝素化方法。在透析开始时首次注入小剂量肝素 5～10 mg，后每小时注入 5～10 mg，使体内凝血时间维持在 20～30 分钟。

由于在透析过程中，有众多的因素影响着凝血过程，因此，肝素的应用必须考虑到以下两个方面：

（1）每个患者对于肝素的敏感性以及肝素在每个患者体内的代谢速率都不尽相同，因此，无论是负荷量肝素还是维持量的肝素都应做到个体化。

（2）除了患者的个体因素外，在透析过程中，透析器及其管道的血相容性程度以及血流量大小对于凝血过程也有相当大的影响。譬如：同样的肝素用量，在血流量为 200 mL/min 的情况下有满意的抗凝效果，而当血流量降低到 100 mL/min 时则可能出现透析器内凝血。反之，如果透析器的血相容性相当好而血流量又能达到 300 mL/min 以上的话，甚至可以不用肝素而完成 3～4 小时的血液透析。

（二）疗效

1. 急性肾衰竭

对于急性肾衰竭患者，血液透析可有效维持水、电解质和酸碱平衡，纠正高钾血症、水钠潴留和代谢性酸中毒，并为抗生素、营养疗法的实施和原发病的治疗创造条件。目前，对于透析患者，急性肾衰竭的死亡原因主要为严重的原发病和并发症，而死于急性肾衰竭直接相关并发症如水钠潴留引起的急性左心衰竭、高钾血症和代谢性酸中毒者很少。

2. 慢性肾衰竭

影响血液透析治疗慢性肾衰竭疗效的因素较多。剩余肾功能较好、无明显其他脏器病变、营养状态较好者，预后较好。影响透析本身的因素主要是透析剂量和实施方法。目前已有部分患者依赖血液透析存活 20 年以上。

（三）透析充分性

血液透析充分性是指在摄入一定量的蛋白质的情况下，使血中毒素清除适量，并在透析间期使之保持在一定的低水平值，充分纠正酸碱和电解质失衡状态，透析后患者感到舒服和满意。

（四）透析处方

透析处方指为达到设定的溶质和水清除目标所制订的各项透析方案。包括透析器的选择、血流量和透析液流量、脱水量和速度、抗凝剂应用、透析频率和每次透析时间。一般每周透析 3 次，每次 4 ~ 6 小时，每周透析时间为 12 ~ 15 小时。体重高、食欲好、残余肾功能差时，应选用较大透析膜面积的透析器，并提高血流量和透析液流量。透析脱水量和速度的设定主要根据透析间期体重的增长、心功能和血压等。一般单次透析脱水量为干体重的 3% ，不超过 5% 。

六、透析故障及处理

（一）血流量

血流量≤100 mL/min 为流量不足，其原因为：①动静脉管道不通畅；②血容量不足而致低血压；③肝素量不足；④透析器或透析液温度过低。可做相应处理诸如监察管道、补充血容量、增加肝素用量和调节温度等。

（二）透析液流量不足

常见原因为负压泵功率小，流量计阻塞和透析液管道或平板阻塞等。查出原因后做相应处理。

（三）负压升高

透析时负压升高，常见于透析液管道折叠、阻塞、流量下降，以至破膜，应及时处理。

（四）静脉压异常

静脉压力过高系指超过 8.00 kPa，如≥13.3 kPa 则有凝血危险。常见原因为患者心功能不佳、肝素不足或血液高凝状态、透析管道内纤维蛋白析出阻塞滤网，应定时检查及时排除故障。静脉压力降低而血流不畅，常因患者血压下降、动静脉瘘不畅所致。

（五）机器性故障

常见原因：

1. 电源断电

停电时需停止透析，将手摇曲柄置于血泵轴上，用手转动，使血液返回体内。

2. 透析器破膜

负压过大或静脉端阻塞，跨膜压力超过 66.5 kPa 即可引起透析膜破裂。此时透析液呈血色，可见血液自空心纤维喷出，透析液出现泡沫。所有现代化机器均有高度敏感的漏血探测器，通过光电管监测，发出警报，自动停止透析。应更换透析器后再行透析。

3. 加温异常

温度过低可致凝血（≤35℃），过高可致溶血（≥43℃），前者常由于控制热敏电阻损坏、加热器失灵或加热棒表面有沉淀物所致，应及时处理，后者应立即停止加温。

4. 透析液浓度异常

透析液浓度由电导度计控制，偏离≤3%不报警，≥10%可引起致死性高钠血症和严重的低钠血症。随着备有电导度监护装置的现代化透析机问世，这种并发症已极少出现。

七、并发症的处理

（一）硬水综合征

此征的发生主要是血压不稳定，皮肤刺激征及有明显的胃肠道症状，由于对人体内环境的稳定干扰很大，一旦发生须立即中断治疗，以防造成不良后果。

（二）失衡综合征

失衡综合征是在透析中或透析结束后数小时出现的暂时性中枢神经系统及骨骼系统的急性医源性症状的总称。其原因目前普遍认为主要是由于血液中溶质浓度（主要是尿素）急速降低，使血液和脑组织间产生渗透压差，低钠透析液造成的钠平衡失调和透析液碱化剂的组成，血液 pH 值的变化和 HCO_3^- 在血液与脑脊液间的浓度差也是不可忽视的原因。此外，高效能透析器的使用，超滤量过大、过快等，故需要继续治疗者应适当输血以及平时加强营养，特别注意高效价动物蛋白的摄入量。静脉输入高张葡萄糖液，提高透析中葡萄糖含量以防该征的发生。

（三）出血

动脉外瘘管脱落，连续血路及穿刺针松脱，都可产生出血。应针对出血原因进行处理。

（四）凝血与溶血

此与肝素量、透析液温度及透析时间有关。故在透析过程中，要严密观察血流情况与温度的控制。

（五）心血管方面意外

在血液透析过程中患者发生血压下降、虚脱、休克其主要原因是动静脉瘘管增加了心脏负担，循环血量的改变以及输血所致的热原反应，透析液成分误差，血容量突然增加等。故要严密观察患者的体温、脉搏、呼吸及面色等情况的变化，并及时纠正出入血量的失衡，立即采取急救措施。

八、危急情况的处理

（一）失血

透析的过程也是一种体外循环的过程。由于透析器以及管道系统接头众多，加之血流量较大，所以任何部位发生滑脱都可以造成大出血而使患者在数分钟内迅速死亡。在透析过程中，一旦发现有上述危急情况出现时应迅速用血管钳阻断血流。随之关闭血泵，只要处理及时，患者可望脱险。

（二）空气栓塞

在透析过程中由于输液时操作不慎，或结束回血时操作不慎，可致空气逸入静脉内而造成栓塞。如发现有空气逸入静脉，应立即用血管钳阻断静脉管道。如大量空气逸入，患者可迅即死亡。如逸入量不多患者可出现呼吸困难、胸闷、烦躁、心动过速等症。此时，可立即将患者置于头低足高位，左侧卧位。以防脑栓塞。并按急性心力衰竭处理。

（三）溶血

常由以下原因造成：①透析液配制失误，浓度低于正常。甚至有误用纯水透析的。②透析液温度过高，甚至超过 50℃。在透析过程中，如果发现静脉管道中的血流变成半透明状，或者成为红葡萄酒样。则应高度怀疑溶血。此时应立即阻断血液，停止透析，患者可望得救。如证实为溶血，除立即去除直接因素外，还应输新鲜血并给予 5%碳酸氢钠静脉滴注。

（四）心搏骤停

在透析过程中，如出现心力衰竭、严重心律失常、休克等情况时可发生心搏骤停。一旦出现心搏骤停这一危急情况，应立即按复苏术进行抢救，其次才是停止透析、回血。

九、血液透析患者的护理

血液透析患者的护理是在透析全过程中对患者进行连续的全面观察，其中对临床表现、生命体征和血液体外循环进行严密监测最为重要。及早发现病情和不良反应，及时处理，保证透析安全，减少透析并发症，使患者逐渐康复，提高生活质量。

（一）患者入室教育

患者在接受血液透析前，建议血液透析护士对患者进行一次入室教育，内容包括：

1）让患者了解为什么要进行血液透析，了解血液透析对延长患者生命和提高生活质量的意义。重要的是，让患者理解并接受血液透析将是一种终身的替代治疗。

2）介绍血液透析在国内外的进展情况，建议带患者和家属参观血液透析室，提高患者对治疗的信心。

3）了解患者的心理问题，进行辅导和心理安抚。

4）指导患者掌握自我保护和自我护理的技能。

5）签署医疗风险知情同意书和治疗同意书。

6）介绍血液透析的环境和规章制度：挂号、付费、入室流程及透析作息制度、透析室消毒隔离制度，并介绍护士长、主治医生等工作人员。

7）进行全套生化（肾功能、电解质）检查，并了解患者的肝功能及乙型肝炎病毒（HBV）、丙型肝炎病毒（HCV）、人类免疫缺陷病毒（HIV）、梅毒（RPR）等感染情况。

8）填写患者信息：姓名、性别、年龄、婚姻状况、原发病、家庭角色、家庭地址、联系方法（必须有 2 个家庭主要成员）、医疗费用支付情况等。做好实名制登记，患者需提供身份证。

（二）患者透析前准备及评估

透析前对患者进行评估是预防和降低血液透析并发症的重要环节，内容包括：

1）了解患者病史（原发病、治疗方法、治疗时间），透析间期自觉症状及饮食情况，查看患者之前的透析记录。

2）测量血压、脉搏，有感染、发热及中心静脉留置导管者必须测量体温。

3）称体重，了解患者干体重和体重增长情况，同时结合临床症状与尿量，评估患者水负荷状况，为患者超滤量的设定提供依据。

4）抗凝：抗凝应个体化并经常进行回顾性分析，可根据患者凝血机制、有无出血倾向、结束回血后透析器残血量等诸多因素，遵医嘱采用抗凝方法和抗凝剂量。

5）血液通道评估：检查动静脉内瘘有无感染、肿胀和皮疹，吻合口是否扪及搏动和震颤，以确定血液通道是否畅通，做好内瘘穿刺前的准备；检查中心静脉导管的固定、穿刺出口处有否血肿及感染等情况。

6）对于维持性透析患者，要进行心理、营养状况、居家自我照顾能力以及治疗依从性的评估，以便对患者实施个体化护理方案，提高治疗的顺应性；对糖尿病或老年患者应采取针对性的护理措施；对危重患者，应详细了解病情，在及时正确执行医嘱之外，应进行重病患者的风险评估，并积极做好相应的风险防范准备，如备齐各种抢救用品及药物等。

7）透析前治疗参数的设定

（1）透析时间：诱导期透析患者，每次透析时间为2～3小时；维持性血液透析患者每周透析3次，每次透析时间为4～4.5小时。

（2）目标脱水量的设定：根据患者水潴留情况和干体重，结合临床症状，按医嘱设定，并可采用超滤曲线进行脱水，有助于改善患者对水分超滤的耐受性。若透析机有血容量监测（BVM）装置，可借助其确定超滤量。同时，也可应用钠曲线帮助达到超滤目标，降低高血压或低血压的发生率，但应注意钠超负荷的风险。

（3）肝素追加剂量：常规透析患者全身肝素化后，按医嘱设定每小时追加剂量，若应用低分子肝素或无抗凝剂透析则关闭抗凝泵。

（4）血液流量的设定（开始透析后）：血液流量值（以 mL/min 为单位）一般取患者体重（以千克为单位）的4倍，在此基础上可根据患者的年龄和心血管状况予以增减。

以上各项参数在治疗过程中均可根据患者治疗状况予以调整。

（三）透析过程中的监护

1. 建立体外循环

患者体外循环建立后，护士在离开该患者前应确定：动静脉穿刺针以及体外循环血液管路已妥善固定；机器已处于透析状态；患者舒适度佳；抗凝泵已启动；各项参数正确设定；悬挂500 mL 生理盐水，连接于体外循环血液管路以备急用。

2. 严密观察病情变化

严密监测生命体征和意识变化，每小时测量并记录一次血压和脉搏。对容量负荷过多、心血管功能不稳定、老年体弱、首次透析、重症患者应加强生命体征的监测和巡视，危重患者可应用心电监护仪连续监护。

3. 预防急性并发症

加强对生命体征的监测，重视患者主诉及透析机运转时各参数的变化，对预防和早期治疗急性并发症有着重要意义。

4. 抗凝

既要保证抗凝效果，又要防止出现出血并发症。根据患者的病情采用低分子肝素、小剂量低分子肝素、常规肝素、小剂量肝素、无肝素等方法。

5. 观察出血倾向

出血现象包括：患者抗凝后的消化道便血、呕血；黏膜、牙龈出血；血尿；高血压患者脑出血；女性月经增多；穿刺伤口渗血、血肿；循环管路破裂、透析器漏血、穿刺针脱落等。若发现患者有出血倾向，应及时向医生汇报，视情况减少肝素用量，或在结束时应用鱼精蛋白中和肝素，必要时终止透析。对于出血或手术后患者，可根据医嘱酌情采用低分子肝素或无抗凝剂透析。依从性差的患者治疗时应严加看护，使用约束带制动，以防躁动引起穿刺针脱离血管导致出血。

（四）透析后及透析间期的护理

患者在透析后及透析间期，应密切观察并发症的发生。

1）透析结束后要立即测血压和体重，嘱患者卧床休息，以防发生体位性低血压。

2）透析后要注意保持内瘘管通畅，穿刺点的压迫力量要适当，防止发生血肿的栓塞。护士及患者均应知道不在造瘘侧肢体测血压和采集血标本，禁止在插管处近端结扎肢体，以保证血液正常流动。指导患者预防血栓形成，如睡觉时不要压迫术侧肢体，术侧肢体不穿过紧衣服；不用术侧上肢背包、扛行李及提取重物。术侧上肢不过度活动、运动；保持术侧肢体体位舒适。透析术后早期教会患者锻炼术侧肢体，促进内瘘愈合。教会患者如何在动静脉瘘部位触脉搏和震颤，以检查动静脉血流是否通畅，如果脉搏和震颤消失可能是通路堵塞，需要立即就医。

3）血液透析常规使用肝素，要特别注意观察穿刺部位的出血情况。一般内瘘压迫止血 10~20 分钟即可，桡动脉、足背动脉穿刺应加压止血 30 分钟以上，并用沙袋或绷带等压迫止血数小时，如有出血倾向，可用鱼精蛋白中和。

4）注意水分控制，为减少透析并发症的发生，患者在两次透析之间的体重增长（即水分摄入）应控制在体重的 4% 以内。

5）透析过程中常丢失一定量的蛋白质、各种氨基酸和维生素等，因此，对慢性维持性透析的患者应注意营养补充。每周透析 2 次和 3 次的患者，每日每千克体重蛋白质摄入量为 1.0 g 和 1.5 g。用含必需氨基酸的高生物价蛋白如蛋、牛奶、瘦肉、鱼补充。有高血压、水钠潴留或心功能减退者要限制钠盐。高钾血症是造成心搏骤停的原因，应尽量少进含钾高的蔬菜、水果、坚果类、蘑菇、茶、可可、巧克力、速溶咖啡等。高磷血症可造成骨质变软，故应控制磷的摄入量，一般每日 <900 mg，含磷高的食物有奶制品、蛋白、心脏、肝脏、虾仁、肉松、豆制品、坚果类、花生、芝麻等。应适当补充水溶性维生素和微量元素。

6）做好心理护理。慢性维持性透析的患者，常因代谢性或器质性脑病而出现神经精神症状，也可因环境及心理影响而出现悲观、抑郁等症状。心理护理是其治疗过程中必不可少的重要环节。所以医护人员要了解患者的内心世界，同情理解患者，与患者交朋友，取得患者的信任。利用血液透析治疗与患者接触的机会进行交谈，注意倾听患者的叙述，帮助患者解除心中的苦闷、忧伤等情绪。同时，正确地宣教有关血液透析和肾移植治疗的知识，使患者看到未来，看到希望，树立信心，争取合作。

<h2 style="text-align:center">血液滤过</h2>

血液滤过是模拟肾小球的滤过功能而设计的，即将患者的动脉血引入具有良好通透性并与肾小球滤过膜面积相当的半透膜滤器中，使血液中的水分、氮质、中分子物质等被滤出，从而达到清除体内过多水分，排除氮质、中分子物质和酸性产物的目的。由于流经滤器的血流量仅为 200～300 mL/min（为正常肾血流量的 1/6～1/4），故在动脉端用血泵加压，并在半透膜对侧造成负压，从而扩大跨膜压（≤66.5 kPa），使流过滤器的 35%～45% 的血浆液体（无蛋白质）被滤出，滤过率为 60～90 mL/min（为正常肾小球滤过率的 1/2～3/4）。滤过率的大小取决于血流量、跨膜压、滤过膜面积和筛过系数。血液滤过 1 次的滤液总量约为 20 L，为了保持机体内环境的平衡，在滤器前（后）补回置换液约 18 L。现已研究模拟肾小管重吸收功能，超滤液经过处理（除去有害物质等）后重新输回体内，以免丢失蛋白质、氨基酸和生物活性物质。

一、血液滤过机

血液滤过机主要由血泵、负压泵、输液泵组成，用以保持和调整超滤液和置换液的平衡。其他诸如肝素泵、空气探测器、漏血探测器和各种压力监护器、加温装置与血液透析机相同。

二、滤器

基本结构与透析器相同，分空心纤维型和小型积层平板型。滤过膜是用高分子聚合材料制成的非对称膜（即微孔基础结构所支持的超薄膜），中、小分子的清除率相差不多，具备如下特点：①制备材料无毒、无致热源、与血液生物相容性好；②截留分子量明确，使小、中分子顺利通过，而大分子物质（如蛋白质等）不丢失；③高通透性和高滤过率；④蛋白质不易黏着其上，避免形成覆盖膜，影响滤过率；⑤物理性能高度稳定，能耐受一定压力。常用材料诸如赛璐珞醋酸纤维（A）、聚丙烯腈（PAN）、聚酰胺（PA）、聚甲基丙烯酸甲酯（PMMA）、聚砜（PS）和聚碳酸酯（PC）等。

三、置换液（平衡液）

基本配方为钠 140～150 mmol/L，钾 0～2 mmol/L，氯 104～118 mmol/L，钙 1.875～2.125 mmol/L，镁 0.5～1 mmol/L，乳酸钠 40～45 mmol/L（或醋酸钠 35～40 mmol/L），葡萄糖液 0～11.1 mmol/L。

由于血液滤过清除小分子物质（如尿素氮、肌酐）比血液透析差，故需要滤出相当量的超滤液才能达到治疗目的。但究竟需要滤出多少为宜，可采用下述方法确定。

（一）标准固定量

每次 20 L，每周 3 次。

（二）尿素动力学计算法

$$每周交换量（L）= \frac{每日蛋白质摄入量（g）\times 0.12 \times 7}{0.7（g/L）}$$

0.12 为每克蛋白质产生尿素氮克数；7 为每周天数；0.7 为超滤液中平均尿素氮浓度。

每周交换量除以 3 即为每次交换量。

（三）体重计算法

$$V/2 = 0.47 \times BW - 3.03$$

V/2 为血尿素氮降低 50% 时，每次治疗的超滤量；BW 为体重（kg）。

（四）残余肾功能计算法

血液滤过的目的是使患者的血浆清除率最少维持在 5 mL/min 以上。每日的超滤液应为 7.2 L（5 mL × 60 × 24），否则不能达到上述要求（指患者残余肾功能为零者）。每周的超滤量至少为 50.4 L，一般按 60 L 计。置换液与超滤液的比例为 1∶1，故置换液的最少用量为 60 L，可按每周 3 次，每次 20 L。

四、方式

（一）前稀释法

将置换液在滤器前输入。虽由于血液进入滤器前经置换液稀释，致血流阻力小，滤过量稳定，不易在滤过膜上形成蛋白覆盖层，但由于血液稀释后清除率低，要输入大量的置换液（50 ~ 70 L/次），目前已少用或不用。

（二）后稀释法

将置换液在滤器后输入。减少了置换液用量（20 ~ 35 L/次），提高了血浆清除率，目前采用此法为多。

（三）连续动静脉血液滤过

不用血泵和血滤机，将滤器直接与患者动静脉接通，利用动静脉血流压力差和重力作用进行持续超滤，超滤量和清除率不高，但由于长时间连续进行，可达到一定的疗效，血管稳定性好、病情重者最为适合。

五、适应证

适应证基本上与血液透析相同，但对下列情况优于血液透析。

（一）高血容量所致的心力衰竭

由于血液滤过能迅速等渗地清除体内过多的水分，故其既能有效减轻心脏的前负荷，又能维持血压稳定，对强心、利尿剂反应不佳的上述患者疗效甚佳。

（二）顽固性高血压

可能和有效地清除体内过多水分、加压物质有关，至少由于血液滤过进行时能保持心血管系统和细胞外液容量的相对稳定，从而避免了对肾素—血管紧张素系统的激惹。

（三）低血压和严重水钠潴留

血液滤过与血液透析过程中低血压的发生率分别为 5% 与 25% ~ 50%，其原因：①

能保持细胞外液的钠略高于细胞内，使细胞内水分向细胞外转移，故清除水分的同时仍维持细胞外液容量的稳定；②血容量过高时去甲肾上腺素浓度升高，周围血管阻力增加，保持血压稳定；③低氧血症轻于血液透析；④避免醋酸盐的副作用；⑤血浆渗透压稳定；⑥返回体内的血液温度低，可刺激加压反射；⑦滤器的滤过膜较透析器的滤过膜的生物相容性好。

（四）尿毒症性心包炎

由于对中分子物质及水分的清除较血液透析为佳，故血液滤过治疗心包炎的疗效较血液透析为佳。血液滤过治疗中并发心包炎者未见报告。

（五）周围神经病变

由于中分子物质的排除，左下肢腓总神经传导速度，可经血液滤过治疗明显改善。且血液滤过治疗中周围神经病变发病率低。

（六）高脂血症

其增高幅度较血液透析低，可能是中分子量的脂蛋白酶抑制因子能被血液滤过清除之故。

（七）急性肾衰竭

连续动静脉滤过除了具备血液滤过的优点外，且由于在床边进行，故对心血管功能不稳定、多脏器功能衰竭和病情危重的老年患者有独特的优点。

六、并发症

血液透析中所有可能出现的并发症，稍有疏漏都有可能在血液滤过中发生。

（一）常见技术并发症

1）低血流量。

2）治疗中透析器膜两侧的压力差（TMP）快速升高。

3）置换液成分错误。

4）液体平衡误差。

5）置换液被污染导致热源反应。

6）凝血。

7）破膜漏血。

（二）丢失综合征

血液滤过或血液透析滤过在超滤大量水分、清除中分子毒素的同时，也将一些分子量小但是有益的成分清除，如每次滤过可丢失氨基酸约 6 g（分子量仅为 140）、蛋白质约 10 g，患者应在饮食中补足。现在也有厂家通过对透析器膜孔进行技术改良，使透析器的膜孔分布更高、更均等，这种新型的透析器不仅提高了膜对中分子物质的清除效果，同时也能最大限度地减少蛋白质丢失，改善了治疗效果和预后。另有报道，在血液透析滤过中维生素 C 可下降 45% ±14%，其中 25%～40% 是被对流所清除的；同时，血液透析滤过过程中抗氧化剂的丢失与大量高度氧化的标记物同时出现，这将是一个潜在的问题。

（三）其他

血液滤过对小分子物质清除不理想，应与血液透析交替治疗。

腹膜透析

腹膜透析自 1923 年应用于临床后，曾因感染难以控制而一度被废用。后来由于抗生素的发现，加之操作技术上的逐步提高，腹膜透析又广泛用于治疗尿毒症。近年来，发现腹膜对中分子尿毒素的清除率比人工膜为佳，纠正水、电解质失衡安全有效，且可弥补血液透析的不足。

一、腹膜透析的原理

腹膜是一具有半渗透性的生物膜，不仅有扩散和渗透作用，而且有分泌和吸收功能。腹膜透析即利用腹膜作为透析膜。将配制的透析液灌注入腹膜腔，根据膜两侧溶质渗透浓度的不同，可使溶质从浓度高的一侧向浓度低的一侧移动（弥散作用）。而水分则从渗透浓度低的一侧流向高的一侧（渗透作用），达到动态平衡，使体内代谢的废物和过多电解质及水分进入透析液排出体外。如此，间歇不断地更换透析液即可达到清除体内聚积的代谢物质和纠正水、电解质及酸碱失衡的目的。

二、适应证和禁忌证

（一）适应证

腹膜透析指征与血液透析相同，但腹膜透析尚可用于不宜做血液透析者。尤其适用于老年及儿童肾衰竭、心血管功能不稳定及有出血倾向者。此外，对水中毒、高钾血症、氮质血症、代谢性酸中毒也为本疗法的适应证。重症药物或毒物中毒者为迅速排除毒物亦可做腹膜透析。

（二）禁忌证

腹膜透析无绝对禁忌证，但在下列情况下不宜进行：①广泛腹膜粘连；②腹腔内脏外伤；③近期内有腹部大手术；④结肠造瘘或粪瘘；⑤膈疝；⑥腹膜广泛感染；⑦腹腔内弥漫性恶性肿瘤；⑧严重肺部病变伴肺功能不全；⑨妊娠。

三、透析前准备

（一）准备腹膜透析管

近来均采用小孔硅胶管，分成两大类。①临时性腹膜透析管：长 30～35 cm，管外径 4.9 mm，末端 7～9 cm 处的侧壁上有 4 行直径 0.9 mm 的小孔，孔间距 5 mm。此类腹膜透析管用于急性短时间的腹膜透析；②永久性腹膜透析管：以 Tenkhoff 管为代表，在管上增加 1 个或 2 个涤纶套，一个套置于皮下，另一个位于腹膜外，结缔组织长入涤纶套内，从而使腹膜透析管固定牢固，并可阻止细菌进入腹腔。腹膜透析管使用前要消毒，并消毒 Y 形接管、地瓶、穿刺套管针等。

（二）准备透析液

目前，有袋装的商品透析液，其中每升含（mmol）Na^+131.8，Cl^-99.1，Ca^{2+}2，Mg^{2+}0.75，醋酸盐36.7，葡萄糖液20 g，总渗透压374.3 mmol/L。当无现成的商品透析液而又急需透析时，可以用输液制剂临时配制：5%葡萄糖盐水500 mL，5%葡萄糖液250 mL，等渗盐水250 mL，5%氯化钙5 mL，10%氯化钠3 mL，4%碳酸氢钠60 mL，其中含 Na^+144 mmol/L，K^+4 mmol/L，Cl^-122.9 mmol/L，Ca^{2+}1.7 mmol/L，HCO_3^-28.5 mmol/L，葡萄糖37.5 g/L。

（三）患者准备

嘱患者排空膀胱，灌肠，准备腹部皮肤。

四、操作方法

（一）置管法

在手术室植入或在床边用套管针穿刺置入。

1. 穿刺法

局麻下用特殊的套针（Trocar）进行。穿刺前应先将1 000～2 000 mL腹膜透析液注入腹腔，可以减少穿刺时损伤腹腔脏器的机会。如原有腹水者可不注入。穿刺点以腹直肌外缘处穿刺较好。操作步骤为：在脐下3 cm处局麻，用尖刀做0.5 cm皮肤切口，然后用套针向腹腔内垂直刺入，并令患者鼓起腹部，经两次落空感（第1次为白线筋膜，第2次为腹膜）后进入腹腔，拔出针芯即可见透析液（或腹水）流出。随即将装有导丝的腹膜透析管放入套针并送向直肠膀胱陷凹（女性为直肠子宫陷凹），待腹膜透析管末端进入该腔，患者常诉有排尿或排便感，此时伸出导丝，在腹壁打一皮下隧道，将腹膜透析管皮外段从隧道内穿出，缝合原切口，即可开始透析。此方法可在床旁进行。

2. 切开法

切口选择在正中线或正中旁线脐下3 cm处，长2～4 cm；也可选择右下腹麦氏点或左下腹相应位置。在局麻下切开皮肤，钝性分离皮下组织。剪开腹直肌前鞘，用直角钩牵开腹肌，剪开腹直肌后鞘，将腹膜做一小切口，以仅能通过透析管为度，并在其周围做荷包缝线，暂不结扎。

导管植入前，以少量肝素溶液冲洗管腔、向腹腔内灌入透析液500～1 000 mL（有腹水者例外）用金属管芯插入导管管腔内，以助Tenckhoff透析管从手术口向直肠膀胱陷凹（女性为直肠子宫陷凹）徐徐放入。插入腹腔内的长度，约相当于脐至耻骨联合距离。如导管位置恰当，则患者感便意而无痛苦，且回抽通畅。此时便可以收紧腹膜的荷包缝线，结扎腹膜切口，然后缝合腹直肌鞘，固定涤纶套于腹直肌鞘前。在皮下脂肪层做一隧道，至原皮肤切口的外上方（隧道长5～7 cm），在此处做第二切口（0.5 cm），将导管皮外段从此口拉出。第2个涤纶环放在距皮肤出口2 cm处，然后缝合皮肤。此法比较安全，尤其适用于肠麻痹患者。但操作较复杂，对患者损伤亦较大，应在手术室进行。

3. 腹腔镜法

自1981年此法应用于临床以来，和其他两种插管方法比较，腹腔镜法早期透析效率最高，插管并发症发生率最低，尤其在发生流出道梗阻和漏液方面，优于穿刺法和切开法。

（二）腹膜透析液的配制

腹膜透析液有市售的袋装透析液，也可自制。分别为等渗、高渗、含钾、无钾、乳酸盐及醋酸盐等多种类型。

1. 透析液的处方原则

1）电解质的组成和浓度与正常血浆相近。

2）渗透压稍高于血浆。

3）根据病情适当地加入药物，如抗生素、肝素等。

4）高压消毒，无内毒素，无致热原。

2. 透析液的基本配方

标准腹膜透析液成分见表 5-1。

表 5-1　标准腹膜透析液成分

葡萄糖	1.5~4.25 g/L
钠	132~141 mmol/L
氯化物	95~102 mmol/L
镁	0.25~0.75 mmol/L
钙	1.25~2.5 mmol/L
醋酸或乳酸根或碳酸氢根	35~40 mmol/L
渗透压	340~390 mmol/L
pH 值	5.0~7.0

醋酸透析液有扩血管作用，抑制心肌收缩，且对腹膜刺激较大，可引起纤维性腹膜炎，降低超滤率。乳酸盐对腹膜刺激小，没有醋酸盐的副作用，但有肝损害者不宜用。碳酸氢钠需临时加入，以防止发生碳酸钙结晶而堵管或引起化学性腹膜炎，适用于肝损伤者。

在紧急情况下，若无现成透析液，可用静脉注射液配制（表 5-2）。

表 5-2　静脉注射液配制腹膜透析液配方

透 析 液	用量/mL
5%葡萄糖盐水	500
5%葡萄糖	250
0.9%氯化钠	250
4%碳酸氢钠	60
10%氯化钾	3
5%氯化钙	5
	1 068

（三）腹膜透析方法

目前，使用的腹膜透析方式有 4 种，一种为急性腹膜透析（APD），三种为慢性腹膜透析。

1. 急性腹膜透析

每 30 分钟到 2 小时，腹膜透析液被灌入和排出腹腔，通常治疗时间为 48～72 小时。

2. 持续性不卧床腹膜透析（CAPD）

每次灌入透析液 2 000 mL，白天每次在腹腔保留 4～6 小时，交换 3 次，夜间保留一夜，24 小时共交换 4 次。透析总量为 8 000 mL。

CAPD 的标准治疗方案是，每天交换透析液 4 次，每次 2 L（8 L/d）。交换时间，上午 8 点，中午 12 点，下午 5 点，就寝时（晚 10 点）。透析液选择，白天 3 次用含糖 1.5%，晚间 1 次用含糖 4.25% 的透析液。也可以按患者的具体情况选用。

CAPD 不论在医院、家庭或外出旅行时均可进行，是当今慢性肾衰竭患者首选的腹膜透析方法。其优点具有简单、方便、价格低、不依赖机器等优点，是慢性腹膜透析最常用的方法。其缺点是腹膜炎的发生率稍高于间歇性腹膜透析和持续循环式腹膜透析。现代的 CAPD 连接器的使用以及其他连接辅助装置和较好技术的应用，已减少了 CAPD 的缺点。

3. 持续循环式腹膜透析（CCPD）

CCPD 是一种借助于机器进行腹膜透析的方法。患者白天腹腔保留透析液，睡前与透析机连接，进行 4～5 次透析。翌晨，把最后一袋透析液留在腹腔中，然后脱离透析机自由从事日常活动。

CCPD 标准方案，每天交换透析液 5 次，每次 2 L（共 10 L）。交换时间，晚 10 点开始，翌晨 8 点关机，夜间每 2.5 小时交换 1 次，共 4 次，进液 10 分钟，留置 2 小时，放液 20 分钟，白天保留 14 小时。透析液的选择，夜间每次均用含糖 1.5% 的，白天用含糖 4.25% 的透析液。

CCPD 的优点是夜间进行治疗，不影响白天活动，连续次数较少，减少了腹腔感染的机会。在透析前将透析处方的参数输入机器中，不需额外操作，保证患者夜间睡眠不受干扰。另外，CCPD 治疗腹疝和导管周围漏液的发生率低于 CAPD，可能与白天交换液量少、腹腔压力低有关。

CCPD 的缺点是治疗费用高于 CAPD。

4. 间歇性腹膜透析（IPD）

每次灌入透析液 1 000～2 000 mL，在腹腔保留 45～60 分钟，然后将液体放出，丢弃，再放入透析液，一天共透析 8～12 L。夜间不做。

IPD 的优点是减少透析日数（3～4 透析日/周），只需 36～45 小时/周，患者不易感到疲劳。腹膜炎的发生率相对较低。腹疝和导管周围漏液的发生率也较低。

IPD 的缺点是溶质的清除受限，在透析最初的数月至数年，透析不充分的现象可能不明显。当最终肾功能完全丧失时，患者就会表现出透析不充分的症状、体征。此外，IPD 如用腹膜透析机价格昂贵，也需要大量一次性循环管道。IPD 适用于卧床不起的、行动不便或需家庭护理的患者。

（四）透析过程管理

1）各种管道连接需严格遵守无菌操作。

2）透析室每日用紫外线照射及来苏水拖地2次。

3）透析液加温到38℃左右。

4）输液皮条、地瓶、管道每日更换消毒。

5）记录透析液进出量。

6）每日第一次腹腔流出液做血常规、细胞计数、涂片及细菌培养。

7）每日查血尿素氮、肌酐、血电解质、血糖、血渗透压。

8）每日观察血压、体重、体温、患者症状。

五、透析并发症

（一）腹痛

腹痛发生原因有灌注或排出液体过快，透析液温度过低；腹腔感染；应用高渗性透析液；腹腔灌注量过多等。处理方法是去除病因，可在透析液中加入2%利多卡因3~5 mL/L。无效时酌情减少透析次数。

（二）腹膜炎

发生原因有腹膜透析管道内及管道周围操作时污染，细菌由腹膜透析管道内及管道周围进入腹腔；透析液污染；远处感染灶经血液播散至腹腔；阴道内细菌上升性感染等。腹膜炎诊断标准为：①透析液混浊；②腹部疼痛及压痛；③透析液细菌培养阳性，具有以上两条即可诊断。处理方法是进行腹腔冲洗，腹腔内快速注入含1.5%葡萄糖的透析液，快速引流出，每次1~2 L，加肝素1 000 U，腹水转清后可加入抗生素，保留1~3小时，然后，恢复正常透析。

（三）水、电解质紊乱

可发生水潴留及肺水肿、高张性脱水、低血钾和高血钾、高氯性酸中毒、代谢性碱中毒等。应注意电解质测定，调节透析液中各种电解质及葡萄糖的含量。

（四）肥胖、高脂血症

肥胖、高脂血症是由于腹膜透析液中葡萄糖吸收造成。应用乳酸盐透析液代替醋酸盐透析液可减少肥胖和高脂血症的发生。

（五）其他并发症

有透析性骨病、心血管并发症、肺部并发症、腰背部痛等。

六、腹膜透析的护理

1）腹膜透析患者较血液透析患者丢失更多的蛋白质、氨基酸及水溶性维生素，故应指导患者用高热量、高生物效价优质蛋白、高维生素、低钠、低钾饮食。

2）反复示教腹膜透析管道的护理方法、操作方法及注意事项，使患者出院后能顺利进行自我透析。如保持室内环境清洁，正确的洗手技术，操作时戴口罩，检查透析液有效期、葡萄糖含量、有无渗漏和杂质。按正确步骤进行腹膜透析，夹闭管道或打开透析液时要执行无菌操作技术。

3）根据病情适当限制液体入量：尽量集中静脉给药，以减少液体摄入量。抬高水肿肢体，增加静脉回流、减轻水肿。建议患者穿宽松的衣服，避免穿紧身衣裤，防止静脉淤血。经常变换体位以利引流，抬高床头并协助患者翻身，引流不完全可引起膈肌上升导致肺部并发症。长期透析者应定期查血尿素氮、肌酐和电解质、肝功能、血常规等，如出现低血钾应中断透析报告医生。

4）当患者出现体液不足症状时提醒医生注意透析液浓度，输入低渗透析液，以免患者出现严重脱水；如患者体重增加 1 kg 以上，明显水肿，出现肺水肿或脑水肿症状，提示水分过多，需增加透析液渗透压。

5）腹膜透析全过程需严格无菌操作，腹膜透析室要严格消毒。保持引流袋低于腹部，以防引流液倒流。透析液在腹腔内停留期间。要夹闭透析管道。腹膜透析管的出口部位和相关切口应当按外科手术伤口护理。保持腹膜透析管皮肤出口处清洁干燥，用无菌纱布覆盖，并注意消毒。向患者讲解感染的诱发因素及其症状、体征。告诉患者出现感染症状时及时就医。怀疑有腹腔感染时，遵医嘱应用敏感抗生素加肝素作腹膜腔灌洗；如果应用氨基苷类抗生素，应监测血浓度，注意其肾毒性及耳毒性。

6）对腹痛患者，在床旁透析时，注意排净空气，以免空气进入腹膜腔，引起不适；保持透析液适当的温度，凉的透析液易引起痉挛性疼痛。

7）重视家庭腹膜透析患者的指导和随访。CAPD 的主要优点之一在于它能适应家庭透析的需要。目前，我国在这方面还不够重视，对患者进行家庭透析的训练不够充分，满足于在医院的透析治疗效果，而忽视家庭透析的质量。随着 CAPD 的进一步发展，家庭透析将成为 CAPD 的主流。

其他血液净化方法

一、单纯超滤

单纯超滤是模拟肾小球的滤过功能而设计的，即将血液引入透析器后，不用透析液，单纯依赖负压，扩大跨膜压，以超滤方式达到清除体内水分的目的。其优点是在短期内可脱去大量水分而不发生低血压现象，故其既能有效减轻心脏的前负荷，又能维持血压稳定，对强心、利尿剂反应不佳的患者疗效甚佳。其缺点是对尿毒症毒物清除很少，不能调节电解质及酸碱平衡；主要用于治疗体内水过多的各种情况。

二、序贯透析

在单纯超滤前或后进行血液透析。它具有既清除了过多水分，又清除尿毒症毒物的双重优点。

三、连续动静脉血液滤过

这是一种简单的血液滤过方法。其特点是不用机器，利用动静脉压力差使血液通过高通透性的小型滤器，除去体内过多水分；同时，以对流方式清除溶质。按需要补充部分置换液；是治疗水潴留和急性肾衰竭的一个简易方法。

四、血液透析滤过

这是血液透析和血液滤过的结合，也就是弥散和对流同时进行。故在单位时间内对中、小分子的清除优于弥散血液透析和血液滤过，具有治疗时间短、效果好及耐受性良好的优点。换句话说，血液透析滤过除兼有血液透析和血液滤过两者的优点外，并由于血液透析滤过的总清除率比单独的血液透析和血液滤过均高，而属短时、高效透析的一种形式。但它需要高流量特殊滤器、大量置换液及有电脑控制的容量超滤及液体平衡装置；且价格昂贵。

五、血液灌流

借助体外循环，通过具有广谱解毒效应的吸附装置，清除血液中外源性或内源性毒物，达到血液净化的一种治疗方法。血液灌流对抢救药物等的中毒患者有良好的效果。由于能吸附某些中分子物质及尿酸、肌酐等，因此对尿毒症心包炎具有独特治疗作用。但不能排出水分，不能调节电解质平衡，消除尿毒症的作用亦小，如与血液透析合并使用有提高疗效、缩短治疗时间、延长透析间隔的作用。有时血液灌流器还可以与血流滤过串联使用。最新的发展之一是其吸附剂具免疫吸附作用，从而可以应用于治疗某些免疫性疾病。

六、血浆置换术

血浆置换是通过有效的分离、置换方法迅速地选择性地从循环血液中去除病理血浆或血浆中的病理成分（如自身抗体、免疫复合物、副蛋白、高黏度物质、与蛋白质结合的毒物等），同时将细胞成分和等量的血浆替代品回输到患者体内，从而治疗使用一般方法治疗无效的多种疾病的血液净化疗法。

自开展血浆置换疗法以来，常规应用两种分离技术，即离心式血浆分离和膜式血浆分离。随着血液净化技术的不断发展，离心式血浆分离已逐步被膜式血浆分离所替代，临床上膜式血浆分离又分为非选择性血浆置换与选择性血浆置换。

（一）适应证

目前血浆置换的诊疗范畴已扩展至神经系统疾病、结缔组织病、血液病、肾脏病、代谢性疾病、肝脏疾病、急性中毒及移植等领域200多种疾病，其主要适应证如下。

1. 作为首选方法的疾病或综合征

冷球蛋白血症、抗肾小球基底膜病、格林—巴利综合征、高黏滞综合征、栓塞性血小板减少性紫癜、纯合子家族性高胆固醇血症、重症肌无力、药物过量（如洋地黄中毒）、与蛋白质结合的物质中毒、新生儿溶血、自身免疫性血友病甲。

2. 作为辅助疗法的疾病或综合征

急进性肾小球肾炎、抗中性粒细胞胞浆抗体阳性的系统性血管炎、累及肾脏的多发性骨髓瘤、系统性红斑狼疮（尤其是狼疮性脑病）。

（二）血浆置换量

每一次循环，最大体外血循环量应控制在全身血容量的15%以内。若一次量过多，可影响有效循环血容量甚至发生休克。每次治疗，循环次数以6~10次为宜，最终换出血浆量1.5~2 L。目前对置换血浆换出量的多少尚无一致意见。Berkman认为，一般患者一次换出一个血浆容量约40 mL/kg，这样可降低血浆成分的65%左右。国内学者认为置换一个血浆容量的血浆后，可使血液所含的异常物质浓度降到原浓度的30%。第二次置换一个血浆容量的血浆，则可降到原浓度的10%，由此可见，第一个血浆容量去除的异常物质最高。

由于患者的基础疾病不同，耐受情况各异，所以，在决定血浆置换量时应注意个体差异。

（三）置换液的选择

置换液的种类很多，常见的有以下几种：

1. 晶体液、生理盐水、平衡液

晶体液、生理盐水、平衡液可以在短时间内维持一定的血容量，价格较便宜。但晶体液缺乏胶体渗透压，对有效循环血容量的维持不持久。故只适用于做少量置换时选用。在做血浆置换时，晶体液的总量应小于置换总量的30%。

2. 血浆增容剂

6%羟乙基淀粉、右旋糖酐有暂时性维持胶体渗透压的作用，价格适中。但多量使用可以影响凝血机制。

3. 白蛋白

白蛋白可以维持胶体渗透压，具有不传播疾病，无过敏反应的优点，是较为理想的置换液。白蛋白溶液不含凝血因子，其价格昂贵，不宜大量使用。

4. 新鲜冰冻血浆

新鲜冰冻血浆含有凝血因子及白蛋白，是最理想的胶体液。但在输注中，易发生过敏反应。所以应尽可能地输注同型血浆，以减少过敏反应的发生。如置换中输入大量的血浆，因其中富含枸橼酸钠，可引起代谢性碱中毒、低钙抽搐，并有传播肝炎的危险。

各种置换液都有优缺点。所以可将晶体、胶体液结合使用。根据国内学者的实践，建议将胶体液血浆及白蛋白的量控制在总补充液的40%~50%，这样既可达到维持胶体压的目的，同时也减少了输注胶体液的不良反应，降低了成本。

（四）并发症

血浆置换的并发症同常规血液净化的并发症、血管通路的相关并发症、抗凝的并发症等。与血浆置换特别相关的并发症如下。

1. 过敏反应

新鲜冰冻血浆含有凝血因子、补体和白蛋白，但由于其成分复杂，常可诱发过敏反应。据文献报道，过敏反应发生率为0~12%。补充血液制品前，静脉给予地塞米松5~10 mg或10%葡萄糖酸钙20 mL并选择合适的置换液是预防和减少过敏的关键。

治疗过程中要严密观察，如出现皮肤瘙痒、皮疹、寒战、高热时不可随意搔抓皮肤，应及时给予糖皮质激素、抗组胺药或钙剂。治疗前认真执行三查七对，核对血型，血浆输入速度不宜过快。

2. 低血压

引起低血压的主要原因：置换液补充过缓，有效血容量减少；应用血制品引起过敏反应；补充晶体溶液时，血浆胶体渗透压下降。血浆置换中应注意血浆等量置换，即血浆出量应与置换液输入量保持相等。当患者血压下降时可先输入胶体溶液，血压稳定时再输入晶体溶液。要维持水、电解质的平衡，保持血浆胶体渗透压稳定。当患者出现低血压时可延长血浆置换时间，血流量应控制在 50～80 mL/min，血浆流速相应减低，血浆出量与输入的血浆和液体量保持平衡。

3. 低血钙

新鲜血浆含有枸橼酸钠，过多、过快输入新鲜血浆容易导致低血钙，患者会出现口麻、腿麻及小腿肌肉痉挛等低血钙症状，严重时还会发生心律失常。治疗前应常规静脉注射 10% 葡萄糖酸钙 10 mL，注意控制枸橼酸钠输入速度，出现低钙反应时及时补充钙剂。

4. 出血

严密观察皮肤及黏膜、消化道等有无出血点，进行医疗护理操作时，动作轻柔、娴熟，熟练掌握静脉穿刺技巧，避免反复穿刺加重出血。一旦发生出血，立即通知医生采取措施，必要时用鱼精蛋白中和肝素，用无菌纱布加压包扎穿刺点，并观察血小板的变化。

5. 感染

当置换液含有致热源、血管通路发生感染、操作不严谨时，患者会出现感染、发热等。血浆置换是一种特殊的血液净化疗法，必须严格无菌操作，患者应置于单间进行治疗，要求治疗室清洁，操作前紫外线照射 30 分钟，家属及无关人员不得进入治疗场所。操作人员必须认真洗手，戴口罩、帽子，配置置换液时需认真核对、检查、消毒，同时做到现配现用。

6. 破膜

血浆分离的滤器因为制作工艺的原因而受到血流量及跨膜压的限制，如置换时血流量过大或置换量增大，往往会导致破膜。故应注意血流量在 100～150 mL/min，每小时分离血浆 <1 000 mL，跨膜压控制于 50 mmHg。预冲分离器时注意不要用血管钳敲打，防止破膜。

（范秀芳）

第六章　血液和造血系统疾病

第一节　缺铁性贫血

缺铁性贫血是体内贮存铁缺乏，影响血红素合成所引起的贫血。典型患者呈小细胞低色素性贫血。本病多见于生育年龄妇女、婴幼儿及儿童。为世界各国普遍而重要的健康问题。

一、发病情况

缺铁性贫血是世界上最常见的贫血。在育龄妇女和婴幼儿中的发病率很高。全球有6亿~7亿人患有缺铁性贫血。在多数发展中国家里，约2/3的儿童和育龄妇女缺铁，其中1/3患缺铁性贫血。在发达国家中，亦有约20%的育龄妇女及40%左右的孕妇患缺铁性贫血。

二、铁的代谢

（一）铁的分布

铁在体内分布很广，几乎遍及人体所有组织。正常成年人含铁总量，男性为50 mg/kg，女性为35 mg/kg。体内铁的分布主要是在血红蛋白中，一小部分在肌红蛋白中，血浆中与转铁蛋白结合的运输中铁仅约3 mg。细胞内酶所含铁仅占全身铁的0.2%。

（二）铁的来源

1. 内源性

红细胞在体内破坏后，从血红蛋白分解出的铁几乎全部被利用作为新生红细胞中血红蛋白合成或其他组织所需的铁。

2. 外源性

每日普通饮食中所供给的铁量为15~20 mg，含铁量较高的食物有海带、紫菜、黑木耳、各种动物的肝、血，其次为豆类、肉类、绿叶蔬菜、谷类。乳类及乳制品铁的含量很低。

（三）铁的吸收

普通食物中每日含铁量10~15 mg，其中约10%被吸收。铁的吸收决定于体内贮存铁及红细胞生成速度。60岁以上的老人吸收铁的能力明显减退。食物中的铁大多是胶状氢氧化铁，需在消化道内还原为二价氢氧化亚铁才能被吸收。胃酸可将食物中的铁游离化，使铁盐溶解度增加；维生素C等还原物质将氢氧化铁变成氢氧化亚铁，使其易于吸收。铁的吸收部位主要在十二指肠及空肠上段，一小部分在各段小肠吸收。小肠对铁的吸收速度有调节作用。当体内铁的贮存消失，红细胞生成加速时及一些病理状态如血色病、肝硬化等，铁的吸收量增多；相反，当体内储存铁过多（血色患者外）、红细胞生成减少时，或感染及胃酸缺乏等，铁的吸收减少。

（四）铁的转运

铁被吸收后与血浆中运铁蛋白（属 β_1 球蛋白）结合成运铁蛋白复合体，被输送至各组织，主要是骨髓内的幼红细胞，参与血红蛋白的合成。

（五）铁的储存

铁进入人体后，除部分为机体利用外，主要以铁蛋白和含铁血黄素存在于肝、脾和骨髓等组织。当体内铁丧失或身体对铁的需要量增加时，可用贮存铁补充。

（六）铁的排泄

铁的排泄极微，正常成人男性每天排泄 0.5 ~ 1.5 mg，女性每天排泄 1 ~ 2 mg，主要是通过肠黏膜及皮肤脱落的细胞。妇女主要通过月经、妊娠和哺乳失去较多的铁。铁的排泄量与体内铁储存有关。当铁缺乏时，每天排泄量降低，体内铁过多时，排泄可增加。

三、病因和发病机制

（一）铁丢失或消耗不多

长期小量出血（每毫升血液含铁 90 μmol）可导致本病，在成人主要见于月经过多、溃疡病、痔出血、反复鼻衄、寄生虫感染特别是钩虫病等，以及反复腹泻、脂肪痢、胃肠道感染影响肠道对铁的吸收及增加铁的排泄。在哺乳婴儿见于对牛奶过敏、慢性失血。

（二）铁的需要量增加而摄入不足

生长发育期的儿童，生育期尤其是妊娠期及哺乳期的妇女，由于铁的需要量增加，如果饮食不注意补充，可使体内贮存铁耗尽而引起缺铁性贫血。人工喂养儿以含铁量低的牛乳、米、面为主要饮食，如未及时添加含铁丰富的副食（肉、肝、蛋黄及青菜），也易引起缺铁性贫血。

（三）铁的吸收不良

胃大部切除术后、胃空肠吻合术后、吸收不良综合征等，食物迅速通过胃到空肠，影响了铁的正常吸收。萎缩性胃炎因胃酸缺乏，不能使食物中的三价铁还原成二价铁，亦不利于铁的吸收。小肠黏膜病变、脂肪泻或肠道功能紊乱，亦可使铁吸收不良。

缺铁不仅引起血红蛋白合成减少，而且由于红细胞内含铁酶活性降低，影响电子传递系统以及氧化还原等生物化学过程，导致红细胞异常，在脾内易于被破坏而缩短其生命期。缺铁所引起的临床表现除贫血及组织缺氧外，还与组织变化、体内含铁酶缺乏引起的细胞代谢功能紊乱相关。

四、诊断

（一）临床表现

本病呈慢性渐进性，有一般贫血的表现，如面色苍白、乏力、头晕、心悸、气急、耳鸣等。由于缺血、缺氧，含铁酶及铁依赖酶的活性降低，患者可伴有以下特征。

1. 营养缺乏

皮肤干燥、角化、萎缩、无光泽、毛发干枯易脱落，指（趾）甲扁平、不光整、脆薄易裂，甚至反甲。

2. 黏膜损害

表现口角炎、舌炎、舌乳头萎缩，严重者引起吞咽困难，或咽下梗阻感等表现。

3. 胃酸缺乏及胃功能紊乱

吸收不良、食欲缺乏、便稀或便秘。约1/3患者有慢性萎缩性胃炎。

4. 神经、精神系统异常

如易激动、烦躁、头痛、易动，以儿童多见。少数患者有异食癖，喜吃生米、泥土、石子等。约1/3患者出现神经痛、末梢神经炎，严重者可出现颅内压增高、视盘水肿。小儿严重者可出现智能障碍等。

（二）实验室及其他检查

1. 血常规

典型血常规为小细胞低色素性贫血。红细胞体积较正常小，形态不一，并大小不等，中心淡染区扩大。平均红细胞体积（MCV）、平均红细胞血红蛋白浓度（MCHC）、平均红细胞血红蛋白含量（MCH）值均降低，血红蛋白降低，网织红细胞正常或略升高。严重患者可出现三系细胞减少。

2. 骨髓象

红细胞系增生活跃，以中晚幼红细胞为主，体积变小、胞质少。粒细胞和巨核细胞无明显变化。

3. 血清铁

常低于 10.7 μmol/L。总铁结合力增高，多数高于 62.7 μmol/L。血清铁饱和度 <15%。

4. 红细胞游离原卟啉（PEP）

PEP 升高，缺铁时一般 >2.7 μmol/L。

5. 血清铁蛋白

血清铁蛋白的浓度能准确反映体内铁贮存量的多少，是诊断缺铁性贫血最敏感、可靠的方法。一般认为血清铁蛋白低于 20 μg/L 表示贮铁减少，低于 12 μg/L 为贮铁耗尽。

（三）诊断要点

缺铁性贫血是长期负铁平衡的最终结果，在其渐进的发病过程中，根据缺铁的程度可分为三个阶段。早期隐性缺铁期或称铁耗减期，此期特点为血清铁水平正常，血清铁蛋白降低，骨髓铁储备减少。隐性缺铁期亦称缺铁性红细胞生成期，此期铁储备耗竭，运铁蛋白饱和度降低，红细胞游离原卟啉升高，但血红蛋白仍保持在正常范围。如缺铁继续加重，血红蛋白低于正常则进入缺铁性贫血期。

根据病史、体检和实验室检查缺铁性贫血的诊断并不困难，需强调的是在确立诊断后，应进一步查找病因或原发病。

（四）鉴别诊断

需与其他小细胞低色素性贫血的病鉴别。

1. 地中海贫血

本病有家族史，常有黄疸及肝、脾大，血清铁及铁粒幼细胞增多等，有助于鉴别。

2. 铁粒幼细胞性贫血

本病血清铁升高，总铁结合力降低，骨髓细胞外铁及铁粒幼细胞增多，并见环状铁粒幼细胞，可资鉴别。

3. 慢性感染性贫血

患者存在慢性感染病灶，贫血呈小细胞正色素性，血清铁降低但总铁结合力正常或降低，对铁剂治疗无效。

五、治疗

治疗缺铁性贫血的原则是：尽可能去除缺铁性贫血的病因，其次是补充铁剂至血红蛋白恢复正常后，再补足体内正常的铁贮存量。

（一）病因治疗

病因治疗相当重要，慢性失血的原因不纠正，只顾补铁治疗，不能使贫血彻底纠正，亦难防止复发。故对基本疾病的治疗不可忽略。

（二）补充铁剂

铁剂治疗的目的，一是使血红蛋白恢复正常，二是补足体内正常的铁贮存量。为达此目的，必须注意用药剂量和治疗时间。

1. 口服铁剂

口服铁剂是治疗缺铁性贫血的有效药物。无机铁盐有多种制剂，如硫酸亚铁、枸橼酸铁铵、富马酸亚铁、碳酸亚铁等，其中疗效高、价格廉、药源广的制剂仍推硫酸亚铁。

常用口服铁剂及其剂量如下。

1）硫酸亚铁：为最常用铁剂，每次 0.3 ~ 0.6 g，每日 2 ~ 3 次。

为促进铁吸收及减轻其胃肠刺激作用，近年有一些改进剂型。①福乃得：为硫酸亚铁与维生素 C 及维生素 B 之复合物控释片，每次 1 片，每日 1 次。②健脾生血颗粒：为硫酸亚铁与数种中药的混合制剂，可明显减少硫酸亚铁之不良反应，每次 3 ~ 4 g，每日 2 ~ 3 次。

2）10% 枸橼酸铁铵：10 ~ 20 mL，每日 2 ~ 3 次。

3）葡萄糖亚铁：每次 0.3 ~ 0.6 g，每日 2 ~ 3 次。

4）富马酸亚铁：每次 0.2 ~ 0.4 g，每日 2 ~ 3 次。

5）琥珀酸亚铁（速力菲）：每次 0.1 ~ 0.2 g，每日 1 ~ 2 次。此外还有一种蛋白琥珀酸铁 0.5 g，每日 1 ~ 2 次。

6）多糖铁复合物：每次 0.15 g，每日 1 ~ 2 次。

以上各种铁剂，可根据患者具体情况选用，一般认为，有机铁较无机铁吸收率较高，胃肠不良反应较轻。

以上药物服后常有胃部疼痛不适、腹痛、腹泻、恶心、呕吐等不良反应，应饭后服用，从小剂量开始，无不良反应可渐加量，反应严重者，可暂停药几天，症状消失后重新开始服药。服药期间禁饮茶水及鞣酸制剂，以免影响铁的吸收。

铁剂治疗有效的最早表现是患者自觉症状好转，最早的血象改变是网织红细胞计数上升，一般治疗开始 4 ~ 5 天，即可见到网织红细胞上升，7 ~ 12 天达高峰，以后逐渐下降。血红蛋白常于治疗开始 2 周后明显上升，一般于第 3 周末血红蛋白可比治疗前增加 20 ~ 30 g/L，血红蛋白完全恢复正常，一般需 4 ~ 10 周。即使血红蛋白已恢复正常，小剂量铁剂治疗也仍需继续应用 3 ~ 6 个月，以补足体内应有的铁贮存量。随着血红蛋白的不断升高，患者食欲好转，体力增加，各种有关贫血的症状、体征逐渐消失。

如口服铁剂治疗 3 周不能使贫血减轻，未见血红蛋白增加，此时应考虑下列可能：①诊断错误，所患贫血不是缺铁性的；②患者未按医嘱服药；③出血未得到纠正；④有腹泻或肠蠕动过速，影响了铁的吸收；⑤同时还有炎症、感染、恶性肿瘤等干扰了骨髓造血功能；⑥所用药物太陈旧。

2. 注射铁剂

适应于口服铁剂有严重消化道刺激症状；有消化道疾患；口服不能奏效，需迅速纠正贫血者。用右旋糖酐铁（含铁 50 mg/ mL），首剂 50 mg，如能忍受，以后每次 100 mg，每日 1 次或隔日 1 次，臀部深位注射。注射铁剂时，铁的总剂量应计算准确，不应超量，以免引起急性铁中毒。计算公式：

铁的总剂量（ mg）＝30 × ［150 – 患者的血红蛋白（g/L）］ ＋500。

（三）中医中药

1. 脾胃虚弱

面色萎黄或㿠白，头昏，神疲乏力，纳呆，大便溏。舌淡，苔薄，脉细弱。

治法：益气健脾。

方药：六君子汤加减。

2. 气血不足

面色苍白，头昏，心悸，倦怠乏力，语言低微，食欲缺乏。舌淡，脉细弱。

治法：益气补血。

方药：八珍汤加味。

3. 肝阴不足

头晕，目眩，心烦，心悸，失眠，口干咽燥。舌红苔少，脉弦细。

治法：滋阴补肝。

方药：一贯煎加减。

六、护理与健康教育

（一）一般护理

1）按病情决定患者的休息与活动。重度贫血及贫血发生快的中度贫血患者应卧床休息。

2）饮食上要有规律，忌偏食，平时应食含铁丰富的食物，如猪血、猪肝、瘦肉、蛋类、豆类、小麦、绿叶蔬菜等，忌食辛辣、生冷、不易消化的食物。

3）防止交叉感染和受凉，在流行病期间应限制探视。

4）注意皮肤护理。患者皮肤干燥，指甲易脆裂，应经常温水洗澡或擦澡，保持皮肤清洁，并涂油滋润皮肤。指甲不易留长，以免断裂。

5）患者易发生舌炎、口腔炎，应注意口腔清洁，饭前、饭后、早、晚用 1：5 000 氯己定液漱口，有溃疡时可在饭后、睡前涂抹锡类散、喉症散等。

（二）病情观察与护理

1）观察患者贫血程度，有无心悸、气促；重度贫血患者，可表现有口腔炎、口角炎、舌乳头萎缩等征象；如患者出现吞咽困难、肢端麻木刺痛等症状，应及时通知医生处理。

2）观察药物疗效及不良反应，铁制剂应在饭后服，以免引起胃肠道刺激症状。嘱患者忌饮浓茶，防止茶叶内鞣酸与铁结合成不溶性的铁，影响铁的吸收。口服铁剂与稀盐酸时，应用玻璃管吸入咽下，切勿与牙齿接触而发生硫化铁沉着及破坏牙釉质。服铁剂后，大便可能呈黑色，应与消化道出血鉴别。肌内注射右旋糖酐铁时，宜做深部注射，以减轻疼痛。用药时应密切观察药物的不良反应。

（三）健康教育

1）护士应帮助患者及家属掌握本病的有关知识和自我护理方法，介绍缺铁性贫血的常见原因，说明消除病因和坚持药物治疗的重要性，以及适当休息与活动、提供含丰富营养饮食的意义，使其主动配合治疗。给患者及家属讲明缺铁性贫血可能出现的一些神经精神系统方面的症状，说明这些症状是暂时的，只要坚持治疗，根治病因，这些症状会很快消失，消除其思想顾虑。

2）轻度贫血者可照常工作，注意休息和营养。中度以上贫血活动量应以不加重疲劳感或其他症状为度，待病情好转逐渐增加活动量。切实遵循饮食治疗原则和计划，安排好营养食谱。

3）根据医嘱处方按时、按量服用。服药时避免同时食用影响铁剂吸收的物质。

4）注意保暖和个人卫生，预防感染。

（林美蓉）

第二节　巨幼细胞贫血

巨幼细胞贫血是由于叶酸和（或）维生素 B_{12} 缺乏引起的贫血。叶酸和维生素 B_{12} 参与细胞核 DNA 的合成，缺乏时造成细胞核发育障碍，故是一种全身性疾病。骨髓中红细胞和髓细胞系出现"巨幼变"是本病的重要特点。除贫血外，皮肤黏膜等增殖较快的细胞亦可受累。维生素 B_{12} 缺乏可影响神经系统。国内巨幼细胞贫血以营养性为多见，其中又以叶酸缺乏者为主。欧美国家常见的恶性贫血在我国罕见。

一、叶酸与维生素 B_{12} 的代谢

（一）叶酸的代谢

叶酸是一种水溶性 B 族维生素，化学名蝶酰谷氨酸，叶酸在新鲜绿叶蔬菜中含量最多，肝、肾、酵母和蘑菇中也较多。食物烹调、腌制及储存过久等均可被破坏，尤其是加水煮沸，损失量尤大。

食物中的叶酸以蝶酰多聚谷氨酸的形式存在，在小肠内被分解为蝶酰单谷氨酸始能被吸收，其吸收的部位主要在近端空肠，吸收后以 N^5 - 甲基四氢叶酸的形式存在于血中，在维生素 B_{12} 的作用下去甲基成为四氢叶酸，并再结合成多谷氨酸盐贮存于于肝及血红蛋白内。成人每日需叶酸 $50 \sim 200$ µg，儿童、妊娠、哺乳期、感染、发热、溶血等情况下需要量增加。全身叶酸贮存量仅为 $5 \sim 10$ mg，又易被破坏。因此，在营养缺乏时，叶酸缺乏所致巨幼细胞贫血较易出现。

（二）维生素 B_{12} 的代谢

维生素 B_{12} 也称氰钴胺，属水溶性 B 族维生素。主要存在于动物内脏、肝及肾中，牛肉中较多，蔬菜中含量较少。

食物中的维生素 B_{12} 在胃中先与 R - 结合蛋白结合。到十二指肠后，在胰蛋白酶参与下，与胃体壁细胞所分泌的内因子结合成维生素 B_{12} - 内因子复合体，在 pH 值 7.0 左右和钙离子、镁离子存在的条件下，于回肠末端被吸收。正常情况下，食物中约 70% 的维生素 B_{12} 能被吸收，内因子缺乏时其吸收量不到 2%。已吸收的维生素 B_{12} 随血液循环被输送至肝、骨髓及其他正在增生的细胞。部分维生素 B_{12} 可由胆汁排泄，其中 2/3 在内因子作用下，由回肠再吸收，成人每天仅需维生素 B_{12} $2 \sim 5$ µg，人体内维生素 B_{12} 总量为 $4 \sim 5$ mg，可供 $3 \sim 5$ 年之用。

二、病因和发病机制

（一）叶酸缺乏

1. 摄入量不足、需要量增加

饮食中摄入不足，如烹调中破坏；婴幼儿、妊娠妇女、慢性疾病患者等需要量增加，未能及时补充。

2. 肠道吸收不良

例如原发或继发性小肠吸收不良综合征；长期服用某些药物，如抗癫痫药、口服避孕药等，均可抑制小肠的吸收能力。

3. 叶酸利用障碍

例如叶酸对抗物氨甲蝶呤，具有影响细胞摄取叶酸和抑制还原酶的作用。此外，乙胺嘧啶、甲氧苄啶等，也可抑制还原酶，影响叶酸的利用。

4. 叶酸丢失过多

例如进行血液透析时可使叶酸大量丢失。

（二）维生素 B_{12} 缺乏

1. 摄入量不足，需要量增加

长期严格素食；婴幼儿、妊娠、某些疾病，如肿瘤、感染等，需要量增加未及时补充。

2. 胃肠吸收障碍

内因子缺乏如恶性贫血、萎缩性胃炎、胃切除，或有抗内因子抗体存在；小肠疾患及某些药物，如对氨基水杨酸钠、新霉素、苯妥英钠的作用等，均可影响小肠内维生素 B_{12} 的吸收。

3. 维生素 B_{12} 利用障碍

当钴胺传递蛋白缺乏、异常结合蛋白存在时，可导致维生素 B_{12} 吸收转运障碍，进而影响其利用。

维生素 B_{12} 及叶酸是核酸代谢不可缺少的辅酶，缺乏时 DNA 的合成减少，细胞分裂周期延长，但胞质内 RNA 及蛋白质的合成则不受影响，故细胞由于分裂慢而体积逐渐增大，以及核浆发育的不平衡而形成巨幼细胞。这些异常的巨幼细胞在骨髓及血液中寿命缩短，过早死亡，而产生贫血。其他组织细胞，如胃肠黏膜细胞、阴道上皮细胞也可累及，但表现不如血细胞显著。

三、诊断

（一）临床表现

1. 血液系统表现

患者发病缓慢，特别是维生素 B_{12} 缺乏所致者。就诊时多呈中至重度贫血，并伴有贫血的一般表现，如头晕、乏力、活动后心悸气促等。部分患者出现轻度黄疸。少数患者可有脾大。

2. 非血液系统表现

1）消化系统：常见症状有食欲缺乏、腹胀、腹泻或便秘。部分患者可发生舌炎，表现为舌痛和舌质绛红（牛肉舌），可伴有舌乳头萎缩，多见于恶性贫血。

2）神经系统：见于维生素 B_{12} 缺乏，特别是恶性贫血，病变主要累及脊髓后侧束的白质和脑皮质，周围神经亦可受累，出现周围神经病和亚急性脊髓联合变性的表现，如四肢远端麻木、深感觉障碍、共济失调和锥体束征阳性。轻度脑功能障碍以抑郁和记忆障碍为常见，严重者偶可出现妄想、幻觉及躁狂等精神异常症状。

3）其他表现：部分患者可有体重降低和低热。

（二）实验室检查

1. 血常规

属大细胞性贫血，MCV > 100 fl。可呈现全血细胞减少。血涂片中红细胞大小不等和大卵圆形红细胞为主。中性粒细胞分叶过多，可有 6 叶或更多的分叶。网织红细胞数正常或轻度增多。

2. 骨髓象

骨髓增生活跃，以红系细胞最为显著。各系细胞均可见到"巨幼变"，细胞体积增大，核发育明显落后于胞质。巨核细胞减少，亦可见体积增大及分叶过多。骨髓铁染色增多。

3. 胃液分析

胃液分泌量减少。游离盐酸大多缺乏或显著减少。

4. 叶酸和维生素 B_{12} 测定

叶酸和维生素 B_{12} 测定是诊断本病的主要标志。用微生物法测定血清 B_{12} 正常浓度为 $104 \sim 664$ pmol/L，低于 73.78 pmol/L 即为诊断。血清叶酸浓度为 $13.6 \sim 47.9$ nmol/L，低于 9.1 nmol/L 可诊断叶酸缺乏症。

5. 其他检查

如临床疑为巨幼细胞贫血，而血清 B_{12} 和红细胞内叶酸水平正常时，可进行亚甲胺甲基排泄试验和（或）脱氧尿嘧啶核苷抑制试验以助诊断。

（三）诊断要点

根据病史及临床表现，血象呈现大细胞性贫血，嗜中性粒细胞分叶过多（5 叶者占 5% 以上或有 6 叶者）就要考虑有巨幼细胞贫血的可能，骨髓细胞呈现典型的"巨幼变"就可肯定诊断。

（四）鉴别诊断

本病需与下列疾病鉴别：①全血细胞减少需与再生障碍性贫血鉴别；②轻度黄疸需与溶血性贫血鉴别；③骨髓中巨幼红细胞增多需与红血病、红白血病鉴别，这些疾病常伴有胸骨压痛，肝、脾大，骨髓及血常规有白血病改变。

四、治疗

巨幼细胞贫血的治疗原则是去除引起叶酸或维生素 B_{12} 缺乏的原因，积极治疗原发病和补充所缺乏的维生素——叶酸或维生素 B_{12}。

（一）治疗基础疾病

去除病因，调理膳食，进食富含叶酸、维生素 B_{12} 的食品，如绿色新鲜蔬菜、肉类、蛋类等。

（二）补充叶酸及维生素 B_{12}

1. 叶酸缺乏

给予叶酸 5 mg 口服，每日 $1 \sim 2$ 次。一般于服药后第 4 天起网织红细胞计数明显上升，以后即逐渐降低，至 $1 \sim 2$ 个月时血常规和骨髓象完全恢复正常。治疗时间的长短可根据致病因素而决定，如果病因不易去除或纠正，治疗时间可长些。在用叶酸治疗前必须排除 B_{12} 缺乏的可能。叶酸对纠正 B_{12} 缺乏的血象亦能奏效，特别是用大剂量治疗时，但不能减轻神经系统症状，甚至可使其加重，造成严重后果。

2. 维生素 B_{12} 治疗

对维生素 B_{12} 缺乏的患者应给予维生素 B_{12} 肌内注射治疗。开始每日给药 100 μg，2 周后改为每周 2 次，连续给药 4 周或待血象恢复正常后每月注射 1 次，作为维持治疗。恶性贫血及胃切除后的患者需长期维持治疗。

叶酸缺乏伴有维生素 B_{12} 缺乏者及不能确定是维生素 B_{12} 缺乏还是叶酸缺乏患者，应

同时并用维生素 B_{12} 和叶酸，维生素 B_{12} 缺乏患者在单独应用叶酸治疗时，在血常规方面取得改善的同时，消耗了更多的维生素 B_{12}，促使神经系统症状出现或加重，应予注意。

（三）辅助治疗

上述治疗后如贫血改善不满意，要注意是否合并缺铁，重症患者因大量红细胞新生，也可出现相对性缺铁，都要及时补充铁剂。严重患者补充治疗后，血钾可突然降低，要及时补钾，尤其对老年患者及心血管病患者。营养性巨幼细胞贫血可同时补充维生素 C、B_1 和 B_6。

（四）防治感染

感染是导致本病治疗失败的并发症之一，尤其是肠道感染，大量细菌可夺走大量维生素 B_{12}，并引起肠黏膜损害，影响维生素 B_{12} 的吸收，故应及时合并有效的抗生素治疗。

（五）其他治疗

慢性胰腺病者，内因子可能不起作用，给予胰酶或胰蛋白酶，能使维生素 B_{12} 从其 R-结合蛋白上游离，并与内因子结合。如治疗无效，需考虑是否误诊，合并感染或同时合并铁剂缺乏。严重的巨幼细胞贫血患者用药治疗后，血钾大量进入细胞内，血清钾可突然下降，加上心肌因缺氧变性，可突然死亡，故应注意钾盐补充。输血治疗仅能暂时改善贫血，不能治疗叶酸和维生素 B_{12} 缺乏造成的损害，故仅用于重症贫血患者。

五、护理与健康教育

（一）末梢神经炎、四肢麻木无力的患者

应注意肢体保暖，避免受伤，协助其生活护理；出现共济失调者行走要有人陪伴。

（二）对症护理

①舌炎、口腔溃疡者，进温凉软食，注意口腔卫生，饭前、饭后可用生理盐水或朵贝液漱口，口腔溃疡面可涂溃疡散或云南白药等；②便秘或腹泻者保持肛周清洁；③有神经系统症状者，加强防护，避免坠床等意外发生。

（三）用药护理

1）肌内注射维生素 B_{12} 偶有过敏反应，如皮疹、药物疹等，重者出现过敏性休克，应注意观察，及时处理。

2）观察患者用药后的自觉症状、外周血常规的变化，了解药物的治疗效果。一般情况下，有效治疗后 1~2 天，患者食欲好转；2~4 天网织红细胞增加，7 天左右网织红细胞达高峰，血红蛋白逐渐上升；10~14 天白细胞、血小板恢复正常；1~2 个月血常规、骨髓象恢复正常；半年到 1 年患者的神经症状得到改善。

3）治疗过程中，由于大量血细胞生成，血钾进入新生成的细胞中，可导致血钾突然下降，应加强对老年人、心血管疾患、进食量少的患者的观察，遵医嘱预防性补钾。

（四）饮食护理

①进食富含叶酸和维生素 B_{12} 的食品，如绿叶蔬菜、水果、谷类和动物肉类、海产品等；②向患者及其家属说明营养均衡的重要性，改变患者偏食、挑食、酗酒和长期素食的饮食习惯；③食欲降低、腹胀等消化道症状明显或吸收不良的患者，建议少食多

餐、细嚼慢咽，进温凉饮食。

（五）健康教育

1. 预防疾病

①纠正不良饮食习惯，烹饪时不宜温度过高或时间过久；②婴幼儿、青少年及妊娠期妇女对叶酸的需要量增加，应及时补充，多进食富含叶酸和维生素 B_{12} 的食品；③服用干扰核苷酸合成药物的患者，应该同时补充叶酸和维生素 B_{12}。

2. 管理疾病

①让患者学会自我监测病情，如贫血的临床症状、皮肤黏膜情况及神经精神症状等；②贫血症状明显时应卧床休息，避免加重心脏负担而诱发心力衰竭；③贫血症状纠正后，可逐渐增加活动量。注意口腔和皮肤的清洁，勤洗澡更衣，预防感染。

（林美蓉）

第七章　内分泌和代谢疾病

第一节　单纯性甲状腺肿

非炎症和非肿瘤原因的不伴有临床甲状腺功能异常的甲状腺肿称为单纯性甲状腺肿。甲状腺可呈弥漫性肿大或多结节肿大。散发的单纯性甲状腺肿患者约占人群的5%，女性发病率是男性的 3～5 倍。当人群单纯甲状腺的患病率超过 10% 时，称为地方性甲状腺肿。

一、病因和发病机制

（一）碘缺乏

碘缺乏是引起地方性甲状腺肿的主要病因。地方性甲状腺肿多见于远离海洋、地势较高的山区，其土壤、水源、食物中含碘甚少。我国主要见于西南、西北、华北等地区。缺碘时不能合成足够的甲状腺激素（TH），促甲状腺激素（TSH）分泌增加，刺激甲状腺增生肥大，称为缺碘性甲状腺肿。在青春期、妊娠期、哺乳期、寒冷、感染、创伤和精神刺激时，由于机体对 TH 的需要量增多，引起碘的相对不足，可诱发或加重甲状腺肿。

（二）致甲状腺肿物质

如硫氰酸盐、保泰松、碳酸锂、硫脲类药物、含碘药物、木薯等。

（三）先天性 TH 合成障碍

参与 TH 合成过程中的任一酶缺陷，都可引起甲状腺肿。

（四）TH 需要量增加

在青春发育、妊娠、哺乳期，机体对 TH 的需要量增加，可出现相对性缺碘而致生理性甲状腺肿。

基于以上原因使甲状腺分泌 TH 减少，不能满足机体生理活动需要，垂体 TSH 分泌增多，促使甲状腺腺泡增生、肥大以加强合成 TH 的能力，维持甲状腺正常功能以适应机体的需要，甲状腺因而肿大。

此外，有部分甲状腺肿病者，系由于摄取碘过多，以致阻碍甲状腺内碘的有机化合过程，使 TH 合成和释放减少所致。

组织病理改变取决于原发疾病的病情与病程。疾病早期，甲状腺滤泡上皮细胞增生、肥大，血管丰富；甲状腺呈均匀、弥漫性增大，但仍维持原来的轮廓。随着病程的延长，病变反复加重与缓解，滤泡腔内充满胶质，滤泡细胞呈扁平状。后期，甲状腺组织出现不规则增生并形成结节，表现为多结节性甲状腺肿，可出现自主性功能，也可出现结节内出血、钙化或因结节退行性变而形成囊肿。

二、诊断

（一）病史

重点评估患者是否来自于地方性甲状腺肿流行地区，碘盐及富碘食物摄入的情况，有无对甲状腺素需要量增加的情况，如在青春发育、妊娠、哺乳期。

（二）临床表现

主要表现为甲状腺肿大，往往无其他症状。甲状腺常呈轻度或中度弥漫性肿大，表面平滑，质地较软，无压痛。若进一步增大，可扪及多个（或单个）结节并引起压迫症状。压迫气管可引起咳嗽、呼吸困难；压迫食管可引起吞咽困难；压迫喉返神经引起声音嘶哑；胸骨后甲状腺肿使上腔静脉回流受阻，表现为面部青紫、水肿、颈部与胸部浅静脉扩张。病程较长者，甲状腺内形成的结节可有自主 TH 分泌功能，并可出现自主性功能亢进。

在地方性甲状腺肿流行地区，如自幼碘缺乏严重，可出现地方性呆小病。地方性甲状腺肿患者摄入过多的碘时，可诱发碘甲状腺功能亢进症（简称碘甲亢）。

（三）实验室及其他检查

甲状腺功能检查基本正常。①T_4 正常或偏低，T_3 正常或偏高，T_3/T_4 比值增加，TSH 可增高；②甲状腺摄碘率常增高，但高峰不前移，且可被 T_3 抑制。

三、治疗

单纯性甲状腺肿的治疗主要取决于发生的原因。生理性甲状腺肿，多数肿大并不显著，一般无须特殊治疗，大多可自行消退，对于肿大显著或有结节形成者需予适当治疗。①补充碘剂。②停服致甲状腺肿物质。地方性甲状腺肿流行区可采用碘盐（1:2万）进行防治。40 岁以上，特别是结节性甲状腺肿患者，应避免大剂量碘的治疗，以免发生碘甲亢。

药物治疗：病因未明者可用甲状腺片（每日 60～180 mg）或 L－T_4（每日 100～150 μg）治疗，但停药后易复发。病程长的多结节性甲状腺肿患者，TRH 兴奋后 TSH 反应降低或无反应时，不宜用 TH 治疗。老年人应慎用。

手术治疗：单纯性甲状腺肿一般不采取手术治疗，但当发生压迫症状或疑有癌变者可行甲状腺次全切除术。术后残留甲状腺组织常增生，为防止再形成腺肿及术后甲状腺功能偏低，宜长期服用甲状腺片，以防复发。

五、护理与健康教育

（一）一般护理

指导患者多食海带、海蜇皮等海产品及含碘丰富的食物。与患者一起讨论甲状腺肿致形体改变的原因，使患者认识到经补碘等治疗后甲状腺肿可逐渐缩小或消失。消除患者因形体改变而引起的失望与挫折感，正确认识疾病所致的形体外观改变，提高对形体改变的认识和适应能力。

（二）病情观察

1. 有无压迫症状

注意是否出现呼吸困难、吞咽困难、声音嘶哑等压迫症状。

2. 用药效果

观察补充碘剂、TH以后甲状腺肿是否缩小，甲状腺内是否出现结节。

3. 药物不良反应

是否出现心悸、手抖、怕热等甲亢症状，一旦出现上述症状，应及时调整药物剂量。

（三）健康教育

1. 心理指导

向患者说明单纯性甲状腺肿的病情及预后，减轻恐惧心理，使患者保持良好的心态。

2. 饮食指导

可进一般膳食、含碘食盐及适当的含碘海产品，如海蜇、海带、紫菜等可适当服用，但应避免过量。

3. 活动、休息指导

可参加日常活动，从事一般工作。出现咳嗽、呼吸困难等甲状腺压迫症状时应卧床休息。

4. 用药指导

指导患者正确的用药方法，讲解药物的不良反应及停药的指征。

5. 出院指导

1）出院带药时为患者介绍有关用药知识。

2）合理化饮食，食用加碘食盐。

3）鼓励患者表达自己的想法，参加社会活动，坚持必要的治疗。

4）甲状腺肿大出现压迫症状时及时来院诊治。

（黄东影）

第二节　甲状腺功能亢进症

甲亢主要累及妇女，男女之比约为1:4。可分为三类：

1. 原发性甲亢

最常见，在甲状腺肿大的同时，出现功能亢进症状。患者年龄多在20～40岁。腺体肿大为弥漫性，两侧对称，常伴有眼球突出，故又称"突眼性甲状腺肿"。

2. 继发性甲亢

指在结节性甲状腺肿的基础上出现甲亢，一般较少见，发病年龄多在40岁以上。

肿大腺体呈结节状，两侧多不对称，无眼球突出，容易发生心肌损害。

3. 高功能腺瘤

实际上是继发性甲亢的一种特殊类型，少见，腺体内有单个的自主性高功能结节，常无眼球突出。

一、病因和病理

（一）毒性弥漫性甲状腺肿

又称 Graves 病，由自身免疫过程和精神刺激引起。由于合成并分泌过多的甲状腺素，易产生交感神经兴奋性和代谢率增高。各年龄组均可患。毒性弥漫性甲状腺肿伴甲亢是临床最为常见的一种甲亢类型。腺体内血管增多、扩张，淋巴细胞浸润。滤泡壁细胞多呈高柱状，且发生增生，形成突入滤泡腔内的乳头状体，滤泡腔内的胶体减少。

（二）毒性结节性甲状腺肿

又称 Plummer 病，病因不明，老年妇女居多。常于甲状腺肿大多年后出现甲亢，可分单结节和多结节两种。

（三）垂体性甲亢

由于垂体前叶肿瘤分泌过多的 TSH，致甲状腺肿大并分泌过多的甲状腺素而引起甲亢。

（四）甲状腺炎性甲亢

包括亚急性甲状腺炎合并甲亢及桥本甲状腺炎合并甲亢。亚急性甲状腺炎由于非细菌性炎症使甲状腺滤泡细胞损伤，释放出甲状腺素，引起一时性甲亢。桥本甲状腺炎合并甲亢时，除有甲亢症状外，此时患者血中抗甲状腺抗体阳性。

（五）外源性碘过多引起

又称 Basedow 病，如在缺碘区投碘过多，或服含碘药物所致的甲亢。

（六）分泌 TSH 样物质的恶性肿瘤所致的甲亢

如绒毛膜上皮细胞癌、支气管癌、胃肠道癌、前列腺癌等均可分泌 TSH 样物质引起甲亢。

二、诊断

（一）病史

详细了解患者有无家族发病史，患者及其家属是否还有其他的自身免疫病，如桥本甲状腺炎、萎缩性胃炎等。了解发病前有无精神刺激、病毒感染、劳累或严重应激等因素存在。

（二）临床表现

本病以 20~40 岁女性多见。大多起病缓慢，少数于精神刺激、感染、创伤等应激后急性起病。临床表现轻重不一，典型表现为 T_3、T_4 分泌过多所致的高代谢症群、甲状腺肿和突眼征。老年和小儿患者表现常不典型。

1. 甲腺素（T_4）、三碘甲状腺原氨酸（T_3）分泌过多症候群

1）高代谢症状：怕热、多汗、皮肤温暖、湿润（尤以手掌、足掌、脸、颈、前

胸、腋下等处明显），平时可有低热，危象时有高热。体重减轻、倦怠乏力。

2）精神、神经系统：神经过敏、易于激动、快言多语、烦躁多虑、紧张、失眠、注意力不集中、好动、行动急促，有时有幻觉，两手平伸有细颤，腱反射亢进。也有寡言抑郁，表情淡漠者。

3）心血管系统：TH 可间接或直接作用于心肌与周围血管系统，往往为早期重要表现。患者诉心悸、胸闷、气促，严重者可导致甲亢性心脏病。常见体征有：

（1）心动过速：常为窦性，一般每分钟 90～120 次，休息或睡眠时仍快，与代谢率增高呈正相关，为本病特征之一。

（2）心律失常：以期前收缩为常见，房性者较多，也较常见阵发性或持久性心房颤动，或有扑动；偶见房室传导阻滞。

（3）心音和杂音：心音增强，心尖区第一心音亢进；常有Ⅰ～Ⅱ级收缩期杂音。

（4）心脏肥大、扩大，甚至发生心力衰竭。

（5）血压：收缩压升高，舒张压正常或降低，脉压增大，可出现水冲脉、毛细血管搏动征及枪击音等。

4）消化系统：食欲亢进，多食消瘦，因 TH 刺激肠蠕动增快，排便次数增多，常呈糊状。重者可有肝大及肝功能损害。

5）运动系统：多有不同程度肌无力和肌萎缩，呈慢性甲亢性肌病。部分患者伴周期性瘫痪，原因不明。也可伴重症肌无力、急性延髓麻痹症。

6）生殖系统：女性多有月经减少甚至闭经，男性可有阳痿，偶有乳腺发育。

7）造血系统：外周血中白细胞计数降低，淋巴细胞绝对值和百分比及单核细胞增多，血小板寿命缩短，可出现血小板减少性紫癜。

8）胫前黏液性水肿：在 Graves 病中约占 5%，多与浸润性突眼同时或先后发生，或不伴甲亢而单独存在。

2. 甲状腺肿大

甲状腺对称性弥漫性肿大，质地较软，随吞咽运动而上下移动，常有震颤和血管杂音。

3. 眼症

突眼多呈双侧性，并有睑裂增宽，上眼睑挛缩，两眼闭合不良，上看时前额皮肤不能皱起等征象。重症有恶性突眼，其突眼显著，且有畏光、复视、流泪、结膜充血水肿或有结膜溃疡及眼外肌麻痹。

4. 甲亢危象

为甲亢恶化时重危并发症，常因感染、手术、[131]I 治疗、劳累、精神激动、严重创伤等诱发。表现为原有甲亢症状加重，体温 >39℃ 以上，大汗淋漓，脱水，极度烦躁不安，心动过速，恶心、呕吐，腹泻，以至休克、昏迷。死因多为高热虚脱，心力衰竭，肺水肿，水、电解质代谢紊乱。

5. 其他

甲亢时还可并发甲亢性心脏病、局限性黏液水肿等。

（三）实验室及其他检查

1）甲状腺摄 ^{131}I 率升高，且高峰前移（3小时为 0.3~0.5，24小时 >0.45）。

2）T_3 抑制试验阴性。

3）血清总甲状腺素（TT_4 >140 μg/L），总三碘甲状腺原氨酸（TT_3 >1 500 μg/L），游离甲状腺激素（FT_4 >38.7 mmol/L）升高，TSH 水平低（<50%），且对促甲状腺释放激素（TRH）兴奋试验无反应。

4）甲状腺有结节者可做 TSH 兴奋试验，以发现是否功能自主性或功能性结节。

5）基础代谢率（BMR）增高，+0.15~+0.3 者为轻度，+0.3~+0.6 为中度，>0.6 为重度。

6）血浆蛋白结合碘（PBI）>0.63 mmol/L。

三、治疗

本病的主要治疗方法：

（一）抗甲状腺药物治疗

1. 硫脲类或咪唑类药物

主要通过抑制甲状腺激素的合成发挥抗甲状腺作用。常用药物为甲巯咪唑及丙硫氧嘧啶，初始剂量为甲巯咪唑每日 30 mg 或丙硫氧嘧啶每日 300 mg，疗效不佳或病情较重者可酌情增加剂量，但每日最大量不宜超过上述剂量的 2 倍。至症状缓解，T_3、T_4 恢复正常（多在治疗后 4~8 周）时开始减量，一般每 2~4 周减 1 次，每次减甲巯咪唑 5~10 mg 或丙硫氧嘧啶 50~100 mg，逐渐减至最小维持量，维持 1.5~2 年。由于复发率较高，如无不良反应，有学者倾向于在维持治疗后，再长期服用半量维持量，以降低复发率。疗程中须定期随访疗效及反应，待症状完全消除，T_3、T_4 降到正常偏低水平时应加服小剂量甲状腺片，以防止甲状腺肿大及突眼恶化；出现粒细胞减少时应加服升白细胞药物，严重者须立即停用抗甲状腺药物。

2. 交感神经阻滞剂

多选用普萘洛尔，能有效降低心率，并在一定程度上抑制 T_4 在周围组织中向 T_3 转化。常用量为每日 30 mg，分 3 次口服，至心率降至正常后停药。

3. 碘剂

能迅速抑制 TH 的释放，并使增生肿大的甲状腺血液供应减少，质地变硬，主要用于甲亢术前准备及甲状腺危象的治疗。

（二）放射性 ^{131}I 治疗

放射性 ^{131}I 能在甲状腺内高度浓集，并放出 β 射线（射程仅 2 mm），使甲状腺滤泡上皮破坏萎缩，从而产生抗甲状腺作用。适应证：中度 Graves 病年龄在 30 岁以上者；对抗甲状腺药物有过敏等反应而不能续用，或长期治疗无效或治后复发者；合并肝、心、肾等疾病不宜手术或术后复发或不愿手术者；某些结节性高功能性甲亢。禁忌证：妊娠哺乳期妇女；年龄在 20 岁以下者；有重度肝、心、肾等脏器衰竭或活动性肺结核者；白细胞低于 3×10^9/L 或中性粒细胞低于 1.5×10^9/L 者；重度浸润性突眼；甲状腺危象；以往曾用大量碘而不能吸 ^{131}I 者。并发症：主要为甲状腺功能减退，可分为暂时性与永久性两组。国内报告第一年发生率为 4.6% ~ 5.4%，以后每年递增 1% ~ 2%，较国外报告者低。出现甲状腺功能减退后应补充甲状腺片治疗。

3. 手术治疗

主要适用于中、重度甲亢药物治疗无效或不愿长期服药、甲状腺显著肿大有压迫症状、结节性甲状腺肿伴甲亢者。

四、护理与健康教育

（一）一般护理

1）甲亢患者因基础代谢亢进，活动耐力下降。评估患者目前的活动量，活动和休息方式，与患者共同制订日常活动计划。活动时以不感疲劳为度，适当增加休息时间，维持充足的睡眠，防止病情加重。病情重、有心力衰竭或严重感染者应严格卧床休息。

2）保持环境安静，避免嘈杂。甲亢患者因怕热多汗，应安排通风良好的环境，夏天使用空调，保持室温凉爽而恒定。

3）协助患者完成日常的生活自理，如洗漱、进餐、如厕等。对大量出汗的患者，加强皮肤护理，应随时更换浸湿的衣服及床单，防止受凉。

4）给予高热量、富含糖类、蛋白质和 B 族维生素的饮食，多给予饮料，但禁用浓茶、咖啡等兴奋性饮料。

5）患者出现甲状腺危象时，应设专人护理，立即给予氧气吸入，并立即建立静脉输液通道，遵医嘱用去甲肾上腺素点滴维持血压。有脱水休克，按休克护理，高热者用物理降温，谵妄者加床栏保护。同时注意尿量，观察体温、脉搏、血压的变化。

6）加强精神护理，对患者体贴关心，随时了解患者思想，尽量满足患者身心两方面的护理需要，解除其焦虑与紧张情绪，避免精神刺激和过度兴奋，使患者能处于接受治疗的最佳的心理和生理状态。

（二）病情观察与护理

1）严密观察体温、脉搏、呼吸和心率等变化，观察有无甲状腺危象发生。如发现患者持续高热、心率快、躁动不安、谵妄、血压上升、呕吐、腹泻、大汗淋漓等症状，应及时通知医生。

2）对心律不齐的患者，测脉搏时应注意脉律，并测 1 分钟，发现异常应及时通知医生处理。

3）腹泻时给予含纤维素少、易消化的食物。观察大便次数。

4）应用卢戈液等碘剂治疗时，应准确掌握剂量，注意中毒反应；应用甲基或丙硫氧嘧啶、甲巯咪唑药物等，注意有无粒细胞减少和药物疹等反应，若伴药物热和肠胃道反应应通知医生避免发生剥脱性皮炎和中毒性肝炎；掌握基础代谢率和甲状腺摄[131]I 率的试验前准备及其临床意义。对需服[131]I 和手术治疗患者，应及时与有关科室联系，做好转科工作。对眼球突出、眼睑不能闭合者应经常点眼药水、涂眼药膏或生理盐水纱布湿敷，以保护角膜和球结膜，预防损伤、感染和溃疡。

（三）健康教育

1）指导患者保持身心愉快，避免精神受刺激，建立良好的人际关系，并提供良好的社会支持系统。维持充足的睡眠时间，避免过于劳累，以免加重病情。

2）向患者解释长期服药的重要性，指导患者按时服药，定期到医院复查，如服用抗甲状腺药物者应每周查血象1次，每隔1~2个月做甲状腺功能测定。讲解使用甲状腺抑制剂的注意事项，如需定期检查甲状腺大小、基础代谢率、体重、脉压、脉率，密切注意体温的变化，观察咽部有无感染，如出现高热、恶心、呕吐、腹泻、突眼加重等应及时就诊。

3）妊娠期甲亢患者，在妊娠期间及产后力争在对母亲及胎儿无影响的条件下，使甲状腺功能恢复正常，妊娠期不宜用放射性碘和手术治疗，抗甲状腺药物的剂量也不宜过大，由于抗甲状腺药物可从乳汁分泌，产后如需继续服药，则不宜哺乳。

（黄东影）

第八章　神经系统疾病

第一节　急性炎症性脱髓鞘性多发性神经病

急性炎症性脱髓鞘性多发性神经病（AIDP），又称为吉兰—巴雷（Guillain – Barre）综合征（GBS），是一种与感染有关和免疫机制参与的特发性周围神经病。

一、病因和发病机制

本病的病因与发病机制尚未完全阐明。可发生于感染性疾病、疫苗接种或外科处理后，也可无明显诱因。临床及流行病学证据显示，与先期空肠弯曲菌（CJ）感染有关，以腹泻为前驱感染的 GBS 患者 CJ 感染率可高达 85%。CJ 是一种革兰阴性微需氧弯曲菌，有多种血清型，与 GBS 有关的血清型主要为 2、4 和 19 型，我国以 Penner19 型最常见。CJ 感染潜伏期为 24～72 小时，最初为水样便，后变为脓血便，1 周左右恢复，GBS 常在腹泻停止后发病，故分离 CJ 较困难。本病还可能与巨细胞病毒、EB 病毒、肺炎支原体、乙型肝炎病毒（HBV）和人类免疫缺陷病毒（HIV）等感染有关。

GBS 似乎有免疫学基础，有人报道白血病、淋巴瘤和器官移植后应用免疫抑制剂出现 GBS，系统性红斑狼疮和桥本甲状腺炎等自身免疫病可合并 GBS。

二、诊断

（一）临床表现

半数以上的患者，发病前 1～4 周有上呼吸道感染、肠道感染。少数患者有不明原因发热、水痘、带状疱疹、受凉、接种疫苗史。急性或亚急性起病，起病前数天至数周约半数患者有上呼吸道或消化道感染症状。病初常有发热、食欲缺乏及全身不适感，继而出现神经系统症状及体征。

首发症状常为四肢对称性肢体无力（弛缓性瘫痪），可自远端向近端发展或相反，或远近端同时受累；严重者可引起呼吸肌麻痹；若对称性肢体无力，10～14 天从下肢上升到躯干、上肢或累及脑神经，称为 Landry 上升性麻痹。多有肢体感觉异常如烧灼感、麻木、刺痛和不适感，可先于瘫痪或与之同时出现；自主神经症状常见皮肤潮红、出汗增多、手足肿胀及营养障碍，严重患者可见窦性心动过速、体位性低血压、高血压和暂时性尿潴留。

所有类型 GBS 均为单相病程，多于发病 4 周时肌力开始恢复，恢复中可有短暂波动，但无复发—缓解。多为急性或亚急性起病，半数患者在一周内症状达到高峰，通常在症状稳定 1～4 周开始恢复。

（二）实验室及其他检查

1. 脑脊液检查

典型的改变是蛋白质含量增高，而细胞数正常，称为蛋白—细胞分离现象，是本病的特征之一；起病 1 周内，半数患者蛋白含量正常，至病后第 3 周蛋白增高最明显，少数患者 CSF 细胞数可为 $(20 \sim 30) \times 10^6 / L$。

2. 神经传导速度（NCV）和 EMG 检查

脱髓鞘电生理特征是 NCV 减慢，远端潜伏期延长，波幅正常或轻度异常；轴索损害以远端波幅减低甚至不能引出为特征，但严重的脱髓鞘病变也可表现波幅异常，几周后可恢复。

3. 神经活检

腓肠神经活检发现脱髓鞘及炎性细胞浸润可提示 GBS，但腓肠神经是感觉神经，GBS 以运动神经受累为主，因此，活检结果仅可作为诊断参考。

三、治疗

本病属自限性疾病，预后良好，糖皮质激素治疗虽一直有争论，但目前国内大多数医院仍用传统的糖皮质激素治疗。治疗措施：

1. 抗生素

本病虽病因不十分明确，但认为与病毒感染和自体免疫反应有关，故应在急性期适当应用青霉素、链霉素、复方新诺明及利巴韦林、吗啉胍等，起到预防和控制感染的作用。

2. 糖皮质激素

氢化可的松 200 ~ 400 mg 或地塞米松 20 ~ 30 mg，加入 5% ~ 10% 葡萄糖液中静脉滴注，每日 1 次。病情稳定后维持 10 ~ 14 天，改为泼尼松 10 ~ 15 mg，每日 3 次口服，于 2 ~ 4 周逐渐减量至停药。急性期还可用地塞米松 3 ~ 5 mg 鞘内注射，每 3 ~ 5 天 1 次，共 3 次。危重患者可用冲击疗法，氢化可的松每日 300 ~ 600 mg，或地塞米松每日 30 ~ 60 mg，疗程 3 ~ 5 天。使用该药时应注意糖皮质激素的不良反应及同时服用钾盐。促肾上腺皮质激素用量为每日 15 ~ 20 U，静脉滴注，疗程一般 5 ~ 7 天，停药后改为泼尼松维持。

3. 免疫抑制剂

目前有试用硫唑嘌呤 2 ~ 2.5 mg/kg 服用，病程视病情与毒性反应而定。亦有使用环磷酰胺等治疗，但此类药物尚有骨髓抑制、肝脏损害等不良反应，故应用时须小心。

4. 免疫增强剂

有人提出对部分体液免疫功能低下的吉兰—巴雷综合征患者考虑用被动免疫增强剂（丙种球蛋白），以促进体液免疫应答反应。对细胞免疫功能低下者，可考虑试用转移因子、免疫核糖核酸等治疗，能激活细胞免疫应答，增强细胞免疫功能，可能对本病也有裨益。

5. 促进细胞代谢剂

促进细胞代谢剂如 ATP、辅酶 A、细胞色素 C 等。

6. 神经营养药物

神经营养药物如维生素 B_{12}、维生素 B_1、维生素 B_6、地巴唑、烟酸等。

7. 血浆置换疗法

周围神经脱髓鞘时，由于体液免疫系统的作用，患者血液中存在与发病有关的抗体、补体及细胞因子等，采用血浆置换疗法可治疗本病。在发病 2 周内接受此疗法，可缩短患者临床症状的持续时间，缩短需用呼吸机的时间，降低并发症发生率，并迅速降低抗周围神经髓鞘抗体滴度。适应证为不能独立行走、肺活量明显减少或延髓麻痹等病情较严重的患者。但本法只能在具有一定条件和经验的医疗中心进行，且费用昂贵。

8. 血浆输入疗法

血浆输入疗法可提高机体免疫力，有利于疾病恢复。方法：健康人血浆 200 mL 静脉输入，每周 1 ~ 2 次。

9. 极重型的治疗

采取综合治疗，其中气管切开、人工呼吸器辅助呼吸，避免心、脑、肾发生损害，预防合并症（肺炎、心力衰竭、压疮），支持疗法及护理措施是治疗本病的关键。

气管切开的作用：极重型 GBS 用糖皮质激素治疗无效，应采用气管切开人工呼吸器辅助呼吸，气管切开可减少呼吸道生理无效腔及呼吸道阻力，并有利于抽吸分泌物，保持呼吸道通畅，而且可以向气管内滴入药液，加强呼吸道湿化及抗炎作用，同时可随时准备气管切口应用呼吸器。

气管切开与呼吸器应用时机：当患者出现呼吸急促、表浅，多汗、烦躁不安是呼吸功能不足的早期表现，应高度提高警惕，一方面吸氧，一方面做好气管切开的准备，若咳嗽无力、痰多黏稠、面部潮红、血压升高、心动过速，经反复吸痰、吸氧仍不能缓解症状时应立即行气管切开，清除呼吸道分泌物，气管内给氧，应用呼吸兴奋剂，如呼吸不能维持者，则应立即应用人工呼吸器。一定要争取在患者发绀前应用。有条件单位可根据肺活量或血气分析等指标来决定气管切开时机及人工呼吸器应用时机。

熟练掌握呼吸器的性能，严密观察呼吸器运转情况，注意患者的呼吸动度，听呼吸音，若使用呼吸器后患者能安静入睡、血压正常，为缺氧改善的表现，如发现呼吸器运转正常，而患者出现憋气、发绀等症，应注意有无气管套管的气囊破裂或滑脱，或因气管套管固定太松、患者过胖、咳嗽移动造成的脱管，或气管内分泌物结痂引起的气管阻塞等原因造成的通气不足，应立即查明原因，进行相应的处理，如立即翻身、捶背、吸痰及分泌物、更换气囊、重新插管等措施，避免患者发生意外。待到患者自主呼吸恢复，有相当的咳痰能力、肺部炎症基本控制，可停用呼吸器，然后堵管，如无问题 1 ~ 2 天可以拔管。

支持疗法及护理措施：气管切开后的护理是项极其重要而又繁重的任务，除每日换药、按时消毒内管外，要经常翻身、捶背、吸痰、体位引流，以便有利于痰液排除。为保持气管内的湿润，避免痰液阻塞或气管内结痂，应定时行超声雾化吸入，同时采用气管内局部应用抗生素（青霉素、庆大霉素为主）防止肺部感染，避免压疮发生。此外保持肢体处于生理功能位置，防止挛缩畸形。如有脏器损害应及时处理，早期鼻饲给予足够热量，注意水及电解质的补充，是保证疾病恢复的重要条件。

10. 恢复期的治疗

继续应用维生素 B 族、γ - 氨酪酸、地巴唑、中药等治疗。加强肢体功能锻炼，有条件可进入正规的康复医院。

三、护理与健康教育

（一）一般护理

1）给予舒适的卧位，保证充足休息。病室环境安静。

2）急性期如有吞咽困难及呛咳的患者，给予插胃管，以高蛋白、高维生素、高热量且易消化的鼻饲流质饮食。恢复期先给予糊状饮食并耐心细致的喂食。根据患者体质及消化道功能情况给予充足的热量、蛋白质及水分，以保证其营养。

3）根据患者生活自理能力缺失的程度，协助其必要的生活需要，如进食、擦澡、更衣、洗漱、排便甚至抓痒等都需要护理人员帮助解决。

4）病情严重者语言能力缺失，不能呼唤护士，因此，护士应设法使其能准确表达生理、心理的需要，可用文字、手势或眼神来表达自己的要求。

5）为患者护理操作时，注意保暖为患者盖好被子，以免感冒加重病情。

6）保持大、小便通畅，定时为患者处理大、小便。尿潴留者先在腹部加压或以清水冲洗会阴部以诱导其排尿，无效时则采用间歇导尿，便秘者可用软化剂、缓泻剂或灌肠。

7）备好气管插管、气管切开用物、呼吸机、氧气及抢救药品等。

8）加强口腔护理，每日 3~4 次。

9）做好皮肤护理，预防呼吸道感染，每 2 小时协助患者翻身拍背。

10）向患者及家属讲明翻身及肢体运动的重要性，使患者保持肢体功能位，防止足下垂，对瘫痪肢体进行被动活动。保持床单平整、干燥。

11）急性期尤其呼吸困难时，禁用镇静剂。

12）对呼吸肌麻痹行气管切开者，按气管切开护理常规护理。

13）患者因瘫痪及多处运动功能受损，常产生焦虑、恐惧、失望，护士应多给予安慰和引导，当患者需要帮助时，及时周到细致地给予护理，使患者在精神上有依托，对疾病康复充满信心，主动地配合治疗护理。

（二）病情观察与护理

1）本病常以侵犯呼吸肌及膈肌而使患者出现呼吸肌无力，为急危重症。因此，应严密观察病情。注意患者呼吸动态、节律及频率异常情况，有无缺氧、发绀表现，如患者出现烦躁不安、面部冷汗、心率加快、血压不稳应立即报告医生，给予氧气吸入并辅助人工呼吸。

2）根据病情定时观察血压、脉搏、心率、患者吞咽功能及声音嘶哑程度，有无进食呛咳情况。并观察患者四肢瘫痪及感觉障碍程度。

3）对使用呼吸机的患者应密切观察呼吸机运行情况，及时排除故障，保证有效通气。

4）护士应熟悉患者所用的药物，对药物的使用时间、方法及不良反应应向患者解释清楚。密切观察药物不良反应，使用糖皮质激素时，应注意消化道出血，防止应激性溃疡；不要轻易使用安眠、镇静药。

（三）并发症护理

本病主要并发症为肺炎、肺不张。除应用抗生素抗感染治疗，保持呼吸道通畅至关重要。除有效吸痰，还可进行体位引流排痰，患者取侧卧头低足高位（抬高床尾10 cm）。吸痰与排痰前肺部听诊，根据肺不张的部位进行拍背，然后吸痰或进行药物超声雾化吸入。心脏并发症常见的有中毒性心肌炎、表现心悸、脉速及心律不齐等，需细心观察。治疗护理尽量集中，保证患者充分休息，以减轻心脏负担。静脉输液成人40~50滴/分钟，儿童不超过30滴/分钟，以防发生心力衰竭和肺水肿，也可按医嘱应用毛花苷C、能量合剂等。

（四）健康教育

加强营养，增强体质，避免感冒。坚持瘫痪肢体的功能锻炼，定期复查。

（黄东影）

第二节　急性脊髓炎

急性脊髓炎，又称为急性非特异性脊髓炎、急性横贯性脊髓炎，系指一组病因尚未完全明确的、以脊髓急性横贯性损害为特点的炎症性疾病。多在病毒感染后发病，临床特点为病变水平以下运动、感觉和自主神经功能障碍。

一、病因和发病机制

病因未明。根据患者发病前多有上呼吸道感染和腹泻，血清流感病毒、麻疹病毒以及其他病毒抗体滴定度升高，推测与病毒感染有关。但至今未能从病变脊髓或脑脊液中分离出病毒，未能获得脊髓病毒感染的直接证据。目前多数学者认为本病可能是病毒感染后引起的一种自身免疫性疾病。

以胸3~5节段最常受累。急性期受累部位的软膜和脊髓有充血、肿胀、变软。切面上灰质界限不清，镜下可见神经细胞大量变性或消失，轴突和髓鞘变性，胶质细胞增生。血管周围淋巴细胞、浆细胞浸润。后期胶质瘢痕形成，脊髓萎缩。

二、诊断

（一）临床表现

多为青壮年，病前数天至2周有发热、全身不适等上呼吸道感染症状或疫苗接种史，脊柱负重、扭伤与受凉常为发病诱因。散在发病，起病急骤，常有周身不适，腰背及腹部疼痛，胸腹部束带感，双下肢麻木无力，一般在数小时至数日发展至高峰，形成脊髓横贯性损害。

1. 运动障碍

脊髓各段均可受累，胸段以上最为常见（74.5%），临床表现为双下肢瘫痪；其次为颈段（12.7%）则出现四肢瘫痪及呼吸困难。急性期呈脊髓休克状态，表现为瘫痪肢体肌张力降低，腱反射消失，病理反射阴性，腹壁、提睾反射均消失。脊髓休克持续时间差异很大，与脊髓损害的严重程度和是否出现并发症有关，一般持续2周左右，逐渐出现痉挛性瘫痪，表现为肌张力增高，腱反射活跃或亢进，病理反射阳性，肌力恢复始于足趾，然后在桌面伸缩和抗重力运动。病变局限在腰段者，可表现为持久的下运动神经元性瘫痪。一般休克期越长，瘫痪肢体功能恢复越差。

2. 感觉障碍

急性期在病变节段以下的各种感觉均缺失，有些患者在感觉消失区上缘可有1~2个节段的感觉过敏区，或有束带状感觉异常。儿童和少数脊髓损害不明显者，感觉水平可以很不明确。随炎症的恢复，感觉水平可逐步恢复，但其速度远比运动功能的恢复为慢且差得多。

3. 自主神经障碍

如膀胱、直肠括约肌功能障碍以及其他自主神经功能障碍，出现尿潴留，或充盈性尿失禁，粪便失禁或秘结。损害的感觉平面以下皮肤少汗或无汗。皮肤营养障碍包括皮肤水肿或干燥脱屑、指甲松脆等。

个别患者在发病数小时或1~2天损害平面逐渐上升，波及颈段和延髓，瘫痪从下肢迅速扩展到上肢甚至延髓支配的肌群，出现吞咽困难、发音障碍、呼吸肌瘫痪，常引起死亡。

（二）实验室及其他检查

1. 血常规

血常规可有白细胞计数正常或稍高。

2. 脑脊液

脑脊液压力不高，白细胞可正常，也可增高为（20~200）×10^6/L 个，以淋巴细胞为主，蛋白含量可轻度增高，多为0.5~1.2 g/L。糖与氯化物含量正常。一般无椎管梗阻现象。但如脊髓水肿严重，脊膜腔可部分梗阻，蛋白含量可高达2 g/L 及以上。

3. 其他

脊髓造影可见病变部位脊髓增粗。CT、MRI 检查有助于诊断。

三、治疗

急性脊髓炎的治疗原则：急性期的药物治疗，减轻症状；防治并发症；加强功能训练，促进康复。

1. 急性期

药物治疗以糖皮质激素为主，可用地塞米松 10~20 mg 静脉滴注或氢化可的松 100~200 mg 静脉滴注，每日1次，7~10 日为1个疗程，以后改用泼尼松口服，40~60 mg/d，病情有好转者，一个月后剂量逐渐递减，直至维持量，一般为2~3个月。维生素 B_1 100 mg 肌内注射，维生素 B_{12} 500 μg 肌内注射，每日一次，恢复期改用口服。为预防感染可选用适当的抗生素。

2. 康复治疗

急性期过后应积极进行康复治疗，加强肢体功能锻炼，促进肌力恢复。理疗、针灸、按摩等均为促进康复的治疗措施。急性期对瘫痪肢体采用被动运动等亦有利康复。

四、护理与健康教育

（一）一般护理

1）患者因下肢瘫痪需长期卧床，故室内需阳光充足，空气新鲜。被褥宜松软，以气垫褥为宜。

2）给予高热量、高蛋白、高维生素食物，以增强机体抗病能力。

3）采取侧卧位或半坐卧位，定时帮助患者翻身、拍背，并鼓励患者咳嗽或做深呼吸运动，借以改善肺泡通气量，预防肺部并发症。

4）因病变水平以下自主神经功能障碍可出现皮肤干燥、出汗、肢体水肿、足底皲裂等，故每日需用温水泡洗。有的患者病变以下皮肤变薄，出现水疱，应注意防止破溃感染。下肢因感觉减退或消失，不宜直接放热水袋保暖，以免烫伤。

5）鼓励患者多饮水，保持尿液呈酸性，防止泌尿系感染。尿潴留时应定时按摩下腹部以帮助排尿，无效时行无菌导尿。大便失禁者，要保持会阴部清洁。

（二）病情观察与护理

1）注意有无上升性脊髓炎征象，如呼吸及吞咽困难。呼吸困难者应早期吸氧、吸痰，必要时做气管切开或人工辅助呼吸。并注意严密观察病情变化，如有体温、脉搏、呼吸及面色改变，吞咽困难、构音不清等，应及时通知医生处理。

2）观察感觉平面的部位，下肢肌力、肌张力、腱反射的改变及异常感觉等。

3）注意观察合并症，如肺炎、泌尿系统感染、压疮、败血症及腹胀等。

（三）健康教育

恢复期应给予康复医疗，加强肢体锻炼，促进肌力恢复，尤其要注意纠正足下垂，防止肢体痉挛和关节挛缩，并做好出院前指导，指导患者树立与疾病做斗争的信心，预防感冒，避免过劳，加强瘫痪肢体功能锻炼。

（黄东影）

第三节　脑血栓形成

脑血栓形成（CT）是脑梗死最常见的类型，是脑动脉主干或皮质支动脉粥样硬化导致血管增厚、管腔狭窄闭塞和血栓形成，引起脑局部血流减少或供血中断，脑组织缺血缺氧导致软化坏死，出现局灶性神经系统症状、体征。

脑梗死（CI）是缺血性卒中的总称，包括脑血栓形成、腔隙性梗死和脑栓塞等，约占全部脑卒中的70%，是脑血液供应障碍引起缺血、缺氧，导致局限性脑组织缺血性坏死或脑软化。

一、病因和发病机制

脑血栓形成最常见的病因是脑动脉粥样硬化，高血压、高脂血症和糖尿病等可加速脑动脉硬化。少见原因有动脉壁的炎症，如结核性、梅毒性、化脓性、钩端螺旋体感染、结缔组织病、变态反应性动脉炎等。也可见于血液成分的改变，如真性红细胞增多、血小板增多及血液黏度增加、凝固性增高等。血流动力学异常，如血流速度过缓或血流量过低等，可引起脑灌注压下降而出现急性缺血症状。

脑的任何血管均可发生血栓形成，但以颈内动脉、大脑中动脉为多见，基底动脉和椎动脉分支为次之。当血压降低、血流缓慢和血液黏稠度增高时，血小板，纤维蛋白，血液红、白细胞逐渐发生沉积，而形成血栓。其次，各种原因的脉管炎，可引起内膜增厚，管腔变窄，亦可引起血栓形成，如常见的钩端螺旋体脉管炎，闭塞性动脉内膜炎，胶原纤维病的血管损害等，此外颈部外伤、感染、先天性血管变异也可造成脑血栓形成。

二、诊断

（一）临床表现

约 1/3 患者脑血栓形成前有一过性脑缺血发作史，其发作次数不等，多为 2~3 次，发生在血栓形成的同一血管或不同血管；发病前数日有头晕、头痛、周身无力、肢体麻木、言语不清或记忆力略显下降等。约有 60% 的患者起病有过度疲劳、兴奋、愤怒和气温突变等诱因，80% 在安静状态下发病，其中约 1/5 在睡眠中发病。很少有昏迷，少数可有意识模糊，只有在损害较大血管时才发生昏迷。典型患者在起病 1~3 天达高峰，神经系统定位体征决定于病变部位及范围。

1. 颈内动脉

病灶对侧偏瘫、偏身感觉障碍；病灶侧失明或视网膜中心动脉压降低，霍纳（Horner）征阳性，颈动脉搏动减弱或消失，有时颈部可听到血管杂音。

2. 大脑中动脉

病灶对侧偏瘫，偏身感觉障碍和同向偏盲，面部及上肢较下肢重；主侧半球受累时可伴有失语、失读及失写。

3. 大脑前动脉

远端闭塞时出现病灶对侧偏瘫，下肢重于上肢，可伴有感觉障碍、精神异常，智能和行为的改变，强握和吸吮反射阳性，因旁中央小叶受累排尿不易控制。

4. 椎基底动脉

以脑干及小脑体征为主，可出现交叉瘫、多脑神经受损、交叉性感觉障碍及共济失调。如主干闭塞，可出现高热、昏迷、瞳孔针尖样缩小、四肢瘫、抽搐、去大脑强直等体征。

5. 小脑后下动脉

眩晕、眼球震颤、交叉性感觉障碍、同侧软腭及声带麻痹、共济失调、霍纳征阳性，或有展神经、面神经麻痹。

6. 大脑后动脉

梗死时症状较轻。皮质支病变时出现对侧同向偏盲或上象限盲，主侧半球病变时出现失写、失读、失语等症状。深穿支受累时表现丘脑综合征，即对侧偏身感觉障碍、感觉异常、感觉过度、丘脑性疼痛及锥体外系症状（舞蹈手足徐动症、震颤等）。

（二）实验室及其他检查

1. 脑脊液检查

脑脊液检查一般正常，大面积梗死时，脑水肿明显可见压力增高。

2. 颅脑 CT 检查

颅脑 CT 检查 24～48 小时可显示低密度灶。

3. 脑电图检查

脑电图检查病灶侧广泛异常。

4. 脑血管造影

脑血管造影显示梗死部位、程度，有决定性意义。

5. MRI 检查

MRI 检查比 CT 具有一定优越性。梗死后任何时候都能显示病灶异常信号影，可以提供更多的切面影像，脑血管造影无骨性伪影干扰，并能显示后颅窝脑干内的较小病灶。

6. 血流变学指标

血流变学指标异常。

7. 单光子发射型计算机断层摄影（SPECT）

SPECT 发病后即可见病灶部位呈灌注或减退区或缺损区。

8. 经颅多普勒超声（TCD）

根据收缩峰流速、平均流速、舒张期末流速及脉动指数等衡量颅内主要动脉血管的血流状况，梗死区常出现相应血管多普勒信号减弱或消失。

三、治疗

治疗原则是尽快改善脑的血液循环，增加缺血区域的血氧供应，消除脑水肿，减轻脑损伤，防止血栓继续扩延，及早开始功能锻炼，降低致残率并预防复发。

（一）一般治疗

早期卧床休息，维持生命功能，防治并发症。

1. 维持呼吸功能

保持呼吸道通畅，低氧血症予以吸氧，严重者开放气道及机械辅助通气。

2. 调整血压

急性期患者血压可升高，不急于积极降压，以免加重脑缺血。可维持血压在略高于患者病前水平。收缩压大于 180 mmHg、舒张压大于 110 mmHg、平均动脉压（舒张压 + 1/3 脉压）大于 130 mmHg 时可平稳降压，高血压脑病时需积极降压。病情稳定后逐渐控制血压。

3. 控制血糖

空腹血糖高于 9.0 mmol/L 时，应予控制。低血糖应及时纠正。

4. 防治并发症

肺炎（吸入性、坠积性）、尿路感染、压疮、深静脉血栓。

5. 维持水、电解质平衡

营养支持，不能进食者鼻饲。

（二）超早期溶栓

1. 重组组织型纤溶酶原激活剂（rt - PA）

为选择性纤维蛋白溶解剂，0.9 mg/kg，总量不超过 90 mg，10% 先静脉推注，其余溶于 100 mL 生理盐水，1 小时内静脉滴入。在发病 3 小时内应用，我国目前有在 6 小时内应用。治疗后 24 小时不得使用抗血小板和抗凝药，24 小时后头 CT 显示无出血，可行抗血小板、抗凝治疗。

2. 尿激酶

尿激酶为非选择性纤维蛋白溶解剂，主要在我国应用，25 万 ~ 100 万 U，溶于 100 mL 生理盐水，1 小时滴入。

1）适应证：①年龄 75 岁以下；②发病 3 小时以内，梗死发作 3 ~ 6 小时不推荐常规 rt - PA、尿激酶静脉给药，若需要可在特殊影像（PWI > DWI）指导下应用；③无明显意识障碍；④血压低于 180/110 mmHg；⑤头颅 CT 无梗死影像，无出血；⑥排除 TIA（不超过 1 小时）；⑦无出血性疾患；⑧患者或家属知情同意。

2）并发症：①出血，梗死后出血，或其他脏器出血；②溶栓后再灌注损伤，脑组织水肿；③溶栓后再闭塞，发生率 10% ~ 20%。

（三）抗血小板、抗凝治疗

抗血小板、抗凝治疗如肝素、华法林、潘生丁、低分子肝素治疗。

（四）降纤治疗

降解血中纤维蛋白原，增强纤溶系统活性，抑制血栓形成。主要有降纤酶、巴曲酶（东菱迪芙）、安克洛酶和蚓激酶。

（五）降低颅内压

大面积脑梗死有颅内压增高时应用。20% 甘露醇 125 ~ 250 mL，2 ~ 4 次/日，静脉滴注；呋塞米 20 ~ 40 mg，2 ~ 4 次/日，静脉注射；甘油果糖 500 mL/d，静脉滴注。

（六）脑保护剂

钙离子通道阻滞剂、镁离子、自由基清除剂（维生素 E 和维生素 C、过氧化物歧化酶）等。

（七）扩血管药物

因可导致脑内"盗血"及颅内压增高，对大面积脑梗死、高颅压、低血压者不宜应用。

（八）早期康复

患者病情稳定，即可开始康复治疗。

（九）外科治疗

大面积脑梗死和小脑梗死致颅内压增高，有脑疝危险者，可行开颅减压术。

（十）卒中单元

我国正在进行的"十五"攻关课题，主要指设立卒中病房及专门治疗卒中的小组，共同研究治疗方案，将脑卒中的急救、治疗、护理、康复结为一体。

（十一）中医中药

中医中药一般采用活血化瘀、通经活络的组方。

四、护理与健康教育

（一）一般护理

1）急性期应静卧休息，头放平，以改善脑部循环。对于脑水肿明显、伴意识障碍者，可立即予以吸氧及降颅内压治疗，如静脉滴注地塞米松、甘露醇等。对血压偏高者，降压不宜过快过低，使血压逐渐降至发病前水平或 150/90 mmHg 左右。血压偏低者头应放平或偏低，可输胶体物质或应用升压药维持上述水平。

2）①饮食护理：鼓励能吞咽的患者自行进食，少量多餐。进食过程中抬高床头，尽量采取端坐姿势，头向前倾，时间宜充足，让患者充分咀嚼。饭宜软，避免干硬、粗糙、辛辣等刺激性食物，进食环境宜安静、舒适：进餐时避免讲话，防止呛咳、误吸。②鼻饲饮食：患者吞咽障碍时，应鼻饲饮食。给予高蛋白、高维生素、无刺激的流质饮食，如牛奶、豆奶、菜汤、鱼汤等。教给患者及家属鼻饲的原则、方法和注意事项，利于患者摄入充足的营养。

3）对失语患者应评估沟通需要，掌握沟通障碍程度，为患者总体设计促进沟通的方法。对患者需要应敏感并做出适当的反应。安排固定时间与患者沟通和重复沟通内容对患者都会有帮助。也可把沟通内容书面列出，帮助患者记忆。与患者讲话时，应保持患者注意力集中，速度宜慢，内容宜少，一般一次只教给患者一项内容，借助手势帮助患者理解。

4）由于患者长期卧位，要加强皮肤、口腔及大小便的护理，防止压疮的发生。早日进行被动、主动运动，按摩患肢，以促进血液循环。

（二）病情观察与护理

1）密切观察病情变化，注意患者的意识改变、呼吸循环状况、瞳孔大小及对光反射、体温、脉搏、血压等，并详细记录。发现异常，及时报告医生。

2）应用双香豆素类或肝素等药物抗凝治疗时，应严格执行医嘱，密切观察皮肤、黏膜、大小便、呕吐物，注意有无出血倾向。如有出血立即通知医生。

3）观察血压变化，备好止血药物，做好输血准备。

4）使用链激酶或尿激酶溶栓治疗者，注意有无发热、头痛、寒战或其他过敏反应，观察有无出血倾向。发现异常，及时报告医生处理。

（三）健康教育

1）向患者和家属介绍脑血栓形成的基本知识，说明积极治疗原发病、去除诱因、养成良好的生活习惯，是干预危险因素、防止脑血栓形成的重要环节。使患者及家属了解超早期治疗的重要性和必要性，发病后立即就诊；偏瘫、失语者，教会家属及患者康复训练的基本方法，积极进行被动和主动锻炼，以提高生活质量、工作能力，重返家庭和社会。

2）平时生活起居要有规律，克服不良嗜好。饮食宜低盐、低脂、低胆固醇、高维生素，忌烟、酒。

3）鼓励患者做力所能及的家务，根据病情，适当参加体育活动，以促进血液循环。

4）老年人晨间睡醒时不要急于起床，最好安静10分钟后缓慢起床，以防直立性低血压致脑血栓形成；体位变换时，动作要慢，转头不宜过猛；洗澡时间不宜过长；外出时要防摔倒，注意保暖，防止感冒。

（黄东影）

第九章　围手术期护理

围手术期护理就是为患者手术做准备和促进术后康复。围手术期从患者决定需要手术治疗开始。创伤患者手术前期可能仅数分钟，复杂患者可能需数天，以查清病情，做好术前准备，使患者具有充分的思想准备和良好的机体条件。手术后，要采取综合治疗措施，防治可能发生的并发症，尽快地恢复生理功能，促使患者早日康复。手术后期的长短可因不同疾病及术式而有所不同。

第一节　手术前患者的护理

从确定手术治疗时起，至进入手术室时为止，这一时期的护理，称作手术前护理。手术前护理的重点在于评估和改善患者的生理和心理问题，给予有关手术的健康教育，指导适应手术后变化的功能锻炼，帮助患者以最佳状态进入手术。

一、护理评估

在护理工作过程中，通过交谈、观察等方法，收集患者的情绪反应、家庭及社会因素的资料；通过健康史调查、体格检查及辅助检查，全面了解患者身体方面的主、客观资料；对患者做出准确评估。

（一）健康史与相关因素

了解患者身体的一般状况、既往健康状况、皮肤状况，与现有疾病相关的病史、药物应用情况及过敏史、手术史、家族史、遗传病史和婚育史等。此外，还要了解患者既往有无高血压、糖尿病及心脏病，有无体内植入物（金属植入物、起搏器）等，初步判断其手术耐受性。

（二）身体状况

通过患者主诉和全面体格检查，了解其主要内脏器官的功能，是否存在心、肺、肝及肾脏等器官功能不全；有无营养不良、肥胖及水、电解质平衡失调等高危因素，评估手术的安全性。

1. 评估各系统状况

如心血管系统、呼吸系统、泌尿系统、神经系统和血液系统等状况和高危因素。

2. 辅助检查

了解患者各项实验室检查结果，如血、尿、便常规和血生化检查结果。了解 X 线、B 超、CT 及 MRI 等影像学检查结果，以及心电图、内镜检查报告和其他特殊检查的结果，以助判断病情及完善术前检查。

3. 评估患者对手术的耐受能力

全身状况较好、无重要内脏器官功能损害、疾病对全身影响较小者手术耐受良好；全身情况不良、重要内脏器官功能损害较严重、疾病对全身影响明显、手术损害大者手术耐受不良。

（三）心理—社会支持状况

手术患者易产生不良的心理状态，如感到紧张、焦虑、恐惧等，这些都可以削弱患者对手术和麻醉的耐受力，从而影响创伤的愈合和手术效果。评估、识别并判断出手术患者的心理状态，为患者提供及时有效的心理护理。

1. 心理状态的改变

包括：①睡眠形态紊乱，如失眠；②语言和行为改变，如沉默寡言、易激动、无耐心、易怒或哭泣；③尿频、食欲缺乏、疲劳和虚弱感，自我修饰程度下降；④呼吸、脉搏加快，手心出汗，血压升高等。

2. 心理状态改变的相关因素

①担心疾病严重甚至危及生命；②担心疾病预后及后续影响；③对手术、麻醉及治疗过程的担忧以及相关知识未知、不确定；④担心住院对家庭的照顾、子女和老人等带来不便；⑤对住院费用的担忧。除了对患者进行上述评估以外，还要进一步评估其家庭经济状况、家庭成员及其单位同事对其住院的反应、态度，以利于发挥社会支持系统的作用。

（四）评估患者对疾病和手术治疗的理解程度

根据患者的性格、职业、文化程度，通过交谈、观察和调查，了解患者对所患疾病及治疗方法等知识的理解程度，尤其注意患者和家属对手术、麻醉及预后情况有无正确认识及经济承受能力。

（五）诊断检查

通过护理体检，结合辅助检查，分析患者各重要脏器功能、营养状况、体液代谢情况，评估对术中及术后恢复的影响程度。

（六）手术的分类

1. 根据手术的时限可分类三种类型

1）择期手术：一段时间内手术实施的迟早不会影响治疗效果，应做好充分的术前准备。如胃、十二指肠溃疡的胃大部分切除等。

2）限期手术：手术时间可以选择，但有一定限度，不宜过久延迟，应在一段时间内尽可能地做好充分的术前准备。如恶性肿瘤根治术等。

3）急诊手术：需在短时间内迅速手术，按照病情的轻重缓急重点做好必要的术前准备。情况紧急应立即手术，如脾破裂等。

2. 根据手术目的的不同可分为四种

1）诊断性手术：目的是帮助确定或证实可疑诊断。如活检或剖腹探查等。

2）治疗性手术：对病变、受损或先天畸形的组织器官进行修复或切除，达到治疗目的，或对有缺陷的器官进行修补，以改善其外形或增进功能。

3）姑息性手术：目的是减轻无法治愈疾病的症状。如为解决进食问题给晚期胃癌患者实施的胃空肠吻合手术。

4）美容性手术：目的是改善外形，以患者个人喜好为主要实施理由。如去皱术、重睑术等。

3. 根据手术的无菌情况分类

1）无菌手术，手术的全过程是在无菌条件下进行，如甲状腺大部切除术等。

2）污染手术，在手术过程中的某一环节，手术区有可能被细菌污染，如胃肠道手术等。

3）感染手术，手术部位已有感染者，如脓肿切开引流术等。

（七）麻醉分类

麻醉就是用药物或其他方法，使患者全身或某一部分暂时失去感觉。根据麻醉作用部位和所用药物不同，将麻醉分为全身麻醉（全麻）和局部麻醉（局麻）两大类。

1. 全身麻醉

应用麻醉药抑制中枢神经系统，使患者意识及周身痛觉消失，肌肉松弛，反射活动减弱称为全身麻醉，整个抑制过程是可逆的，当药物排出体外或在体内降解后，患者即恢复清醒，无后遗症。

按麻醉的方法不同，可分为吸入和非吸入麻醉。凡经呼吸道吸入给药的称吸入麻醉，经静脉或肌内给药的为非吸入麻醉。

1）吸入麻醉：吸入麻醉药经呼吸道吸入，使血液中达到一定浓度，产生麻醉效果，称为吸入麻醉。吸入麻醉一般划分为两个阶段：①全麻诱导期是从吸入麻醉药开始到患者意识消失，并达到手术无痛的麻醉深度为止。②全麻维持期系指在整个手术过程中，根据手术操作的需要及患者全身情况的变化，随时调整麻醉深度，以保持患者重要生理功能接近正常直到术终。

（1）优点：可控性好，麻醉强度大。

（2）缺点：对心血管系统和呼吸系统有抑制作用，使颅内压增高，有的易燃易炸（如乙醚）。

（3）常用药：氧化亚氮（N_2O）、异氟烷、恩氟烷、氟烷、甲氧氟烷。

2）静脉麻醉：将药物经静脉注入，通过血液循环作用于中枢神经系统而产生全身麻醉的方法称为静脉麻醉。静脉麻醉具有诱导迅速、对呼吸道无刺激性、患者舒适、苏醒较快、无污染及操作方便等优点，是临床上常用的麻醉方法。常用药物有硫喷妥钠和氯胺酮。

（1）优点：诱导迅速，对呼吸道无刺激，患者舒适无污染，操作方便。

（2）缺点：麻药不易排出，麻醉深度不易控制。

（3）常用药：硫喷妥钠、氯胺酮、芬太尼、γ-羟丁酸、咪达唑仑、依托咪酯、异丙酚。

3）肌松药：是全麻中常用的辅助药，它能减少全身麻醉药用量，产生适当的肌松效果。

常用药：维库溴铵、阿曲库铵、氯琥珀胆碱。

2. 局部麻醉

局部麻醉时，麻药中常加入1:20万～1:40万的肾上腺素，其优点有收缩血管，延缓局麻药的吸收，延长阻滞时间，减少局麻药的毒性反应，消除局麻药引起的血管扩张，减少创面渗血。但末梢动脉部位、气管内表面麻醉、老年患者、高血压、甲亢、糖尿病患者局麻药中不加肾上腺素。

1）表面麻醉：将麻醉药喷或涂于黏膜表面，以阻滞神经末梢，产生无痛状态，如口、鼻腔、阴道、尿道黏膜麻醉。

常用药：4%～10%可卡因、1%～2%丁卡因、1%～2%利多卡因。

2）局部浸润麻醉：将麻醉药注射到要切割部位的皮肤和皮下组织中。

常用药：0.5%～1%普鲁卡因、0.25%～0.5%的利多卡因。

3）区域阻滞：围绕手术区四周和底部注射局麻药，以阻滞进入手术区的神经干和神经末梢。

常用药：同局部浸润麻醉。

4）神经阻滞麻醉：将局麻药注入神经干旁，暂时阻断神经冲动传导而达无痛的方法。

常用药：普鲁卡因、丁卡因、利多卡因、布比卡因。

5）椎管内麻醉：椎管内有两个可用于麻醉的腔隙，一是蛛网膜下隙，另一是硬膜外腔，如将局麻药注入上述腔隙中，即能产生下半身或局部麻醉。根据注入腔隙的不同，分别称为蛛网膜下隙阻滞（简称腰麻）和硬膜外阻滞，统称椎管内麻醉。在这类麻醉下，患者神志清醒，镇痛效果确切，肌松弛良好，但可能引起一系列生理紊乱，且不能完全消除内脏牵拉反应。

6）复合麻醉：两种以上麻醉技术先后或同时并用的麻醉方法，如静吸复合麻醉。

二、护理要点

（一）心理护理

多数患者对于手术有恐惧心理，怕手术疼痛，怕手术出血，怕手术有危险，怕出现不良后果等。因此，要做好心理护理，了解患者的思想状况，向患者讲明手术的目的、效果及注意事项，解除其思想顾虑，帮助患者尽快走进角色，适应环境，树立战胜疾病的信心。护士对工作要认真、负责，对患者态度要和蔼、热情。关心、体贴患者，加强与患者及家属沟通，避免不良刺激，稳定患者的情绪状态。

（二）饮食和休息

术前准备期间根据患者的手术种类、方式、部位和范围，进行饮食指导，鼓励患者多摄入营养丰富、易消化的食物。患者术前应补充足够的热量、蛋白质和维生素。消除引起患者不良睡眠的诱因，创造安静舒适的环境，促进患者睡眠。督促患者活动与休息相结合，必要时遵医嘱予以镇静、安眠药。

（三）术前适应性训练

1）指导患者练习使用便盆，在床上排尿和排便。

2）教会患者自行调整卧位和床上翻身的方法，以适应术后体位的变化。

3）指导患者练习术中体位，如甲状腺手术者，术前给予肩部垫枕、头后仰的体位训练，以适应术中颈过伸的姿势。

4）教会患者正确的深呼吸、咳嗽、咳痰方法并进行练习。

（四）输血和补液

1）术前应做好血型和交叉配血实验，备好一定数量的全血、血细胞或血浆。

2）凡有水、电解质及酸碱平衡失调和贫血者，应在术前予以纠正。

3）加强病情观察和生命体征监测，发现异常及时给予对症处理。

（五）健康指导

如讲述手术的名称、目的、必要性、时间、麻醉方式及有关术中、术后的不适的应对方法。讲解术前辅助检查的方法及有关问题，尿、粪标本的采集方法，X线、B超等特殊检查的准备及注意事项。说明患者的饮食管理、戒烟及保持口腔卫生的意义，解释备皮、配血、服用泻药或灌肠、洗胃、插导尿管的重要性或作用。

（六）提高手术耐受力

1. 体质准备

手术前给患者做好必要的化验。血、尿、粪常规，出凝血时间等化验检查，常能提示患者对手术耐受力的程度，以便及早采取预防措施。因此，手术前应认真收集这些化验标本，送检标本后要了解化验结果，及早发现有无并发症，一旦发现异常可与医生联系。

为了正常评估患者对手术的耐受力，在做好三大常规的基础上还要进行其他一些检查，这些检查包括重要器官的功能试验。如心、肺、肝、肾功能试验和B超检查，胸部X线检查，心电图检查，凝血功能试验，ALT、血浆蛋白、血糖和钾、钠、氯化物以及二氧化碳结合力测定等，还应了解各种化验及检查的方法、意义及其正常值。抽血时要注意每一种化验对标本采集的要求，以提高化验的准确性。

2. 提供患者良好的环境，保证充足的睡眠

做好病室的清洁、通风，床单位的整理工作，给患者一个整洁的休息环境；良好的睡眠可以提高机体的免疫力，鼓励情绪紧张的患者参加适当的活动来改善睡眠，如散步、听音乐、阅读，以不劳累为宜，必要时辅以镇静、安眠药物。

（七）术前常规准备

1. 一般准备

1）呼吸道准备：目的是改善通气功能，预防术后并发症。主要措施包括戒烟2周、深呼吸、咳嗽和咳痰训练。已患有呼吸系统疾病者应进行雾化吸入、体位引流、抗感染等治疗。

深呼吸的正确方法是横膈和腹式呼吸，通过用鼻吸气，用嘴呼气来实现。具体方法是平卧、半卧或坐卧，屈膝，放松腹部，双手放两侧肋缘下感觉胸腹部的移动。用鼻吸气使腹部膨隆，坚持几秒，然后缩唇吐气同时收缩腹肌。每做5~6次后放松休息，术后每小时做5~10次。

咳嗽、咳痰的具体方法是采用坐位或半坐卧位，上身稍前倾，双手十指交叉，压在切口部位上方，像夹板一样保护切口。做数次深呼吸，然后微张开口，深吸一口气，从肺部深处向外咳嗽。

2）胃肠道准备：①一般患者手术前12小时常规禁食，4~6小时常规禁饮水，以防麻醉或手术中呕吐而引起窒息或吸入性肺炎；②胃肠道手术患者术前1~2日进流质

饮食，择期手术行椎管内麻醉或全麻者，手术前 1 日晚肥皂水通便灌肠或服用番泻叶、酚酞等缓泻剂，以避免术前结肠积存粪便而加重术后便秘及腹胀；③结肠或直肠手术，术前 3 日常需做特殊肠道准备，如口服甲硝唑、新霉素，清洁灌肠等，以减少术中污染。

3）配血：大手术常有较多失血，术前做血型测定和血型交叉试验，备足术中用血。

4）药物过敏试验：术前 1 日应常规做青霉素、链霉素、普鲁卡因过敏试验。有特殊要求者，还需做碘过敏试验、破伤风抗毒素（TAT）过敏试验等。

5）排尿练习：术后患者因创伤和麻醉的影响，加之不习惯在床上大小便，易发生尿潴留，尤其老年男性患者。术前应进行练习。

6）手术区皮肤准备：皮肤准备包括剃除毛发、清洁皮肤。

（1）目的：防止术后切口感染。

（2）注意事项：一般在术前一天剃除手术区毛发，范围不可少于手术切口周围 15 cm。绷紧皮肤勿剃破，以防感染。各备皮区域的皮肤若有炎症应经治愈后考虑手术。操作过程要注意保暖。备皮完成后嘱患者沐浴，修剪指甲，更衣。

（3）皮肤准备范围

颅脑手术：剃去整个头部和颈部的头发及毛发。除前额手术外，可保留眉毛。

颈部手术：自下唇至乳头连线，两侧到斜方肌前缘。

乳房手术：自下颌至脐平，前到健侧锁骨中线，后过腋后线，包括患侧上臂及腋毛。

胸部手术：自锁骨至脐平，前过对侧锁骨中线，后过背正中线，包括患侧上臂上 1/3 及腋毛。

腹上区手术：自乳头连线至耻骨联合，两侧到腋后线，剃净阴毛，清洁脐孔。

耻区手术：自剑突至大腿上 1/3 前内侧，两侧到腋后线，剃净阴毛，清洁脐孔。

肾手术：自乳头连线至耻骨联合，前后均过正中线，剃净阴毛，清洁脐孔。

腹股沟部手术：自脐平至大腿上 1/3 前内侧，两侧到髂嵴，剃净阴毛。

会阴及肛门部手术：自髂前上棘至大腿上 1/3，包括会阴及臀部。

四肢手术：以切口为中心，上下超过 20 cm 的整段肢体，修剪指（趾）甲。

（4）特殊要求：阴囊、阴茎手术患者入院后，局部每日用肥皂水清洗、温水浸泡，至术前一日备皮。骨科手术术前 3 天开始用肥皂水清洗，术前日剃除毛发后用 70% 乙醇消毒备皮区并用无菌巾包扎，术日晨重新消毒后包扎。

7）休息：充足的休息对患者的康复起着不容忽视的作用。术前正确评估患者睡眠形态、时间及质量，鼓励其表达失眠的原因。促进睡眠的有效措施包括：①消除引起不良睡眠的诱因；②创造良好的休息环境，做好陪客管理，保持病室安静、避免强光刺激，定时通风，保持空气新鲜，温、湿度适宜；③提供放松技术，如缓慢深呼吸、全身肌肉放松、听音乐等自我调节方法；④在病情允许下，尽量减少患者白天睡眠的时间和次数，适当增加白天的活动量；⑤必要时遵医嘱使用镇静安眠药，如地西泮、水合氯醛等，但呼吸衰竭者应慎用。

8）其他准备：拟行大手术前，做好血型鉴定和交叉配血试验；手术前夜，为保证患者充分睡眠可给予镇静剂；手术晨护士全面检查术前准备情况，测量体温、脉搏、呼吸、血压，若发现患者有体温、血压升高或女性患者月经来潮时，及时通知医生，必要时延期手术；需做植皮、整形、关节手术者，手术区皮肤用 70% 乙醇消毒后，用无菌巾包扎；术前 30~60 分钟遵医嘱注射术前用药；胃肠道及上腹部手术者，术前置胃管；患者入手术室前取下义齿、发夹、眼镜、手表、首饰等；排尽尿液，估计手术时间长或拟行盆腔手术者，应留置导尿，使膀胱处于空虚状态，以免术中误伤；准备手术需要的物品，如病历、X 线片、CT 片、MRI 片、药品、引流瓶等，并随患者一同带入手术室。

2. 特殊准备

对手术耐受力不良的患者，除了要做好一般的术前准备外，还需根据患者的具体情况，做好特殊准备。

1）急症手术：在最短时间内做好急救处理的同时进行必要的术前准备，如立即输液，改善患者水、电解质及酸碱平衡失调状况。若患者处于休克状态，立即建立 2 条以上静脉通道，迅速补充血容量；尽快处理伤口及原发病等。

2）营养不良：白蛋白在 30~35 g/L 以下、血清转铁蛋白低于 1.5 mg/L、体重 1 个月内下降 5% 者，存在营养不良。营养不良患者常伴低蛋白血症，可引起组织水肿，影响愈合；此外，营养不良者抵抗力低下，易并发感染。因此，术前尽可能改善其营养状况，经口服或静脉补充热量、蛋白质和维生素，以利术后组织的修复和创口愈合，提高机体抵抗力。

3）高血压：血压在 160/100 mmHg 以下者可不必做特殊准备；高血压患者术前 2 周停用利血平等降压药，指导患者改用钙离子通道阻断剂或 β 受体阻滞剂等合适的降压药以控制血压，但不要求血压降至正常水平再手术。

4）心脏病：伴有心血管疾病的患者，术前应注意：

（1）长期低盐饮食和服用利尿药物导致患者水、电解质平衡失调者，术前需纠正。

（2）有心律失常者，偶发的室性期前收缩一般不需特殊处理；如有心房纤颤伴心室率≥100 次/分以上者，遵医嘱予毛花苷 C 或口服普萘洛尔，尽可能将心率控制在正常范围；老年冠状动脉粥样硬化性心脏病（冠心病）患者，若出现心动过缓，心室率≤50 次/分，术前遵医嘱用阿托品 0.5~1.0 mg，必要时放置临时心脏起搏器。

（3）急性心肌梗死患者 6 个月内不施行择期手术，6 个月以上无心绞痛发作者，在监护条件下可施行手术。

（4）心力衰竭患者，在心力衰竭控制 3~4 周再施行手术。

5）呼吸功能障碍

（1）术前 2 周停止吸烟，防止呼吸道分泌物过多，影响呼吸道通畅。

（2）伴有阻塞性肺功能不全的患者，遵医嘱行雾化吸入治疗，改善通气功能。

（3）哮喘患者可口服地塞米松等药物，减轻支气管黏膜水肿。

（4）痰液黏稠的患者，可采用雾化吸入或服用药物使痰液稀薄，易于咳出。

（5）急性呼吸系统感染的患者，若为择期手术应推迟至治愈后 1~2 周再行手术；若为急诊手术，需应用抗生素并避免吸入麻醉。

（6）重度肺功能不全及并发感染者，必须采取积极措施，改善其肺功能、待感染控制后再施行手术。

6）肝疾病患者：肝硬化、阻塞性黄疸等肝疾病患者常存在贫血、低蛋白血症和凝血功能障碍等，同时在手术中、手术后有发生急性肝衰竭的可能。术前应重视患者的肝功能情况；注意给予高糖、高蛋白质、高维生素饮食；小量多次输给新鲜血液或白蛋白制剂；选用对肝功能无损害的抗生素；避免使用损害肝功能的药物。大多数肝疾病患者经过一段时间内科治疗后，能明显改善肝功能，提高手术耐受力。

7）肾疾病：麻醉、手术创伤都会加重肾的负担。因此，凡有肾病者，都应进行肾功能检查。肾功能损害的程度，可根据24小时内生肌酐清除率和血尿素氮测定值判断。轻、中度肾功能损害患者，经过适当的内科疗法处理，都能较好地耐受手术；重度损害者，需要在有效的透析疗法处理后，才能实施手术。手术前准备要点，应该是最大限度地改善肾功能。

8）肾上腺皮质功能不足：除慢性肾上腺皮质功能不足患者外，凡是正在应用糖皮质激素治疗或在6~12个月内曾用糖皮质激素治疗超过1~2周者，肾上腺皮质功能就可能受到不同程度的抑制。可在手术前2日开始，给用氢化可的松，每日100 mg；第3日即手术当日，给用300 mg。在手术过程中，出现低血压者，可静脉注射100 mg。手术后每日100~200 mg，直至手术性应激过去后，方可停用。

9）糖尿病：糖尿病患者在整个围手术期都处于应激状态，其并发症发生率和死亡率较无糖尿病者上升50%。术前血糖控制不良的患者，术后并发症发生率和围手术期死亡率显著升高。对糖尿病患者的术前评估包括糖尿病慢性并发症（如心血管、肾疾病）和血糖控制情况，并做相应处理：①仅以饮食控制病情者，术前不需特殊准备。②口服降糖药的患者，应继续服用至手术的前一天晚上；服长效降糖药如氯磺丙脲，应在术前2~3日停服。禁食患者需静脉输注葡萄糖加胰岛素维持血糖轻度升高状态（5.6~11.2 mmol/L）。③平时用胰岛素者，术前应以葡萄糖和胰岛素维持正常糖代谢。在手术日晨停用胰岛素。④伴有酮症酸中毒的患者，需要接受急诊手术时，应当尽可能纠正酸中毒、血容量不足、电解质失衡（特别是低血钾）。对糖尿病患者在术中应根据血糖监测结果，静脉滴注胰岛素控制血糖。严重的、未被认识的低血糖危险性更大。近年来，重症患者的血糖控制和强化胰岛素治疗已受到广泛重视，围手术期将血糖控制在7.77~9.99 mmol/L是比较理想的范围。

10）凝血障碍：常规凝血试验阳性的发现率低，根据凝血酶原时间（PT）、活化部分凝血活酶时间（APTT）及血小板计数，识别严重凝血异常的也仅占0.2%。所以仔细询问病史和体格检查尤为重要。病史中询问患者及家族成员有无出血和血栓栓塞史；是否曾输血，有无出血倾向，如手术和月经有无严重出血，是否易发生皮下淤斑、鼻出血或牙龈出血等；是否同时存在肝、肾疾病；有无不良的饮食习惯，过量饮酒，服用阿司匹林、非甾体抗炎药物或降血脂药（可能导致维生素K缺乏），抗凝治疗（如心房纤颤、静脉血栓栓塞、机械心瓣膜时服华法林）等。查体时应注意皮肤、黏膜出血点（紫癜），脾大或其他全身疾病征象。术前7天停用阿司匹林，术前2~3天停用非甾体抗炎药，术前10天停用抗血小板药噻氯匹定和氯吡格雷。如果临床确定有凝血障碍，择期手术前应做相应的治疗。当血小板 $< 50 \times 10^9/L$，建议输血小板；大手术或涉及血管部位的手术，应保持血小板达 $75 \times 10^9/L$；神经系统手术，血小板临界点不小于 $100 \times 10^9/L$。脾大和免疫反应引起的血小板破坏，输血小板难以奏效，不建议常规预防性输血小板。紧急情况下，药物引起的血小板功能障碍，可给予 1 - 脱氨 - 8 右旋 - 精氨酸加压素（DDAVP），输血小板。对于需要抗凝治疗的患者，应当综合评估、权衡术中出血和术后血栓形成的利与弊。血友病患者的围手术期相关处理，常需请血液内科医生协助。

11）下肢深静脉血栓形成的预防：静脉血栓形成是术后最为常见的并发症之一。由于静脉血栓形成有一定的发生率和死亡率，所以，凡是大手术时均应进行预防。围手术期发生静脉血栓形成的危险因素包括年龄 >40 岁，肥胖，有血栓形成病史，静脉曲张，吸烟，大手术（特别是盆腔、泌尿外科、下肢和癌肿手术），长时间全身麻醉和凝血功能异常，如抗凝血酶Ⅲ缺乏、血纤维蛋白原异常、C 蛋白缺乏、血小板增多症和超高黏度综合征。血栓形成常发生在下肢深静脉，一旦血栓脱落可发生致命的肺动脉栓塞。因此，有静脉血栓危险因素者，应预防性使用低分子量肝素，间断气袋加压下肢或口服华法林（近期曾接受神经外科手术或有胃肠道出血的患者慎用）。对于高危患者（如曾有深静脉血栓形成和肺栓塞者），可联合应用多种方法如抗凝、使用间断加压气袋等，对预防静脉血栓形成有积极意义。

（八）手术日常护理

1）检查手术野皮肤准备是否符合要求，测量体温、脉搏、呼吸、血压，患者如有感冒、发热或女性患者月经来潮等情况，均应报告医生，考虑是否延期手术。

2）排空小便，下腹部、盆腔手术及手术在 4 小时以上者均应安置导尿管，需妥善固定。

3）胃肠道手术及上腹部大手术，应安置胃管。

4）取下义齿、发夹、眼镜、手表、首饰等，将贵重物品及钱财交患者家属或护士长保管。

5）根据医嘱于术前半小时注射麻醉前用药。

6）准备手术需要的病历、X 线片、CT 片、MRI 片、引流瓶及药品等，随患者一起带入手术室。

7）准备术后监护室。

（九）急诊手术术前准备

急诊手术系指病情危急、需在最短时间内迅速进行的手术，如脾破裂、空腔器官穿孔、绞窄性肠梗阻等。术前应根据病情在做好急救和处理的同时，尽快进行必要的术前准备。

1）密切观察病情变化：如神志、生命体征、瞳孔、肤色及肢端温度等，并做好记录，发现问题即与医生联系，及时正确处理。

2）通知患者禁食、禁饮，给予输液，迅速做好配血、备皮、药物过敏试验、术前用药等工作。并及时做好血、尿常规和出、凝血时间的检查。急诊手术患者术前不做灌肠，不用泻药。危重患者不宜做复杂的特殊检查。时间紧迫时，可记录药物过敏试验的执行时间，通知手术室观察药物过敏试验结果。

3）在可能情况下，与患者家属适当沟通，简要介绍病情及治疗方案。同时注意稳定患者的情绪。

（十）健康指导

应注意向患者及家属介绍疾病及手术的有关知识，如术前用药、准备、麻醉及术后恢复的相关知识；指导患者进行深呼吸锻炼、床上排便练习以及床上活动等，以减少并发症的发生，促进机体尽快恢复。

（于燕）

第二节　手术中患者的护理

手术中期是指从患者被送至手术台到患者手术后送入恢复室（观察室）或外科病房。手术室护理工作重点是保证患者安全、严格无菌操作和恰当术中配合，以确保麻醉和手术的顺利完成。

一、手术室布局及设施要求

手术室应选择在大气含尘浓度较低，自然环境较好的地方。一般位于低层建筑的中上层或顶层，高层建筑不宜设在首层或顶层，可设在单独一端或专用一层，并尽可能减少尘埃、远离污染源以保持空气清洁。同时要与手术科室病房、化验室、血库、病理科、放射科、消毒供应室、监护室等相关科室邻近。手术间与手术科室床位比为1：（30~40）。一般大手术间面积50~60 m^2，中手术间面积30~40 m^2，小手术间面积20~30 m^2。手术室内净高2.8~3.0 m，走廊宽2.2~2.5 m。手术室内分内走廊和外走廊，内走廊为无菌手术通道，供医护人员、患者和洁净物品的供应使用，外走廊为非洁净处置通道，供术后手术器械、敷料等污物的运送。手术室的布局应符合功能流程和无菌技术要求，要做到分区明确、供应方便、洁污分流、无交叉感染、使用合理。

二、手术室护理人员的要求

（一）思想方面

热爱护理专业，全心全意为患者服务，具备高尚的医德和崇高的思想，具有承受压力、吃苦耐劳、献身的精神，并有自尊、自爱、自强的思想品质，诚实勤奋，工作认真、细心、谨慎，主动克服困难。为护理科学事业的发展做出自己的贡献。

（二）业务方面

作为一名手术室护士，除了伦理道德修养外，还应有现代医学、护理学基础理论知识和专业技术知识，熟练掌握无菌操作技术和抢救技术，精通各科手术配合技能，勇于钻研，精益求精，不断提高业务技术水平。此外，要了解各种仪器的基本结构、使用方法，熟练掌握操作技能。只有这样，才能高质量完成护理任务。

（三）心理方面

工作中能高度集中注意力，动作敏捷，机动灵活，情绪稳定，能沉着果断地处理意外情况，善于建立良好的人际关系和营造和谐气氛。

（四）身体方面

要有强健的身体素质，能胜任连续手术而仍保持精神饱满的良好作风和适应力。

三、手术人员和患者的术前准备

（一）手术人员的一般准备

手术人员进手术室，应换穿手术室准备的清洁鞋及衣裤，并戴好手术室准备好的帽子和口罩。帽子要盖住全部头发，口罩要盖住鼻孔。剪短指甲，去除甲缘下的积垢。手、臂部皮肤有破损或感染时，不能参加手术。

（二）手臂消毒法

在皮肤皱褶内和皮肤深层如毛囊、皮脂腺等处都藏有细菌。手臂消毒法仅能清除皮肤表面的细菌，并不能消灭藏在皮肤深处的细菌。在手术过程中，这些深藏的细菌可逐渐移到皮肤表面。所以在手臂消毒后，还要戴上无菌橡胶手套和穿无菌手术衣，以防止这些细菌污染手术伤口。

手臂消毒分两个过程，首先是清洁刷洗，然后是消毒处理。肥皂水洗手法消毒手臂已应用多年，现逐渐被应用新型消毒剂的方法所替代。但作为一种最基本的应用方法，目前仍不失其意义及价值。

1. 碘尔康洗手法

先用普通肥皂水擦洗双手、前臂至肘上 10 cm，3 分钟后，用无菌纱布擦干。用浸透 0.5% 碘尔康的纱布球涂擦手和前臂 1 遍后即可。

2. 灭菌王洗手法

灭菌王是不含碘的高效复合型消毒液，先用清水冲洗双手、前臂至肘上 10 cm 后，用无菌刷蘸灭菌王 3 ~ 5 mL，刷手和前臂 3 分钟后，用流动水冲净，无菌纱布擦干，再用浸透灭菌王的纱布球擦手和前臂，皮肤干后即可。

不论采用何种方法，均应按从指尖到肘上 10 cm 的顺序，交替刷洗两手及臂，特别注意指甲缘、甲沟和指蹼等皱褶处；冲洗时，保持肘关节于最低位；擦手毛巾应从指尖向上擦，绝不能来回擦手。洗手消毒完毕后，均应保持拱手姿势，手臂不能下垂，也不可接触未经消毒的物品。

对于紧急抢救手术，来不及按常规洗手时，可用 3% 碘酒涂擦双手及前臂，再用 70% 乙醇脱碘 2 次，待晾干后戴手套、穿手术衣。

（三）穿无菌手术衣

1）选取适当号码的无菌手术衣，在无菌区域范围内较宽敞的地方双手持衣领打开手术衣，举至与肩同齐水平，内面朝向自己。

2）向上轻抛手术衣，顺势将双手同时伸入左、右袖筒中，两臂前伸，不可过肩，也不可左右伸开。

3）巡回护士在穿衣者背后抓住衣领内面，协助拉袖口，并系住衣领后带。

4）双手交叉，身体略向前倾，用手指夹住腰带递向后方，由巡回护士接住并系好。

5）手术衣的无菌范围为腋前线、肩以下、腰以上及袖子。穿好无菌手术衣后，双手应置于胸前，不可上举过肩、下垂过腰或伸于腋下。等待时，应靠近无菌区域，避免污染。

（四）戴无菌手套

在穿好手术衣后再戴无菌手套，方法分为闭合式和开放式两种。此处仅介绍闭合式戴手套的方法。

1）双手伸入左右袖管后，不要伸出袖口，双手在袖筒内将无菌手套包装打开平放于无菌台面上。

2）左手隔着衣袖将左手手套的大拇指与袖筒内的左手大拇指对正，右手将手套边反翻向左手背，左手五指张开伸进手套，同样方法戴好右手套。未戴手套的手不可接触手套外面，已戴手套的手不可接触未戴手套的手和非无菌物。

3）戴好手套后用无菌生理盐水冲洗手套上的滑石粉，以防引起患者术后肠粘连。手术中手套如有破损或污染，应立即更换。

（五）患者的准备

1. 一般准备

1）手术前患者的护理：重要的是向患者解释手术的必要性，增强手术的信心，以取得术中患者配合，另外，适当交代手术的不良影响，使患者有一定的心理准备，尊重患者的知情权。这就要求护士具有丰富的工作经验，扎实的专业知识，良好的交际沟通能力，富有同情心。

去手术室前去除假牙、首饰、手表等。在手术间不可喧嚣，减少手术器械的响声。适当和患者交流，解释手术过程和麻醉方法，使患者对手术有一个大概的了解，减少陌生感和恐惧感，接受患者的咨询，用手抚摸患者能减轻其焦虑，增加舒适感。

2）手术中患者的护理

（1）接患者时和患者进手术室后，详细核对患者姓名、性别、年龄、科室、住院号、床号、诊断、手术部位、麻醉方式等。

（2）清醒患者，对周围的环境非常敏感。巡回护士应控制手术室的环境，说话轻、走路轻，对手术操作发出的声响，也可以向患者解释。

（3）用电极板时，一般放在患者肌肉丰富的部位，手术过程保持肢体绝缘，防止非手术部位烧伤。

（4）手术时要观察四肢末端的血液循环情况，如皮肤有无苍白、水肿、发绀等；记录止血带的使用时间；在绷带、约束带的着力部位和骨突位置加垫，以缓解压力。

（5）在患者消毒、内脏暴露、冲洗等情况下容易造成体温下降，注意患者的保暖，手术室内的温度维持在 22～25℃。

（6）手术中严格管理器械、敷料、缝针，手术开始前和关闭体腔前后，手术护士、巡回护士及术者要共同清点，做好记录，确保准确无误，防止异物存留。

(7) 观察术中的出血量、尿量、输液量，观察患者的生命体征，发现问题及时向麻醉医生报告。

2. 手术体位

手术体位由巡回护士摆置，必要时由手术者或第一助手对患者的位式做最后核实。

患者手术体位的要求：①最大限度地保证患者的舒适及安全；②按手术要求，充分暴露术野，减少不必要的裸露患者；③肢体不能悬空，须托垫稳妥；④要保证呼吸和血循环通畅；⑤避免神经血管受压；⑥防止身体各部肌肉扭伤。

常用的手术体位如下。

1）仰卧式：为最常用的手术体位。适用于腹部、乳房及身体前面的各种手术。手术台平置；患者仰卧，两臂用中单固定在体侧；头部置软枕；膝部用较宽固定带固定，膝下置一软枕，使腹肌松弛；足跟部垫脚圈。手术床的头端放置麻醉架或升降器械台，注意患者口鼻部要外露，以利呼吸和病情的观察，足端放升降器械台，离患者身体约20 cm。

乳腺手术，患者仰卧位，术侧靠近台边，肩胛下垫以卷折的中单。上臂外展，置于臂托上。对侧上肢用中单固定于体侧，其余与上述相同。

颈前部手术，如甲状腺、气管切开术，仰卧，手术床头端抬高10°～20°，颈后垫以卷枕，使头颈向后仰或转向健侧。

2）侧卧式：适用于胸部、腰部及肾手术。

胸部手术，患者侧卧90°，背部、胸部、肋下各垫一软橡皮枕，使手术野暴露明显，又可减轻臀部压迫，两手伸直固定在托架上，上面一腿屈曲90°，下面一腿伸直，两腿间用软枕垫平，髋部及膝部以固定带固定。

肾手术与胸部手术侧卧位相同，但应注意：①手术床的腰桥要对准患者的第11、第12肋，摇高腰桥后可使凹陷的腰区逐步变平；②下肢安放与胸部手术体位相反，即下方的下肢屈曲，上方的下肢伸直，这样可以使肾区转为平坦，便于手术操作。

3）俯卧位：适用于脊椎及其他背部手术。基本姿势为患者俯卧，两手屈置头前，头转向一侧，胸部两侧、髋部、耻骨联合、两小腿胫前各置放软垫。若为颈椎手术，患者面部向下，额部与两侧颊部与头托接触，使口鼻部位于头托空隙处，可保证患者呼吸通畅。头托位置应适当低于手术台平面，使枕骨和颈部突出。

4）膀胱截石卧式：适用于会阴部手术。患者做仰卧式，臀部位于手术床尾部摇折处，用橡皮单及中单置于手术床下部，必要时在臀下放一小枕，以便手术操作。患者换上袜套，两腿分放在两侧搁脚架上，腘窝部垫以软垫，外用扎脚带固定。

5）半坐卧式：适用于鼻及咽部手术，如鼻中隔矫正术、鼻息肉摘除及扁桃体手术等。可减少出血，防血液流入气管。把手术床头端摇高75°，床尾摇低45°，两腿半屈，头与躯干倚靠在摇高的手术床上，整个手术床后仰15°，两手在身旁用中单固定。

3. 手术区皮肤消毒

患者手术区皮肤消毒与手术人员的手臂消毒基本相同，区别是一般用涂擦法，仅在某些植入性手术用浸泡法。一般由第一助手洗手后执行，先用2.5%～3%碘酊棉球或小纱布团以切口为中心向周围皮肤顺序涂擦两遍，待干后再用70%乙醇涂擦2～3遍，以充分脱碘。消毒范围应包括手术切口周围 15 cm 的区域。如为腹部手术，可先滴少许碘酊于脐孔，以延长消毒时间。消毒步骤应自上而下，自切口中心向外周，涂擦时应稍用力，方向应一致，不可遗漏空白或自外周再返回中心部位。或碘伏涂擦 2 次，第二次应更换卵圆钳。对婴儿、面部皮肤、口腔、会阴部一般用 1:1 000 新洁尔灭酊或 1:1 000 氯己定酊涂擦 2 次。不宜用碘酊。以防烧伤皮肤及黏膜。

手术区灭菌应注意：①纱布球蘸药液量不可过多，以免浪费及流到身下造成损伤；②涂擦时要稍用力，从手术区中心部向四周涂擦，如为感染伤口或肛门等处手术，则应由外周涂向感染部或会阴肛门部；③已接触消毒范围边缘或污染部位的药液纱布，不能再返擦清洁处；④消毒范围要包括切口周围 15 cm 的区域，如有延长切口的可能，则应扩大消毒范围；⑤消毒者的手切勿接触患者的皮肤或其他物品，消毒后双手应再浸泡乙醇 3 分钟或涂擦灭菌王，然后穿手术衣及戴手套。

4. 手术区铺无菌巾

铺手术单的目的是除显露手术切口所必需的皮肤区以外，遮盖住其他部位，以避免和尽量减少手术中发生污染机会。小手术仅盖一块洞巾即可。较大手术需铺盖无菌手术巾和其他必要的手术单等。原则是：除手术野以外，至少要有两层无菌布单遮盖。一般的铺巾方法如下：用四块无菌手术巾，每块一边对折少许，遮盖手术切口四周。一般先铺切口的远侧或不洁处（如会阴部、下腹部），后铺近侧，并以巾钳夹住手术巾交角处，以资固定。手术巾一经铺下，便不许移动；如位置不当，只能由内向外移动，然后，根据情况，再铺中单、大单。大单的头端应盖过麻醉架，大单两侧和足端向下垂至少要超过手术台 30 cm。

（六）铺无菌器械桌

手术器械桌按手术的大小需要有大号小号两种，构造简单，易清洁灭菌，有车轮可推动；桌面四周有栏边，栏高 4~5 cm，防手术器械滑下。一般分为大、小两种。大号器械桌，长 110 cm，宽 60 cm，高 90 cm（颅脑手术桌高 120 cm）。小号器械桌长 80 cm，宽 40 cm，高 90 cm。

1）无菌桌选择清洁、干燥、平整、规格合适的器械桌，将无菌敷料包置于器械桌上，揭开无菌敷料包的外展，按折叠顺序由里向外打开双层桌布，然后铺上无菌巾 4~6 层。

2）无菌单应下垂过桌缘不少于 30 cm，周围的距离要均匀，桌缘下应视为污染区，参加手术人员双手不得扶持器械桌边缘。

3）打开无菌包及无菌盆。

4）洗手护士穿好无菌手术衣及戴无菌手套后，将器械按使用先后次序及类别整齐排列在无菌桌上。

使用无菌桌原则如下：

（1）铺好备用的无菌桌超过 4 小时不能用。

（2）凡垂落桌缘平面以下物品，必须重新更换。

（3）必须严格保持器械桌上无菌要求，术中污染的器械、用物不能放回原处。如术中接触胃肠道等污染的器械应放于弯盘等容器内，勿与其他器械接触。

（4）如有水或血渗湿者，应及时加盖无菌巾以保持无菌效果。

（5）手术开始后，该无菌桌仅对此手术患者是无菌的，而对其他患者使用无菌物品，则属于污染的。

（6）洗手护士应及时清理无菌桌上器械及用物，以保持无菌桌清洁、整齐、有序，并及时供应手术人员所需的器械及物品。

（七）手术进行中的一般无菌原则

为了保证在手术进行中保持无菌，参加手术人员必须自觉地严格遵守下列规则，如发现自己或别人有违反这些原则时，应立即纠正或指出。

1）必须避免与无菌区外的物品、人员、地区接触。穿无菌手术衣戴无菌手套后，背部、腰部以下、乳部以上都应认为是有菌区。手术台头架以外、两侧和足端以外的布单下垂部分也认为是有菌区，不要接触。还要注意肘部不碰及参观人员和灯架。

2）不得在手术人员的背后传递器械及手术用品。

3）更换位置时必须面向无菌手术台或器械桌，然后背对背的交换，或先离开手术台，再交换位置。

4）布类品一经潮湿即可有细菌通过，必须另加干的手术单覆盖，如衣袖潮湿或碰触有菌地方，应另加无菌袖套。手套破损或污染，必须立即更换。

5）做皮肤切口前及缝合皮肤的前、后，均需用70%乙醇或0.1%苯扎溴铵，再次消毒皮肤。

6）皮肤切口边缘，应以大纱布垫或无菌巾遮盖，并用巾钳或缝线固定，或切皮前贴上无菌医用保护膜保护皮肤；切开空腔脏器前，先用盐水纱布垫保护周围组织，以防止或减少内容物溢出污染。

7）手术进行过程中，手术人员除有关手术配合必要的联系外，禁止谈笑；避免向手术区咳嗽或打喷嚏；应随时警惕有无灰尘、小昆虫或汗珠落入手术区内。

8）参观手术人员不可贴近手术人员或脚站得高于手术台平面，不得随意在室内走动；对患有上呼吸道感染或急性化脓性感染者，禁止进入手术室；进入手术室前必须更换手术室专用的参观衣、鞋，并戴好口罩、帽子，人员尽量少或予以限量。

9）手术室内工作人员，必须严格执行，并认真监督和指导无菌原则的实施。

四、手术室物品准备、消毒及处理

（一）布类用品

手术室的布类用品较多，用于制成铺盖手术野或建立无菌区的布单或手术衣、帽等。各种布类用品应选择质地细柔、厚实的纯棉布为宜。

1. 手术衣

遮盖参加手术人员未经消毒的衣着和手臂，以免细菌侵入手术野。手术衣分为大、中、小三号，以适应不同身材的需要，要求穿上后能遮住膝下，前襟至腰部双层，防止手术时血水浸透，影响无菌要求。袖口用纯棉针织品制成松紧口，便于手套腕部盖于袖口之上。按一定的方法折叠，衣面向里，领子在最外侧，取用时不至于污染手术衣的无菌面。每包1～3件，高压蒸汽灭菌。

2. 手术单

有大单、中单、桌巾、手术巾、颈部手术单、腹部手术单等，均有各自的规格尺寸和一定的折叠方法，用以铺手术野或无菌区。所有布类用品经高压蒸汽灭菌，灭菌后分别存放于无菌柜内，保存时间为一周。过期应重新灭菌。

目前，无纺布代替棉制品的一次性手术衣帽及布单类，可以减少清洗、折叠、包装及再消毒所需的人力、物力及时间。

（二）敷料类

1. 一般敷料

包括纱布类和棉花类。

1）纱布类：手术用的纱布用品以柔软、富有吸水的脱脂纱布，纤维不易脱落为佳。

（1）纱布垫：有干纱布垫和盐水纱布垫。干纱布垫用于手术中遮盖伤口两旁的皮肤，盐水纱布垫用于保护术中显露的内脏。有带纱布垫，目前已用粘贴型手术巾取代。

（2）纱布块：大纱布块用于大手术拭血，小纱布块用于皮肤消毒及较小的手术拭血。

（3）纱布球及纱布条。

2）棉花类：有棉花垫、带线棉片、棉花球及棉签。纱布、棉花类敷料用于手术止血、拭血及压迫包扎者均有不同的规格和制作方法。有的包成小包或放于敷料罐内，或放于手术敷料包内，采用高压灭菌，以供手术之用。

2. 特殊敷料

如碘仿纱条、脑用棉片等。碘仿纱条制作过程要严格执行无菌操作，制成后置于消毒容器内，紧密封盖，避光保存。

（三）引流物

引流物的种类很多，常用的引流物有橡皮片引流、烟卷式引流、管状引流、纱条及双套管引流。根据手术部位、深浅情况，使用不同的引流物。

1. 橡皮片引流

用于浅层引流，如甲状腺手术及脑部手术。可用废橡皮手套的橡皮，按需要剪成宽窄不等的橡皮片，经煮沸消毒后用75%乙醇浸泡，置于罐内备用。

2. 烟卷式引流

用于腹腔或深部组织的引流。包装时将烟卷上撒以滑石粉，盛器皿内，高压灭菌，使用时将滑石粉揩掉。

3. 管状引流

包括T形管、蕈形管、尿管等橡皮管或塑料管。T形管用于胆总管引流，蕈形管用于膀胱及胆囊手术引流。消毒方法可按橡皮类煮沸法或高压灭菌处理。

4. 双套管引流

由两根不同粗细的乳胶管所组成，细管套在粗管内，两管用针线缝扎固定。用于腹腔脓肿等手术冲洗、注药或胃肠、胆、胰瘘的引流。用煮沸或高压灭菌。

5. 纱条引流

包括凡士林纱条及碘仿纱条，凡士林纱条用于填塞伤口止血，碘仿纱条多用于放置引流。应记录数目，以免遗忘或滑落于伤口内。

（四）缝线及缝针

1. 缝线类

各种缝线在手术中为缝合各类组织和脏器，直到手术伤口愈合为止，又可结扎缝合血管，起止血作用。缝线可分为可吸收及不可吸收两类，理想的缝线是抗张力强度大、组织反应轻微、结扎不易滑脱、灭菌方便、消毒后不变质、对人体无害及价格低廉。各种缝线的粗细以号码表明，号码越大表示越粗。常用有 1～10 号线。

2. 缝针

有三角针及圆针两类，两类缝针均有弯、直两种，粗细、大小各异。

（五）器械类

1. 一般器械

是指手术的基本器械，如手术刀、手术剪、手术镊、各种血管钳、牵引器及拉钩、探查及扩张器、取拿异物钳等。以上手术器械多为不锈钢制成。打包时要检查功能是否完好，术后将器械用清水洗刷干净，煮沸消毒、烘干、涂液状石蜡保护，特别要注意轴关节部位，然后按种类分放于器械柜内。术前按手术需要准备器械，包装好进行高压灭菌。

2. 特殊器械

如胃及支气管缝合器，血管、食管及直肠吻合器，植皮机，高频电刀，电钻及电锯，激光刀等。应由专人保管，按一定的操作规程处理。

五、不同麻醉方式护理

（一）全身麻醉

1. 全麻诱导期

患者接受全身麻醉药后，由清醒状态到神志消失，并进入全麻状态后进行气管内插管的阶段称为全麻诱导期。此期为麻醉过程中的危险阶段，机体各器官功能因麻醉药的作用可表现出亢进或抑制，引起一系列的并发症而威胁患者生命。实施麻醉诱导前，应备好麻醉机、气管插管用具和吸引器，建立静脉通路，并测定血压和心率的基础值，监测心电图和血氧饱和度。巡回护士在麻醉诱导期应陪伴在患者身边，保持手术间安静，提供患者心理支持，协助麻醉医生完成全麻诱导及气管插管；出现意外情况时积极协助抢救，如准备抢救药物、提供抢救设备、寻求其他医务人员的帮助等。

2. 全麻维持期

1）呼吸功能的监护：主要监测指标为呼吸的频率、节律、幅度及呼吸类型；皮肤、口唇、指（趾）甲的颜色；血氧饱和度；潮气量、每分通气量；呼吸末二氧化碳。

2）循环功能的监护：主要监测指标为脉搏、血压、中心静脉压、心电图、尿量、失血量。

3）预防患者低体温的发生

（1）手术中低体温的危害：增加伤口感染率、影响凝血功能、影响机体代谢、增加心血管并发症、延缓术后恢复、延长住院时间。

（2）引起围手术期低体温的原因主要有：麻醉剂扩张血管，对体温调节有抑制作用。麻醉时采用机械通气吸入干冷气体，也会引起体温下降；手术过程中为患者输入大量没有加温的液体、血液及冲洗液；手术室的温度低于22℃；手术中体腔开放，手术中切口暴露时间过长，使手术切口水分蒸发带走热量。

（3）手术中低体温的预防措施：加强体温监测，维持核心温度在36℃以上；保持温暖环境，应将手术室的温度控制在22～25℃；术中保暖，加强覆盖，避免不必要的暴露以及用温暖毛毯遮盖皮肤；体腔冲洗时，将冲洗液加温至37℃，有利于体温恢复。

3. 全麻恢复期的护理措施

见本章第三节"手术后患者的护理"。

（二）局部麻醉

局麻药依其分子结构中间链的不同分为酯类和酰胺类，酯类包括普鲁卡因、丁卡因等，酰胺类包括利多卡因、布比卡因等。常用局麻方法包括表面麻醉、局部浸润麻醉、区域阻滞和神经及神经丛阻滞。

1. 局麻患者毒性反应的观察与护理

1）常见原因：①用量过大；②不慎将药液注入血管；③注射部位血液供应丰富或局麻药中未加入血管收缩药；④患者全身情况差，对局麻药耐受力低。

2）表现

（1）中枢毒性：舌或口唇麻木、头痛头晕、耳鸣、视物模糊、言语不清、肌肉抽搐、意识不清、惊厥、昏迷、呼吸停止。

（2）心血管毒性：心律失常、心肌收缩力减弱、心排血量减少、血压下降，甚至心搏骤停。

3）护理措施：立即停用局麻药、尽早给氧、加强通气。遵医嘱予以地西泮5～10mg静脉或肌内注射；有抽搐、惊厥者可加用2.5%硫喷妥钠缓慢静脉注射。必要时行气管插管控制呼吸。有呼吸抑制或停止、严重低血压、心律失常或心搏骤停时，加用升压药、输血输液、行心肺脑复苏。

4）预防措施：一次用药量不超过限量；注药前回抽无回血方可注射；根据患者具体情况及用药部位酌减剂量；如无禁忌，局麻药内加入适量肾上腺素；麻醉前给予巴比妥类或苯二氮类药物，以提高毒性阈值。

2. 过敏反应

1）表现：使用少量局麻药后，出现荨麻疹、咽喉水肿、支气管痉挛、低血压及血管神经性水肿等，严重时可危及生命。

2）护理措施：一旦发生，立即停药，保持呼吸道通畅、给氧；遵医嘱注射肾上腺素，同时给予糖皮质激素和抗组胺药。

3）预防措施：因局麻药皮试的假阳性率高达50%，故不必常规行局麻药皮试，若患者有过敏史，可选用酰胺类局麻药。

（三）椎管内麻醉

1. 蛛网膜下隙阻滞患者手术中并发症观察与护理

1）血压下降或心率减慢

（1）病因：血压下降是因为脊神经被阻滞后，麻醉区域血管扩张，回心血流量减少，心排血量降低所致。若麻醉平面超过 T_4，心脏加速神经被阻滞，迷走神经相对亢进，则引起心率过缓。

（2）护理措施：血压下降者，先加快输液速度，增加血容量；必要时用麻黄碱 15~20 mg 静脉注射，以收缩血管、维持血压；心率过缓者可静脉注射阿托品。

2）恶心、呕吐

（1）病因：低血压、迷走神经功能亢进、手术牵拉内脏等因素所致。

（2）护理措施：针对病因进行处理，给氧、升高血压，暂停手术牵拉以减少迷走神经刺激，必要时用氟哌利多 2.5 mg 止吐。

3）呼吸抑制

（1）病因与表现：呼吸抑制由胸段脊神经阻滞引起，表现为肋间肌麻痹、胸式呼吸减弱、潮气量减少、咳嗽无力，甚至发绀。

（2）护理措施：应谨慎用药，给氧。一旦呼吸停止立即行气管插管，给予人工呼吸或机械通气。

2. 硬脊膜外阻滞患者手术中并发症的观察与护理

1）全脊椎麻醉

（1）病因：局麻药全部或大部分注入蛛网膜下隙而产生脊神经阻滞所致。

（2）表现：呼吸困难、血压下降、意识模糊或消失，甚至呼吸、心跳停止。

（3）护理措施：一旦发生，立即停药，行面罩正压通气，必要时行气管插管维持呼吸；加快输液速度，遵医嘱给予升压药，维持循环功能。

2）血压下降

（1）病因：交感神经被阻滞，阻力血管和容量血管扩张。尤其上腹部手术时，因胸腰段交感神经阻滞范围较广，并可阻滞心交感神经引起心动过缓，更易发生低血压。

（2）护理措施：一旦发生，加快输液速度，必要时静脉注射麻黄碱 10~15 mg，以提升血压。

3）呼吸抑制

（1）病因：因肋间肌及膈肌运动抑制所致。

（2）护理措施：为减轻对呼吸的抑制，采用小剂量、低浓度局麻药，以减轻运动神经阻滞。同时在麻醉期间，严密观察患者的呼吸，常规面罩给氧，并做好相关急救准备。

（于燕）

第三节　手术后患者的护理

患者自手术结束后回到病房直至出院的这个阶段称为手术后期。手术后期的护理对于帮助患者尽快康复，减少术后并发症有着非常重要的作用。

一、护理评估

（一）手术情况

患者已实施的手术名称，手术中输液和用药情况、麻醉与手术过程是否顺利、生命体征是否平稳等，目前安置引流管情况。

（二）身体状况

1. 生命体征

中、大型手术常对呼吸、循环、内分泌、神经系统等多方面生理功能造成干扰，严重者有生命危险。手术后注意体温变化，脉搏的频率、节律、强度，呼吸节律、频率、深浅，血压是否正常。同时注意神志情况。及时评估手术对机体生命活动的影响程度。

2. 营养状况

手术后患者大多处于应激状态，机体代谢活动增强，故重点注意患者营养的摄入量是否能满足机体的需要。也要注意水与电解质的平衡。

3. 其他生理状态

①排泄是否正常，有无腹泻或便秘，排尿是否正常；②皮肤的完整性是否受损，有无皮肤受压等现象；③判断患者的自理能力，以便在手术后不同时期拟订合适的护理计划。

4. 伤口情况

注意渗血渗液、有无感染等，评估伤口愈合质量。

（三）心理—社会状况

大多数患者在手术后即能脱离由于手术带来的焦虑和恐惧，但仍有部分患者在术后恢复期由于术后出现的不适或并发症，而产生焦虑、抑郁等心理反应。如果手术使患者失去身体的某些部分（如截肢、乳房切除术等），或造成外观改变（如结肠造瘘术），患者则会出现各种不同的情绪反应，如愤怒、哭泣等，甚至拒绝配合治疗和康复。

二、护理要点

（一）一般护理

1. 安置患者

1）与麻醉医生和手术室护士做好床旁交接。

2）搬运患者时动作轻稳，注意保护头部、手术部位及各引流管和输液管道。

3）正确连接各引流装置。

4）检查输液是否通畅。

5）遵医嘱给氧。

6）注意保暖，但避免贴身放置热水袋，以免烫伤。

2. 合适体位

根据麻醉方式、术式安置患者的卧位。

1）全身麻醉：尚未清醒的患者应平卧，头偏向一侧，使口腔分泌物或呕吐物易于流出，避免误吸入气管；全身麻醉清醒后根据需要调整卧位。

2）腰麻：患者应去枕平卧或头低卧位6～8小时，防止脑脊液外渗致头痛。

3）硬脊膜外麻醉：患者一般取平卧位6小时，随后可根据手术部位安置成需要的卧位。

4）休克：患者取中凹体位或平卧位。下肢抬高15°～20°，头部和躯干抬高20°～30°。

5）颅脑手术：术后无休克或昏迷的患者可取15°～30°头高脚低斜坡卧位。

6）颈、胸手术：术后患者多采用高半卧位，便于呼吸和有效引流。

7）腹部手术：术后多采用低半卧位或斜坡卧位，以减少腹壁张力，便于引流，并可使腹腔渗血渗液流入盆腔，避免形成膈下脓肿。

8）脊柱或臀部手术后患者可取俯卧或仰卧位。

9）腹腔内有污染者，在病情许可的情况下，尽早改为半坐位或头高脚低位。

10）肥胖患者可取侧卧位，以利呼吸和引流。

（二）监护

1. 严密观察生命体征

每15～30分钟记录一次血压、脉搏、呼吸频率，直至病情平稳，从苏醒室送出后数小时内仍需监测并记录。要进行心电监护、经面罩或鼻导管给氧，还要鼓励患者深呼吸以防肺不张。有气管插管的患者，要及时吸痰和进行其他必要的呼吸系统治疗。

2. 中心静脉压

如术中有大量失血或体液丢失，应在术后一段时间内监测中心静脉压；如患者有心肺功能异常，必要时还可用肺动脉漂浮导管（Swan－Ganz）导管监测肺动脉压、肺动脉楔压及混合静脉血氧分压等。

3. 其他监测项目

根据不同手术或患者术前的病情而定，如颅脑手术后应监测颅内压及苏醒程度、有血管疾病的患者术后应监测末梢动脉循环状况等。

4. 体液平衡

要详细记录液体的入量、失血量、排尿量、胃肠减压及各种引流的丢失量。计出入量可用来评估体液平衡和指导补液。尿量是反映生命器官血液灌流情况的重要指标，必要时应留置导尿管观察每小时的尿量。

（三）卧位

全身麻醉后而尚未清醒的患者，应平卧，头转向一侧，使口腔内分泌物或呕吐物易于流出，避免吸入气管。椎管内麻醉患者，亦应平卧或头低卧位12小时，以防止因脑脊液外渗致头痛。全身麻醉清醒后，腰麻12小时后、硬脊膜外麻醉、局部麻醉等患者，可根据手术需要安置卧式。

施行颅脑手术后，如无休克或昏迷，可取15°~30°头高脚低斜坡卧位。施行颈、胸手术后，多采用高半坐位卧式，便于呼吸及有效引流。腹部手术后，多取低半坐位卧式或斜坡卧位，以减少腹壁张力。脊柱或臀部手术后，可采用俯卧或仰卧位。腹腔内有污染的患者，在病情许可情况下，尽早改为半坐位或头高脚低位。

休克患者，应取平卧位，或下肢抬高20°，头部和躯干抬高5°的特殊体位。肥胖患者可取侧卧位，有利于呼吸和静脉回流。

手术后第2~3日开始，就可试行离床活动。先坐在床沿上，做深呼吸和咳嗽，再在床旁站立，可试着站立排尿，并稍作走动或在椅上略坐片刻，然后逐步增加活动范围、次数和时间。

（四）维持呼吸和循环功能

手术当日根据手术的大小，定时监测血压、脉搏、呼吸。中小型手术可每1~2小时测一次，大型手术有可能发生内出血而出现循环、呼吸不稳定者，必须密切观察，每15~30分钟测一次，直至病情稳定后改为1~2小时测一次，并做好观察记录。

一般手术后的患者，体温、脉搏、呼吸应每4小时测一次。由于手术创伤的反应，术后患者的体温可略升高，变化幅度在0.5~1.0℃，一般不超过38℃，临床上称为外科手术热，属正常范围，于术后1~2天逐渐恢复正常，无须特殊处理。如术后体温持续升高不退或术后3天又出现发热，应引起重视，寻找发热原因，尤其应警惕手术切口、双肺及尿路有无感染或其他并发症。

脉搏、呼吸虽然随体温的变化而变化，但患者出现体液不足、失血、休克时，脉搏可增快变弱、脉压缩小、血压下降等；若出现脉搏快、呼吸急促，也可能为心力衰竭的表现。因此，应认真仔细观察，结合其他临床表现做出正确判断，及时与医生联系，以免贻误病情的判断和治疗。

注意保持呼吸道通畅，患者的呼吸有时可因胸、腹带包扎过紧而受影响。所以当出现呼吸困难或急促时应先检查胸、腹带的松紧度，予以适当调整后，再继续观察有无呼吸道不畅等其他原因。

呼吸道分泌物较多，体弱不能有效咳嗽排痰者，给予导管吸痰，必要时可采用纤维支气管镜吸痰或气管切开吸痰。

一般老年患者术后持续低流量或中等流量给氧，以提高动脉血氧分压。

预防低血压：根据病情调整输液速度及量；患者坐起、站立时应缓慢，以免体位突然变动而引起体位性低血压。

（五）维持营养平衡

术后应根据患者病情给予输液、恢复饮食，以补充营养，防止内源性能量和蛋白质消耗。

1. 非消化道手术

视手术大小、麻醉方法和患者的反应决定开始进食的时间。局麻小手术后不引起或很少引起全身反应者，一般即可进食；大手术患者因生理干扰较大，要根据患者实际情况，决定进食时间；其他患者术后 6 小时开始进食，先给予流质饮食，以后根据病情改为半流质饮食或普食。

2. 消化道手术

一般情况下禁食 2～3 天，待肠蠕动恢复、肛门排气、腹胀消失后可进流质饮食，从少量向全量过渡，术后 5～7 天可进半流质饮食，10 天左右改为普食。开始进食早期，避免服用牛奶、薯类等胀气食物。食管手术后为预防吻合口瘘，禁食时间可达 7 天，开始进食后，食物量和性状的过渡更为细致、严格。

记录 24 小时出入液量，术后禁食患者需经静脉获得水、电解质和营养素，如禁食时间较长，可考虑肠外营养支持。

禁食期间需注意口腔卫生，防止口腔炎、腮腺炎等的发生，对生活不能自理的患者做好口腔护理，反之，鼓励患者刷牙、漱口；随时注意口腔黏膜情况，若有溃疡或真菌感染，给予积极处理，可用漱口液漱口或涂锡类散、制真菌等药物。

（六）保证有效的引流

手术后为了达到排出渗出物，观察有无出血，防止消化液积累，减少吻合口张力等目的，常需放置各种引流管。如胃管、T 形管、胸腔引流管、双套管、负压引流管、导尿管等。无论何种引流，都需保证通畅、有效，要防止外部受压、扭曲、折叠，管内的阻塞可用挤压或冲洗的方法解除（冲洗时注意无菌和压力）；观察记录引流物的色、质、量，从而判断有无出血，感染或其他并发症；要牢固管道各部位的衔接，防止脱落，如胸腔引流特别强调密闭；另外，妥善固定，保证无菌，并对周围皮肤进行适当保护也为引流护理中的重要内容。

（七）促进切口的愈合

手术后定时观察切口情况，敷料是否脱落、有无被渗血、渗液湿透，如有上述情况要及时更换并记录；切口在会阴部或肛门附近，要防止大、小便污染，增加敷料更换次数；加强患者营养，特别是蛋白质和维生素的补充；早期要注意局部出血情况，后期注意有无红、肿、热、痛等感染征象。

（八）协助早期活动

术后长期卧床甚至固定不动，会使患者变得虚弱，易于发生肺不张、肺炎、静脉血栓形成、骨质疏松等。为减少术后此类并发症，应鼓励患者早期活动，在床上翻身和移动、咳嗽及深呼吸、屈伸踝膝关节等。经过早期活动，术后 3～4 日可在医护人员协助下在床旁做轻微活动。如无头晕、虚脱等，可在术后 3～5 日离床活动。手术后及早恢复身体活动，可加速复原，缩短住院时间，增强患者对术后恢复正常生活、工作的信心。

（九）手术后不适的护理

1. 疼痛

麻醉作用消失后，患者开始感觉切口疼痛，24 小时内最剧烈。凡是增加切口张力的任何动作，例如咳嗽、翻身，都会加剧疼痛的程度。因而，患者找到比较合适的体位后，就不愿移动。2 日后疼痛明显减轻，在安静休息时不感到疼痛。

疼痛除造成患者痛苦外，重者还可以影响各器官的生理功能，必须有效地解除。小手术口服止痛片，对皮肤和肌肉性疼痛有较好效果。大手术后 1~2 日，常需用哌替啶做肌内注射，必要时可间隔 6 小时重复使用。近年来输注式镇痛泵在术后止痛中广泛应用。如术后 3 日伤口仍疼痛剧烈，应检查伤口是否包扎过紧或有感染，不得轻易使用止痛针，以免掩盖病情。

2. 出血

术后 24~48 小时，伤口有渗血，敷料染血，引流液为血液，出血量 24 小时不到 200 mL，患者生命体征平稳，这种出血基本属于正常出血范围。手术后给予静脉使用止血药，护士及时通知医生更换敷料，正确记录引流量和性质，必要时局部止血处理。

3. 恶心、呕吐

恶心、呕吐常见原因为麻醉反应和手术引起的胃肠功能紊乱，其他原因可能为电解质紊乱、颅内压增高、糖尿病酸中毒、尿毒症等。腹部手术后反复呕吐并有腹痛，应考虑有肠梗阻可能。

4. 腹胀

腹胀常由于术后胃肠蠕动功能受抑制，肠腔积气过多所致。多见于腹部手术后，系手术操作刺激胃肠道所引起。一般术后 2~3 天随胃肠道蠕动恢复、肛门排气后可以自行缓解。如手术后数日仍未排气，腹胀伴有肠鸣音消失，可考虑为腹膜炎或其他原因（低钾血症等）所致的肠麻痹。如腹胀伴有阵发性绞痛，肠鸣音亢进，可考虑是早期肠粘连或其他原因（如腹内疝等）所引起的机械性肠梗阻。

5. 便秘

手术后患者由于麻醉和活动太少、术前灌肠、术后禁食或仅进少量流质饮食，手术近期便秘较为常见，一般不需要处理。但如手术后需灌肠则应注意有无禁忌证。在阑尾和小肠以上的手术，2 天后如需要灌肠，应用 300 mL 等渗盐水或小量植物油做低压灌肠。左半结肠和直肠肛管手术后近期禁忌灌肠。

6. 呃逆

呃逆在手术后并不少见，多为暂时性，但有的为顽固性，患者常因呃逆严重影响休息，并因震动而引起切口痛。呃逆主要是由于不规则的膈肌痉挛性收缩。发生呃逆的原因很多，可能为神经中枢或膈肌直接受到刺激所致。多发生在手术后早期，采用安眠镇静药物、压迫眶上神经、针刺疗法、抽出胃内潴留液、短暂二氧化碳吸入等措施常可制止。顽固性呃逆的治疗比较困难，在这种情况下应考虑有无特殊激惹膈肌的原因存在，如胃扩张、膈下感染、腹膜炎、上腹腔引流物等，如检查不出原因可以用利他灵肌内注射，或在颈部做膈神经阻滞注射。

7. 尿潴留

尿潴留在腰麻和肛门疾患术后比较常见。尿潴留系指膀胱内充满尿液而不能排出，必须与因尿少或尿闭而不能排尿做鉴别。如膀胱膨胀过久，膀胱壁肌肉可失去其收缩能力，不易在短期内恢复，因而排尿不畅，特别在老年患者更为多见，有残余尿易发生尿路感染。因此，如患者在手术后 8 小时内尚未排尿，即应注意有无尿潴留，应检查患者下腹部膀胱区有无膨胀，患者有尿意但不能排出，即可确定有尿潴留存在，须及时予以处理。有时患者有尿潴留，由于膀胱过度膨胀后经常有少量尿液不自觉地溢出，但尿意不消失，不要误认为患者已能自解小便而忽视尿潴留的存在。通常在上午做完手术的患者，应在当日傍晚即有排尿。

尿潴留的处理措施决定于尿潴留的原因。在盆腔广泛手术（如直肠癌根治术）后，由于骶丛神经损伤影响膀胱收缩功能，致使排尿困难和尿潴留。在男性患者手术后排尿困难和尿潴留可能是隐性前列腺肥大所致。这些器质性病变引起尿潴留不是短时间内可以恢复的，在手术后近期常需置保留导尿管。

除外器质性原因后，可给予安慰，做好精神护理解除顾虑，增强其自行排尿的信心；如利用条件反射和听流水声，用温水缓慢冲洗外阴，轻轻按摩下腹部，并放置热水袋进行热敷等方法刺激膀胱肌肉收缩引起排尿反应，然后试行排尿。如采用上述措施无效，则可在严格无菌技术下进行导尿。尿潴留时间过长，导尿时尿液量超过 500 mL 者，应留置导尿管 1～2 日，有利于膀胱壁的逼尿肌恢复收缩力。有器质性病变，如骶前神经损伤、前列腺肥大等，也需要留置导管。

（十）术后并发症的护理

1. 内出血

内出血常发生在术后 1～2 日，特别是术后数小时内。

1）严密观察患者生命体征、手术切口，若覆盖切口的敷料被血液渗湿，可怀疑为手术切口出血，应打开敷料检查切口以明确出血情况和原因。

2）了解各引流管内引流液的性状、量和颜色变化。如胸腔手术后，若胸腔引流血性液体持续超过 200 mL/h，提示进行性出血。

3）未放置引流管者，可通过密切的临床观察，评估有无低血容量性休克的早期表现，如烦躁、心率增快、尿量少、中心静脉压低于 5 cmH$_2$O 等，特别是在输入足够的液体和血液后，休克征象未改善或加重，或好转后又恶化，都提示有术后出血。

4）腹部手术后腹腔内出血，早期临床表现不明显，只有通过密切的临床观察，必要时行腹腔穿刺，才能明确诊断。

5）少量出血时，一般经过更换切口敷料、加压包扎或全身使用止血剂即可止血；出血量大时，应加快输液，遵医嘱输血或血浆，扩充血容量，并做好再次手术止血的术前准备。

2. 肺不张、肺炎

常发生在胸、腹部大手术后，多见于老年人、长期吸烟和患有急、慢性呼吸道感染者。临床表现为术后早期发热、呼吸和心率增快等。胸部叩诊时，常在肺底部可以发现浊音或实音区，听诊时有局限性湿性啰音，呼吸音减弱、消失或为管性呼吸音。继发感染时，体温明显升高，白细胞和中性粒细胞计数增加。

保持呼吸道通畅是主要的预防措施。术前锻炼深呼吸，术后避免限制呼吸的固定或绑扎。患者如有吸烟习惯，术前 2 周应停止吸烟。鼓励患者咳痰，并利用体位或药物协助排出支气管内分泌物，防止术后呕吐物或口腔分泌物误吸。

术后并发肺不张，要鼓励患者深吸气，帮助患者多翻身，用双手帮助患者按住季肋部或切口两侧，嘱患者深吸气后用力咳痰，并做间断深呼吸。痰液黏稠不易咳出，可使用蒸汽吸入、雾化吸入等使痰液变稀，利于咳出。给予抗生素进行针对性治疗。

3. 切口感染

常发生于术后 3~5 天。预防：严格无菌原则细致操作，加强患者营养。处理：早期可理疗，脓肿形成后拆开缝线引流，全身应用抗生素。

4. 切口裂开

多见于腹部手术后一周左右。护理措施：①安慰患者不要紧张，稳定情绪，安静休息；②切口部分裂开，用蝶形胶布固定伤口，并以腹带加压包扎；③切口全层裂开，立即用无菌生理盐水纱布覆盖切口及脱出的脏器，通知医生立即送往手术室重新缝合。注意肠管脱出切口外时，应妥善保护，切不可将其回纳腹腔，以免引起腹腔感染。

5. 下肢静脉血栓形成及血栓性静脉炎

多发生于术后长期卧床活动少、同时下肢静脉多次输注高渗液体和刺激性药物的老年人或肥胖患者。护理措施：①指导和协助患者在清醒时做腿部运动，病情允许时鼓励患者早期下床活动，预防该并发症的发生；②观察有无下肢静脉炎及静脉回流障碍的症状和体征；③有并发症发生时，尤其有深静脉栓塞症状者，补足液体，抬高患肢，按医嘱局部湿热敷、理疗、抗凝治疗及抗生素的应用；但禁止局部按摩，应使患肢制动，以防止血栓脱落。

6. 急性胃扩张

术后急性胃扩张可在胸腹部、脊柱手术之后出现，由于麻醉及手术过程中患者吞咽大量气体，或是手术后胃壁张力减退、胃黏膜继续分泌胃液，使得胃过度扩张；胃扩张及向下移位可使十二指肠通道不畅，造成大量的液体潴积在胃腔内，数量可达 4 L，可引起严重的水电解质失衡，甚至休克。护理措施：发现术后患者有急性胃扩张时应协助医生置入鼻胃管并行胃肠减压，通常在插入胃管后即可抽吸出大量的气体、液体，腹胀常可缓解。胃肠减压应持续到胃壁张力及蠕动恢复后为止。急性胃扩张的患者常有脱水及电解质失衡，应按医嘱静脉输注等渗盐水、钾盐等以纠正失衡。

7. 尿路感染

尿路感染常继发于术后尿潴留。术后尿潴留常因膀胱过度膨胀，膀胱壁肌肉失去收缩力，在短期内不能恢复其正常功能所致。长期留置导尿管或反复多次导尿者亦可引起尿路感染。尿路感染首先发生于膀胱，其后可逆行到肾盂发生肾盂肾炎。急性膀胱炎的主要表现为尿频、尿急、尿痛、排尿困难，一般无全身症状，小便常规检查有较多的红细胞和脓细胞。急性肾盂肾炎以女性患者多见，主要表现为肾区疼痛、尿频、尿急伴发冷发热、白细胞计数增高，做中段尿液检查，可发现红细胞、白细胞和脓细胞。尿培养可明确有无细菌生长，这对选择有效抗生素有较大的帮助。

1）术前训练床上排尿。

2）指导患者术后自主排尿。

3）出现尿潴留及时处理，若残余尿量超过 500 mL 时，应严格按照无菌操作原则留置导尿管做持续引流。

4）鼓励患者多饮水，保持尿量在 1 500 mL/d 以上。

5）收集尿液并及时送检，根据尿培养及药物敏感试验结果选用有效抗生素控制感染。

8. 压疮的预防

患者因麻醉需要或因大手术后，经久不改变体位，致软组织受压，局部血液循环障碍；或因全身营养不良，手术后虚弱多汗，皮肤经常受潮湿摩擦，以及床单皱褶不平整等都容易诱发压疮，特别在支持较多重量的骨隆突处的皮肤最易发生。因此，手术后要定期给患者更换卧位，对夹板或其他矫形器械应适当调节松紧，并加以衬垫或褥垫，过重的棉被应用护架，对消瘦患者使用橡皮圈、棉圈减少局部所承受的压力。患者术后虚弱多汗，每日应给予全身热水擦浴一次，并用50%乙醇按摩压疮好发部位，每日2～3次以促进血液循环。每日清洁皮肤时要检查有无异常。要保持床单、衣服的整洁干燥。给消瘦患者传递便盆时应用手托起臀部，切忌拖拉便盆以免擦破皮肤。

（十一）心理护理

加强巡视，建立相互信任的护患关系，鼓励患者说出自身想法，明确其所处的心理状态，给予适当的解释和安慰；满足其合理需要，提供有关术后康复、疾病恢复方面的知识，帮助患者缓解术后不适；告知其配合治疗与护理的要点，帮助患者建立疾病康复的信心，正确面对疾病及预后；鼓励患者提升生活自理能力。

（十二）健康教育

1. 休息与活动

保证充足的睡眠，活动量从小到大，一般出院后2～4周可从事一般性工作和活动。

2. 康复锻炼

告知患者康复锻炼的知识，指导术后康复锻炼的具体方法。

3. 饮食与营养

恢复期患者合理摄入均衡饮食，避免辛辣刺激食物。

4. 用药指导

需继续治疗者，遵医嘱按时、按量服药，定期复查肝、肾功能。

5. 切口处理

切口拆线后用无菌纱布覆盖1～2日，以保护局部皮肤。若开放性伤口出院者，向患者及家属交代门诊换药时间及次数。

6. 复诊

告知患者恢复期可能出现的症状，有异常立即返院检查。一般手术后1～3个月门诊随访1次，以评估和了解康复过程及切口愈合情况。

（于燕）

第十章　普通外科疾病

第一节 腹外疝

腹股沟斜疝

腹股沟区是前外下腹壁一个三角形区域，其下界为腹股沟韧带，内界为腹直肌外侧缘，上界为髂前上棘至腹直肌外侧缘的一条水平线。腹股沟疝就是指发生在这个区域的腹外疝。

腹股沟疝可分为斜疝和直疝2种。疝囊经过腹壁下动脉外侧的腹股沟管深环（内环）突出，向内、向下、向前斜行经过腹股沟管，再穿出腹股沟管浅环（皮下环），并可进入阴囊，称为腹股沟斜疝。疝囊经腹壁下动脉内侧的直疝三角区直接由后向前突出，不经过内环，也不进入阴囊，为腹股沟直疝。

斜疝是最多见的腹外疝，发病率占全部腹外疝的75%~90%，或占腹股沟疝的85%~95%。腹股沟疝发生于男性者占大多数，男女发病率约为15∶1。右侧比左侧多见。

一、病因和发病机制

（一）先天性因素

胚胎早期，睾丸位于脊柱两侧，相当于第2~3腰椎处，在腹后壁的腹横筋膜和腹膜之间逐渐向下移动。在胚胎3个月时，睾丸移至髂窝内，7个月接近腹股沟管内环处，于出生前1个月左右，睾丸在内环处进入腹股沟管，一般于出生前降入阴囊内。如出生后睾丸仍停留于腹后壁或腹股沟处，则称隐睾。在睾丸下降时，紧贴于睾丸前方的一部分腹膜，即随同睾丸穿过腹股沟管，一起下降到阴囊中，这样便形成了上通腹腔的腹膜鞘状突。在正常发育时，婴儿出生后不久，除包绕睾丸部分形成睾丸固有鞘膜外，其余部分则均萎缩、闭锁而遗留一极细的纤维索带或消失。如果这个腹膜鞘状突继续开放未闭锁，仍和腹腔相通，即形成一个天生的疝囊。根据腹内压的力学原则，最弱之点所受的压力最大，亦即所谓"焦点压力"，因此腹膜鞘状突存在，当腹内压增高时或腹壁肌肉因某些因素而松弛时，就很容易形成先天性腹股沟斜疝。

如果鞘状突仅下段闭锁，而上段继续开放，同样也可以诱发先天性斜疝。由于右侧睾丸下降的速度慢于左侧，腹膜鞘状突未闭的时间也较长，故诱发先天性斜疝的机会较左侧为多。由此可见，鞘状突的开放或闭锁不全是疝发生的重要条件之一。

（二）后天性因素

后天性因素较先天性因素多见。主要和腹股沟区解剖缺损、腹壁肌肉、筋膜发育不良导致腹壁薄弱有关。腹内压增高时，内环处的腹膜自腹壁薄弱处向外突出而形成疝囊，腹腔脏器组织随即进入疝囊。

（三）生理因素

老年、体衰、肥胖、腹肌缺乏锻炼等情况常使腹壁肌力减退而诱发腹股沟斜疝。胶原代谢异常与腹外疝发病有很密切的关系。

综上所述，腹股沟疝的发病机制比较复杂，概括而言腹股沟疝的发生有腹壁抵抗力薄弱和腹内压升高两大因素，无论是先天性还是后天性疝，均是这两种因素共同作用的结果，临床上应弄清患者具体的特有发病机制作针对性处理。

二、诊断

（一）临床表现

腹股沟斜疝的主要临床表现为腹股沟区出现肿块。病初肿块位于腹股沟管内，肿块不大，也不太明显，呈不完全性疝，局部有坠胀感，此时诊断较为困难。当肿块突出皮下环，呈完全性疝，疝块也明显时，诊断多无困难。疝内容物已坠入阴囊，构成阴囊疝时，斜疝的诊断较容易。检查时，应嘱患者站立，显露双侧腹股沟区，望诊观察双侧腹股沟区呈不对称改变，可见患侧有肿块；嘱患者用力或咳嗽时可见肿块明显增大。当用手指插入皮下环并让患者咳嗽，发现肿块从外侧向内侧突出则提示为斜疝。压迫腹环，嘱患者站立并用力咳嗽，肿块并不出现，当缓慢抬起手指，可感觉疝块由外上向内下滑动而突出。

1. 易复性斜疝

表现为腹股沟区肿块，偶有胀痛，肿块常在站立、行走、咳嗽或劳动时出现或肿块增大，平卧休息时或用手按压可将肿块回纳入腹腔。如疝内容物为肠管，回纳时可发出咕噜声。疝内容物回纳腹腔后，用手指插入皮下环探查，发现皮下环和腹环均扩大、松弛。疝内容物多为小肠。

2. 难复性斜疝

主要特点是平卧或用手向腹腔推送时，疝块不能完全回纳，胀痛稍重。

3. 嵌顿性疝

常在强体力劳动或用力排便等腹内压骤增时发生。表现为疝块突然增大不能回纳，肿块紧张发硬，有明显疼痛及触痛。嵌顿的内容物如为肠袢，局部疼痛明显，可伴有腹部绞痛、恶心、呕吐、便秘、腹胀等机械性肠梗阻的表现。如为大网膜，局部疼痛常轻微。疝一旦嵌顿，自行回纳的机会较少，如不及时处理，终将成为绞窄性疝。

4. 绞窄性斜疝

其疝内容物被嵌顿并发生供血障碍。临床症状较嵌顿疝更严重，疼痛和触痛均明显加重。绞窄时间较长者，疝内容物坏死感染，侵及周围组织，可引起局部急性炎症，患者可有脓毒血症的全身表现。

（二）实验室及其他检查

1. 疝造影

在下腹部穿刺注入造影剂后变换体位摄片，方法简单，安全。特别是对鞘状突未闭者显示的阳性率可达95%。此检查对疑难患者的诊断都有所帮助。

2. 阴囊透光试验

疝的肿块一般不透光，但婴儿的疝因肠壁薄弱而透光。

（三）诊断要点和鉴别诊断

根据患者临床表现，结合实验室及其他检查可诊断。应注意各疝之间的鉴别，腹股沟斜疝应注意与精索鞘膜积液的鉴别。

三、治疗

腹股沟斜疝一般均需做手术治疗。但一周岁以内的患儿，随着生长发育，腹壁肌肉增强有自愈可能，可暂缓手术。妊娠后期引起的腹股沟斜疝在分娩后也可能会消失。

（一）非手术治疗

1 岁以内婴儿暂不手术，其腹肌随生长发育逐渐强壮，部分疝有自愈可能。可采用棉线束带或绷带压迫腹股沟管内环以预防疝的突出。年老体弱或伴其他严重疾病不宜手术者，可白天配用疝带。在疝块回纳后，将疝带的软压垫顶住疝环，阻止疝块突出。长期使用疝带，可使疝囊颈经常受到摩擦而增厚，与疝内容物粘连，造成疝嵌顿或绞窄。

（二）手术疗法

是腹股沟斜疝的主要治疗方法，适用于 1 岁以上的小儿斜疝及各种成人腹股沟斜疝。手术目的是高位结扎疝囊并加强腹壁薄弱部分。

1. 术前准备

注意局部及全身有无感染病灶，高龄患者更应了解其有无呼吸、循环、肝、肾等衰竭和糖尿病等情况。绝不应视疝修补为"小手术"，而忽视全面检查和必要的准备和治疗。巨大的腹股沟斜疝患者，术前应卧床休息，使疝内容物全部回入腹腔内，以便术后切口良好愈合。巨大的腹壁切口疝手术前可采用一段时间的气腹治疗，以松弛腹壁，并根据需要准备阔筋膜或移植物以修复缺损。有绞窄者与一般急性肠梗阻患者准备相同，积极纠正水电解质失衡并应用抗生素。股疝绞窄时有些患者局部包块不增大，压痛不明显，容易漏诊，应予注意。

术前局部皮肤进行多次清洗，手术前晚或手术当日剃毛，进手术室前让患者排尿，使膀胱空虚，避免术中损伤膀胱。有肠梗阻者术前应置胃肠减压管，以防术中呕吐。一般疝修补不用抗生素，若有特殊情况需要预防性使用抗生素时，必须在术前 1 小时左右与麻醉术前用药同时肌内注射，使手术时组织内抗生素达到高浓度。术后应用抗生素预防切口感染无效。

2. 手术处理原则

1）疝囊高位结扎术：长期以来，这是腹股沟斜疝手术治疗中重要的基本内容之一。显露疝囊颈，予以高位结扎，然后切去疝囊，这样就能堵住腹内脏器进入疝囊的通道。疝囊结扎的要点是高位，结扎水平低于疝门所在水平实质上只是把较大疝囊转化为一个较小的疝囊，通常被认为是手术后复发的重要原因之一。婴幼儿在生长过程中腹壁强度多可逐渐提高，疝囊高位结扎常能达到治愈目的。成人则应在高位结扎疝囊颈的基础上，通过修补或成形术加强腹壁强度。

2）疝修补术：这是在疝囊高位结扎基础上，利用邻近健康组织修补腹壁缺损。推荐的手术进路和修补方法很多，不外内环的修补和腹股沟管管壁的加强两个主要环节。腹股沟管壁的加强或修补是绝大部分腹股沟疝手术治疗的主要内容，其方法很多，通常有加强腹股沟管前壁或后壁两类手术。加强腹股沟管前壁最常用的方法是 Ferguson 法。加强腹股沟管后壁常用的方法有三种：①Bassini 法；②Halsted 法；③Mc Vay 法。

（1）Bassini 法：适于成人较大的斜疝，疝囊颈切断结扎，修补后壁，将精索游离后置于腹内斜肌与腹外斜肌腱膜之间。

（2）Ferguson 法：适用于青少年患者，疝囊颈切断结扎，精索不游离。

（3）McVay 法：在精索后方将腹内斜肌下缘和联合腱间断缝合于耻骨梳韧带，可巩固腹股沟管的后壁，防止术后疝复发。

（4）Halsted 法：将精索游离于皮下组织，加强腹股沟管后壁，适用于复发性巨大的斜疝。

3）疝成形术：适用于巨大的腹股沟斜疝或直疝而腹股沟管后壁缺损严重，周围组织又多纤弱而不宜用修补材料的患者。为此，可采用较远位的自体组织或人造补片加固薄弱部分，常用的方法是利用翻转的腹直肌前鞘瓣缝在腹股沟韧带上，也可用游离阔筋膜移植至腹股沟管后壁。人造材料方面，近年多采用高分子材料制成的网片，已逐渐替代原先应用的不锈钢丝网、钽丝网等金属网。

4）嵌顿疝的处理：时间短、无肠管坏死，可用手法复位。患者平卧，臀部稍垫高，下肢外展微屈，术者将疝托起，沿脱出方向向腹腔内缓慢推送。婴幼儿复位前应适量使用镇静剂，待其入睡后再行手术复位。复位后严密观察 24 小时。如出现腹膜炎征象，应立即行剖腹探查术。

5）手术中意外及术后并发症

（1）手术中意外：由于操作不够细致，或因粘连而解剖关系不清，手术时误伤周围组织和器官。

（2）手术后并发症：①阴囊内血肿：由于止血不够完善，操作粗暴及不必要的分离疝囊引起的。应将阴囊抬高，并做冷敷，以后再应用热敷，一般血肿可逐渐吸收消散。②疝修补术后疼痛：多由于髂腹下或髂腹股沟神经受瘢痕组织压迫或包在缝线内所致。若疼痛剧烈，可先试用局部封闭疗法，必要时行手术解除其压迫。③剥离精索时不慎损伤精索组织，或修补疝时缝合过紧而使精索发生绞窄、血液循环发生障碍，可造成手术后睾丸及精索肿胀、鞘膜积液、附睾炎及睾丸炎，甚至萎缩。

6）术后复发原因

（1）手术患者选择不当；有慢性咳嗽、前列腺肥大等。

（2）恢复工作太早；术后 3 个月内，做过度体力劳动。

（3）手术中损伤血管、神经或发生术后并发症，如伤口感染等。

（4）疝囊颈部周围脂肪组织未清除。

（5）其他如高龄、肥胖、肌肉不发达、全身情况不良。

7）新型手术方法：传统疝修补术所存在的最大缺陷是不按解剖层次强行将不同解剖组织机械性地缝合在一起，因组织愈合能力差和张力过大导致缝合线断裂或缝合缘撕裂。因而减少疝修补术时缝合张力成了改进手术方式的一个重要出发点。至 20 世纪 80

年代末，有学者提出了无张力疝修补的新概念，即利用假体材料安放在腹股沟管后壁以填补局部腹壁缺损、加强腹壁强度、重建内环口、消除缝合张力，从而达到明显减少或杜绝疝修补术后的复发。

手术方法：分离出疝囊后，将疝囊内翻送入腹腔。无须按传统方法高位结扎疝囊。然后用合成纤维网片制成一个圆柱形或花瓣形的充填物，将其填充在疝的内环处以填充疝环的缺损，再用一个合成纤维网片缝合于腹股沟管后壁而替代传统的张力缝合。1986年有人将这一术式正式命名为无张力疝修补术。

经腹腔镜疝修补术：方法有 4 种：①经腹膜前法（TAPA）；②完全经腹膜外法（TEA）；③经腹腔内法（IPOM）；④单纯疝环缝合法。前 3 种方法的基本原理是，从内部用合成纤维网片加强腹壁的缺损；最后一种方法，用钉或缝线使内环缩小，只用于较小、较轻的斜疝。经腹腔镜疝修补术目前临床上较少开展。

8）特殊类型疝的处理

（1）难复性疝：疝内容物多为大网膜，因反复疝出与疝囊粘连不能回纳。其发生常与使用疝带有关；病史较久的巨型疝亦可发生。手术时应注意解剖关系，避免出血及内脏损伤。粘连较重的大网膜应切除，以免还纳后与内脏粘连。

（2）滑动性疝：易发生于大漏斗形疝，其病史较长，常为难还复性疝。右侧多见，疝内容物常为盲肠。左侧滑动性疝内容物多为乙状结肠、降结肠，也有膀胱为其内容物者。在剥离疝囊时如不注意易致损伤。疝囊无腹膜部分要使之腹膜化，因此，细心解剖和剪裁疝囊非常重要。另外，还纳的脏器要有一定的活动度，避免扭转、成角或再粘连，然后进行修补。

（3）复发性腹股沟疝：腹股沟疝修补术后发生的疝称复发性腹股沟疝（简称复发疝）。包括如下 3 种情况。

真性复发疝：由于技术上的问题或患者本身的原因，在疝手术的部位再次发生疝。再发生的疝在解剖部位及疝类型上，与初次手术的疝相同。

遗留疝：初次疝手术时，除了手术处理的疝外，还有另外的疝，也称伴发疝，如右侧腹股沟斜疝伴发右侧腹股沟直疝等。由于伴发疝较小，临床上未发现，术中又未进行彻底的探查，成为遗留的疝。

新发疝：初次疝手术时，经彻底探查并排除了伴发疝，疝修补手术也是成功的。手术若干时间后再发生疝，疝的类型与初次手术的疝相同或不相同，但解剖部位不同，为新发疝。

后 2 种情况，又称假性复发疝。从解剖学、病因及发病时间等方面来看，上述 3 种情况并不完全相同，分析处理也应有所区别。但在临床实际工作中，再次手术前有时很难确定复发疝的类型；再次手术中，由于前次手术的分离、瘢痕形成，局部解剖层次发生不同程度的改变，要区分复发疝的类型有时也不容易。疝再修补手术的基本要求是：①由具有丰富经验的、能够做不同类型疝手术的医生施行；②所采用的手术步骤及修补方式只能根据每个患者术中所见来决定，而辨别其复发类型并非必要。

腹股沟直疝

凡腹内器官于直疝三角（Hesselbach 三角）处脱出者，称为腹股沟直疝。多见于40 岁以上男性，较斜疝者少见，如在 60 岁以上老年者常为双侧。

一、病因和发病机制

直疝与斜疝两者在解剖生理上有着密切关系，如腹股沟区解剖结构的缺陷、生理防卫功能的减弱、某些继发性损害及其腹内压增高、胶原代谢的紊乱等，均对它们有着共同的影响，形成了它们的共同病理基础，但由于直疝不经腹股沟管脱出，因此其又有着特殊性。不少学者认为，直疝属后天性疾病，没有先天发生的。但在直疝发病机制中后天性因素是显而易见的，如过度负重、剧烈咳嗽等。腹内压的突然增加多为引起直疝的直接原因，有时腹股沟部的直接外伤也可偶尔诱发腹股沟直疝。先天性因素看起来虽没有后天性因素重要，但事实上并非如此。直疝患者虽多系从事体力劳动者，但绝大多数体力劳动者或运动员却并没有发生直疝，妇女虽多次怀孕也绝少发生直疝，这显然与个体的腹壁组织强度有关。因此在直疝的发病机制中，除以往强调的后天性腹内压增加因素外，而腹壁组织强度薄弱也是一个很重要的因素，其中腹横筋膜的强度十分关键。腹股沟管后壁主要是腹横筋膜，在腹股沟处其呈不均匀增厚，邻近腹股沟韧带处增强为髂耻束，相当于直疝三角处有一特别薄弱的区域，仅有一层菲薄的腹横筋膜遮盖，其浅面即是腹外斜肌腱膜和皮肤，因而腹横筋膜是防止腹股沟直疝的主要屏障，但是它本身并非十分坚韧有力，若发育不良，受腹压、营养不良和某种刺激（如吸烟）等不良影响，可变得更加薄弱，失去作为屏障的作用。同时如腹内斜肌、腹横腱膜弓（或联合肌腱）在腹直肌鞘和耻骨梳韧带的止点位置偏高，肌纤维倾斜度较小，腹股沟管内侧的空隙变宽，内脏极易从直疝三角处逐渐突出，缓慢增大，形成直疝，推开精索，至腹外斜肌腱膜下，如腹横筋膜进一步被撕裂破坏，疝可以出外环达皮下，但进入阴囊者甚为罕见。因入口宽广，一般极少发生嵌顿。由于老年人、肥胖者以及瘦弱多病的患者腹壁局部肌肉、韧带、筋膜等变性萎缩，更显薄弱，故直疝常见于老年人、肥胖及体弱多病者。

二、诊断

（一）耻骨结节外上方肿块
肿块较软，为圆形。平卧时消失，站立时膨出，鸽蛋大小，不下降至阴囊，不发生嵌顿或绞窄。
（二）检查
手指压迫内环肿块突出。

三、治疗

（一）非手术治疗
年老体弱者可用疝带而不必手术。

（二）手术治疗

对于一般的患者应采用手术疗法以求根治。手术要点是以修补缺陷、加强腹壁为主，而疝囊的切除与否并不重要，此与斜疝的手术原则有所不同。因大多数直疝并没有真正的疝囊颈，有时甚至没有完整的疝囊，而仅为通过腹横筋膜的腹膜隆起，疝囊的切除并非必要。有时甚至根本不需切开腹膜，而在修补腹股沟管后壁时仅需把松弛的腹膜加以折叠缝合。相反，较大的直疝常有腹股沟管后壁，尤其是其内侧部分（直疝三角区）的显著缺损，因而手术的主要环节是修补加强直疝三角。一般可采用 Bassini 或 Mc Vay 疝修补术，尤其是 Mc Vay 法把腹股沟管内侧的腹内斜肌、腹横腱膜弓（或联合肌腱）缝到耻骨梳韧带上，有效地加强了腹股沟管后壁，乃是目前修补直疝较为理想的方法。但若发现腹横筋膜缺损过大，又无足够和坚实的腹内斜肌和腹横腱膜弓（或联合肌腱）可供缝合，则应利用自身阔筋膜、腹直肌前鞘或人工修补材料（如塑料网、金属网、涤纶布片等），进行疝成形手术。

股　疝

腹内脏器经股环、股管而自卵圆窝向外突出，称为股疝。大多见于 40 岁以上的中年妇女，发病率约占腹外疝的 5%。以隐蔽、嵌顿、绞窄发生率高为临床特点。妊娠时腹内压增高是引起股疝的主要原因。

一、股管解剖

股管是一个狭长的漏斗形间隙，长 1～1.5 cm，内含脂肪、疏松结缔组织和淋巴结。股管有上下两口，上口称股环，有股环隔膜覆盖，下口为卵圆窝，位于耻骨结节外约 2 cm 处。股管的前缘为腹股沟韧带，后缘为耻骨梳韧带，内缘为腔隙韧带，外缘为股静脉。

二、病理解剖

女性骨盆较宽阔，联合肌腱及腔隙韧带常发育不全或变薄而导致股管上缘宽大松弛，加上妊娠使腹内压增高，促使股疝的形成。进入股管的疝内容物几乎垂直向下，出卵圆窝后向前转折时形成锐角，而股环本身较小，周围韧带较坚韧，因而容易发生嵌顿。一旦嵌顿，可迅速发展为绞窄性疝。在腹外疝中，股疝最容易发生嵌顿。

三、诊断

股疝一般不大，多无明显症状，尤其肥胖患者易被忽视。在腹股沟韧带下方卵圆窝处有一半球形的隆起，大小像一枚核桃或鸡蛋，质地柔软，可回纳。由于疝囊外有丰富的脂肪组织，平卧回纳疝内容物后，有时疝块并不完全消失。当患者在久站后或咳嗽时可感到患处胀痛、下坠不适。由于囊颈狭小，咳嗽冲击感不明显。

股疝若发生嵌顿，会引起局部明显疼痛，出现急性肠梗阻症状，严重者可以掩盖股疝的局部症状而漏诊。

四、鉴别诊断

（一）腹股沟疝

腹股沟斜疝与直疝位于腹股沟韧带上方，而股疝位于腹股沟韧带下方。

（二）脂肪瘤

脂肪瘤的基底部活动性大，不固定；股疝基底部活动性小，固定。

（三）肿大的淋巴结

肿大的淋巴结多呈椭圆形，股疝呈半球形。

（四）大隐静脉曲张结节样膨大

卵圆窝处结节样膨大的大隐静脉在站立或咳嗽时增大，平卧时消失，可能被误诊为易复性股疝。压迫股静脉近心端可使结节样膨大增大；此外，下肢其他部位同时有静脉曲张对鉴别诊断有重要意义。

（五）髂腰部结核性脓肿

脊柱或骶髂关节结核所致寒性脓肿可沿腰大肌流至腹股沟区，并表现为一肿块。这一肿块也可有咳嗽冲击感，且平卧时也可暂时缩小，可与股疝相混淆。仔细检查可见这种脓肿多位于腹股沟的外侧部分、偏髂窝处，且有波动感。检查脊柱常可发现腰椎有病变。

五、治疗

股疝容易嵌顿，一旦嵌顿可迅速发展为绞窄性，因此手术治疗是股疝唯一有效的治疗方法。目前股疝的手术方法基本上可分为 2 种。一为经股部手术法；二为经腹股沟部手术法，多数认为经腹股沟部修补法效果较好。

经腹股沟部修补股疝术切口同腹股沟斜疝修补术。打开腹股沟管后，将腹内斜肌、精索向上牵开，在腹壁下血管内侧切开腹横筋膜，即可进入疝囊颈所在部位。剥去疝囊壁周围的组织，使疝囊完全游离，自股管拉出。切开疝囊，回纳疝内容物，高位结扎疝囊颈，切去多余的疝囊组织。按 Mc Vay 法将联合肌腱与耻骨梳韧带缝合封闭股环。

嵌顿性或绞窄性股疝手术时，因疝环狭小，回纳疝内容物有一定困难。可切断腹股沟韧带以扩大股环。但在疝内容物回纳后，应仔细修复切断的韧带。

脐　疝

疝囊通过脐环突出的疝称脐疝。脐疝有小儿脐疝和成人脐疝之分，两者发病原因及处理原则不尽相同。

一、病因

小儿脐疝的发病原因是脐环闭锁不全或脐部瘢痕组织不够坚强，在腹内压增加的情况下发生。小儿腹内压增高的主要原因有经常啼哭和便秘。

二、诊断

婴儿脐疝多为易复性疝，常于哭闹、咳嗽、排便或排尿困难时于脐部出现圆形肿块，安静、平卧时可消失，很少发生嵌顿，用手指可清楚地扪及脐环的边缘，并有咳嗽冲击感。成人脐疝多为难复性疝，疝内容物常为大网膜，易与疝囊壁发生粘连，且因疝环狭小，易发生嵌顿或绞窄。

三、治疗

（一）非手术疗法

2 岁以内的患儿，可用胶粘法治疗：将疝内容物回纳后，压放一小块纱布垫于脐部，双手向中线推挤两侧的腹壁，取 5 cm 宽的胶布条，从一侧腋中线至另一侧腋中线横贴腹部，使脐环闭合，让其逐渐愈合。每隔 1~2 周更换胶布一次，持续半年至 1 年。

（二）手术疗法

适用于非手术疗法 1 年后未见效或年龄在 2 岁以上、疝环超过 1.5 cm 者。

脐疝手术修补的原则是切除疝囊，缝合疝环；必要时可重叠缝合疝环两旁的组织。手术时应注意保留脐眼，以免对患者（特别是小儿）产生心理上的影响。

切口疝

切口疝是发生于腹壁手术切口处的疝。临床上比较常见，占腹外疝的第三位。腹部手术后切口获得一期愈合者，切口疝的发病率通常在 1% 以下；如切口发生感染，则发病率可达 10%；伤口哆开者发病率甚至可高达 30%。

在各种常用的腹部切口中，最常发生切口疝的是经腹直肌切口；下腹部因腹直肌后鞘不完整而发病率更高。其次为正中切口和旁正中切口。

一、病因

（一）腹部纵向切口

切口疝多见于腹部纵向切口的原因是因为腹壁各层肌肉及筋膜除腹直肌外均为横行或斜行走向，纵向切口势必将这些纤维切断，在缝合后因受横向牵引力的影响，缝线易在纤维间滑脱，则发生伤口哆裂。

（二）手术操作因素

如手术操作粗暴、止血不彻底、无菌操作不严密导致组织损伤，血肿形成和切口感染所致的腹壁组织破坏，引起的切口疝可占全部患者的 50% 左右。

（三）腹腔内留置引流物过久

如果腹腔内引流物留置时间过长，有引起切口疝的可能。

（四）切口过长

切口过长以致切断的肋间神经过多，切口缝合不严密，缝合时腹壁张力过大而致组织撕裂等，均可导致切口疝的发生。

（五）手术后诸原因

手术后的明显胀气、剧烈咳嗽，导致腹内压力增加亦可引起切口内层哆裂而发生切口疝。

二、诊断

有腹部手术病史，大多数切口有伤口感染长期换药或多次搔刮手术。

切口疝的主要表现是腹壁切口处逐渐隆起或出现肿块，在站立或腹部用力时明显，平卧休息时缩小或消失；肿块还纳后于切口瘢痕处多能触及腹壁缺损。因疝环多较宽大，切口疝很少发生嵌顿。

三、治疗

（一）非手术治疗

老年、肥胖、糖尿病、高血压者，尽可能暂不手术，而用腹带包扎，时间长久后会逐渐习惯。

（二）手术治疗

1. 小切口疝

在原切口处做棱形切口去除原手术瘢痕，特别注意勿伤及切口瘢痕下粘连的肠管，切到疝环，将疝环周围大网膜及脂肪分开，直到腹膜，将小肠结肠还纳腹腔，然后缝合各层。

2. 巨型切口疝

指疝环大于 8 cm，手术缝合困难，可取人工合成材料修补，如 Marlex 网织物。预防感染和手术后腹胀对此类患者极为重要，修补成形后，应给予广谱抗生素并用腹带包扎腹部直至创口愈合为止。

白线疝

白线疝是通过白线部位的疝，因绝大部分在脐以上，故也称上腹疝。男性比女性多3 倍。多见于 20~50 岁，约有 20% 是多发性的，80% 发生于中线的左侧。

一、病因

本病为上腹正中白线某处缺损，使腹膜前脂肪或小肠大网膜脱出皮下。

二、诊断

多见于中年男子，因疝小，常无任何症状。如果疝块较大，腹膜或大网膜被牵拉，可腹部不适或疼痛、嗳气、恶心、消化不良等症状。常因咳嗽或重体力劳动而加重，休息后好转。发生绞窄时，常有腹绞痛、呕吐等症状。

三、治疗

疝块较小而又无明显症状者，可不必治疗。症状明显或疝囊较大者，应手术治疗。

切除脱出的脂肪及疝囊，分层缝合腹膜、腹白线及皮肤。

半月线疝

在半月线与腹直肌侧缘间隙通过腹直肌侧缘筋膜突出的疝称为半月线疝。半月线疝占临床各种疝的 0.19%，属罕见性疝。半月线最常见于 Douglas 半月线下方，在半月线以下缺乏腹直肌后鞘，形成先天性的腹壁薄弱区。大多数患者继发于先天性腹横筋膜后层薄弱。

一、诊断

男女均可发病，也有报告女性多见。许多患半月线疝的患者呈肥胖体质。临床表现多种多样，取决于疝的内容和类型及程度，疼痛为最多见症状，由于不易诊断，患者可表现间歇性下腹痛的较长病史。在半月线以下腹直肌外缘扪及疝块及疝环有助于诊断。小疝可被忽视，尤其在肥胖者中更易忽视。半月线疝多位于腹直肌右侧缘。部分半月线疝为 Richter 疝，可发生绞窄。少数巨大的难复性半月线疝可被误认为腹部肿瘤。

诊断比治疗困难，由于临床症状不典型、不特异，患者肥胖、疝块小，扪诊不清楚。术前确诊率仅 50%。超声和 CT 对诊断有帮助，CT 更有帮助，对疝环、疝囊及疝内容能提供详细的资料。

二、治疗

因半月线疝较易发生嵌顿和绞窄，所以治疗以手术为主。行横切口，经腹外斜肌筋膜按其纤维方向分开，识别疝囊后予以分离、切开、结扎，腹横筋膜的缺损通常用丝线横行重叠褥式缝合，以加强其薄弱处，防止术后复发。

腹外疝的健康教育

1）消除导致腹内压升高的因素，有咳嗽、便秘、排尿困难等腹内压升高因素者，给予对症处理，术前 2 周戒烟，预防感冒，保持大便通畅。

2）疝块较大者，减少活动或活动时用疝带压住疝环口，防止发生嵌顿。

3）术前备皮、备血，前一天晚灌肠，进入手术室前排空小便或留置尿管。嵌顿疝和绞窄疝应予禁食、胃肠减压，但未发生嵌顿和绞窄者，不必插胃管、胃肠减压。

4）术后平卧 3 天，髋关节微屈，腘窝下垫枕，以减轻腹股沟切口的张力和腹内压力，同时利于切口愈合和减轻伤口疼痛。

5）术后无恶心、呕吐 6~12 小时可进流食，次日可进软食或普食；肠切除患者术后禁食，胃肠道功能恢复后进流食。

6）年老体弱、复发性疝、绞窄性疝、巨大性疝的患者不宜早期下床活动，可适当延长下床活动时间。行无张力疝修补术的患者可早期离床活动。

7）术后注意保暖，防止受凉造成咳嗽，咳嗽时指导患者用手掌按压保护切口。保持排便通畅，防止便秘。

8）斜疝修补术后，预防阴囊肿胀最主要的措施是沙袋压迫伤口 12～24 小时，用丁字带将阴囊托起。

9）切口感染是疝复发的主要原因，术前应做好阴囊及会阴部的皮肤准备，术后应用抗生素预防感染，注意观察切口情况。

10）健康教育

（1）出院后逐渐增加活动量，3 个月内应避免重体力劳动或提举重物。

（2）避免腹内压升高的因素。需注意保暖，防止受凉而引起咳嗽；指导患者在咳嗽时用手掌按压切口部位，以免缝线撕脱。保持排便通畅，给予便秘者通便药物，嘱患者避免用力排便。

（3）定期门诊复查。若疝复发，应及早诊治。

（李培培）

第二节　急性腹膜炎

腹膜炎是腹腔脏腹膜和壁腹膜的炎症，可由细菌、化学、物理损伤等引起。按病因可分为细菌性和非细菌性两类；按临床经过可将其分为急性、亚急性和慢性三类；按发病机制可分为原发性和继发性两类；按累及的范围可分为弥漫性和局限性两类。急性化脓性腹膜炎累及整个腹腔称为急性弥漫性腹膜炎。急性腹膜炎的病因和发病机制有以下几个方面。

一、病因和发病机制

（一）继发性腹膜炎

临床最为常见，约占 98%。往往继发于腹腔内脏器的穿孔、破裂、炎症或手术污染。致病菌多为大肠杆菌、厌氧菌，其次是链球菌和葡萄球菌，一般多为混合感染。

（二）腹腔脏器穿孔或破裂

如急性阑尾炎穿孔和胃十二指肠溃疡穿孔，或坏疽性胆囊炎穿孔等。由于胃肠道内容物流入腹腔，对腹膜造成化学性刺激或细菌感染，导致腹膜炎的发生。此外，腹部损伤合并外伤性胃、肠、膀胱或肝脾破裂，亦可引起腹膜炎症。

（三）腹内脏器炎症扩散

如急性阑尾炎、急性胰腺炎、女性生殖器官化脓性炎症等，含有细菌的渗出液；或绞窄性肠梗阻所致的肠坏死，细菌透过坏死肠壁，进入腹腔，都可引起腹膜炎。

（四）腹腔手术污染

如胃肠吻合口渗漏或无菌操作不严，污染腹腔，均可继发腹膜炎。

（五）原发性腹膜炎

原发性腹膜炎又称自发性腹膜炎，腹腔内无原发性病灶。致病菌多为溶血性链球菌、肺炎链球菌或大肠杆菌。细菌进入腹腔的途径一般为：①血行播散，致病菌如肺炎链球菌从呼吸道或泌尿系的感染灶，通过血行播散至腹膜。婴儿和儿童的原发性腹膜炎大多属于这一类。②上行性感染，来自女性生殖道的细菌，通过输卵管直接向上扩散至腹腔，如淋病性腹膜炎。③直接扩散，如泌尿道感染时，细菌可通过腹膜直接扩散至腹膜腔。④透壁性感染，正常情况下，肠腔内细菌是不能通过肠壁的。但在某些情况下，如肝硬化并发腹水、肾病、猩红热或营养不良等机体抵抗力降低时，肠腔内细菌即有可能通过肠壁进入腹膜腔，引起腹膜炎。原发性腹膜炎感染范围很大，脓液的性质与细菌的种类有关。常见的溶血性链球菌的脓液稀薄，无臭味。

胃肠内容物或致病菌进入腹腔后，腹膜充血、水肿、液体大量渗出，稀释腹腔内毒素。开始时渗液清亮，随着炎症发展，渗出液变为混浊或脓液。

腹膜炎后，根据患者的抵抗力、感染严重程度和治疗措施，往往会产生不同的后果。当机体抵抗力强、感染程度轻和治疗及时，病变周围的脏器和大网膜互相粘连，病变仅局限于病灶局部，或局限性腹膜炎，炎症甚至可完全吸收消退而痊愈。如果炎症渗出液未能完全吸收而积聚于膈下、肠袢间、髂窝或盆腔等处，则可形成局限性脓肿。局限性腹膜炎也可发展成弥漫性腹膜炎。

腹膜炎时，大量液体渗出，引起脱水和电解质紊乱、血浆蛋白减低和贫血。此外，细菌和毒素吸收，导致低血容量和感染中毒性休克。肠管麻痹、高度扩张，可迫使膈肌上升，影响肺功能和气体交换，能加重休克。

二、诊断

（一）临床表现

询问患者既往病史，尤其注意有无胃、十二指肠溃疡病史，慢性阑尾炎发作史，其他腹内脏器疾病和手术史；了解近期有无腹部外伤史；对儿童，需了解近期有无呼吸道、泌尿道感染病史、营养不良或其他导致抵抗力下降的情况。

1. 腹痛

这是腹膜炎最主要的症状。腹痛多自原发病变部位开始，继而波及全腹，但仍以原发病变部位最重。疼痛多为持续性，深呼吸、咳嗽、变动体位时加重，患者常呈屈曲体位。但也有部分老年患者腹痛轻微，或仅有腹部不适，应引起注意。

2. 恶心、呕吐

最初为反射性呕吐，呕吐物为胃内容物，晚期常因肠麻痹，呕吐物为黄绿色、味苦，甚至为肠内容物。呕吐并不能减轻腹痛、腹胀。

3. 一般状况

如为胃肠道急性穿孔、实质性脏器破裂而引起的腹膜炎，病初体温可不高，以后体温逐渐上升。但在年老体弱的患者，体温可不高但出现精神萎靡、脉搏细数。此外，患者还可出现口渴、尿少、皮肤干燥等脱水症。

4. 腹部体征

腹式呼吸运动减弱或消失，明显腹胀、压痛、反跳痛和肌紧张，在原发病灶部位最明显。这些体征早期仅限于病灶附件，晚期至全腹。通常，老人、幼儿或极度虚弱的患者腹肌紧张程度可较轻微，局限于盆腔内的腹膜炎症，也多无明显肌紧张。胃、十二指肠溃疡穿孔时，受胃酸和肠液的刺激，腹肌紧张非常明显，可表现为木板样强直。腹部叩诊可因胃肠胀气而呈鼓音。消化道穿孔时，气体溢入膈下，可使肝浊音界缩小或消失。腹腔内积液多时，可叩出移动性浊音。肠管麻痹，肠鸣音减弱或消失。

（二）实验室及其他检查

1. 实验室检查

白细胞计数及中性粒细胞比值增高，但病情危重或机体反应低下的患者，白细胞计数可不增高而仅有中性粒细胞比值增高，甚至有中毒颗粒出现。

2. X 线检查

X 线检查可见大、小肠普遍胀气和多个液气平面等麻痹性肠梗阻征象。胃肠道穿孔时多数可见膈下游离气体。

3. B 超检查

B 超检查可查出腹内有不等量的液体。

4. 腹腔穿刺

腹腔穿刺可抽到混浊或脓性液体，依抽出液体颜色、气味、混浊度、涂片检查、淀粉酶测定和细菌培养等，有助于判断病因。

三、治疗

治疗目的是清除病灶，消除引起腹膜炎的病因，清理或引流腹腔，促使腹腔脓性渗出液尽早局限、吸收。治疗方法为手术疗法和非手术疗法，绝大多数需采用手术治疗。

（一）非手术疗法

应在严密观察和做好手术准备的情况下进行。

1. 适应证

①原发性腹膜炎和盆腔器官感染引起的腹膜炎；②局限性腹膜炎或弥漫性腹膜炎已趋局限或已局限为腹腔脓肿；③发病时间较短、临床表现较轻的腹膜炎可暂不手术。

2. 治疗措施

①禁食水，取斜坡位，胃肠减压，补充液体，纠正水、电解质紊乱和酸碱平衡，必要时输血或血浆以维持血容量；②诊断未明确之前，原则上不用止痛药；③抗生素应用，在引起化脓性腹膜炎（尤其来源于阑尾穿孔、肠穿孔者）的病菌中，需氧菌和厌氧菌感染常混合存在，以大肠杆菌和脆弱类杆菌为常见，两者可起协同作用，使感染发展，抗菌治疗需兼顾两者。WHO 推荐联合应用氨苄西林＋庆大霉素＋甲硝唑治疗化脓性腹膜炎和腹腔脓肿。氨苄西林对肠球菌和其他革兰阳性菌有效，庆大霉素则治疗大肠杆菌和其他革兰阴性杆菌，甲硝唑则主要对付厌氧菌特别是脆弱类杆菌。近年发现30%的革兰阴性杆菌对氨基苷抗生素耐药，主张用第三代头孢菌素头孢曲松。当然有条件时根据药敏或细菌培养选用抗生素最好。

（二）手术治疗

手术应根据患者的具体情况而定，选择适当的麻醉，切口应便于处理原发病灶。对病因未确定者，可先做一右脐区小切口，注意切开腹膜时有无气体或脓液溢出，根据气体及渗出液的性质，结合初步探查结果，确定病灶部位，向上或向下扩大切口。手术目标主要是修补消化道穿孔，切除坏死的胆囊或肠管等。如原发病灶因各种原因不能切除，应改做腹腔引流术，待情况允许再做彻底性手术。一般情况下，渗液吸净后腹腔可以不必冲洗，但腹腔污染严重时，应尽量冲洗干净，通常只做腹壁切口引流，但对下列情况仍主张放置引流：①穿孔或坏疽病灶未能切除或留有较多坏死组织；②病灶部或腹腔内继续渗血；③胃肠道穿孔缝合或消化道吻合后有泄漏可能；④腹腔内有较多脓液难于吸收或在局限性脓肿切开后；⑤肝胆系或胰腺损伤，缝合后有可能发生胆汁或胰液泄漏。

（三）术后处理

为促进胃肠功能恢复，针灸、中药常有帮助。术后营养支持早期可用全胃肠外营养，以后用胃肠营养支持。尽管如此，由于患者的全身情况，原发病、腹膜炎的程度，处理的早晚等因素，仍有相当高的病死率，医护人员在处理时应全面考虑，严密注意变化及时处理，不可掉以轻心。

四、护理与健康教育

（一）一般护理

1）半卧位，以利于腹腔内脓液流至盆腔使炎症局限。

2）患者一般需禁食、胃肠减压、静脉补液、抗休克治疗。

3）在观察期间，不得随意使用止痛剂和搬动患者。

4）如用中药治疗，经胃管注药后应夹管2小时。

5）做好心理护理，使其配合治疗。

（二）病情观察与护理

1）定时测量体温、脉搏、呼吸、血压、尿量及腹部体征变化，对休克患者还应监测中心静脉压及血气分析数值。

2）密切观察腹痛部位、性质、疼痛程度、有无反跳痛、腹肌紧张程度及范围、有无腹胀等，特别在保守治疗阶段更显重要。此外，应注意有无脱水、酸中毒、休克等，并详细记录于护理单上，发现异常及时报告医生。

3）腹腔穿刺是明确急性腹膜炎的性质，了解腹内脏器有否破裂或属哪个脏器破裂等诊断之用的一项重要手段，护士应协助医生做好物品准备。

（三）手术前、后的护理

1. 术前准备

1）取半卧位，以利腹腔渗液流至盆腔，减少毒素吸收。如有休克应取平卧位。

2）禁食，静脉输液，维持水、电解质平衡。

3）安胃肠减压，并保持通畅，观察记录引流量及性质。

4）做好手术区域皮肤准备，给麻醉前用药，输血准备等。

2. 术后护理

1）定时测体温、脉搏、呼吸、血压等。观察腹部触痛等体征变化。

2）经过麻醉后阶段和血压稳定后，取半卧位。

3）继续禁食，施行胃肠减压和输液，直至肠鸣音恢复和排气后，开始进流食；如无腹胀，逐渐改为半流食、普食。

4）继续采用抗感染以及上述非手术疗法护理措施。

5）若置有腹腔引流条，应注意观察引流液，保持引流通畅，及时更换敷料。

6）病情初步好转时，鼓励患者在床上活动，继而下床活动，有利于恢复过程。

7）术后3~5天体温仍增高，需注意有无腹部触痛区、排便次数增多和里急后重感、尿频等，及时通知医生检查有无腹腔残余脓肿，以便及时处理。

（四）健康教育

1. 提供疾病护理、治疗知识

向患者说明非手术期间禁食、胃肠减压、半卧位的重要性，教会患者注意腹部症状和体征的变化。

2. 饮食指导

讲解术后恢复饮食的知识，鼓励其循序渐进、少量多餐，进食富含蛋白质、能量和维生素的食物，促进手术创伤的修复和切口愈合。

3. 康复指导

解释术后早期活动的重要性，鼓励患者卧床期间进行床上活动，体力恢复后尽早下床走动，促进肠功能恢复，防止术后肠粘连。

4. 做好出院患者的健康指导

术后定期门诊随访。

（张保英）

第三节　胃　癌

胃部肿瘤，不论良性或恶性，大多源于上皮。在恶性肿瘤中，95%是腺癌，即通常所称的胃癌。胃癌是我国最常见的恶性肿瘤之一，居消化道肿瘤死亡原因的首位。男女发病之比为（2~3）∶1。任何年龄均可发生，多发生于中年以后，以40~60岁最多，30岁以前较为少见。早期多无明显症状，病情进展期可出现酷似胃炎或胃溃疡的症状。本病以进行性胃痛、消瘦、便血等为常见症状。

一、病因和发病机制

胃癌的病因尚不完全清楚，它的世界性地理分布有明显的差异。在同一国家的不同地区和不同人群之间，胃癌的分布也有很大不同。普遍认为和以下因素有关：

（一）饮食因素

世界范围的流行病资料认为在环境因素中，饮食因素是胃癌发生的最主要原因。通过大量人群的回顾性调查并对许多因素进行分析研究之后，发现胃癌与多吃腌酸菜、咸鱼、咸肉及烟熏食物有密切关系。相反，牛乳、新鲜蔬菜、水果、维生素 C 以及冷藏食物却能降低发生胃癌的危险性。过多摄入食盐也可能与胃癌发病有关，流行区调查显示患者每日摄入量大多超过 10 g。引起胃癌的致癌物质可能是亚硝胺，动物实验已证明该物质的确可致胃癌。亚硝胺是从硝酸盐还原为亚硝酸盐再与胺结合而成。硝酸盐与亚硝酸盐广泛存在于食物中，特别是咸菜、咸鱼、咸肉等。有患者的胃液中也证明有高浓度亚硝酸盐的存在。减少食盐摄入常伴有硝酸盐及亚硝酸盐摄入的减少。低温可抑制硝酸盐转变为亚硝酸盐。近年来美国、日本等国胃癌发病率下降，冰箱的广泛应用可能是一个原因。维生素 C 能抑制亚硝酸盐与胺结合，故经常服用维生素 C 可减少胃癌发生的危险性。

（二）遗传因素

通过流行病学调查，发现 A 型血的人胃癌的发病率较高，胃癌患者的亲属中，胃癌的发病率比对照组高 4 倍，美国黑人比白人胃癌的发病率高。因此，推测胃癌的发生可能与遗传有关。

（三）免疫因素

近年来发现，免疫功能低下的人胃癌发病率较高。从而表明机体的免疫功能障碍，对癌肿的免疫监督作用降低，是发生癌肿的因素之一。

（四）环境因素

高纬度地区胃癌发病率高。我国及世界各地都有胃癌高发地区，这可能与地区的水质、土壤、微量元素如镍、硒和钴的含量有关。

（五）与胃部其他疾病有关

萎缩性胃炎及肠上皮化生被认为可能是最主要的癌前病变。腺瘤样息肉虽并不认为是主要的癌前疾病，但患此症者胃癌发病率较高。良性胃溃疡与胃癌的关系是一个经常有争议的问题，虽然可观察到良性溃疡的边缘有癌变发生，但也有不少人认为两者之间无病因上的联系，也有报道胃溃疡的癌变率为 1%～5%。

（六）精神因素

长期处于忧虑、焦急、紧张等心理状态的人易患胃癌。

二、病理

（一）胃癌的部位

胃癌可发生在胃的任何部位，好发部位依次为幽门 48.8%、贲门 20.6%、体部 14%、广泛性 7.8% 及其他。

（二）大体分型

胃癌的分型方法较多，按病期分为 2 期。

1. 早期胃癌

早期胃癌又称为黏膜内癌或表浅扩散性癌，指癌浸润局限于黏膜或黏膜下层。其通常分为 3 型：①隆起型；②浅表型；③凹陷型。

2. 进展期胃癌

又分为中期和晚期胃癌，指癌肿已侵及肌层及浆膜者，分 3 型：①肿块型；②溃疡型；③浸润型。

（三）组织学分型

1. 腺癌

腺癌最多见，由胃腺细胞转化而来，癌细胞呈立方形或柱形，排列成腺管，称管状腺癌；排列成乳头状者，称乳头状腺癌。此型分化较好，预后也较好。

2. 黏液癌

本型恶性程度高，预后较差。其由黏液细胞转化而来，癌细胞呈圆形，含大量黏液。有时癌细胞含黏液过多，把细胞核压扁，挤在一旁呈印戒状，称印戒细胞癌。

3. 低分化癌

此型较少见，分化程度差、发展快、转移早、预后差。癌细胞形状不一，胞质少，核大而形态多样色深，少有腺管。

4. 未分化癌

细胞体积小，呈圆形、胞质少、核深染、细胞呈弥漫分布。

（四）转移途径

1. 淋巴转移

淋巴转移是主要转移途径，最常见，且发生较早。最初多局限于邻近癌肿的胃壁旁浅组淋巴结，如胃大小弯、幽门上下、贲门旁等淋巴结。进一步则向深组淋巴结转移，甚至通过胸导管转移至左锁骨上窝淋巴结，并由此进入血液循环。

2. 直接蔓延

浸润到胃壁浆膜后的癌组织，可直接与周围组织粘连并转移，如直接转移至肝脏、胰腺、结肠、网膜、腹膜等。脱落的癌细胞可种植于直肠膀胱陷凹或直肠子宫陷凹。

3. 血行转移

晚期胃癌可经门静脉转移至肝脏，并经肝静脉转移至肺、脑、骨骼及其他脏器。

4. 腹腔内癌移植

癌细胞脱落入腹腔，可种植于某些器官，常见部位为直肠膀胱陷凹或直肠子宫陷凹，也可在壁腹膜上形成许多种植性结节，并产生大量腹腔积液，多呈血性。

三、临床分期

1. TNM 国际分期

T：原发肿瘤

T_X：对原发肿瘤不能确定。

T_0：未发现原发肿瘤。

T_{is}：原位癌，肿瘤侵犯黏膜层，但未侵犯固有膜。

T_1：侵犯固有膜或黏膜下层。

T_2：侵犯肌层或浆膜下层。

T_3：肿瘤穿透浆膜（脏层浆膜），但未侵犯邻近组织。

T_4：肿瘤侵犯邻近组织。

N：淋巴结。

N_X：对区域淋巴结转移不能确定。

N_0：无区域淋巴结转移（组织学检查 15 个以上淋巴结）。

N_1：有 1～6 个区域淋巴结转移。

N_2：有 7～15 个区域淋巴结转移。

N_3：有 15 个以上区域淋巴结转移。

M：远隔转移。

M_X：对远处转移不能确定。

M_0：无远处转移。

M_1：有远处转移。

2. TNM 临床分期

0 期：$T_{is}N_0M_0$。

Ⅰ A 期：$T_1N_0M_0$。

Ⅰ B 期：$T_1N_1M_0$，$T_2N_0M_0$。

Ⅱ 期：$T_1N_2M_0$，$T_2N_2M_0$，$T_3N_0M_0$。

Ⅲ A 期：$T_2N_2M_0$，$T_3N_1M_0$，$T_4N_0M_0$。

Ⅲ B 期：$T_3N_2M_0$。

Ⅳ期：T_4N_1，$N_{2～3}M_0$；$T_{1～3}N_3M_0$；任何 T，任何 N，M_1。

四、诊断

（一）临床表现

1. 早期胃癌

约 1/3 患者无任何症状和体征，而有症状者也只是轻度的非特异性消化不良，如上腹部不适、饱胀、隐痛、食欲下降等。此期无特殊体征发现，因此，有上述表现者应及早进行胃镜检查，以免延误诊断时机。

2. 中、晚期胃癌

其主要症状为上腹痛胀、消瘦、食欲减退及黑便等。

1）上腹痛：上腹痛是胃癌最常见的症状，也是最无特异性而易被忽视的症状。该症状出现较早，即使在表浅型胃癌的患者，除少数临床上无症状者外，大部分也均有上腹痛。初起时仅感上腹胀、沉重感，常被认为是胃炎。胃窦部胃癌也常可引起十二指肠功能的改变，而出现节律性疼痛，类似溃疡病的症状，而予以相应的治疗，症状也可暂时缓解。直到病情进一步发展，疼痛发作频繁，症状持续，甚至出现黑便或发生呕吐时，才引起注意，此时往往已是疾病的中、晚期，治疗效果也就较差。所以必须重视上腹痛这一常见而又不特异的症状，及时做进一步检查。

2）食欲减退、消瘦、乏力：此症状有时可作为胃癌的首发症状，而在早期即出现。不少患者常因在饱餐后出现饱胀、嗳气而自动限制饮食，体重逐渐减轻。

3）恶心、呕吐：早期可能仅有食后饱胀及轻度恶心感，此病状常因肿瘤引起梗阻或胃功能紊乱所致。贲门部肿瘤开始时可出现进食不顺利感，以后随着病情进展而发生吞咽困难及食物反流。胃窦部癌引起幽门梗阻时，可呕吐有腐败臭味的隔宿饮食。

4）出血和黑便：此症状也可在早期出现，早期表浅型胃癌有此症状者约为20%。凡无胃病史老年人一旦出现黑便时，必须警惕有胃癌的可能。

体检：早期无阳性发现，晚期往往可触及上腹部肿块，多在上腹偏右近幽门处，大小不一，多呈结节状、质坚硬、有压痛、可移动。胃癌转移至肝时则有肝大，可触到坚硬结节伴黄疸。腹膜转移时可发生腹腔积液，多呈血性，少数可找到癌细胞。淋巴转移可引起左锁骨上淋巴结肿大、质硬，肛门指检在直肠周围可触到结节状壁，提示癌已有远处转移。

（二）实验室及其他检查

1. 胃液分析

胃液外观可见混有血液或呈咖啡色样沉渣。胃酸降低或缺乏，乳酸浓度大多增高。

2. 粪便隐血试验

粪便隐血试验多持续性阳性，经内科治疗很少转阴。

3. 癌胚抗原检测

大量资料表明，癌胚抗原水平升高与胃肠癌发生密切相关。在胃癌施行各种治疗后，疗效好、无复发者血清癌胚抗原值下降，反之则保持较高水平。

4. X线钡餐检查

X线钡餐检查是诊断胃癌的主要方法之一。但早期胃癌X线征常较难发现，仅表现有局部黏膜僵直，呈毛刷状等非特征改变。对中晚期胃癌X线钡餐检查阳性率可达90%，其主要X线征有：胃壁强直、皱襞中断、蠕动消失、充盈缺损、胃腔缩小及不整齐的癌性溃疡性龛影等。浸润性胃癌如累及全胃则呈"革袋状胃"。

5. 内镜检查

纤维胃镜检查结合刷取的脱落细胞和钳取的活体组织检查，是诊断胃癌的最可靠手段，三者联合起来确诊率可达95%以上。早期胃癌可呈现为一小片变色黏膜、颗粒状、轻度隆起、凹陷、僵直等轻微变化，经脱落细胞和活体组织检查可获确诊。中晚期的病变大多可从肉眼观察做出拟诊，表现为凹凸不平、表面污秽的肿块，常有出血和糜烂，或为不规则的较大溃疡。其底部为秽苔所覆盖，可有出血，溃疡边缘隆起，常呈结节状，质硬，无聚合皱襞。

6. B超检查

饮水或服中药制剂后B超检查，可观察胃肿块大小及部位，了解腹腔淋巴及脏器有无转移。

7. CT及MRI检查

CT及MRI检查可在术前估价癌肿浸润胃壁深度和范围，了解腹腔转移情况。

五、治疗

治疗原则：①手术是目前唯一有可能治愈胃癌的方法，应按照胃癌的严格分期及个体化原则制订治疗方案，争取及早手术治疗。②对中晚期胃癌，因有较高的复发及转移率，必须积极地辅以术前、后的化疗，放疗及免疫治疗等综合治疗以提高疗效，治疗方法应根据胃癌的病期、生物学特性以及患者的全身状况选择。③如病期较晚或主要脏器有严重并发症而不能做根治性切除，也应视具体情况争取做原发灶的姑息性切除，以利于进行综合治疗。④对无法切除的晚期胃癌，应积极采用综合治疗，多能取得改善症状、延长生命的效果。

（一）手术治疗

包括胃切除和胃周淋巴结的清除。

1. 胃周淋巴结清除范围

胃周淋巴结清除范围以 D 表示，如胃切除、第 1 站淋巴结（N_1）未完全清除者为 D_0 胃切除，N_1 已全部清除者称 D_1 胃切除术，N_2 完全清除者为 D_2，依次为 D_3。

2. 胃癌手术的根治程度

胃癌手术的根治程度分为 A、B、C3 级，A 级手术必须符合以下 2 个条件：①D 大于 N 即清除的淋巴结站别，需超越已有转移的淋巴结的站别。②胃切除标本的切缘 1 cm 内无癌细胞浸润。切缘 1 cm 内有癌细胞浸润，或淋巴结清扫范围等同于有转移的淋巴结站别，即 D 等于 N，则为 B 级手术。仅切除原发病灶和部分转移病灶，尚有肿瘤残留者为 C 级手术。A、B 级手术均为根治性切除手术，但其根治程度及疗效，B 级手术较 A 级手术差。C 级手术为非根治性切除手术。原发病灶未能切除，为减轻梗阻、出血、穿孔等并发症的症状而采用的胃空肠吻合等各种短路手术，以及穿孔缝合、空肠造瘘等手术为姑息性手术。

3. 胃切除手术方式

1）胃部分切除术。其常用于年高体弱患者或胃癌大出血、穿孔，病情严重不能耐受根治性手术者，仅行胃癌原发病灶的局部姑息性切除。

2）胃近端大部切除、胃远端大部切除或全胃切除。前两者的胃切断线均要求距肿瘤肉眼边缘 5 cm，而且均应切除胃组织的 3/4 ~ 4/5。胃近端大部切除及全胃切除均应切除食管下端 3 ~ 4 cm。胃远端大部切除、全胃切除均应切除十二指肠第 1 段 3 ~ 4 cm。这 3 种胃切除均必须将小网膜、大网膜连同横结肠系膜前叶、胰腺被膜一并整块切除。

3）胃癌扩大根治术，是包括胰体、尾及脾在内的根治性胃大部切除或全胃切除术。

4）联合脏器切除，是指联合肝或横结肠等其他脏器的联合切除术。

5）近年出现的胃癌的微创手术，是指胃镜下的胃黏膜切除和腹腔镜下的胃楔形切除、胃部分切除甚至是全胃切除术。

（二）化疗

由于胃癌早诊率低、手术切除率低，确诊时已有 10% ~ 20% 的患者属于Ⅳ期病变，或仅能做非根治性手术，即使根治术后亦有相当一部分患者出现复发或转移。所以进展期胃癌均需行化疗。单药有效率在 20% 以上的药物有 5 - 氟尿嘧啶、丝裂霉素、阿霉素、表阿霉素、顺铂、依立替康等。2 种药或 3 种药联合疗效可达 40% 左右。

目前，采取选择性胃周动脉灌注化疗加结扎治疗晚期胃癌已收到一定效果。上海市长宁区中心医院，还用中药喜树碱在术前肌内或静脉给药，总量 140～120 mg，50% 以上的患者腹部肿块缩小，手术切除率提高。

（三）免疫治疗

1. 适应证

1）早期胃癌根治术后适合全身应用免疫刺激剂。

2）不能切除的或姑息切除的患者可在残留癌内直接注射免疫刺激剂。

3）晚期患者伴有腹腔积液者适于腹腔内注射免疫增强药物。

2. 常用药物

1）干扰素（IFN）：其抗癌机制除增加免疫活性细胞活力外，还活化蛋白激酶、磷酸二酯酶等而直接抑制肿瘤细胞。应用生物基因工程技术制成的高浓度的重组人干扰素 rhIFN 已用于临床，300 万～600 万 U 肌内或静脉注射，每日或隔日 1 次；1 000 万～3 000万 U 每周 1 次。

2）白介素-2（IL-2）：IL-2 可增强杀伤细胞力，人脾细胞或外周血淋巴细胞经 IL-2 培养后可诱导出直接杀伤自身肿瘤细胞的杀伤细胞，称为淋巴因子活化性杀伤细胞（LAK）。据报道，单用 IL-2 治疗 46 例胃癌仅 7 例有效，有效率 15%，经 IL-2+LAK 治疗 157 例晚期胃癌，完全缓解 8 例，部分缓解 15 例，轻度缓解 10 例，有效率增加至 21%。

（四）放疗

胃癌对放射线一般不敏感，目前尚不宜对胃癌进行单独的放疗。

（五）介入治疗

早期胃癌患者如有全身性疾病不宜做手术切除者可采用内镜治疗，此外，通过内镜应用激光、微波及注射无水乙醇等亦可取得根治效果。进展期胃癌不能进行手术者亦可通过内镜局部注射免疫增强剂（如 OK-432）及抗癌药物。

（六）综合治疗

上述各种治疗方法综合应用可提高疗效。如化疗辅助手术，术中及术后局部动脉内注射，放疗辅助手术（术前、术中放疗），化疗加放疗等。

对不能手术切除的晚期胃癌，经股动脉插管至肠系膜上动脉和腹腔动脉注入治疗药物可达到缓解症状的目的。

在抗癌治疗中，必须十分注意对患者的支持治疗，如补充营养、纠正贫血、调整酸碱平衡、预防感染、镇痛、止血等。

六、护理与健康教育

（一）手术前的准备

1）做好心理护理。消除患者顾虑、悲观的消极态度，使患者焦虑、恐惧感减轻，治疗信心增强，积极配合医疗护理计划的实施。

2）饮食要少量多餐，给予高蛋白、高热量、富含维生素的易消化饮食。营养状况较差的患者，应补充血浆或全血，以提高手术耐受力。

3）胃癌有并发症时的护理，手术前其他常规护理，可参照胃、十二指肠溃疡行胃大部切除术的手术前护理。

（二）手术后护理

1）严密观察生命体征变化，尤其要注意脉搏及血压变化，以预防早期出血，血容量不足可引起脉数及血压下降。

2）全麻清醒后生命体征平稳应采用半卧位，以保持腹肌松弛，减轻疼痛，也利于呼吸、循环及腹腔引流。

3）预防肺部并发症，鼓励深呼吸，协助正确排痰，定时翻身叩背和鼓励早期下床活动。

4）保持腹腔引流通畅，腹腔引流管接无菌引流瓶，引流瓶应隔日更换1次，以防逆行感染。引流管不宜过长，妥善固定，注意观察有无扭曲、受压、脱落等现象。观察引流液的颜色、性质及量，并认真记录。一般24小时引流液量在200 mL左右，为血浆样浅红色渗出液。如手术当日在短时间内有鲜红血样液体流出，量在300～500 mL，且脉速、血压下降，面色苍白，应考虑有出血倾向，需及时报告医生。

5）禁食，持续胃肠减压，保持胃管通畅，减少胃内容物对吻合口的刺激，减轻胃内张力，预防吻合口水肿及吻合口瘘。①每2小时用生理盐水冲洗胃管，每次不得超过20 mL，并相应抽出。②冲洗时避免压力过大、冲洗液过多，以免引起吻合口出血。③注意胃液颜色、性质、量，详细记录，如有鲜红色血性液体流出，及时报告医生。④胃管要固定好，注意有无脱落或侧孔吸住胃壁，及时纠正以免影响减压效果。嘱患者不要擅自拔除胃管，尤其是睡眠状态下，意识不清楚时。⑤禁食期间注意口腔护理。

6）鼓励患者早期活动，除年老体弱或病情较重者，术后第1天坐起轻微活动，第2天协助患者下床，进行床边活动，第3天可在病室内活动。患者活动量应根据个体差异而定，早期活动可增强肠蠕动，预防术后肠粘连，减少并发症。

7）术后并发症的护理：胃癌术后常见的并发症包括术后胃出血、胃吻合口破裂或瘘、术后梗阻、倾倒综合征与低血糖综合征。

（1）术后胃出血：由于术中残余或缝合创面少量渗血，术后24小时内可从胃管内流出少量暗红色血液，一般24小时内可自行终止。如果从胃肠减压中吸出大量鲜红色血液，甚至呕血或黑便，出现脉快、血压下降等休克症状，应立即给予止血药物、输新鲜血等保守治疗手段，严密监测生命体征，必要时行再次手术。

（2）胃吻合口破裂或瘘：较少见，多发生在术后5～7天。发生较早的吻合口破裂有明显的腹膜炎征象，一旦确诊，应立即手术修补。如发生较晚多易形成局部脓肿或外瘘，应给予引流、胃肠减压和积极支持疗法。若经久不愈，需行再次手术。

（3）术后梗阻：分为输入段梗阻、吻合口梗阻和输出段梗阻3类。共同症状是大量呕吐。

输入段梗阻：①急性完全性输入段梗阻，容易发展至绞窄、肠段坏死和穿孔，病情极为严重。典型症状是上腹部突发性剧烈疼痛，频繁呕吐，不含胆汁，量也少；上腹偏右有压痛，甚至扪及包块，血清淀粉酶升高，有时出现黄疸，可有休克症状；应紧急手术治疗。②慢性不完全性输入段梗阻，表现为食后15～30分钟，上腹突感胀痛或绞窄，一阵恶心后，大量喷射状呕吐胆汁，而不含食物，呕吐后症状消失。具备上述典型症状者，亦称"输入段综合征"。不全梗阻者，如在数周或数月内不能缓解，亦需手术治疗。

吻合口梗阻：分为机械性梗阻和胃排空障碍2种。①机械性梗阻：表现为食后上腹饱胀，呕吐，呕吐物为食物，不含胆汁，X线吞钡检查可见钡剂完全停留在胃内，须再次手术解除梗阻。②胃吻合口排空障碍：多因自主神经功能紊乱而使残胃处于无张力状态。临床较多见，在术后7天后，已服流质饮食情况良好的患者，在改进半流食或不消化食物后突然发生呕吐，经禁食后，轻者3~4天自愈，严重者呕吐频繁，可持续20~30天。其处理方法包括禁食、胃肠减压、输液、输血和应用糖皮质激素治疗，有时可肌内注射新斯的明，每次0.5~1.0 mg，每日1~2次，有助于胃蠕动恢复；5%高渗盐水洗胃，有助于吻合口水肿的消退。

输出段梗阻：表现为上腹饱胀，呕吐食物和胆汁；X线钡餐检查可确认梗阻部位。如不能自行缓解，应立即手术加以解除。

（4）倾倒综合征与低血糖综合征

①倾倒综合征：表现为进甜流食饮食后10~20分钟，出现剑突下不适、心悸、乏力、出汗、头晕、恶心、呕吐甚至虚脱，常伴有肠鸣及腹泻，餐后平卧十几分钟，症状多可缓解。倾倒综合征产生原因一般认为是由于胃大部切除后丧失了幽门括约肌，食物过快地大量排入上段空肠，又未经胃肠液混合稀释而呈高渗性，将大量的细胞外液吸入肠腔，以致循环血容量骤然减低。其也和肠腔突然膨胀，释放5-羟色胺，肠蠕动剧增，刺激腹腔神经丛有关。预防应告诫患者术后早期应少量多餐，避免进甜的过热流食，进餐后平卧10~20分钟。多数患者在半年至1年逐渐自愈。

②低血糖综合征：多发生在进食后2~4小时，表现为心悸、无力、眩晕、出汗、手颤、嗜睡，也可导致虚脱。原因为食物过快进入空肠，葡萄糖过快地吸收，血糖呈一时性增高，刺激胰腺分泌过多的胰岛素，而发生反应性低血糖所致。出现症状时稍进饮食，尤其是糖类即可缓解。少食多餐可防止其发生。

（三）健康教育

1）定期门诊复查、坚持综合治疗。

2）出现不适立即就诊。

3）胃癌治疗效果很不理想，因而早期发现、早期诊断是提高胃癌治愈率的关键，应通过健康教育提高大众的自我保健意识。重视可疑患者，对下列情况应深入检查并定期复查：

（1）原因不明的上腹不适、隐痛、食欲缺乏及消瘦，特别是中年以上者。

（2）原因不明呕血、黑便或大便潜血阳性者。

（3）原有长期胃病史，近期症状加重者。

（4）中年既往无胃病史，短期出现胃部症状。

（5）已确诊为胃溃疡、胃息肉或萎缩性胃炎者。

（6）多年前因胃良性疾病做胃大部切除手术，近年又出现消化道症状者。

（张保英）

<h1 style="text-align:center">第四节　肠梗阻</h1>

　　肠梗阻是指肠内容物不能正常运行或通过发生障碍，是常见的急腹症之一。本病可发生于任何年龄，性别也无明显差异。随着对肠梗阻病理生理认识的不断提高和治疗方法的改进，特别是开展中西医结合治疗，其效果显著提高，约 2/3 的患者可经非手术疗法而治愈，但病情较严重者死亡率仍可达 10% 左右。本病主要表现为腹痛、腹胀、呕吐、便秘。

一、病因和分类

　　（一）按肠梗阻的基本原因分类

　　1. 机械性肠梗阻

　　机械性肠梗阻为最常见的梗阻原因，是因各种原因引起肠腔狭窄，使肠内容物通过发生障碍，多由于肠壁病变如先天性肠道闭锁、炎症性狭窄、肿瘤等引起；肠管受压如粘连带、腹腔内脓肿、肿瘤、嵌顿疝、肠扭转等；肠腔堵塞如蛔虫团、粪块、巨大胆石、异物等。

　　2. 动力性肠梗阻

　　动力性肠梗阻发病较少。是由于神经反射或毒素刺激引起肠壁肌功能紊乱，使肠蠕动丧失或肠管痉挛，以致肠内容物不能正常运行，但无器质性的肠腔狭窄，分为麻痹性肠梗阻和痉挛性肠梗阻。

　　3. 血运性肠梗阻

　　血运性肠梗阻较少见。是由于肠系膜血管栓塞或血栓形成，使肠管血运障碍，继而发生肠麻痹，使肠内容物停止运行。

　　（二）据肠壁血液循环分类

　　1. 单纯性肠梗阻

　　单纯性肠梗阻只是肠内容物通过受阻，而无肠管血运障碍。

　　2. 绞窄性肠梗阻

　　绞窄性肠梗阻在梗阻的同时，肠壁血运发生障碍，肠壁发生不同程度的缺血。常见于嵌顿性疝、肠套叠、肠扭转往往合并有肠系膜血管受压。

　　（三）按梗阻的部位分类

　　又可分为高位肠梗阻（如空肠一段）和低位肠梗阻（如回肠末段和结肠）2 种。

　　（四）根据梗阻的程度分类

　　又分为完全性和不完全性肠梗阻。

　　此外，按发展过程的快慢可分为急性和慢性肠梗阻。

　　肠梗阻在不断变化的病理过程中，上述各种类型在一定条件下是可以互相转化的。

肠梗阻发生后，肠管局部和机体全身将出现一系列复杂的病理变化，其中局部病理变化有肠蠕动增加、肠腔胀气及积液、肠壁充血水肿和通透性增加；全身性病理变化有水和电解质缺失、感染和中毒、休克、呼吸和心脏功能障碍等。

二、诊断

（一）临床表现

应询问患者的年龄，有无感染、饮食不当、过劳等诱因，既往有无腹部手术及外伤史、克罗恩病、溃疡性结肠炎、结肠憩室、肿瘤等病史。

1. 症状

尽管肠梗阻有不同的原因、部位、病变程度、发病急缓，但都有一个共同点，即肠内容物不能顺利通过肠腔，因此，不同类型肠梗阻的临床表现也有共性。

1）腹痛：机械性肠梗阻时一般表现为梗阻部位以上的阵发性绞痛，疼痛呈波浪式由轻而重，然后又减轻，缓解一段时间后再次发作。绞窄性肠梗阻为持续性腹痛伴有阵发性加剧。麻痹性肠梗阻多为持续性胀痛。

2）呕吐：早期常为反射性呕吐，后期多为反流性。呕吐物的性质和量与梗阻的部位有关。高位肠梗阻时呕吐出现早而频繁，呕吐物主要为胃内容物；低位肠梗阻时，呕吐出现晚而少，呕吐物可以呈粪样。结肠梗阻到晚期才出现呕吐。闭袢性肠梗阻虽容易发生绞窄，但呕吐并不严重。绞窄性肠梗阻的呕吐物呈血性或咖啡样。麻痹性肠梗阻时，呕吐常为溢出性。

3）腹胀：腹胀是肠梗阻的后期症状，其程度与梗阻部位和梗阻程度有关。如高位肠梗阻时，腹胀较轻；低位肠梗阻时，腹胀显著，遍及全腹，呈均匀性隆起。

结肠梗阻时，如果回盲瓣关闭良好，梗阻以上结肠可成闭袢，则腹周膨胀显著。腹部隆起不均匀，是肠扭转等闭袢性肠梗阻的特点。

4）肛门停止排气排便：急性完全性肠梗阻者，患者多不再排气排便，该症状多具有诊断价值；但在梗阻早期，尤其是高位肠梗阻，因梗阻以下肠内尚残存少量粪便和气体，故仍可有少量的排气排便，不能因此而否定肠梗阻的存在。

2. 体征

1）一般情况：单纯性肠梗阻早期，患者全身情况无明显变化，体温、脉率、白细胞计数常为正常，脉象多弦、滑、紧，舌苔多白薄。梗阻晚期，可表现唇干口燥、眼窝内陷、皮肤弹性消失、尿少或无尿等明显缺水征，脉细数无力，苔黄燥或舌质红绛。严重缺水或绞窄性肠梗阻患者，可出现脉细数、血压下降、面色苍白、四肢发凉等休克征象。

2）腹部检查：腹部检查时应注意有无腹外疝。机械性梗阻可见肠型和蠕动波，肠扭转时腹胀多不对称。绞窄性肠梗阻时有固定的压痛和腹膜刺激征，且可叩出移动性浊音，还闻及肠鸣音亢进。麻痹性肠梗阻时，肠鸣音减弱或消失。

3）直肠指检：如触及肿块，常为直肠肿瘤或低位肠外肿物；如指套染有血迹，提示有肠绞窄或肠套叠。

（二）实验室及其他检查

1. 化验检查

单纯性肠梗阻早期变化不明显，随着病情发展，由于失水和血液浓缩，白细胞计数、血红蛋白和红细胞比容都可增高。尿比重也增高。查血气分析和血清 Na^+、K^+、Cl^-、尿素氮、肌酐的变化，可了解酸碱失衡、电解质紊乱和肾功能的状况。如高位梗阻，呕吐频繁，大量胃液丢失可出现低钾、低氯与代谢性碱中毒；在低位肠梗阻时，则可有电解质普遍降低与代谢性酸中毒。当有绞窄性肠梗阻或腹膜炎时，血常规和血生化测定指标等改变明显。呕吐物和粪便检查，有大量红细胞或隐血阳性，应考虑肠管有血运障碍。

2. X 线检查

一般在肠梗阻发生 4~6 小时，X 线检查即显示出肠腔内有气体；立位或侧卧位透视或摄片，可见气胀肠袢和液平面。由于肠梗阻的部位不同，X 线表现也各有其特点，空肠黏膜的环状皱襞在肠腔充气时呈鱼骨刺状；回肠扩张的肠袢多，可见阶梯状的液平面；结肠胀气位于腹部周边，显示结肠袋形。钡灌肠可用于疑有结肠梗阻的患者，它可显示肠梗阻的部位与性质。但在小肠梗阻时忌用胃肠造影的方法，以免加重病情。

三、治疗

肠梗阻的治疗原则是矫正肠梗阻引起的全身生理紊乱和解除梗阻。具体方法要根据肠梗阻的类型、部位和患者的全身情况而定。

1. 保守治疗

1）胃肠减压：通过胃肠减压，可减轻腹胀，改善肠壁血液循环，减少肠麻痹机会，有利于局部和全身情况的好转。一般采用较短的单腔胃管。但低位肠梗阻时可用较长的双腔管，其下端带有气囊，借肠蠕动推动气囊将导管带到梗阻部位，减压效果较好。

2）矫正水、电解质紊乱和酸碱失衡：最常用的是输注葡萄糖等渗盐水。根据尿量可适当补钾。单纯性肠梗阻晚期和绞窄性肠梗阻，还需补充血浆或全血。

3）防治感染和中毒：单纯性梗阻早期可不用抗生素，但对单纯性肠梗阻晚期，特别是绞窄性肠梗阻以及手术患者，应选用对肠道细菌（包括厌氧菌）敏感的抗生素。

4）其他非手术疗法：包括中医中药治疗、口服或胃肠道灌注生植物油、针刺疗法，以及根据不同病因采用低压气钡灌肠，经乙状结肠镜插管，腹部按摩及颠簸疗法等各种复位法。

2. 手术治疗

非手术治疗出现下列情况时需立即手术治疗：

1）病情发展迅速，早期出现休克而抗休克治疗后改善不显著者。

2）有明确腹膜炎体征，体温、脉搏、血白细胞计数及中性粒细胞百分比逐渐上升。

3）呕吐物、胃肠减压抽出液、肛门排出物为血性，或腹腔穿刺为血性者。

4）经胃肠减压后腹胀减轻，但腹痛无明显减轻，经补液后脱水和血液浓缩改善不明显者。

5）腹胀不对称，腹部触及有压痛的肿块。

6）腹部 X 线摄片示孤立突出胀大的肠祥，不因时间而改变位置者。

7）腹痛发作急骤，持续性剧痛或阵发性加重之间仍有持续性疼痛；呕吐出现早，剧烈且为持续性。

手术方式因不同病因的梗阻而异，有松解、复位及切除等。

四、护理与健康教育

（一）非手术治疗的护理

1. 饮食

肠梗阻患者应禁食，如梗阻缓解，患者排气、排便，腹痛、腹胀减轻数小时后可进流质饮食，忌食易产气的甜食和牛奶等。

2. 胃肠减压

胃肠减压是治疗肠梗阻的重要措施之一，通过胃肠减压吸出胃肠道内的积气、积液，减轻腹胀、降低肠腔内压力，改善肠壁血运，有利于局部和全身情况好转。胃肠减压期间应观察和记录引流液的颜色、性状和量，若发现有血性液，应考虑有绞窄性肠梗阻的可能。

3. 缓解腹痛

在确定无肠绞窄或肠麻痹后，可应用阿托品类抗胆碱药物，以解除胃肠道平滑肌的痉挛，使腹痛得以缓解。但不可随意应用吗啡等止痛剂，以免掩盖病情。

4. 缓解腹胀

除行胃肠减压外，热敷或按摩腹部，针灸足三里穴可缓解腹胀；如无绞窄性肠梗阻，也可从胃管注入液状石蜡，每次 20～30 mL，可促进肠蠕动。

5. 呕吐的护理

呕吐时嘱患者坐起或头偏向一侧，及时清除口腔内分泌物，以免误吸引起吸入性肺炎或窒息；观察记录呕吐物的颜色、性状和量。呕吐后给予漱口，保持口腔清洁。

6. 严密观察和准确记录出入水量

①消化液的丢失要正确记录，包括呕吐、胃肠减压以及肠腔积液的估计；②要正确记录每日排尿量，以估计机体所需要的液体量，对危重患者，应留置导尿管，记录每小时尿量。

7. 注意观察绞窄性肠梗阻的发生

绞窄性肠梗阻其临床特征是：①腹痛发作急骤，为持续性剧烈疼痛，在阵发性加重的间隙仍有持续性疼痛，肠鸣音可不亢进；②呕吐出现早、剧烈，为持续性；③腹胀不对称，腹部触及有压痛的肿块（胀大的肠襻）；④病情发展迅速，早期出现休克，休克治疗后改善不显著；⑤有腹膜刺激征，体温高、脉搏快而微弱、白细胞计数逐渐上升；⑥呕吐物、胃肠减压抽出液、肛门排出物为血性或腹腔穿刺抽出血性液体；⑦经胃肠减压后，腹胀减轻，但腹痛发作无显著减轻，输液治疗后，缺水、血液浓缩现象无明显改进。

（二）术后护理

1）术后测脉搏、血压、体温和呼吸，观察有无休克征象。

2）平卧 6 小时后取半卧位，休克者取休克卧位。

3）禁食，待肠蠕动恢复后可进流质饮食，以后视病情更改。

4）继续胃肠减压，并保持减压管的通畅。观察引流液的性质及数量。如无特殊情况，进流质饮食时即可拔除减压管。

5）按医嘱静脉输液及应用抗菌药物。

6）注意切口有无感染和愈合不良。观察是否仍有腹痛、腹胀、呕吐、腹部触痛等情况。必要时重新胃肠减压或再次手术处理。

7）留置腹腔引流管者，行负压吸引，更换敷料；直至无渗液时取出引流管。

8）肠造瘘患者要及时更换敷料，造瘘口周围涂氧化锌软膏保护皮肤。进高营养、易消化、少渣食物。出院前指导患者及家属如何护理、调节饮食及使用粪便接收器。

9）做好患者的生活护理，保持口腔、皮肤的清洁，防止并发症。

10）鼓励患者早期下床活动，以促进肠蠕动，防止肠粘连，预防肺部并发症。

（三）健康教育

1）告知患者注意饮食卫生；不吃不洁的食物，避免暴饮暴食。

2）嘱患者出院后进食易消化食物，少食刺激性食物；避免腹部受凉和饭后剧烈活动；保持大便通畅。

3）老年便秘者应及时服用缓泻剂，以保持大便通畅。

4）出院后若有腹痛、腹胀、停止排气排便等不适，及时就诊。

（张保英）

第五节　急性阑尾炎

急性阑尾炎是外科常见病，也是最多见的急腹症。目前，由于外科技术、麻醉、抗生素的应用及护理等方面的进步，绝大多数患者能够早期就医、早期确诊、早期手术，收到良好的治疗效果。然而，临床医生仍时常在本病的诊断或手术处理中遇到困难，因此强调认真对待每一个具体的患者，不可忽视。

一、病因

急性阑尾炎的病因包括以下两点。

（一）阑尾管腔阻塞

阑尾管腔阻塞是急性阑尾炎最常见的病因。阑尾管腔阻塞的最常见原因是淋巴滤泡的明显增生，约占 60%，多见于年轻人。粪石也是阻塞的原因之一，约占 35%。异物、炎性狭窄、食物残渣、蛔虫、肿瘤等则是较少见的原因。阑尾管腔阻塞后阑尾黏膜仍继续分泌黏液，腔内压力上升，血运发生障碍，使阑尾炎症加剧。

（二）细菌入侵

由于阑尾管腔阻塞，细菌繁殖，分泌内毒素和外毒素，损伤黏膜上皮并使黏膜形成溃疡，细菌穿过溃疡的黏膜进入阑尾肌层。阑尾腔内压力升高，妨碍动脉血供，造成阑尾缺血，最终造成梗死和坏疽。致病菌多为肠道内的各种革兰阴性杆菌和厌氧菌。

二、病理

分为单纯性、化脓性和坏疽性3种类型。

（一）急性单纯性阑尾炎

急性单纯性阑尾炎炎症局限于阑尾黏膜和黏膜下层，黏膜上可有小溃疡和出血点，腔内可有少量渗出液。阑尾外观轻度肿胀，浆膜充血并失去光泽，常附有少量纤维素性渗出物。

（二）急性化脓性阑尾炎

急性化脓性阑尾炎也称急性蜂窝织炎性阑尾炎。炎症侵及阑尾全层，黏膜溃疡面加大，管壁各层可有小脓肿形成，腔内也可有积脓。阑尾外观明显肿胀，浆膜高度充血，有多量纤维素和脓性渗出物附着。阑尾可与周围组织粘连，有时被包裹于大网膜内，并可有局限性腹膜炎。

（三）坏疽及穿孔性阑尾炎

病变进一步加重，阑尾因梗阻、积脓，腔内压力增高，以致阑尾黏膜坏死，同时因血管被细菌栓塞而发生阑尾管壁部分或全部坏死，呈暗红色或黑色，可导致穿孔引起急性弥漫性腹膜炎。

（四）阑尾周围脓肿

急性阑尾炎化脓坏疽或穿孔，如果此过程进展较慢，大网膜可移至右下腹部，将阑尾包裹并形成粘连，形成炎性肿块或阑尾周围脓肿。

急性阑尾炎的转归有以下几种：

1. 炎症消退

一部分单纯性阑尾炎经及时药物治疗后炎症消退。大部分将转为慢性阑尾炎，易复发。

2. 炎症局限化

化脓、坏疽或穿孔性阑尾炎被大网膜包裹粘连，炎症局限，形成阑尾周围脓肿。需用大量抗生素或中药治疗，治愈缓慢。

3. 炎症扩散

阑尾炎症重，发展快，未予及时手术切除，又未能被大网包裹局限，炎症扩散，发展为弥漫性腹膜炎、化脓性门静脉炎、感染性休克等。

三、诊断

（一）临床表现

1. 腹痛

典型的腹痛发作始于中上腹，数小时（6~8小时）后转移并局限在右下腹。此过程的时间长短取决于病变发展的程度和阑尾位置。70%~80%的患者具有这种典型的转移性腹痛的特点。部分患者发病开始时即出现右下腹痛。

2. 胃肠道症状

恶心、呕吐较为常见，呕吐可能与胃幽门痉挛有关，可有食欲减退、腹泻；弥漫性腹膜炎时可致麻痹性肠梗阻，腹胀、排气排便减少。

3. 全身症状

早期乏力。炎症重时出现中毒症状，心率增快，发热，38℃左右。阑尾穿孔时体温会更高，为39~40℃。如发生门静脉炎时可出现寒战、高热和轻度黄疸。

4. 体征

1) 右下腹压痛：是急性阑尾炎常见的重要体征。压痛点通常在麦氏点或兰兹氏点，可随阑尾位置变异而改变，但压痛点始终在一个固定的位置上。当炎症扩散至阑尾以外时，压痛范围也随之扩大，但仍以阑尾部位压痛最为明显。

2) 腹膜刺激征象：腹肌紧张、反跳痛和肠鸣音减弱或消失等，是腹膜壁层受到炎性刺激后所出现的一种防御性反应，常提示阑尾炎已发展到化脓、坏疽或穿孔的阶段。

3) 其他可协助诊断的体征

（1）腰大肌试验：患者取左侧卧位，右下肢向后过伸，引起右下腹痛者为阳性，说明阑尾较深或在盲肠后位靠近腰大肌处。

（2）结肠逆行充气试验：一手按压左下腹，另一手逆行挤压结肠，而出现右下腹疼痛，为本试验阳性，可提示阑尾炎症存在。

（3）闭孔内肌试验：患者平卧，将右髋和右膝屈曲90°，并内旋髋关节时，如引起腹痛加剧，称本试验阳性，提示阑尾位置较低。

（4）直肠指检：阑尾位于盆腔或炎症已波及盆腔时，直肠右前方有触痛。如发生盆腔脓肿时，可触及痛性肿块。

（二）实验室及其他检查

1. 实验室检查

血白细胞计数及中性白细胞多增高。约有70%的患者，血白细胞计数在（10.0~20.0）×10⁹/L，但有10%左右的患者血白细胞计数低于10.0×10⁹/L。尿常规检查多正常，但少数患者可见到少量白细胞和红细胞。

2. B超检查

急性阑尾炎时，尤其是化脓性阑尾炎时，阑尾肿大，阑尾腔内有液体滞留，故能显示强回声包围的囊性"阑尾炎声像"；炎症严重时，阑尾周围的渗出及脓液还可显现液体声像；阑尾粪石显示强光团伴声像；阑尾包块示不均匀的炎性包块影。

3. 腹腔镜

腹腔镜可直视阑尾情况，并能在诊断的同时实施相应的治疗。

（三）诊断要点

典型的转移性右下腹痛病史和右下腹部固定压痛是诊断急性阑尾炎的主要依据。但如阑尾解剖位置有变异，则诊断较为困难。诊断时应注意转移性右下腹痛是需要经过一定时间，而不是立即转移到右下腹部。另外，结合体温、实验室检查，多数急性阑尾炎患者血常规中白细胞计数及中性粒细胞增高，一般不难做出正确诊断。

四、鉴别诊断

（一）肺炎、胸膜炎

右下肺炎和膈胸膜炎可引起右下腹牵涉性痛，甚至有触痛和腹肌紧张，小儿患者更易混淆。但肺炎和胸膜炎发病均较急骤，常突然寒战、高热，伴咳嗽、胸痛、呼吸困难；胸部听诊可有摩擦音、啰音、呼吸音减弱等阳性体征；胸部 X 线检查有助于诊断。

（二）急性胃肠炎

急性胃肠炎早期可有呕吐、腹泻、腹痛和腹部压痛等表现，与急性阑尾炎相似，但急性胃肠炎多有饮食不洁或受凉史，呕吐及腹泻较突出，且发生于腹痛之前；腹部压痛不固定，无腹肌紧张；大便化验可查到大量红、白细胞。

（三）局限性肠炎

局限性肠炎又称克朗氏病，急性发作时期，有右下腹痛、触痛、发热、白细胞计数增高等，与急性阑尾炎相似。因其病变为慢性进行性非特异性炎症，故患者可能有多次腹痛发作史，常合并有低热、腹泻，全身情况衰弱；腹痛为阵发性绞痛，没有转移；腹肌紧张和压痛广泛而不局限于右下腹，触痛部位常随体位改变而变更，有时可扪及索状肿块。

（四）急性肠系膜淋巴结炎

急性肠系膜淋巴结炎多见于儿童，常在上呼吸道感染后发病，腹痛前或腹痛后可有高热，呕吐很少见；腹痛开始即位于右下腹，常沿肠系膜方向有压痛，腹肌紧张不明显，有时可触及肿大的肠系膜淋巴结。急性炎症若仅累及回盲部单个淋巴结，触痛局限于右下腹，临床很难与阑尾炎鉴别。

（五）右侧输卵管妊娠破裂

右侧输卵管妊娠破裂有停经史，腹痛发生前可有阴道不规则流血史，腹痛突发，且较剧烈，常伴面色苍白、血压下降等休克表现；腹肌紧张度轻，有移动性浊音；妇科检查发现阴道内有血液，宫颈剧痛，一侧附件肿大，腹腔或后穹隆穿刺有不凝固的血液。

（六）右侧卵巢囊肿蒂扭转

右侧卵巢囊肿蒂扭转可有下腹肿块史，腹痛发生突然，为持续性，较急性阑尾炎剧烈；妇科检查可发现囊性肿块，并有触痛。

（七）急性输卵管炎

急性输卵管炎腹痛开始即在下腹部，位置较阑尾炎低，多为双侧性，早期即可出现高热，并有白带增多史；阴道检查白带增多、子宫举痛。

（八）卵巢滤泡破裂

卵巢滤泡破裂常见于未婚青年女性，因腹腔内出血，尤其是右侧，可刺激腹膜引起右下腹痛，有时不易与急性阑尾炎鉴别。但卵巢滤泡破裂通常发生于月经来潮后两周间，腹痛多突然发生，开始即在下腹部，初始较剧烈，随后减轻，腹部压痛轻微。体温及白细胞升高均不明显，可有阴道少量出血。

（九）右侧输卵管结石

右侧输卵管结石腹痛突发，为阵发性剧烈绞痛，并向会阴部放射，腹部压痛和肌紧张均较轻，与腹痛的剧烈程度不相称；腰部叩击痛明显，小便有多量红细胞，X线检查常可见结石阴影。

（十）胃、十二指肠溃疡急性穿孔

胃、十二指肠溃疡急性穿孔后，胃肠内容物沿右结肠旁沟流到右下腹时，可出现右下腹局限性压痛、肌紧张及反跳痛，易与阑尾炎混淆。但患者始终以上腹部压痛为明显，且多有溃疡病史，穿孔前常有溃疡症状发作，穿孔后腹痛剧烈，肝浊音界缩小或消失，X线检查可见膈下游离气体。

（十一）其他

急性阑尾炎还应与美克耳（Meckel）憩室炎、急性髂窝淋巴结炎、急性胆囊炎等相鉴别。

五、治疗

（一）非手术治疗

仅适用于单纯性阑尾炎或急性阑尾炎的诊断尚未确定，以及有手术禁忌证者。主要措施包括选择有效的抗生素和补液治疗。

（二）手术治疗

原则上急性阑尾炎一经确诊，应尽早做阑尾切除术。因早期手术既安全、简单，又可减少近期或远期并发症的发生。如阑尾发炎化脓坏疽或穿孔后再手术，操作困难且术后并发症显著增加。术前、术后应用有效抗生素予以抗感染治疗。应该强调，忽略了阑尾的梗阻病因，单纯应用抗生素治疗以避免手术是不适宜的。

阑尾手术后是否发生并发症，与阑尾病变程度（如化脓、坏疽或穿孔等）以及手术操作有关。常见的有以下几种。

1. 切口感染

切口感染多因为手术时污染、伤口内血肿或穿孔性阑尾炎切口处理失当所致。感染多发生于皮下或肌肉下腹膜外层。患者术后数日体温仍高或有升高趋势，伤口疼痛，应检查切口处有无红肿触痛等。疑有深部感染时，可用空针由缝合处刺入，若有感染可吸出脓液。仅皮下浅层感染时，可拆除皮肤缝线1~2针，用镊子将创缘分开即可将积脓引出。亦可在创口内置入橡皮片或其他引流物，当感染控制后大多能迅速愈合。如感染位于深层组织中，需将切口完全分开，引流必须通畅，在引流手术时需将能看见的线结取出，以免引流不畅或因线头遗留，形成一经久不愈的腹壁窦道。手术时妥善保护切口，切阑尾时注意无菌操作；缝合切口时要彻底止血和冲洗伤口；在阑尾已穿孔、腹腔已有感染时，按照具体情况放置引流或做延期缝合；都是预防切口感染的重要措施。

2. 腹膜炎或腹腔脓肿

腹膜炎或腹腔脓肿主要由于阑尾坏疽或穿孔污染腹腔所致，少数由手术时污染所致。主要表现为术后体温持续上升，腹痛、腹胀和全身中毒症状加重。出现以上情况须按腹膜炎原则处理，腹腔内脓肿有膈下脓肿、盆腔脓肿和肠间脓肿。一般根据其临床表现、体格检查和 B 超检查可做出诊断。可在 B 超定位下进行穿刺排脓或切开引流。预防措施是术中妥善处理阑尾和彻底止血。

3. 腹腔内出血

腹腔内出血多系因阑尾系膜止血不当或血管结扎线脱落所致。大量失血表现为腹痛、腹胀、休克、贫血等腹腔内出血症状，需即刻输血并再次手术止血。

4. 粪瘘

粪瘘多因阑尾基底由于炎症致组织肿胀、硬脆、结扎不牢或结扎线脱落、损伤盲肠壁、盲肠本身病变（结核、癌等）或引流物过硬压迫肠壁引起坏死所致。较易发生于阑尾炎性病变严重、单纯切开引流脓肿和手术困难患者。一般粪瘘形成时感染已局限在盲肠周围，无弥漫性腹膜炎的威胁，且为结肠瘘，体液和营养损失均不严重，非手术疗法多可自愈。如经久不愈者，应进行瘘口肉芽活体组织病理检查、X 线钡餐或钡灌肠、窦道造影等检查，以确定其原因和病变范围后方能决定治疗方法。

六、护理与健康教育

（一）术前准备

1）术前先对患者及家属做术前谈话，对患者要重视心理护理，给予安慰与解释，以减少患者不必要的忧虑。

2）做好术前各项检查及准备，对于老年患者更应注意检查心、肺、肾等脏器功能。有脱水或中毒现象存在时可快速输入葡萄糖盐水或葡萄糖及电解质类溶液。

3）遵医嘱给予术前用药，以稳定患者情绪，减少恐惧感。

（二）术后护理

1）患者回病室后按照不同麻醉，给予适当卧位，如腰椎麻醉患者应去枕平卧 6 ～ 12 小时，防止脑脊液外漏而引起头痛。连续硬膜外麻醉患者可睡低枕平卧。

2）观察生命体征每小时测量血压、脉搏 1 次，一般测量 3 次，平稳即可。特殊情况者例外，如脉速或血压下降疑有出血，应及时观察伤口，采取必要措施。

3）置有引流管，待血压平稳后应改为半卧或低姿半卧位，以利于引流和防止炎性渗出液流向上腹腔。

4）手术当天禁食，术后第 1 天进食流质饮食，第 2 天进软食，在正常情况下，第 3 ～ 4 天可进普食。

5）术后 3 ～ 5 天禁用强泻剂和刺激性强的肥皂水灌肠，术后便秘可口服轻泻剂。注意伤口换药。

6）术后 24 小时可起床活动，促进肠蠕动恢复，防止肠粘连发生，同时可增进血液循环。

7）对老年患者术后注意保暖，每日两次做叩背、助咳动作，防止坠积性肺炎。

（三）健康教育

1）对非手术治疗的患者，应向其解释禁食的目的，教会患者自我观察腹部症状和体征变化的方法。

2）指导患者术后饮食，鼓励患者摄入营养丰富的食物，以利于切口愈合；饮食种类及量应循序渐进，避免暴饮暴食；注意饮食卫生，避免进食不洁食品。

3）向患者介绍术后早期离床活动的意义；鼓励患者尽早下床活动，促进肠蠕动恢复，防止术后肠粘连。

4）患者出院后，若出现腹痛、腹胀等不适，应及时就诊。

（张保英）

第六节 结肠癌

结肠癌是常见的消化道恶性肿瘤，发病率居我国恶性肿瘤的第八位，占胃肠道肿瘤的第二位，临床上以腹痛、腹泻、腹部包块、排便习惯和粪便性状的改变为主要特点。

结肠癌可发生于自盲肠至直肠的任何部位，我国以左半结肠发病率为高，但也有报道高发区女性右半结肠癌的发病率较高。据我国结肠癌病理研究协作组（NCG）对3 147例结肠癌发生部位的统计资料，脾曲及脾曲以下的左半结肠癌占全部结肠癌的82.0%，其中直肠癌的发病率最高，占66.9%，明显高于欧美及日本等国，后者直肠癌仅占结肠癌的35%～48%。其他肠段的结肠癌依次为乙状结肠（10.8%）、盲肠（6.5%）、升结肠（5.4%）、横结肠（3.5%）、降结肠（3.4%）、肝曲（2.7%）、脾曲（0.9%）。但近年来国内外的资料均提示右半结肠的发病似有增高的趋势，这一倾向可能与饮食生活习惯等变化有关。根据全国肿瘤防办近期资料，上海市结肠癌发生率有明显提高，结肠癌比直肠癌多。在过去30多年的时间里，包括我国在内的多数国家或地区结肠癌发病率呈上升趋势。在我国，因结肠癌死亡者，男性居恶性肿瘤死亡的第5位，女性居第6位。从流行病学的观点看，结肠癌的发病与社会环境、生活方式（尤其是饮食习惯、缺乏体力活动）、遗传因素有关。

我国结肠癌粗病死率为4.01/10万（男性4.35/10万，女性3.65/10万），结肠癌病死率性别比例为1.35:1，男性高于女性。发病多在40岁以后，男女之比为2:1，现发病年龄逐渐老龄化，目前以40～65岁发病率最高。

一、病因

结肠癌流行病学研究表明：社会发展状况、生活方式及膳食结构与结肠癌密切相关，并有现象提示影响不同部位、不同年龄组结肠癌发病的环境、遗传因素可能存在差异。环境（尤其是饮食）、遗传、体力活动、职业等，是影响结肠癌发病的可能病因因素。

（一）饮食因素

流行病学研究表明，有 70% ~90% 的肿瘤发病与环境因素和生活方式有关，而其中 40% ~60% 的环境因素在一定程度上与饮食、营养相关联，故在肿瘤发病中饮食因素被看作是极为重要的因素。

1. 高脂、高蛋白、低纤维素的作用机制

可归纳如下：

1）影响肠道脂质代谢，高脂饮食使 7a - 脱羟基化酶活性增高，导致次级胆酸形成增多，而纤维素的作用正相反，并通过抑制重吸收、稀释及吸附、螯合作用，降低肠道的脱氧胆汁酸浓度增加粪便中固相物质，促进排出；一些饮食因素（如钙离子）可降低肠道离子化脂肪酸和游离胆汁酸的水平，这两种物质均对肠道上皮有损伤作用；抑制肠道胆固醇的降解。牛奶、乳糖、半乳糖具有抑制胆烷氧化还原作用。

2）纤维素还具有改变肠道菌群，影响肠黏膜结构和功能的作用，并影响黏膜上皮细胞的生长速度，调节肠道酸碱度，以及通过黏蛋白加强黏膜屏障作用，减少肠内有毒物质对肠上皮的侵害。

3）高脂肪及部分碳水化合物能增加肠道细胞酶的活性（如葡萄糖醛酸酶、鸟氨酸脱羟酶、硝基还原酶、偶氮氧化酶、脂氧酶、环氧酶），促进致癌物、辅癌物的产生。

4）生物大分子活性的影响。当胞质酸化时，DNA 合成受抑，细胞周期延长。

2. 维生素

研究表明，胡萝卜素、维生素 B_2、维生素 C、维生素 E 均与降低结肠癌发病相对危险度有关，并呈剂量反应关系。维生素 D 和钙具有保护作用。

3. 葱蒜类

葱蒜类食品对机体的保护作用已受到广泛的重视，并在实验中多次证实了该类食物对肿瘤生长的抑制作用。大蒜油能明显减少用二甲基胆蒽引起的结肠黏膜细胞损伤，并能使小鼠结肠癌诱发率降低 75%。患者的对照研究结果表明，高摄入蒜类食品者结肠癌的发病危险率是低摄入组的 74%。

4. 食盐和腌制食品

食盐量与胃癌、结肠癌、直肠癌之间的关系，研究高盐摄入量组，3 种癌症的相对危险度均增高，患者对照研究结果提示每周摄取 3 次以上腌制食品发生结肠癌的超额危险度是不足 1 次者的 2.2 倍（$P < 0.01$），左半结肠癌为 2.1 倍，右半结肠癌为 1.8 倍。该危险因素的解释可能与食品腌制过程所产生的致癌物有关，而高盐摄入可能是一种伴随状态。

5. 茶

茶多酚是 1 种强抗氧化剂，能抑制致癌剂的诱癌作用。患者对照研究结果，每周饮茶（绿茶或红茶）3 次以上者的直肠癌发病危险为不足 1 次者的 75%，而与结肠癌组相关不密切。10 余年来，研究提示饮茶与结肠癌发病危险呈显著负相关性，但也有与此相反结果报道。由于饮茶对防止结肠癌的保护性作用的人群研究结果较少，目前还难以评价饮茶在人结肠癌发病过程中所起的作用。咖啡与结肠癌之间的关系尚难以确定。

6. 微量元素和矿物质硒

多种癌症的病死率（包括结肠癌）与当地膳食硒摄入量及土壤硒含量呈负相关。推测硒和钾与结肠癌低发病危险性相关。但有认为这些因素可能仅仅是一些伴随因素。

（二）遗传因素

据估计在 20% ~30% 的结肠癌患者中，遗传因素可能起着重要的作用，其中 1% 为家族性多发性息肉病及 5% 为遗传性无息肉结肠癌综合征患者。遗传性家族性息肉病中 80% ~100% 的患者在 59 岁以后可能发展为恶性肿瘤。此外，家族性结肠多发性息肉病患者发生左侧结肠癌占多数，而遗传性非息肉综合征患者多患右侧结肠癌。

（三）疾病因素

肠道慢性炎症和息肉、腺瘤及患广泛溃疡性结肠炎超过 10 年者，发生结肠癌的危险性较一般人群高数倍。有严重不典型增生的溃疡性结肠炎患者演变为结肠癌的机会约为 50%，显然，溃疡性结肠炎患者发生结肠癌的危险性较一般人群要高。我国的资料提示发病 5 年以上者患结肠癌的风险性较一般人群高 2.6 倍，而与直肠癌的关系不密切。对于病变局限且间歇性发作者，患结肠癌的危险性较小。

（四）环境因素

结肠癌患者中绝缘石棉生产工人较常见，并且动物实验已证实吞食石棉纤维能够穿透肠黏膜。此外，金属工业、棉纱或纺织工业和皮革制造业等。已经证实，在塑料、合成纤维和橡胶的生产过程，经常应用的一种化合物质——丙烯腈有诱发胃、中枢神经系统和乳房肿瘤的作用，且接触该物质的纺织工人，其肺癌和结肠癌的发病率较高。尽管如此，一般并不认为结肠癌是一种职业病。在职业体力活动的分析中发现，长期或经常坐位者患结肠癌的危险性是一些体力活动较大职业的 1.4 倍，并与盲肠癌的联系较为密切。患者的对照研究结果，中等强度体力活动对防止结肠癌（尤其是结肠癌）起保护性作用。

二、发病机制

现代生物学与流行病学的研究，日渐明确结肠癌是由环境、饮食及生活习惯与遗传因素协同作用的结果，由致癌物的作用结合细胞遗传背景，导致细胞遗传突变而逐渐发展为癌，由于结肠癌发病过程较长，有的具有明显的腺瘤癌前病变阶段，故结肠癌已成为研究肿瘤病因与恶性肿瘤发病机理的理想模型。在病因方面，除遗传因素外，其他因素根据导致细胞遗传的变化与否，归纳为 2 大类，即遗传毒性致癌物及非遗传毒性致癌物。

结肠癌是多因素、多阶段，各种分子事件发生发展而形成的。各种因素可归纳为内源性及外源性因素 2 类，肿瘤的发生是内外因交互作用的结果。外因不外乎理化与生物源性因素，内因为遗传或获得性的基因不稳定，微卫星不稳定以及染色体不稳定。在结肠癌逐步发生发展演进过程中，分子事件可为初级遗传事件及次级分子事件。前者为基因结构的突变，后者为发展演进过程中基因表达改变，均未涉及基因结构上的变化，如蛋白质、酶水平变化及其翻译修饰中磷酸化、乙酰化或糖基化作用。恶性肿瘤为一类细胞遗传性疾病的概念日益明确，在结肠癌发病学上与发病机制上，不同的遗传学背景具有不同的易感性，从而也确定了结肠癌发病机理上的特征，现从以下 3 方面分别叙述结肠癌的恶性转化过程。

恶性转化过程是初级遗传事件的全过程，由一组遗传毒性化合物，即致癌物启动，对细胞多次打击，致使 DNA 发生相应的基因突变，基因表型改变，导致细胞发生遗传性转化癌变。在结肠癌发生中，形态学上，其表型包括上皮过度增生、腺瘤形成、原位癌及癌的浸润与转移等各阶段。

1）结肠癌细胞过度生长，摆脱正常生长规律。此过程中包括生长因子、原癌基因及转移抑制基因等功能改变，已证实结肠癌细胞可产生血管生长素及碱性成纤维细胞生长因子（b－FGF），转化生长因子 α 及 β 相互协同，丰富血供，为肿瘤快速生长提供了条件。

2）癌细胞与基底膜、基质分子附着的相关受体改变，癌细胞的浸润首先是细胞接触并附着基底膜，穿透而到达周围基质，进而向血管外壁移动并进入血管，此间有赖于各成分间的受体与配体的相互作用。结肠癌细胞上的结合蛋白与正常上皮细胞和基质相互作用中，有关结合蛋白是相同的，仅有表达水平的差异，在结肠癌细胞与基底膜及基质的分子附着处，存在特定的蛋白受体：

（1）非整合性层黏蛋白结合蛋白：分子量 67 ku 蛋白，存在底面细胞膜内，与层黏蛋白有高亲和性。另一蛋白的分子量为 32 ku，也有高亲和性，这两个结合蛋白在结肠转移癌中均有表达增高，且与病程进展 Dukes 分期相关。

（2）整合性蛋白：是由 alpha 及 beta 两肽链结合构成的细胞表面受体家族，可分别与层黏蛋白、胶原蛋白及纤维蛋白发生特异性结合，是介导细胞—细胞，细胞—细胞外基质的 1 组受体，与细胞生长、分化、形成连接及细胞极性有关。

（3）凝集素：能与糖或寡糖特异性结合的蛋白分子量为 31 ku，在癌细胞中明显升高，良性肿瘤中无表达，与血清 CEA 水平明显相关，与瘤期进展亦相一致。此外，淋巴细胞中的有关受体 CD44 在上皮细胞中亦有表达，分为上皮细胞型及淋巴细胞型 CD44，是对玻璃酸酶识别的主要受体，亦可与底膜及基质蛋白结合，在结肠癌中 CD44 明显高于邻近的正常黏膜。

3）脱离基底膜与基质，癌细胞浸入血流或淋巴，构成浸润与转移：蛋白酶类的改变是其分子事件的基础，结肠癌细胞可自泌蛋白酶：

（1）Ⅳ型胶原酶：结肠癌至少可产生 3 种分子量分别为：64 ku、72 ku 和 92 ku 的胶原酶，均可高于正常黏膜，可降解Ⅳ型胶原、纤维蛋白及层黏蛋白，但不能降解间质中的 Ⅰ 型和Ⅲ型胶原。

（2）尿激酶：为纤溶酶激活因子，结肠癌可分泌尿激酶，其产生与肿瘤分化呈负相关，大肠腺瘤与癌中均比正常高。

4）肿瘤细胞脱落后直接接种于腔隙表面，其分子变化为：结肠癌细胞分泌一类配体，与转移涉及的上皮间隙的内衬细胞的受体结合，从而形成种植，配体包括癌细胞抗原、黏液或血型抗原。

三、诊断

（一）临床表现

1. 腹痛及消化道激惹症状

多数患者有不同程度的腹痛及腹部不适，如腹部隐痛、右侧腹饱胀、恶心、呕吐及食欲缺乏等。进食后症状常加重，有时伴有间歇性腹泻或便秘，易与右下腹常见的慢性阑尾炎、回盲部结核、回盲部节段性肠炎或淋巴肿瘤相混淆。结肠肝曲癌可表现为右上腹阵发性绞痛，类似慢性胆囊炎。一般认为，右半结肠癌疼痛常反射至脐上部；左半结肠癌疼痛常反射至脐下部。如癌瘤穿透肠壁引起局部炎性粘连，或在慢性穿孔之后形成局部脓肿时，疼痛部位即为癌肿所在的部位。

2. 腹部肿块

腹部肿块一般形状不规则，质地较硬，表面呈结节状。横结肠和乙状结肠癌早期有一定的活动度及轻压痛。升、降结肠癌如已穿透肠壁与周围脏器粘连，慢性穿孔形成脓肿或穿破邻近脏器形成内瘘时，肿块多固定不动，边缘不清楚，压痛明显。

3. 排便习惯及粪便性状改变

排便习惯及粪便性状改变为癌肿坏死形成溃疡及继发感染的结果。因毒素刺激结肠产生排便习惯改变，排便次数增加或减少，有时腹泻与便秘交替出现，排便前可有腹部绞痛，便后缓解。如癌肿位置较低或位于直肠，可有肛门坠痛、排便不畅或里急后重等直肠刺激症状。粪便常不成形，混有黏液、脓血，有时含血量较大时常被误诊为痢疾、肠炎、痔出血等。

4. 贫血及慢性毒素吸收症状

癌肿表面坏死形成溃疡可有持续性小量渗血，血与粪便混合不易引起患者注意。但可因慢性失血，毒素吸收及营养不良而出现贫血、消瘦、无力及体重减轻。晚期患者有水肿、肝大、腹水、低蛋白血症、恶病质等现象。如癌肿穿透胃、膀胱形成内瘘也可出现相应的症状。

5. 肠梗阻和肠穿孔

肠梗阻和肠穿孔因肠腔内肿块填塞、肠管本身绞窄或肠腔外粘连、压迫所致。多表现为进展缓慢的不完全性肠梗阻。梗阻的早期患者可有慢性腹痛伴腹胀、便秘，但仍能进食，食后症状较重。经泻药、洗肠、中药等治疗后症状多能缓解。经过较长时间的反复发作之后梗阻渐趋于完全性。有些患者以急性肠梗阻的形式出现，在老年人的急性结肠梗阻中半数以上由结肠癌所引起。当结肠发生完全性梗阻时，因回盲瓣阻挡结肠内容物逆流至回肠而形成闭袢性肠梗阻。从盲肠至梗阻部位的结肠可以极度膨胀，肠腔内压不断增高，迅速发展为绞窄性肠梗阻，甚至肠坏死穿孔，引起继发性腹膜炎，有些患者既往症状不典型，很难在手术前明确诊断。位于盲肠、横结肠、乙状结肠的癌肿在肠蠕动剧烈时可导致肠套叠。

6. 体征

早期患者可无阳性体征，病程较长者腹部可触及肿块，也可有消瘦、贫血、肠梗阻的体征。如患者间断出现腹部"气串样"肿块，同时伴有绞痛和肠鸣音亢进，应考虑到结肠癌引起成人肠套叠的可能性。如发现左锁骨上淋巴结肿大、肝大、腹水、黄疸或盆腔内肿块多属晚期表现。肝、肺、骨的转移局部均有压痛。

直肠指诊为不可忽略的检查方法，一般能了解距肛门 8 cm 范围内有无息肉、肿块、溃疡。低位乙状结肠癌可经腹部、直肠双合诊触及。同时应注意盆腔内有无转移性肿块。女患者可行腹部、直肠、阴道三合诊。

（二）蔓延与转移

1. 结肠癌肝转移

结肠癌的远处转移主要是肝脏，约 50% 的患者会发生术前或术后肝脏转移。约有 30% 的患者在手术前已有 B 超或 CT 无法检测的隐匿性肝转移。但是只有很少的一部分（10%～20%）适合手术切除，且其中 70% 术后复发。

2. 结肠癌的淋巴转移

淋巴转移一般依下列顺序由近而远扩散，但也有不依顺序的跨越转移。

1）结肠淋巴结位肠壁脂肪垂内。

2）结肠旁淋巴结位邻近结肠壁的系膜内。

3）系膜血管淋巴结位结肠系膜中部的血管旁，也叫中间淋巴结组。

4）系膜根部淋巴结位结肠系膜根部。癌肿侵入肠壁肌层后淋巴转移的概率增多，如浆膜下淋巴管受侵，则淋巴转移机会更大。

3. 血行转移

一般癌细胞或癌栓子沿门静脉系统先达肝脏，后到肺、脑、骨等其他组织脏器。血行转移一般是癌肿侵犯至毛细血管小静脉内，但也可能由于体检时按压瘤块、手术时挤压瘤体所致，甚至梗阻时的强烈蠕动皆可促使癌细胞进入血行。

4. 浸润与种植

癌肿可直接浸润周围组织与脏器。癌细胞脱落在肠腔内，可种植到别处黏膜上，脱落在腹腔内，可种植在腹膜上，转移灶呈结节状或粟粒状，白色或灰白色，质硬。播散全腹腔者，可引起癌性腹膜炎，出现腹水等。

（三）分型

1. 根据溃疡的外形及生长情况又可分为下述 2 类亚型

1）局限溃疡型：溃疡呈火山口状外观，中央坏死凹陷，形成不规则的溃疡，溃疡边缘为围堤状明显隆起于肠黏膜表面的肿瘤组织。切面，肿瘤边界尚清楚，但向肠壁深层浸润，局部肌层多破坏消失，肿瘤常侵及浆膜或浆膜外组织。由于瘤块受肠蠕动的牵引及主瘤区增生纤维组织的收缩作用，肌层破坏的两侧断端可呈八字形上提，致溃疡底部亦随之提高，此时从正面观甚难与盘状型区别，但切面如见到肌层消失且断端八字形上提，则容易确定区分。

2）浸润溃疡型：此型溃疡外观如胃溃疡状。肿瘤主要向肠壁浸润性生长使肠壁增厚，继而肿瘤中央坏死脱落形成凹陷型溃疡。溃疡四周为覆以肠黏膜的肿瘤组织，略呈斜坡状隆起。切面，肿瘤组织边界不清，如溃疡较深，局部肌层可完全消失。浸润溃疡型与隆起溃疡型的主要区别在于后者外观呈火山口状，溃疡周围有围堤状隆起之癌组织。

2. 根据主腺管结构的分化和异形程度分级

1) 高分化腺癌：癌组织全部或绝大部分呈腺管状结构。上皮细胞分化较成熟，多呈单层衬于腺管腔内，核大，多位于基底部，胞质内有分泌现象，有时呈现杯状细胞分化。

2) 中分化腺癌：癌组织大部分仍可见到腺管状结构，但腺管外形不规则且大小形态各异，或呈分支状；小部分肿瘤细胞呈实性团巢或条索状排列。癌细胞分化较差，异形性较明显。其形成腺管结构者，上皮可排列成假复层，核位置参差不齐且重叠，可直达胞质顶端，胞质分泌黏液减少。中分化腺癌是管状腺癌中常见的亚型，约占管状腺癌的70%。

3) 低分化腺癌：此型管状腺癌的腺管结构不明显，仅小部分（1/3以下）呈现腺管状结构，且细胞异形更为明显。其不形成腺管结构的区域，与未分化癌无法区别。此型管状腺癌的生物学行为及预后与未分化癌相似。

（四）实验室检查

1. 大便隐血（FOBT）试验

是结肠癌早期发现的主要手段之一。1967年Greegor首先将FOBT用作无症状人群结肠癌检查，至今仍不失为一种实用的筛检手段。FOBT有化学法和免疫法。化学法包括联苯胺试验和愈创木酚试验等，但特异性不够理想。免疫法有免疫单扩法（SRID）、乳胶凝集法（LA）、对流免疫电泳（CIE）、免疫酶标法（ELISA）及反向间接血凝法（RPHA）等，其中以RPHA较适合于大批量筛检用。RPHA敏感性63.6%，低于联苯胺法的72.7%，而特异度RPHA为81.9%，高于联苯胺法的61.7%，故RPHA作为初筛可明显减少复筛人群量，且不必控制饮食，易被普查人群所接受。

2. 细胞学诊断

结肠癌脱落细胞学检查方法有：直肠冲洗、肠镜直视下刷取、线网气囊擦取以及病灶处指检涂片法等。但以肠镜直视下刷取或病灶部位指检涂片较为实用，如发现恶性细胞有诊断意义。如属可疑恶性或核略大、染色质增多的核异质细胞者，不足以做最终诊断，但提示应做复查或活体组织检查以确诊。尽管脱落细胞找到恶性肿瘤细胞，但确定治疗方案，仍应依据组织病理学诊断。

3. 组织病理学检查

活体组织标本病理检查是拟订治疗方案所必需的依据。活体组织取材要点：

1) 息肉样肿物：如肿瘤较小，应将肿物全部切取送检，并应包括蒂部，如无明显瘤蒂，则应将肿物基底黏膜同时切下送检。

2) 对较大的肿物进行活检时，应注意避免钳取肿物表面的坏死组织，如有可能应尽量钳取肿瘤基底部与正常黏膜交界处的组织。必要时特别是疑有腺瘤癌变时，宜多处取材。

3) 溃疡型病灶应钳取溃疡边缘部的组织，不宜取溃疡面的变性、坏死组织。

4. 血清癌胚抗原（CEA）测定

最初于1965年Gold自人结肠癌与胰腺癌组织中提取到r细胞膜糖蛋白，并发现也存在于内胚层衍生的消化道腺癌及2~6个月胚胎肝、肠及胰腺组织中，故而命名为

CEA，且认为属于可特异地测定结肠癌，亦被后续的工作证实。在结直肠癌组织中CEA含量明确高于正常组织，显示其作为诊断的依据，但经日渐广泛应用及进一步分析，发现在胃癌（49%～60%）、肺癌（52%～77%）、乳腺癌（30%～50%），胰腺癌（64%）、甲状腺癌（60%）及膀胱癌等肿瘤亦存在CEA，故CEA实为一种恶性肿瘤相关性抗原，以结肠癌阳性的比例最大，尤其在肝转移者阳性率更高。

5. 基因检测

随着肿瘤分子遗传学的研究，体外基因扩增技术聚合酶链式反应（PCR）的发展与应用，为肿瘤基因诊断提供了可能，目前已开展的有以聚合酶链式反应—限制片段长度多态分析（PCR－RFLP）方法，可检测到单分子DNA或每10万个细胞中仅含1个靶DNA分子的样品。

1）测定结直肠癌及癌旁组织Ki－ras基因的突变率：有助于了解肿瘤恶性程度，为预测其预后提供参考。ras基因存在不少人类肿瘤，为一潜在的肿瘤标志。单个点突变可使ras基因变成癌基因。干月波等在我国35例结直肠癌中检得第12位密码子突变者11例（31.4%），61位突变者1例（2.9%），1例仅癌旁组织12位密码子突变，而未发现本文结肠癌中较为常见的第13位密码子Gly→AsD突变。该法可进一步研究与推广应用，对鉴别小块组织癌变与否有帮助。

2）粪便中检测突变Ki－ras基因：干月波等从粪便中分离大分子DNA进行Ki－ras基因第1外显子的PCR扩增，用RFLP方法检测该基因12位密码子的有无突变，在18例结直肠癌患者中发现6例具Ki－ras基因突变（33.3%），其中4例同时发现癌组织亦有相应的突变。Volgelstein等对24例可疑结肠癌大便检查，9例存在ras基因，8例有突变，该检测方法可用于高度可疑而一般方法未能发现人群的监测，对早期发现结直肠癌具有实际应用前景。

6. 纤维结肠镜检查

纤维结肠镜的应用是结肠肿瘤诊断的一项重要进展，从而也提高了早诊率，短的纤维乙状结肠镜的应用渐渐代替了30 cm硬乙状直肠镜的检查，从2种镜型效果看纤维镜较硬镜发现癌的病变率高2倍，腺瘤发现率高6倍。由于纤维乙状结肠镜检查易于掌握应用，故已广泛用于普查高危人群。内镜检查，除肉眼观察及活检做病理诊断外，并能对不同部位有蒂的病灶进行摘除手术治疗。对X线检查难以确定者，镜检获进一步确诊。除可证实有症状患者，亦用于对高危人群无症状者筛查。

7. 影像学诊断

影像检查的目的在检测浸润与转移，浸润深度的估计极为重要，肿瘤仅限于黏膜下者淋巴结转移率为6%～11%，超越黏膜下者为10%～20%，全层浸润者则可为33%～50%。

1）结肠气钡双重造影：是结肠病变的重要检查方法，但不宜作为人群普查，双重气钡对比造影明显优于单一钡剂对比检查的结果，前者检出率可达96%，与结肠镜检相似，Thoeri及Menuk报道双重造影者其对小的结肠息肉错误率为11.7%，而单一钡剂造影则为45.2%；对息肉检出率各为87%及59%。在有经验者，双重造影检出率可达96%，接近结肠镜检结果，但X线造影也有不足之处，可因粪便或乙状结肠盘转而致假阴性，其假阴性率可达8.4%。

2）CT检查：对结肠腔内形态变化的观察，一般气钡灌肠检查优于CT，然CT有助于了解癌肿侵犯程度，CT可观察到肠壁的局限增厚、突出，但有时较早期者难鉴别良性与恶性，CT最大优势在于显示邻近组织受累情况、淋巴结或远处脏器有无转移，因此有助于临床分期。

3）MRI检查：对肠道肿瘤的诊断仍未能明确者，MRI可弥补CT诊断的不足，MRI对直肠周围脂肪内浸润情况易于了解，故有助于发现或鉴别第Ⅲ期患者。

（五）诊断要点

1. 结肠指检

此种检查方法是检查直肠癌必要的步骤，70%~79%的结肠癌患者可通过此种检查方法确诊直肠癌。如果确实患有直肠癌，直肠指检可触及凹凸不平以及质地较硬的包块。晚期患者可见肠腔狭窄并且指套上含有带粪的污浊脓血。

2. 病理学检查

病理学检查是重要的诊断依据。此病的手术往往涉及改道问题，对患者的生存质量会有一些改变，为了避免误诊误治，所以术前或术中要依据病理学的检查结果，指导治疗。

3. 癌胚抗原测定

癌胚抗原对此病的治疗和评估有较大价值，连续测定血清CEA可用于观察治疗过程中的效果。CEA明显降低，提示治疗效果较好。如治疗无效，血清保持在高水平。术后CEA异常反复升高，提示结肠癌有可能复发。

4. B超检查

如果发现了可疑的结肠癌患者，应该进一步做直肠内B超检查。可显示结肠癌的浸润范围和深度，对诊断淋巴结有无转移有帮助，以防发生结肠癌肝转移的漏诊现象。

四、鉴别诊断

临床鉴别要点是病期的长短、粪便检出寄生虫、钡灌肠所见病变形态和范围等。其中最可靠的仍是通过结肠镜取活体组织检查。

（一）特发性溃疡性结肠炎

特发性溃疡性结肠炎占误诊患者的15%。结肠癌，尤其是左半结肠乳头状癌或菜花状癌，病情发展到一定程度时，常可出现腹泻、黏液便、脓血便、大便次数增多、腹胀、腹痛、消瘦、贫血等症状，伴有感染者尚可有发热等中毒症状，这些都与特发性溃疡性结肠炎的症状相似。X线检查时，两者也有相类似之处。故而在临床上很容易引起误诊，特别是对于青年患者，更少想到肿瘤的存在。

（二）阑尾炎

阑尾炎占误诊患者的10%左右。回盲部癌常因局部疼痛和压痛而诊断为阑尾炎。特别是晚期回盲部癌，局部常发生坏死溃烂和感染，临床表现有体温升高，白细胞计数增高，局部压痛或触及肿块，常诊断为阑尾脓肿，而采取保守治疗。经过一段时间治疗，肿块不见缩小，甚至增大，才考虑到肿瘤。一般阑尾脓肿认真询问病史都有急性发病过程，有炎症表现，在短期治疗观察后常可明显好转。如癌肿与阑尾炎并存或因癌肿致阑尾阻塞致阑尾炎，虽治疗有所好转，但不会彻底，停药后继续加重需进一步检查诊断。在高度怀疑时应及时手术探查。

（三）肠结核

肠结核在我国比较常见，其好发部位在回肠末端、盲肠及升结肠。临床最常见的症状有腹痛、腹块、腹泻、便秘交替出现，这在结肠癌患者中亦较多见。特别是增殖性肠结核与结肠癌有很多相似之处，如低热、贫血、消瘦、乏力，局部可以扪到肿块等。但肠结核的全身症状更明显，表现为午后低热或不规则发热、盗汗、消瘦、乏力。故当临床上出现这些症状时，尤其是以腹泻为首诊症状时，临床上常易从常见病、多发病角度考虑，首先想到结核病。大约有1%的患者在术前将结肠癌误诊为肠结核。检查血常规却有特殊改变，血沉快，结核菌素试验呈强阳性。结合病史、年龄及全身表现一般可明确诊断。

（四）结肠息肉

结肠息肉是常见的良性肿瘤，大多发生在乙状结肠，其主要症状是便血，血为鲜血，不与粪便混淆，有些患者还可有脓血样便。X线检查均表现为充盈缺损。如不做纤维结肠镜活检病理检查，则可将息肉样结肠癌误诊为结肠息肉。腺瘤和息肉是最常见的结肠良性肿瘤和瘤样病变，二者在组织学上有明显区别：腺瘤可以发生癌变，息肉多不转变为癌。二者均可单发或多发。在X线气钡双重造影检查时，呈边缘光滑锐利的圆形或椭圆形充盈缺损，在肠腔内，若有蒂可上下移动，结肠轮廓多无改变，腺瘤或息肉周边如附近有少量钡剂时可形成一环状阴影，与气体形成鲜明对比。行纤维结肠镜检查并取活体组织送病理检查，则是最有效的鉴别方法。

（五）血吸虫病肉芽肿

血吸虫病肉芽肿多见于流行区，在我国南方多见，随血吸虫防治工作的开展，目前已少见。

五、治疗

结肠癌的治疗仍以外科手术为根治的基础，有手术适应证者仍以外科手术为首选治疗方式。其根治性手术为原发灶大块切除。

（一）手术治疗

1. 术前估计

1）全身情况的估计：包括一般生理状况、心肺功能及有无慢性消耗性疾病，如糖尿病、高血压，以及过去史与手术史。注重一般的病史与体检以及实验室检查，如有功能影响或低蛋白血症、贫血等，在积极进行术前准备同时给予适当纠正，争取限期手术。

2）肿瘤扩散的估计

（1）腹部检查有无腹水，结肠癌伴腹水者往往反映腹腔内种植。

（2）腹壁皮肤或皮下有无结节，尤其脐部结节，腋下、锁骨上有无肿大淋巴结。

（3）肝脏大小，有无黄疸，触及肝脏时，有无结节及硬度如何。

（4）腹部触诊，有时可触及肿块，在位于盲、升、降及乙状结肠者，注意大小、硬度同时应触诊其活动度，有无粘连、固定等。

（5）直肠指检时探查直肠膀胱陷凹，有时通过直肠壁偶尔亦能触及乙状结肠及上段直肠癌的肿块。但难以除外继发感染所致的肿瘤固定。

（6）CT技术检测扩散情况。

3）同步肿瘤的发现：结肠癌同步肿瘤存在较常见，一般占3%～9%，其中30%为腺瘤，故术前应有评估。如无梗阻者，术前结肠全长内镜检查和（或）气钡灌肠，应列为常规。

4）术前分期的估计：是目前临床所关注的重点之一。虽然有各种方法帮助诊断但对其意义仍有不同看法，超声检查及CT检查仍列为常规检查方法；CEA检测有助于对预后的判断，高水平CEA提示广泛转移（肝、骨等）的存在可能，应强调的是最终的分期不能单依据某一项目指标，而应以手术及病理相结合的临床病理分期为准。

2. 肠道准备

开始阶段，除进食液体外，患者饥饿4～5天，往往需提前住院，逐渐进行术前准备，包括进食无渣成分饮食，口服全肠灌肠液，清洁灌肠及直肠清洗等。以上方法或合并应用，或择其之一，其要点在于要适应不同的要求。

1）饮食调整：术前2天进无渣半流质，前1天进流质饮食，术晨禁食。如饥饿者可进少量糖水或巧克力糖，牛奶应避免。

2）应用轻泻剂

（1）口服离子泻剂法：离子泻剂的处方为氯化钠3.07 g，氯化钾0.38 g，碳酸氢钠0.47 g，上述剂量为1包量，共6包。每包用温开水500 mL冲饮。在术前1天口服。每20～30分钟服1包。服后1小时即可产生腹泻，至排出物为水样无粪便时即可。该准备方法简便、经济，肠道清洁度高，但对有肠梗阻，心、肾功能不全，高血压病的患者慎用。

（2）口服33%硫酸镁：于术前1天10 mL/次，2小时1次，一般全天总量5～15 g。服用33%硫酸镁后，饮用5%糖盐水或生理盐水1 000 mL。30～45分钟产生腹泻。硫酸钠亦可代替硫酸镁，对肠道刺激略低。该准备方法较适宜有不全性肠梗阻的患者。

（3）口服蓖麻油：术前1天夜，30～45 mL/次，稍后适量饮水，3～4小时产生腹泻。亦可与盐水灌肠及流质饮食同时应用。该方法可有恶心、呕吐、腹痛反应。

（4）口服甘露醇法：术前1天口服20%甘露醇250 mL，之后口服生理盐水1 000～1 500 mL，半小时后即可产生腹泻。但需注意甘露醇在肠道中细菌分解后可产生易燃气体。若治疗用高频电时，由火花可引起气体爆炸，导致肠损伤、肠穿孔。应用惰性气体CO_2或N_2O可置换肠道内气体，防止意外发生。

（5）盐水灌肠：术前1天晚行结肠灌洗，亦可配合口服轻泻剂使用。

3）紧急情况下手术中肠道准备：旨在清除近段梗阻肠段的腔内容物，以期进行一期肠吻合，只有上段肠腔排空清洁才可安全地进行吻合。结肠大出血者术中进行清洗肠腔，才能较容易识别出血所在。根据梗阻不同部位，设计术中灌洗排放肠内容物的方法：

（1）乙状结肠或左半结肠手术：经阑尾切除根部，开口插入 Foley 导尿管，留置作冲洗液进入口。小心游离左半结肠，梗阻上方置入 2 根弯主动脉钳，于其间的肠段前壁作荷包缝合，向近端置入一麻醉机用螺纹管，另一端连接于手术台下的塑料排污袋或筒，以离子溶液冲洗至水清。肿瘤远段亦做游离，并进行自肛门向上清洗，防止污染及损伤肠壁。

（2）直肠低位吻合手术：进行直肠清洗，患者取膀胱截石位，在游离直肠后于肿瘤下方横夹直肠，置气囊 Foley 管直接插入肛门冲洗下段直肠，反复冲洗达水清澈。此外在冲洗后，可进一步以苯扎溴铵（新洁尔灭）或稀碘酒消毒直肠，有助于降低吻合口漏发生率。

3. 外科手术原则

根治在于能达到治愈目的，不能获根治的手术为姑息性手术，根治术需切除相应的淋巴回流区域，至于切除多少结肠与相应淋巴组织，仍应依赖于个体化的设计。正确的结肠切除范围很大程度上取决于需清除区域淋巴引流范围及应切除血管的范围，血管切除愈多切除肠管亦多。

（二）放疗

1. 结肠癌的放疗方案

1）根治性放疗：通过放疗彻底杀灭肿瘤细胞仅适用于少数早期患者及细胞类型特殊敏感的患者。

2）对症性放疗：以减轻症状为目的。适用于止痛、止血、减少分泌物、缩小肿瘤、控制肿瘤等姑息性治疗。

3）放疗、手术综合治疗，有计划的综合应用手术与放疗两种治疗手段。

2. 结肠癌放疗的方式

1）术前放疗：术前放疗具有下列优点，①癌细胞的活性减弱，使手术时播散或残留的癌细胞不易存活。②对巨大而固定，估计切除有困难的癌肿，术前放疗可使瘤体缩小，从而提高切除率。③放射生物学的研究表明，在血供或供氧减少时，术前癌细胞对放射线的敏感性较术后高。术前放疗应严格掌握剂量，以中等剂量为宜，既不增加手术并发症，又能提高手术疗效。

2）术后放疗：术后放疗具有下列优点，①根据手术发现，在切除原发肿瘤后，对可能残留肿瘤的部位进行标记、定位，从而使照射部位可能更精确，照射具有选择性，效果更佳。②原发肿瘤切除后，肿瘤负荷显著减少，有利于提高残留癌对放射线的效应。

3）术中放疗：术中对疑有残留癌处和不能彻底切除处，用 β 线进行一次大剂量照射。

（三）化疗

1. 口服氟尿嘧啶方案。

2. uft 方案

uft 是一种由替加氟和尿嘧啶以摩尔 4∶1 混合的口服药物。虽然 uft 作为辅助化疗药物已被应用了多年，但是历来不为西方国家特别是美国肿瘤学家所认可。

3. 卡培他滨方案

卡培他滨是另一种 FU 的口服前体药物，经过肠道的完全吸收后，在三种代谢酶的作用下转化为 5 - FU。从而更好地发挥了抑制肿瘤的作用，并且降低了毒性。

4. 奥沙利铂联合 5 - FU/LV 方案

奥沙利铂是第三代的铂类药物，主要通过直接抑制 DNA 的合成来发挥抑制肿瘤的作用。由于其与 5 - FU 的协同作用在转移性肠癌领域得到了体现，因此在辅助化疗中的作用备受关注。

5. 依立替康联合 5 - FU/LV 方案

依立替康是一种天然喜树碱的半合成衍生物，通过抑制拓扑异构酶来干扰 DNA 的复制和转录，进而发挥抑制肿瘤作用。

（四）中医中药

中医认为机体的脾肾亏虚，正气不足，湿毒蕴滞凝结，是结肠癌的根本病机。故结肠癌的中医中药治疗上采用健脾化湿，清热解毒，益气养阴补血，温补脾肾等扶正祛邪方法。

六、护理与健康教育

（一）加强营养，增强自身修复能力

和所有恶性肿瘤一样，结肠癌的生长过程所需要的能量要比机体正常组织所消耗的多，再加上手术、放化疗对机体的损伤，所以，每个患者应在医生的指导下保证足够的热量和充足的维生素及无机盐，特别是维生素 C、维生素 A 和维生素 E，饮食宜定时定量，少食、多餐，进食易于吸收消化的食物。

（二）结肠癌患者要改正不良习惯

要养成良好的饮食习惯，下决心戒掉饮酒抽烟的嗜好，不吃盐腌、烟熏火烤以及发霉的食物，保持大便通畅，定时测量体重。

（三）平衡心理，重新调整生活

结肠癌的护理要求患者对生活起居进行适当的调整。许多癌症患者习惯了紧张的上班生活，患病后一下子放慢了生活节奏，心理上感到无所适从，产生失落感。这时患者应重新安排自己的生活，日常起居，所接受的治疗都做到规律化，还要从多方面培养生活兴趣和爱好，寻求新的精神寄托，这样才有利于体内环境的调节与稳定，对病情的康复也起了积极的作用。

（四）饮食调理

注意多吃纤维丰富的蔬菜，如芹菜、韭菜、白菜等绿叶蔬菜。为防止膳食纤维造成肠梗阻，同时搭配易消化、细软的半流质食品，如小米粥、浓藕粉汤、玉米面粥、蛋羹等。术后不要摄入过多的油脂，合理搭配糖、脂肪、蛋白质、矿物质、维生素等。

（五）预防

结肠癌是世界死因顺位中列第 3 位的肿瘤，尽管结肠癌的治疗手段有很大进展，但多年来晚期结肠癌的 5 年生存率并无多大改观，因此，结肠癌预防的意义愈显重要。

1. 一级预防

在肿瘤发生之前，消除或减少大肠黏膜对致癌剂的暴露，抑制或阻断上皮细胞的癌变过程，从而防止肿瘤的发生，这些措施包括饮食干预、化学预防和治疗癌前病变。

2. 二级预防

对结肠癌的高危人群进行筛检，以期发现无症状的临床前肿瘤患者。实现早期诊断、早期治疗，提高患者的生存率，降低人群病死率。由于筛检不仅可以发现早期结肠癌，也可发现结肠癌的癌前病变——腺瘤性息肉，使之得以及时治疗，以防止癌变的发生。从这个意义上说，筛检既是结肠癌的二级预防措施，也是行之有效的一级预防手段。

3. 三级预防

对临床肿瘤患者积极治疗，以提高患者的生活质量并延长生存期。

（张保英）

第七节　溃疡性结肠炎

溃疡性结肠炎是一种病因尚不十分清楚的直肠和结肠慢性非特异性炎症性疾病。病变主要限于大肠黏膜与黏膜下层。临床表现为腹泻、黏液脓血便、腹痛。病情轻重不等，多呈反复发作的慢性病程。本病可发生在任何年龄，多见于 20～40 岁，亦可见于儿童或老年。男女发病率无明显差别。本病在我国较欧美少见，且病情一般较轻，但近年患病率似有增加，重症也常有报道。

一、诊断

（一）临床表现

起病多数缓慢，少数急性起病，偶见急性暴发起病。病程呈慢性经过，多表现为发作期与缓解期交替，少数症状持续并逐渐加重。部分患者在发作间歇期可因饮食失调、劳累、精神刺激、感染等诱因诱发或加重症状。临床表现与病变范围、病型及病期等有关。

1. 消化系统表现

1）腹泻：见于绝大多数患者。腹泻主要与炎症导致大肠黏膜对水钠吸收障碍以及结肠运动功能失常有关，粪便中的黏液脓血则为炎症渗出、黏膜糜烂及溃疡所致。黏液脓血便是本病活动期的重要表现。大便次数及便血的程度反映病情轻重，轻者每日排便 2～4 次，便血轻或无；重者每日 10 次以上，脓血显见，甚至大量便血。粪质亦与病情轻重有关，多数为糊状，重可至稀水样。病变限于直肠或累及乙状结肠患者，除可有便频、便血外，偶尔反有便秘，这是病变引起直肠排空功能障碍所致。

2）腹痛：轻型患者可无腹痛或仅有腹部不适。一般诉有轻度至中度腹痛，多为左下腹或下腹的阵痛，亦可涉及全腹。有疼痛—便意—便后缓解的规律，常有里急后重。若并发中毒性巨结肠或炎症波及腹膜，有持续性剧烈腹痛。

3）其他症状：可有腹胀，严重患者有食欲缺乏、恶心、呕吐。

4）体征：轻、中型患者仅有左下腹轻压痛，有时可触及痉挛的降结肠或乙状结肠。重型和暴发型患者常有明显压痛和鼓肠。若有腹肌紧张、反跳痛、肠鸣音减弱应注意中毒性巨结肠、肠穿孔等并发症。

2. 全身表现

一般出现在中、重型患者。中、重型患者活动期常有低度至中度发热，高热多提示合并症或见于急性暴发型。重症或病情持续活动可出现衰弱、消瘦、贫血、低蛋白血症、水与电解质平衡紊乱等表现。

3. 肠外表现

本病可伴有多种肠外表现，包括外周关节炎、结节性红斑、坏疽性脓皮病、巩膜外层炎、口腔复发性溃疡等，这些肠外表现在结肠炎控制或结肠切除后可以缓解或恢复；骶髂关节炎、强直性脊柱炎、原发性硬化性胆管炎及少见的淀粉样变性、急性发热性嗜中性皮肤病等，可与溃疡性结肠炎共存，但与溃疡性结肠炎本身的病情变化无关。国内报道肠外表现的发生率低于国外。

4. 临床分型

按本病的病程、程度、范围及病期进行综合分型。

1）临床类型

（1）初发型：指无既往史的首次发作。

（2）慢性复发型：临床上最多见，发作期与缓解期交替。

（3）慢性持续型：症状持续间以症状加重的急性发作。

（4）急性暴发型：少见，急性起病，病情严重，全身毒血症状明显，可伴中毒性巨结肠、肠穿孔、败血症等并发症。上述各型可相互转化。

2）病情严重程度

（1）轻型：腹泻每日 4 次以下，便血轻或无，无发热、脉速，贫血无或轻，血沉正常。

（2）重型：腹泻频繁并有明显黏液脓血便，有发热、脉速等全身症状，血沉加快、血红蛋白下降。

（3）中型：介于轻型与重型之间。

3）病变范围：可分为直肠炎、直肠乙状结肠炎、左半结肠炎、广泛性或全结肠炎。病变并非从直肠连续扩展而呈区域性分布者称区域性结肠炎，罕见。

4）病情分期：分为活动期和缓解期。

（二）实验室及其他检查

1. 血液检查

血红蛋白在轻型患者多正常或轻度下降，中、重型患者有轻或中度下降，甚至重度下降。白细胞计数在活动期可有增高。血沉加快和 C 反应蛋白增高是活动期的标志。严重或病情持续患者血清白蛋白下降。

2. 粪便检查

粪便常规检查肉眼观常有黏液脓血，显微镜检见红细胞和脓细胞，急性发作期可见巨噬细胞。粪便病原学检查的目的是要排除感染性结肠炎，是本病诊断的一个重要步骤，需反复多次进行，检查内容包括以下几方面。

1）常规致病菌培养，排除痢疾杆菌和沙门菌等感染，根据情况选择特殊细菌培养以排除空肠弯曲菌、艰难梭状芽孢杆菌、耶尔森杆菌、真菌等感染。

2）取新鲜粪便，注意保温。找阿米巴滋养体及包囊。

3）有血吸虫疫水接触史者做粪便集卵和孵化以排除血吸虫病。

3. 自身抗体检测。

4. 结肠镜检查

该检查是本病诊断与鉴别诊断的最重要手段之一。应做全结肠及回肠末段检查，直接观察肠黏膜变化，取活体组织检查，并确定病变范围。本病病变呈连续性、弥漫性分布，绝大部分从肛端直肠开始逆行向上扩展。内镜下所见重要改变有：

1）黏膜粗糙呈细颗粒状，弥漫性充血、水肿，血管纹理模糊，质脆、出血，可附有脓性分泌物。

2）病变明显处见弥漫性糜烂或多发性浅溃疡。

3）慢性病变见假息肉及桥状黏膜，结肠袋往往变钝或消失。结肠镜下黏膜活检组织学见弥漫性炎症细胞浸润，活动期表现为表面糜烂、溃疡、隐窝炎、隐窝脓肿；慢性期表现为隐窝结构紊乱、杯状细胞减少。

5. X 线钡剂灌肠检查

所见 X 线征主要如下。

1）黏膜粗乱及颗粒样改变。

2）多发性浅溃疡，表现为管壁边缘毛糙呈毛刺状或锯齿状以及见小龛影，亦可有炎症性息肉而表现为多个小的圆或卵圆形充盈缺损。

3）结肠袋消失，肠壁变硬，肠管缩短、变细，可呈铅管状。结肠镜检查比 X 线钡剂灌肠检查准确，有条件宜做结肠镜全结肠检查，检查有困难时辅以钡剂灌肠检查。重型或暴发型患者一般不宜做钡剂灌肠检查，以免加重病情或诱发中毒性巨结肠。

（三）诊断要点

具有持续或反复发作腹泻和黏液脓血便、腹痛、里急后重，伴有不同程度全身症状者，在排除细菌性痢疾、阿米巴痢疾、慢性血吸虫病、肠结核等感染性肠炎及克罗恩病、缺血性肠炎、放射性肠炎等基础上，具有上述结肠镜检查重要改变中至少 1 项及黏膜活检组织学所见可以诊断本病。如果临床表现不典型而有典型结肠镜检查表现及黏膜活检组织学所见者也可诊断本病；有典型临床表现或典型既往史而目前结肠镜检查或 X 线钡剂灌肠检查无典型改变，应列为"疑诊"随访。应强调，本病并无特异性改变，各种病因均可引起类似的肠道炎症改变，故只有在认真排除各种可能有关的病因后才能做出本病的诊断。

二、治疗

治疗目的是控制急性发作，维持缓解，减少复发，防治并发症。

（一）一般治疗

强调休息、饮食和营养。活动期患者应充分休息，以减少精神和体力负担，并予流质饮食，待病情好转后改为富营养少渣饮食。部分患者发病可能与牛乳过敏或不耐受有关，故应注意询问有关病史并限制乳制品摄入。重症或暴发型患者应入院治疗，及时纠正水、电解质平衡紊乱，贫血者可输血，低蛋白血症者输血清白蛋白。病情严重应禁食，并予完全胃肠外营养治疗。患者的情绪对病情会有影响，可予心理治疗。

对腹痛、腹泻的对症治疗，要权衡利弊，使用抗胆碱能药物或止泻药如地芬诺酯或洛哌丁胺宜慎重，特别是大剂量使用，在重症患者有诱发中毒性巨结肠的危险。

抗生素治疗对一般患者并无指征。但对重症有继发感染者，应积极抗菌治疗，予以广谱抗生素，静脉给药，合用甲硝唑对厌氧菌感染有效。

（二）药物治疗

1. 氨基水杨酸制剂

柳氮磺吡啶是治疗本病的常用药物。该药口服后大部分到达结肠，经肠菌分解为5-氨基水杨酸与磺胺吡啶，前者是主要有效成分，其滞留在结肠内与肠上皮接触而发挥抗炎作用。该药适用于轻、中型患者或重型经糖皮质激素治疗已有缓解者。不良反应分为两类，一类是剂量相关的不良反应如恶心、呕吐、食欲减退、头痛、可逆性男性不育等，餐后服药可减轻消化道反应。另一类不良反应属于过敏，有皮疹、粒细胞减少、自身免疫性溶血、再生障碍性贫血等，因此，服药期间必须定期复查血常规，一旦出现此类不良反应，应改用其他药物。

2. 糖皮质激素

对急性发作期有较好疗效。基本作用机制为非特异性抗炎和抑制免疫反应。适用于对氨基水杨酸制剂疗效不佳的轻、中型患者，特别适用于重型活动期患者及急性暴发型患者。病情缓解后逐渐减量至停药。注意减药速度不要太快以防反跳，减量期间加用氨基水杨酸制剂逐渐接替糖皮质激素治疗。布地奈德为新型糖皮质激素，主要在肠道局部起作用，故全身不良反应大大减少。

病变局限在直肠、乙状结肠患者，可用琥珀酸钠氢化可的松 100 mg、泼尼松龙 20 mg 或地塞米松 5 mg 加生理盐水 100 mL 作保留灌肠，每天 1 次，病情好转后改为每周 2~3 次，疗程 1~3 个月。也可使用布地奈德灌肠剂 2 mg/d。

3. 免疫抑制剂

硫唑嘌呤或巯嘌呤可试用于对糖皮质激素治疗效果不佳或对糖皮质激素依赖的慢性持续型患者，加用这类药物后可逐渐减少糖皮质激素用量甚至停用。

（三）手术治疗

紧急手术指征为：并发大出血、肠穿孔、重型患者特别是合并中毒性巨结肠经积极内科治疗无效且伴严重毒血症状者。

择期手术指征：

1）并发结肠癌变。

2）慢性持续型患者内科治疗效果不理想而严重影响生活质量或虽然用糖皮质激素可控制病情但糖皮质激素不良反应太大不能耐受者。一般采用全结肠切除加回肠造瘘术。为避免回肠造瘘缺点，近年采用回肠肛门小袋吻合术，既切除全结肠及剥离直肠黏膜和黏膜下层，又保留了肛门排便功能，大大改善了患者的术后生活质量。

本病活动期治疗方案的选择主要根据病情严重程度和病变部位，结合治疗反应来决定。缓解期主要以氨基水杨酸制剂作维持治疗，维持治疗的疗程未统一。但一般认为至少要维持 1 年。

三、护理与健康教育

1）轻症者注意休息，减少活动量，防止劳累，重症者应卧床休息，保证睡眠，以减少肠蠕动，减轻腹泻、腹痛症状。

2）观察腹泻次数、颜色、量，如腹泻次数频繁、有脓血便，应及时留取标本送检，排除继发感染，并与医生联系，给予静脉输液，补充电解质，防止水、电解质紊乱，病情危重者应监测体温、脉搏、呼吸、血压等变化。注意保暖，加强肛周皮肤清洁护理，防止局部皮肤糜烂。

3）观察腹痛部位、性质、时间以及腹部体征变化，腹痛明显者，可给予腹部热敷，抗胆碱能药物，但应避免大剂量应用诱发中毒性巨结肠。如发现持续性剧烈腹痛，应警惕发生中毒性巨结肠，急性穿孔等并发症，应配合医生作好紧急处理。

4）宜选用高热量、高蛋白、丰富维生素、低渣易消化饮食，少食多餐，避免辛辣食物。急性期宜进食流质或无渣半流质饮食。

5）护士应关心、体贴患者，尽量安排患者在有厕所的单人房间，多与患者交谈，并介绍有关溃疡性结肠炎的发病过程，治疗效果及预后，提高患者对治疗的信心，减轻忧虑、恐惧心理。

6）重症患者容易发生并发症，应密切观察腹痛、腹部体征，全身状况，有无进行性贫血等，及时发现中毒性巨结肠、肠穿孔、肠梗阻、癌变等，以利及时手术治疗。

（张保英）

第十一章　胸部外科疾病

第一节　胸部损伤

概　述

胸部损伤由车祸、挤压伤、摔伤和锐器伤所致。

一、病因及发病机制

根据损伤暴力性质不同，胸部损伤可分为钝性伤和穿透伤；根据损伤是否造成胸膜腔与外界沟通，可分为开放性胸部损伤和闭合性胸部损伤。钝性胸部损伤多由减速性、挤压性、撞击性或冲击性暴力所致，损伤机制复杂，多有肋骨或胸骨骨折，常合并其他部位损伤；器官组织损伤以钝挫伤与裂伤为多见，心肺组织广泛钝挫伤后继发的组织水肿常导致急性呼吸窘迫综合征、心力衰竭和心律失常；伤后早期容易误诊或漏诊，钝性伤患者多数不需要开胸手术治疗。穿透性胸部损伤多由火器或锐器暴力致伤，损伤机制较清楚，损伤范围直接与伤道有关，早期诊断较容易；器官组织裂伤所致的进行性出血是伤情进展快、患者死亡的主要原因，部分穿透性胸部损伤患者需要开胸手术治疗。

二、诊断

（一）临床表现

胸部损伤常可造成肋骨骨折、连枷胸、气胸、血胸、皮下气肿和纵隔气肿、血心包等。现将这几组病症分述如下。

1. 肋骨骨折

1）症状：肋骨骨折部位疼痛，患者在深呼吸、咳嗽、转动体位时明显加重。伤后呼吸道分泌物常增多，但因胸痛不愿咳嗽排痰，易致肺不张和感染，出现呼吸困难。伤后咯血或痰中带血，表示有肺挫伤。

2）体征：①骨折处软组织挫伤或瘀斑；②明显压痛点往往就是肋骨骨折处，有时可扪及骨折断端或摩擦感；③前后压迫胸廓时，骨折处剧痛，即挤压试验阳性；④肋骨多（双）处骨折可见伤处胸壁塌陷及反常呼吸运动，患者常发绀、呼吸急迫、脉快、血压低，甚至休克；⑤合并气胸、血胸时，有相应的临床表现。

3）X线检查：伤情允许时应立即取立位检查，X线不但可以了解骨折的情况，而且可以了解胸内并发症，如气胸、血胸、肺损伤后不张，纵隔是否增宽，创伤性膈疝等情况。在X线检查时应注意，肋骨青枝骨折及肋软骨骨折，肋骨完全断裂在没有移位的情况下，有时不易发现骨折，但在4~6周再一次摄片，骨折处可发现骨痂形成而明确骨折。

2. 连枷胸

3 根或多根肋骨的双处骨折，或多发性肋骨骨折合并胸骨骨折或肋软骨脱位时，造成胸壁软化，形成浮动胸壁（连枷胸），出现反常呼吸，易导致严重的低氧血症和循环功能紊乱，如不及时处理可导致呼吸和循环功能衰竭。

3. 气胸

气胸在胸部损伤中的发生率仅次于肋骨骨折。气胸的形成多由于肺组织、支气管破裂，食管破裂，全层胸壁破裂，驱使空气进入胸膜腔所致。一般分为三类：闭合性、开放性和张力性气胸。

1）闭合性气胸：自觉症状随气胸的程度而异。小量气胸，肺萎陷 30% 以下者，常无明显症状；较大量气胸，可出现胸闷和呼吸短促；大量气胸可发生呼吸困难。检查时，可见伤侧胸、肋间饱满，呼吸运动减低，叩诊伤侧胸部呈鼓音，听诊呼吸音减弱或消失，心脏和气管向健侧移位。X 线检查可见肺萎陷，气管及纵隔向健侧移位。

2）开放性气胸：患者出现疼痛、呼吸困难、发绀，甚至休克。胸壁伤口随呼吸运动可听到"噗噗"响声。气管向健侧移位。伤侧胸部叩诊呈鼓音，听诊呼吸音减弱或消失。胸部 X 线检查可显示伤侧气胸、肺萎陷程度及纵隔移位程度；有时可伴有胸腔积液。

3）张力性气胸：患者表现为严重或极度呼吸困难、烦躁、意识障碍、大汗淋漓、发绀。气管明显移向健侧，颈静脉怒张，多有皮下气肿。伤侧胸部饱满，叩诊呈鼓音，呼吸音消失。胸部 X 线检查显示胸腔严重积气，肺完全萎陷、纵隔移位，并可能有纵隔和皮下气肿。胸腔穿刺时可见到高压气体将针芯向外推。不少患者有脉细快，血压降低等循环障碍表现。

4. 血胸

均有明显创伤史，且常与气胸并存。小量出血即 500 mL 以下者，成人可无明显的失血征，只能在 X 线检查时发现。500 ~ 1 000 mL 的中量出血，可表现失血征，如脉快而弱，呼吸费力，血压下降。1 000 mL 以上的大量出血，可因急性大量失血引起血容量迅速减少，心排血量降低，发生失血性休克，出现面色苍白、出冷汗、脉搏细速、躁动不安，由于积血压迫膈肌和纵隔出现呼吸困难、发绀。大量积血可见肋间隙饱满、呼吸运动减弱、气管向健侧移位，胸部叩诊呈实音。合并气胸时，则上部为鼓音，下部为实音，听诊呼吸音减低或消失。X 线检查有液血胸、肺萎缩、纵隔移向健侧。胸腔穿刺可抽出不凝固的血液。

5. 皮下气肿和纵隔气肿

气管、支气管、肺及食管外伤破裂，均可造成纵隔及皮下气肿，多同时合并有气胸。

1）皮下气肿：常是肺组织及支气管损伤的一个临床表现。一般肺表浅裂伤及支气管末梢破裂，仅发生气胸。但如有胸膜粘连，气体不能进入胸腔，则可沿胸壁软组织间隙达皮下，自伤部向四周蔓延，形成程度不同的皮下气肿。皮下气肿仅有轻度不适感。检查时见气肿各部皮肤肿胀，扪之有捻发音。

2）纵隔气肿：纵隔气肿常是支气管、气管、食管破裂的一个临床表现。有的可合并张力性气胸。临床上表现为气肿沿颈根及颈面部向前胸部蔓延。纵隔气肿能引起严重的呼吸和循环功能障碍，特别是破口较大合并张力性气胸时，病情更为严重。纵隔大量积气，纵隔内大血管受压，腔静脉首先受到影响，导致循环功能紊乱。重度纵隔气肿，患者常有显著呼吸困难、发绀、脉快、血压下降等休克症状。患者还可有头昏、头痛。临床检查气肿各部皮肤肿胀，致静脉充盈，阴囊胀大如球形，触之有捻发音。如有细菌感染，可有发热、全身中毒症状及胸骨后痛。

胸部透视或摄片可见纵隔胸膜下有不规则的气带，上纵隔尤为显著，胸骨后及胸大肌等肌肉间均可见顺肌纹放射状不规则的空气影像。

6. 心脏压塞

心脏刺伤引起的出血，由于伤口常不大，血液积存在心包内，形成血心包。引起心包内压力急剧上升，对心脏产生压迫，临床上出现心脏压塞症，使血液回流受阻，中心静脉压升高，回心血量减少，心排出量随之减低，冠状动脉供血不足，心肌缺血缺氧，造成急性循环衰竭。患者心前区闷胀压痛、烦躁不安。心尖冲动微弱，脉搏细速，心律不齐，颈静脉充盈、怒张，血压下降，脉压小。叩诊混浊音界增大，听诊心音遥远。

X 线检查：心影扩大，透视见心搏微弱、血气胸等，严重出血者不做常规 X 线检查，应及早手术探查。

心包穿刺：可抽出积血。

心电图检查：对判断心肌损伤的部位，有无传导系统或冠状动脉损伤提供参考资料。

（二）实验室及其他检查

1. X 线检查

如伤员伤情许可，应借胸部 X 线检查协助诊断。

2. 胸腔穿刺

胸腔穿刺是诊断胸部损伤的简易手段，疑有血胸、气胸、胸腔积液、脓胸等均应做胸腔穿刺术，并收集胸液标本做检查和药敏。

此外，在对胸部损伤紧急处理后，还应对其他部位做详细检查，注意颅脑、腹部、脊椎等的合并伤。

三、治疗

（一）非手术治疗

1）首先保持呼吸道通畅，用导管清除呼吸道淤积物，必要时使用支气管镜吸出分泌物或施行气管切开术，气管切开既便于吸痰又可减少呼吸道无效腔，改善呼吸。神志不清者，可行气管内插管。

2）纠正休克，解除引起休克的原因，如出血应补充血容量。

3）尽早闭合胸膜腔，如开放性气胸伤口应及时包扎封闭，对血气胸应尽早施行穿刺排气排液和及时采用胸腔闭式引流术，早期闭合胸腔是防治并发症——脓胸的主要措施。

4）维持胸廓的正常活动，如损伤造成的胸壁疼痛和浮动肋骨骨折，均可限制胸廓呼吸活动和发生反常的呼吸运动，严重影响呼吸道的通气功能，除给予适量的镇痛剂外，应按伤情采用肋间神经封闭，加压包扎或牵引固定浮动胸壁等处理。

5）给氧和抗生素预防感染。

6）严重合并伤如颅脑伤、胸腹腔内脏器破裂等是引起死亡的重要因素之一，应根据损伤的轻重缓急决定处理的次序。

（二）手术治疗

开放性胸部损伤，力争早期彻底清创并一期缝合；胸腔内进行性出血应剖胸止血；胸内异物若体积较大、形状不规则、带有泥沙及碎布，或靠近心脏、大血管，宜开胸取出；支气管、食管破裂或广泛肺裂伤引起张力性气胸、严重纵隔气肿时应于胸骨切迹上切开皮肤、皮下及筋膜，紧急排气减压，并行胸膜腔引流，若不见好转，则开胸修补；血心包经穿刺排血后没有改善，须切开心包清除积血，胸腹联合伤可酌情剖腹、剖胸或胸腹联合探查。

四、护理与健康教育

（一）一般护理

1）根据病情，放置于复苏室或抢救室。

2）体位为半卧位，保持呼吸道通畅，及时清除呼吸道分泌物或异物。

3）做好心理护理，安慰患者，使其消除紧张情绪，配合治疗。

4）对有开放性创伤的患者，应配合医生及时处理伤口，注意无菌操作。对伤口污染或组织破坏较重的患者，可应用抗生素预防和控制感染，并肌内注射破伤风抗毒血清1 500 U；血胸的患者如胸膜腔穿刺抽出血性混浊液或穿刺液细菌培养阳性，应按急性脓胸处理。

5）如伤后患者不能进食，应给予全胃肠外营养疗法。病情允许进饮食后，可选用清淡、易消化吸收的食物或要素饮食。

6）根据医嘱应用镇痛、镇静药物，以尽量减轻患者的痛苦，使其能够得到安静休息和恢复生活起居。

7）严重的损伤或有明显缺氧现象时，应给予氧气吸入。一般用鼻导管给氧，氧流量3~5 L/min，直至缺氧现象改善，生命体征平稳一段时间后方可停用。

（二）病情观察与护理

密切观察病情变化，做好相应的护理，胸部创伤的严重程度不仅在于伤口的大小，更重要的是在于脏器损伤的严重程度。胸部创伤病情多变，所以密切观察伤情变化对于每一个胸部损伤的患者均十分重要。

1. 对生命体征的观察

随时观察血压、呼吸、脉搏，一般每15~30分钟测一次，病情平稳后改为1~2小时测一次，次日酌情改为4小时一次。

2. 对休克的观察

胸部损伤严重的患者，常由于急性大失血，剧烈的疼痛以及因胸膜和肺损伤，导致呼吸、循环功能障碍而发生休克。当发现患者烦躁不安，面色苍白，出冷汗，脉快细弱，脉压小，尿量减少，中心静脉压降低，并有不同程度的呼吸困难则可考虑为休克。应迅速建立静脉通路，补充血容量，给氧，应备好气管切开包、胸穿包，做好术前准备。

3. 对反常呼吸的观察

此种呼吸多发生于多根、多处肋骨骨折造成胸壁软化者。吸气时局部隆起，使患侧肺不能扩张，纵隔随呼吸摆动，若不及时发现，及早处理，可因此导致心肺功能衰竭甚至死亡。发现此种情况除给氧外应局部放置 1~1.5 kg 沙袋压迫或以厚敷料加压包扎，必要时可做牵引或手术固定。

4. 对张力性气胸的观察

当患者出现呼吸极度困难、发绀、出汗、休克等症状，伤侧胸部向外鼓出，叩诊高度鼓音，听诊呼吸音消失，伴有局部性或广泛性皮下气肿或纵隔气肿时，应考虑为张力性气胸，应立即在患者第二肋间锁骨中线处插针排气，做好闭式引流准备，并协助医生进行抢救。

5. 对咯血的观察

胸部损伤患者常因支气管和肺受损而引起咯血，要注意观察咯血的量及性质。痰中带血丝为轻度肺、支气管损伤，安静休息数日后可自愈。咯血或咳大量泡沫样血痰，常提示肺、支气管严重损伤。对这样的患者首先要稳定情绪，鼓励咳出支气管内积血，以减少肺不张的发生。大量咯血时，行体位引流以防止窒息，并做好剖胸探查的准备。

6. 对伤口和切口的观察

对清创前的伤口，除了观察有无渗血和漏气外，还需要观察伤道，了解伤道的径路和可能伤及的器官。例如，对心前区的细小伤口也需想到可能伤及心脏。要注意观察有无心脏压塞症状（如血压低、脉压小，颈静脉怒张，心音遥远，静脉压升高，心浊音界扩大等）。

7. 对皮下气肿的观察

皮下气肿在胸部损伤患者中较为多见，气体进入组织间隙中，逐渐向皮下蔓延，局部可有肿胀，压之有捻发音。一般单纯性皮下气肿首先出现于胸部外伤处，而后向四周扩散，患者仅有局部不适和压痛，无其他影响，要向患者做解释，免除顾虑，如能除去病因往往不需特殊治疗，一周内气体可自行吸收。如观察不细致，处理不及时，胸腹腔或纵隔的气体压迫血管，尤其是压迫肺静脉时，可引起患者肺水肿及循环障碍，甚至危及生命。

8. 对合并损伤的观察

胸部损伤的患者，多数经纠正呼吸循环障碍后，病情能较快地控制、好转。如经处理后病情仍未好转，又不能用胸部损伤解释者，要注意多发伤的存在。除严密观察生命体征外，应注意观察发现有无合并颅脑、腹部、脊柱、四肢等部位的损伤。

（三）症状护理

1. 协助患者咳嗽排痰

手术后清醒的患者，应鼓励其咳嗽，做深呼吸，定时翻身拍背，协助排痰，并注意记录痰的色、质、量。辅助患者咯痰是胸部损伤的重要常规护理工作，对保持呼吸道通畅，促进肺膨胀，减少并发症有重要作用。如血压稳定，咳嗽时患者宜采用坐姿或半坐卧位，护士位于患者背后，用两手分别扶住手术切口前后部位，伸开手掌紧贴于切口上，略加压力，嘱患者咳嗽，这种能减轻咳嗽时伤口振动所引起的疼痛，从而使患者有效地咳出痰液。此外饮些温开水也有助于咳嗽。术后24小时内，一般宜每隔1~2小时辅助患者咳嗽一次，以后2~4小时咳嗽一次，直至双肺呼吸音清晰为止。

2. 注意保持口腔清洁

患者未清醒前，可用棉签协助清洗口腔，清醒时可给予温开水含漱。

3. 根据伤情，鼓励患者早期活动

患者意识完全清醒，生命体征平稳，可先做上肢被动活动，以后随着病情的好转逐渐地增加活动量及上、下肢和主动活动。一般情况下，患者拔除胸腔引流管后即可下床活动。全肺切除或心脏手术的患者，应根据情况延长卧床时间。

（四）胸膜腔闭式引流的护理

胸膜腔闭式引流又称水封闭式引流。胸膜腔内插入引流管，管的下方置于引流瓶水中，利用水的作用，维持引流单一方向，避免逆流，以重建胸膜腔负压。胸膜腔闭式引流的目的：排除胸膜腔内液体、气体，恢复和保持胸膜腔负压，维持纵隔的正常位置，促使术侧肺迅速膨胀，防止感染。故对胸膜腔闭式引流的护理是否完善对于患者的恢复是至关重要的。

1. 严格无菌操作，防止感染

①胸膜腔引流装置在术前应准备好，并严格执行灭菌措施；②引流瓶及乳胶管应每日更换一次，严格无菌技术，接头处要消毒，瓶内装无菌盐水；③引流口处敷料应1~2天更换一次，如有脱落、污染或分泌物渗湿，则应及时更换；④始终保持引流瓶低于床沿，尤其在搬动患者时，更应注意引流瓶的高度绝不允许高于引流管的胸腔出口平面。

2. 保持引流通畅

①检查引流管是否通畅，如观察到玻璃管内水柱随呼吸而升降，或水封瓶内不断有液体滴出，均说明引流管是通畅的；②患者取半卧位，水封瓶放置于较低的位置。引流管的内径及长度要适宜，上段固定在床沿，下段应保持垂直，勿使引流管扭曲或受挤压；③鼓励患者多变动体位及坐起咳嗽，做深呼吸运动，以利胸膜腔内积液排出，促进肺膨胀；④定时挤压引流管，可每隔1~2小时，在引流管近胸端用手反复挤压（从上往下挤）以防引流管阻塞。

3. 注意观察引流瓶中引流物的量与性状

观察引流液量、性状。如出血已停止，引出胸液多呈暗红色；创伤后引流液较多，引流液呈鲜红色，伴有血凝块，触摸引流管温度高，考虑胸腔内有进行性出血，应当立即通知医生，并准备剖胸手术。

4. 胸腔引流管的拔除及注意事项

24小时引流液小于50 mL，脓液小于10 mL，无气体溢出，患者无呼吸困难，听诊呼吸音恢复，X线检查肺膨胀良好，可去除引流管。方法：安排患者坐在床沿或躺向健侧，嘱患者深吸一口气后屏气拔管，迅速用凡士林纱布覆盖，再盖上纱布、胶布固定。

对于引流管放置时间长、放置粗引流管者，拔管前留置缝合线，去管后结扎封闭引流管口。拔管后最初几小时观察患者有无胸闷、呼吸困难、引流管口处渗液、漏气、管口周围皮下气肿等，如有上述情况应及早处理。

（五）健康教育

1）胸部损伤患者常需要做胸膜腔穿刺、胸膜腔闭式引流，操作前向患者或家属说明治疗的目的、意义，以取得配合。

2）向患者说明深呼吸、有效咳嗽的意义，鼓励患者在胸痛的情况下积极配合治疗。

3）告知患者肋骨骨折愈合后，损伤恢复期间胸部仍有轻微疼痛，活动不适时疼痛可能会加重，但不影响患侧肩关节锻炼及活动。

4）胸部损伤后出现肺容积显著减少或严重肺纤维化的患者，活动后可能出现气短症状，应嘱患者戒烟并减少或避免刺激物的吸入。

5）心肺损伤严重者定期来院复诊。

肋骨骨折

在胸部损伤中，肋骨骨折最为常见。可为单根或多根肋骨骨折。同一肋骨又可在一处或多处折断。第 1~3 肋骨较短，且有锁骨、肩胛骨和肌肉的保护，较少发生骨折。第 4~7 肋骨较长且固定，最易折断。第 8~10 肋骨虽较长，但前端与胸骨连成肋弓，较有弹性，不易折断。第 11~12 肋骨前端游离不固定，故也不易折断。儿童的肋骨富有弹性，承受暴力的能力较强，不易折断。老年人的肋骨骨质疏松，脆性较大，容易发生骨折。

一、病因

因直接暴力、跌倒或钝器撞击胸部，直接施压于肋骨，使承受打击处肋骨猛力向内弯曲而折断。胸部前后受挤压的间接暴力则可使肋骨向外过度弯曲处折断。

肋骨骨折时，如尖锐的肋骨断端向内移位，可刺破壁层胸膜和肺组织，产生气胸、血胸、皮下气肿或引起血痰、咯血等。断端亦可刺破肋间血管而引起出血。如撕破动脉并发喷射性出血，伤情往往迅速恶化。多根、多处肋骨骨折后，尤其前侧局部胸壁可因失去完整肋骨的支撑而软化，出现反常呼吸运动，即吸气时软化区的胸壁内陷而不随同其余胸廓向外扩展；呼气时则相反，软化区向外鼓出。如果软化区范围较广泛，在呼吸时由于两侧胸膜腔内压力不平衡，使纵隔左右扑动，影响气道的换气，引起体内缺氧和二氧化碳潴留，并影响静脉血液回流，严重的可发生呼吸和循环衰竭。

二、诊断

伤处胸壁疼痛，尤其在深呼吸、咳嗽或变换体位时疼痛加剧。根据伤情的轻重及肋骨骨折的范围大小可出现不同程度的呼吸困难和循环障碍。查体时，受伤胸壁明显压痛、肿胀。可有骨摩擦感、胸廓挤压试验阳性。多根、多处肋骨骨折可有胸廓变形、胸壁软化及其反常呼吸运动。肋骨骨折断端刺破胸膜壁层、肺脏、肋间血管，可出现皮下气肿、气胸、血胸等相应体征。

X线不但可以了解骨折的情况，而且可以了解胸内并发症，如气胸、血胸、肺损伤后不张，纵隔是否增宽，创伤性膈疝等情况。在 X 线检查时应注意，肋骨青枝骨折及肋软骨骨折，肋骨完全断裂在没有移位的情况下，有时不易发现骨折，但在 4~6 周再一次摄片，骨折处可发现骨痂形成而明确骨折。

根据外伤病史及上述临床表现，可作出初步诊断。胸部 X 线检查是诊断肋骨骨折的最可靠的方法，它不仅可明确有无肋骨骨折，还可确定肋骨骨折部位、数量、程度和有无并发血、气胸。

三、治疗

处理的原则是镇痛、清理呼吸道分泌物、固定胸廓和防治并发症。镇痛的方法甚多，可酌情使用镇痛剂和镇静剂，或使用患者自控止痛装置、肋间神经阻滞，甚至硬膜外置管镇痛。鼓励患者咳嗽排痰，早期下床活动，减少呼吸系统的并发症。固定胸廓的方法因肋骨骨折的损伤程度与范围不同而异。

（一）闭合性单处肋骨骨折

骨折的断端因有上、下完整的肋骨和肋间肌支撑较少错位、重叠，多能自行愈合。治疗的重点是止痛、固定胸廓和防治并发症。单根或 2~3 根肋骨单处骨折，尤其位于背侧者，一般以大号膏药贴敷在局部胸壁或用胶布条固定胸廓，可收到止痛、固定效果，同时需口服吲哚美辛、布洛芬、地西泮、可待因、曲马朵、吗啡等镇痛、镇静药物，或中药三七片、云南白药；亦可用 1% 普鲁卡因溶液行肋间神经阻滞或封闭骨折处。此外，需鼓励患者咳嗽排痰，以减少呼吸系统的并发症。

传统胶布固定胸壁的方法：患者取坐位或侧卧位。伤侧胸壁剃毛，涂安息香酸酊以增加胶布的黏性，减少皮肤刺激反应。患者上肢外展，手掌按在头顶。将宽 7~8 cm 的胶布条，于患者深呼气后屏气时，紧贴胸壁，后端起自健侧脊柱旁，前端越过胸骨。从胸廓下缘开始，依次向上粘贴到腋窝，上、下胶布条重叠，呈屋瓦状。胶布贴紧胸壁有时可引起表皮水疱，在暑天肥胖者尤易发生，且有限制呼吸的弊端。

（二）多根多处骨折的治疗

若胸壁软化范围较小，除止痛外尚需局部压迫包扎。大块胸壁软化或两侧胸壁有多根、多处肋骨骨折时，因反常呼吸运动、呼吸道分泌物增多或血痰阻塞气道，病情危笃，需采取紧急措施：清除呼吸道分泌物，以保证呼吸道通畅。对咳嗽无力、不能有效排痰或呼吸衰竭者，要做气管插管或气管切开，以利抽吸痰液、给氧和施行辅助呼吸。

胸壁反常呼吸运动的局部处理：

1. 包扎固定法

适用于现场或较小范围的胸壁软化。用厚敷料、沙袋压盖于胸壁软化区，再粘贴胶布固定，或用多带条胸布包扎胸廓。

2. 牵引固定法

适用大块胸壁软化或包扎固定不能奏效者。在局部麻醉下，消毒胸壁软化区，用无菌巾钳经胸壁夹住中央处游离段肋骨，再用绳带吊起，通过滑轮做重力牵引，重量2~3 kg，使浮动的胸壁复位。固定时间为1~2周。此法不利于患者活动。另一种方法，在伤侧胸壁放置牵引支架，把巾钳固定在铁丝支架上，患者可起床活动。

3. 内固定法

适用于错位较大、病情严重的患者。切开胸壁，在肋骨两断端分别钻洞，贯穿不锈钢丝固定。

（三）开放性肋骨骨折

对单根肋骨骨折患者的胸壁伤口需彻底清创，修齐骨折端，分层缝合后固定包扎。如胸膜已穿破，尚需做胸膜腔引流术。多根、多处肋骨骨折者，于清创后用不锈钢丝做内固定术。手术后应用抗生素，以防感染。

胸骨骨折

胸骨骨折通常由暴力直接作用所致，最常见的是交通事故中驾驶员胸部撞击方向盘，使用方向盘气囊已明显减少发生胸骨骨折。大多数胸骨骨折为横断骨折，好发于胸骨柄与体部交界处或胸骨体。胸骨旁多根肋软骨骨折，可能发生胸骨浮动，导致连枷胸。胸骨骨折容易合并钝性心脏损伤、气管、支气管和胸内大血管及其分支损伤。

一、病因

多因前胸直接或间接暴力冲击，钝性击伤或挤压伤所致。

二、诊断

有明显的外伤史。胸骨局部可出现凹陷性畸形及软组织挫伤。胸骨骨折多伴有肋骨骨折发生。胸骨骨折时应注意有无心脏及大血管的损伤。

摄X线胸骨侧位片，可明确诊断。

三、治疗

1）骨折无移位，胸壁、胸内无并发症者，局部采用1%普鲁卡因封闭以镇痛，胸带固定2~3周。

2）骨折移位者可选用下述方法

（1）牵引复位法：用钳夹住断骨上段，患者后仰，胸椎过伸，用力拉出下陷胸骨，用牵引保持复位状态。

（2）切开复位：在胸骨骨折部位纵向切口，用钢丝2~3条穿过断端拧紧固定。术中注意不要伤及胸骨后纵隔内重要脏器。如无并发症，一般两个月左右骨折即能愈合。

3）胸骨骨折常合并肋骨骨折，最大的危险是发生纵隔气肿、张力性气胸、大出血及反常呼吸，此类并发症应及时处理，以免造成严重的不良后果。

气 胸

胸膜腔内积气称为气胸。气胸的形成多由于肺组织、气管、支气管、食管破裂，空气逸入胸膜腔，或因胸壁伤口穿破胸膜，胸膜腔与外界沟通，外界空气进入所致。气胸可以分为闭合性气胸、开放性气胸和张力性气胸三类。游离胸膜腔内积气都位于不同体位时的胸腔上部。当胸膜腔因炎症、手术等原因发生粘连，胸腔积气则会局限于某些区域，出现局限性气胸。

一、闭合性气胸

闭合性气胸多见于肋骨骨折，肋骨断端刺破肺组织，使空气进入胸膜腔所形成。肺萎陷在30%以下的小量气胸，对呼吸功能和循环功能影响较小。肺萎陷在60%以上的大量气胸，常引起缺氧和静脉血液回流减少，对呼吸和循环影响极大。

（一）病因和病理

闭合性肋骨骨折刺伤肺组织，胸壁无伤口；或胸壁穿入性损伤，伤口很小，空气进入胸膜腔后，伤口闭合，均可造成闭合性气胸。闭合性气胸可使伤侧的肺部分或全部萎陷，纵隔被推向健侧，健侧胸膜腔也同病侧一样负压减少，肺复张受限（影响肺换气功能而产生不同程度的缺氧症状）。

（二）诊断

自觉症状随气胸的程度而异。小量气胸，肺萎陷30%以下者，常无明显症状；较大量气胸，可出现胸闷和呼吸短促；大量气胸可发生呼吸困难。

检查时，可见伤侧胸、肋间饱满，呼吸运动减低，叩诊伤侧胸部呈鼓音，听诊呼吸音减弱或消失，心脏和气管向健侧移位。X线检查可见肺萎陷，气管及纵隔向健侧移位。

（三）治疗

小量气胸，一般不作特殊处理，胸膜腔内积气可于1~2周自行吸收。大量气胸，需要进行胸膜腔穿刺，尽量抽完积气，或施行胸膜腔闭式引流术，促使肺及早复张。胸膜腔穿刺放置闭式引流的部位均在伤侧第2肋间锁骨中线处。合理应用抗生素预防感染。

二、开放性气胸

各种利器贯通全层胸壁，使胸膜腔与外界相通，空气可随呼吸运动而自由出入胸膜腔，这种气胸称为开放性气胸。开放性气胸由于胸壁有贯通的伤口，胸膜直接受外界空气强烈刺激，两侧胸膜腔压力失去平衡而使纵隔左右扑动，故病情往往危重。如果伤口小于气管口径，伤侧肺可因空气出入量少而仍有部分呼吸功能；伤口大于气管口径时，空气出入量大，胸膜腔压力与大气压相等，伤侧肺则完全萎陷，丧失呼吸功能。

（一）病因和病理

开放性气胸主要是由胸壁的穿透伤所致。开放性气胸的病理变化为：①伤侧胸膜腔负压消失，肺被压萎缩，纵隔移向健侧，使健侧肺扩张不全。②吸气时因健侧胸膜腔负压升高，纵隔被推向健侧；呼气时伤侧胸膜腔的空气从伤口排出，因健侧胸膜腔压力差较小，纵隔移向伤侧。随着呼吸活动，纵隔左右摆动，导致静脉回流障碍，并刺激纵隔和肺门神经，可引起休克。③有效呼吸量减少，因伤侧肺萎陷，不能行使通气功能，支气管即变为无效腔。呼气时，健侧肺的气体不仅排至体外，而且也排入伤侧支气管内；吸气时，健侧肺不仅吸入外界空气，也吸入伤侧支气管内含氧量低的残气，造成有效呼吸量减少和缺氧。

（二）诊断

患者出现疼痛、呼吸困难、发绀，甚至休克。胸壁伤口随呼吸运动可听到"噗噗"响声。气管向健侧移位。伤侧胸部叩诊呈鼓音，听诊呼吸音减弱或消失。胸部 X 线检查可显示伤侧气胸、肺萎陷程度及纵隔移位程度；有时可伴有胸腔积液。

（三）处理

开放性气胸病情危重需要急救处理，首先用无菌凡士林纱布加棉垫封盖伤口，变开放性气胸为闭合性气胸，然后按闭合性气胸依次处理。胸膜腔穿刺或放置闭式引流。同时给予吸氧、补液、输血、纠正休克。待患者一般情况平稳后再进行彻底清创缝合，必要时可行胸内探查。鼓励或协助患者咳痰。应用抗生素，预防感染。

闭式胸腔引流术的适应证为：①中、大量气胸、开放性气胸、张力性气胸；②胸腔穿刺术治疗下气胸增加者；③需使用机械通气或人工通气的气胸或血气胸者；④拔除胸腔引流管后气胸或血胸复发者。方法为：根据临床诊断确定插管的部位，气胸引流一般在前胸壁锁骨中线第 2 肋间隙，血胸则在腋中线与腋后线间第 6 或第 7 肋间隙。消毒后在局部胸壁全层做局部浸润麻醉，切开皮肤，钝性分离肌层，经肋骨上缘置入带侧孔的胸腔引流管。引流管的侧孔应深入胸腔内 2～3 cm。引流管外接闭式引流装置，保证胸腔内气、液体克服 3～4 cmH_2O 的压力能通畅引流出胸腔，而外界空气、液体不会吸入到胸腔。术后经常挤压引流管以保持管腔通畅，记录每小时或 24 小时引流液量。引流后肺膨胀良好，已无气体和液体排出，可在患者深吸气屏气时拔除引流管，并用凡士林纱布与胶布封闭伤口。

三、张力性气胸

张力性气胸为气管、支气管和肺损伤处形成活瓣，气体随每次吸气进入胸膜腔并积累增多，导致胸膜腔压力高于大气压，又称为高压性气胸。伤侧肺严重萎陷，纵隔显著向健侧移位，健侧肺受压，腔静脉回流障碍。高于大气压的胸膜腔内压，驱使气体经支气管、气管周围疏松结缔组织或壁胸膜裂伤处，进入纵隔或胸壁软组织，形成纵隔气肿或面、颈、胸部的皮下气肿。

（一）病因和病理

张力性气胸的发生见于肺、支气管的破裂伤，以及火器造成的胸壁小活瓣式伤口等。吸气时空气经裂口进入胸膜腔，呼气时活瓣闭合，空气不能排出，胸膜腔内压力不断增高，导致伤侧肺受压萎缩，纵隔向健侧移位，以致健侧肺也受压缩，而引起严重呼吸、循环功能障碍。

（二）诊断

张力性气胸患者表现为严重或极度呼吸困难、烦躁、意识障碍、大汗淋漓、发绀。气管明显移向健侧，颈静脉怒张，多有皮下气肿。伤侧胸部饱满，叩诊呈鼓音，呼吸音消失。胸部 X 线检查显示胸腔严重积气，肺完全萎陷、纵隔移位，并可能有纵隔和皮下气肿。胸腔穿刺时可见到高压气体将针芯向外推。不少患者有脉细快、血压降低等循环障碍表现。

（三）处理

张力性气胸是可迅速致死的急危重症。入院前或院内急救需迅速使用粗针头穿刺胸膜腔减压，并外接单向活瓣装置；在紧急时可在针柄部外接剪有小口的柔软塑料袋、气球或避孕套等，使胸膜腔内高压气体易于排出，而外界空气不能进入胸腔。进一步处理应安置闭式胸膜腔引流，使用抗生素预防感染。闭式引流装置与外界相通的排气孔外接可适当调节恒定负压的吸引装置，以利加快气体排除，促使肺膨胀。待漏气停止 24 小时后，X 线检查证实肺已膨胀，方可拔除插管。持续漏气而肺难以膨胀时需考虑开胸探查手术。

血　胸

胸部损伤引起胸膜腔内积血，称为损伤性血胸。可与气胸并存，称为损伤性血气胸。损伤性血胸出血多见于：①肺裂伤出血，最为多见，由于肺循环压力低，出血量少且较缓慢，常可自行停止；②肋间血管或胸廓内动静脉出血，因压力较高，出血量较多较快，常不易自止，需手术止血；③心脏与大血管出血，出血量多而急，不易控制，很快导致失血性休克，往往得不到抢救机会而死亡。

血胸发生后，如出血量大，可出现内出血征象，严重者可出现失血性休克；同时胸膜腔内积血增多，伤侧肺受压萎陷，并将纵隔推向健侧，可造成呼吸与循环功能障碍。由于肺、膈肌与心脏运动有去除纤维蛋白作用，胸膜腔内少量积血多不凝固。出血快且量多，去除纤维蛋白作用则不完全，积血凝固成块，称为凝固性血胸。血块机化后，形成纤维组织束缚肺和胸廓，限制了呼吸运动，使肺功能受损。血胸如合并感染，则形成脓胸。

一、诊断

少量血胸（胸内积血在 500 mL 以下，X 线胸片仅见肋膈角消失，液面不超过膈顶平面）患者可无症状。中等量血胸（胸内积血 500～1 500 mL，X 线胸片见液面达肺门水平）患者有内出血及胸膜腔内压增高症状。大量血胸（胸内积血在 1 500 mL 以上，X 线胸片见液面上界达上肺野，有纵隔移位）出现休克。中等量和大量血胸发生休克可有脉搏加快、血压下降等表现。胸膜腔内压增高、胸腔积液表现为呼吸困难、肋间饱满，气管向健侧移位、伤侧胸部叩诊呈浊音、呼吸音减弱或消失。单纯血胸较少见，多数为血气胸并存，故多数 X 线片显示液气平面。经胸腔穿刺抽出血液，可以确诊，抽出的血液一般不凝固。

进行性血胸的临床表现：①休克进行性加重；②经输血补液后，休克不能纠正；③血红蛋白、红细胞计数和红细胞比容进行性下降；④胸腔穿刺可因凝固性血胸抽不出血液，但连续胸部 X 线摄片显示胸腔阴影继续增大；⑤胸腔闭式引入后引流血量连续 3 小时每小时超过 200 mL 或 24 小时内超过 1 000 mL。

血胸并发感染的临床表现：①出现寒战、高热、出汗、脉快、白细胞计数升高等中毒症状；②胸腔穿刺抽出血液做涂片检查，红细胞与白细胞比值降至 100∶1（正常 500∶1）；③穿刺或引流的胸腔液体涂片或细菌培养阳性。

二、治疗

1）应加强支持和抗感染。单纯血胸和血气胸，量少者不必特殊处理，可让其自行吸收。

2）大量血胸应尽快放置胸膜腔引流管做水封瓶引流，不仅可排净血、气，改善呼吸功能，防止并发症（纤维胸及脓胸），而且还可动态观察是否为进行性血胸及单位时间出血量。如开始引流出 1 000~1 500 mL 或随后每小时引流量 200~300 mL，均应认为系进行性血胸，是手术开胸探查的指征，术后仍需放置引流管。

3）如患者伴有休克，应先治疗休克，进行补液、输血、给氧。

4）已形成凝固性血胸的患者，全身情况允许时，应尽早手术清除血凝块，并去除肺表面的纤维组织。术后可对胸腔引流管进行负压吸引，促进肺复张。

5）对机化性血胸宜在伤后 4~6 周行纤维膜剥脱术。血胸并发感染按脓胸处理。

纵隔气肿及皮下气肿

胸部损伤中，纵隔气肿和皮下气肿都是肺、支气管和食管裂伤的一个临床表现。肺表浅部和末梢支气管裂伤，一般首先发生气胸，但如有胸膜粘连而空气不得进入胸膜腔，则可经胸壁组织间隙到达皮下，自伤部向四周蔓延，形成范围不等的皮下气肿。如气管、支气管或食管裂伤，则空气外溢首先进入纵隔，沿纵隔组织间隙，向上向下扩展，临床上表现为自颈根部向颜面及胸前蔓延的皮下气肿。皮下气肿仅造成轻度不适感，但纵隔气肿，则可能引起严重的呼吸循环障碍，特别是漏气裂口大，合并有张力性气胸时，问题尤为紧迫严重。

一、诊断

气管、支气管、肺及食管外伤破裂，均可造成纵隔及皮下气肿，多同时并有气胸。

（一）皮下气肿

皮下气肿常是肺组织及支气管损伤的一个临床表现。一般肺表浅裂伤及支气管末梢破裂，仅发生气胸。但如有胸膜粘连，气体不能进入胸腔，则可沿胸壁软组织间隙达皮下，自伤部向四周蔓延，形成范围程度不同的皮下气肿。皮下气肿仅有轻度不适感。检查时见气肿各部皮肤肿胀，扣之有捻发音。

（二）纵隔气肿

纵隔气肿常是支气管、气管、食管破裂的一个临床表现。有的可合并张力性气胸。临床上表现为气肿沿颈根及颈面部向前胸部蔓延。纵隔气肿能引起严重的呼吸循环功能障碍，特别是破裂口较大合并张力性气胸时，病情更为严重。纵隔大量积气，纵隔内大血管受压，腔静脉首先受到影响，导致循环功能紊乱。重度纵隔气肿，患者常有显著呼吸困难、发绀、脉快、血压下降等休克症状。患者还可有头昏、头痛。临床检查气肿各部皮肤肿胀，致静脉充盈，阴囊胀大如球形，触之有捻发音。如有细菌感染，可有发热、全身中毒症状及胸骨后痛。

胸部透视或摄片可见纵隔胸膜下有不规则的气带，上纵隔尤为显著，胸骨后及胸大肌等肌肉间均可见顺肌纹放射状不规则的空气影像。

二、治疗

张力性气胸引起的气胸，首先治疗气胸，做胸膜腔闭式引流进行急救。纵隔气肿有纵隔器官受压，呼吸循环功能障碍者，在胸骨切迹上方切开皮肤及皮下组织，打开气管前筋膜，伤口以纱布填充，即可排气减压，必要时须行气管切开术。做了气管切开，又需要切开颈部皮肤减压的患者，为防止气管分泌物感染纵隔，可在两侧锁骨上做切开排气减压。对不断扩展的皮下气肿，可在气肿最明显部位做多数小切口排气。一般局限的轻度纵隔和皮下气肿，不需特殊处理，多可自行吸收。

气管、支气管损伤

气管、支气管损伤大多发生在胸部严重压伤，气管、支气管可以完全断裂，两断端间可有长达数厘米的距离，也可部分断裂，两端仍部分连接。临床上突出症状是患者呼吸困难，咳血痰。

一、病因

气管、支气管损伤可由穿通伤和闭合伤引起。战时的穿通伤如子弹、爆炸的弹片、刺伤，这种损伤常合并心脏或大血管损伤，多死于现场。平时则由支气管镜检查、气管内锐性异物所致。闭合伤多见于交通事故、塌方、高压坠落等。这种损伤常合并胸、腹部其他脏器损伤，但也有不少患者为单纯的气管、支气管损伤。

二、诊断

（一）早期表现

1. 呼吸困难

气管、支气管破裂早期，由于呼吸道血液及分泌物堵塞，一侧或双侧气胸造成的肺不张，肺挫伤引起的肺间质水肿，均可造成严重的缺氧，表现为呼吸困难、气急、发绀、烦躁不安等。

2. 咳嗽及血痰

由于损伤出血，使呼吸道积存大量血液，加上支气管分泌物不能顺利排出使呼吸道阻塞，纵隔气肿的压迫和刺激，使患者剧烈咳嗽、咳痰、痰中带血或血块。

3. 体征

气管、支气管破裂引起纵隔气肿，并迅速向颈、胸、面部扩散，形成广泛的皮下气肿，检查可触及握雪感或捻发感，纵隔胸膜破裂后出现一侧或两侧气胸，可呈张力性气胸表现，导致气管、纵隔移位，胸部叩诊呈鼓音，听之呼吸音减低或消失。同时可伴有不同程度的血胸表现。特别是安放胸膜腔闭式引流后，气体持续不断排出而呼吸功能仍不能改善，就要考虑气管、支气管破裂的可能。

（二）晚期表现

有的患者可因血块堵塞裂口，气管裂伤未被及时发现，急性期过后，逐渐纤维化，形成瘢痕性狭窄，甚至完全阻塞，使远端通气障碍，造成部分或完全肺不张。气体交换面积减少，患肺的低氧血进入体循环等，可产生胸闷、气短、发绀等。如继发感染，则出现发热、患侧叩浊、呼吸音减低或消失。部分阻塞比完全阻塞更容易发生感染，引起肺脓肿、支气管扩张。如支气管完全断裂，两端由肉芽组织、上皮组织愈合，因远端肺组织不与近端气管相通，几个月乃至几年也不发生感染，给支气管重建提供了条件。

急性损伤的患者，不便于进行更多的检查，应当以急救为主。待病情较稳定后，可进行支气管碘油造影，明确断裂部位及裂口之大小。纤维支气管镜检查时于确定诊断及了解病情均有帮助。

三、治疗

对急性期患者，首先做胸膜腔闭式引流，以解除张力性气胸对患者生命的威胁。为了减低气管内阻力，改善呼吸功能和进行辅助呼吸，有时需同时做或先做气管切开。待患者情况稳定，争取早期开胸做气管修补，支气管横断应在彻底清创后做对端吻合。对于晚期的完全性或非完全性断裂，都可以做对端吻合。若肺内已有不可复原的感染，则需做肺切除手术。

肺爆震伤

核武器、鱼雷、烈性炸药、瓦斯等突然爆炸，释放出巨大能量，爆破处中心的压力和温度急剧上升，借助周围介质（空气、水等）迅速向四周传播，形成一种超声速的冲击波（即高压气浪或水波浪）。冲击波直接作用于人体所造成的损伤称为爆震伤；其临床特点有三：①外轻内重，即体表受伤轻，内脏损伤重；②多处受伤，常同时有鼓膜、心、肺、肝、脾、肾、胃、肠、骨、颅脑和软组织等损伤；③病情发展迅速。

一、诊断

患者胸部体表常无明显伤迹或伤迹较轻微，但有明显胸痛和受到压力波撞击感。口唇发绀，咯血性泡沫痰，呼吸困难，严重者出现呼吸衰竭。常有脑部和腹部症状。胸部听诊两肺充满湿性啰音；合并气胸、血胸时，呼吸音减弱或消失。胸部 X 线检查显示两肺呈片状或斑点状渗出样阴影，常伴有气胸和血胸。

二、治疗

保持半坐位，避免剧烈活动，减轻心、肺负担，防止加重出血。镇静止痛，可行肋间封闭或肌内注射哌替啶。吸氧。应反复清除呼吸道分泌物，保持呼吸道通畅，有上呼吸道梗阻或有窒息危险者，应及时行气管切开。严重缺氧、呼吸窘迫者，应采用机械辅助呼吸。合并气胸、血胸者，应及时行胸膜腔闭式引流。合理应用抗生素，预防肺部感染。补液输血应特别谨慎，以免加重肺水肿或导致心力衰竭。应用强心、利尿剂，治疗肺水肿。其他器官的损伤，应及时予以相应处理。

创伤性窒息

创伤性窒息是钝性暴力作用于胸部所致的上半身广泛皮肤、黏膜、末梢毛细血管淤血及出血性损害。当胸部与上腹部受到暴力挤压时，患者声门紧闭，胸膜腔内压骤然剧增，右心房血液经无静脉瓣有上腔静脉系统逆流，造成末梢静脉及毛细血管过度充盈扩张并破裂出血。

一、诊断

临床表现为面、颈、上胸部皮肤出现针尖大小的紫蓝色淤斑，以面部与眼眶部为明显。口腔、球结膜、鼻腔黏膜淤斑，甚至出血。视网膜或视神经出血可产生暂时性或永久性视力障碍。鼓膜破裂可致外耳道出血、耳鸣，甚至听力障碍。伤后多数患者有暂时性意识障碍、烦躁不安、头昏、谵妄，甚至四肢痉挛性抽搐，瞳孔可扩大或极度缩小，上述表现可能与脑内轻微点状出血和脑水肿有关。若有颅内静脉破裂，患者可发生昏迷或死亡。

二、治疗

创伤性窒息本身一般并无严重后果，但必须警惕和预防成人呼吸窘迫综合征的发生。应对患者做全面检查和处理。对此综合征本身仅需安静卧床休息，以及一般对症处理，纠正缺氧，预防和治疗休克，输液速度不宜过快，以免引起肺水肿。给予镇静、止痛、止血药物，防治感染。解痉药物如氨茶碱、糖皮质激素可适当应用。若无眼、脑等合并伤，预后一般良好。

心脏穿通伤

心脏损伤可分为钝性心脏损伤与穿透性心脏损伤。钝性损伤多由胸部撞击、减速、挤压、冲击等暴力所致，损伤严重程度与钝性暴力的撞击速度、质量、作用时间、心脏舒缩时相和心脏受力面积有关，心脏在等容收缩期遭受暴力的后果最为严重。穿通伤多由锐器、刀器或火器所致心脏破裂，火器伤多导致心脏贯通伤，异物留存心脏也较多见。近年心脏介入诊断治疗的发展，使心导管所致的医源性心脏损伤有所增多。

一、病因和病理

心脏穿通伤是由刀、剪、匕首等锐器刺伤，子弹、爆炸的弹片损伤所致。心导管检查也有可能使心脏穿孔。枪弹伤患者多因大出血死于现场，但也有部分患者能够到达医院而获得救治。穿通伤常见于心室，右心室多于左心室。小而浅的刺伤，因心室肌肉厚，收缩力强，伤口可立即闭合，而心房的损伤，由于壁薄，出血难以自止。严重的损伤，即刻造成大出血休克。出血主要来源于心腔，其次为冠状血管及心肌。

二、诊断

（一）临床表现

有心前区穿通伤，特别是刀刃伤及严重胸部挤压伤史。

1. 出血性休克

心脏受伤后，如心包伤口够大，血液可从心脏通过心包流入胸腔及体外，可以看到血液随呼吸从伤口排出，可表现为血胸，急性大量失血可出现出血性休克。

2. 心包填塞

心脏刺伤引起的出血，由于伤口常不大，血液积存在心包内，形成血心包。引起心包内压力急剧上升，对心脏产生压迫，临床上出现心包填塞症，使血液回流受阻，中心静脉压升高，回心血量减少，心排血量随之减低，冠状动脉供血不足，心肌缺血缺氧，造成急性循环衰竭。患者心前区闷胀压痛、烦躁不安。心尖冲动微弱，脉搏细速，心律不齐，颈静脉充盈、怒张，血压下降，脉压小。叩诊心浊音界增大，听诊心音遥远。

（二）实验室及其他检查

1. X 线检查

心影扩大，透视见心搏微弱、血气胸等，严重出血者不做常规 X 线检查，应及早手术探查。

2. 心包穿刺

可抽出积血。

3. 心电图检查

为判断心肌损伤的部位、有无传导系统或冠状动脉损伤提供参考资料。

（三）诊断要点

①胸部伤口位于心脏体表投影区域或其附近；②伤后时间短；③贝克（Beck）三联征、失血性休克和大量血胸的体征。

三、治疗

穿通性心脏损伤的病情进展迅速，胸部 X 线、心电图等对明确诊断都是耗时、准确性不高的方法。抢救成功的关键是尽早开胸手术，手术前不应采用其他任何治疗措施而延误手术时间。

（一）抗休克

1. 吸氧

立即大量给氧，保持呼吸道通畅，必要时行气管内插管，加压供氧。

2. 补充血容量

迅速输血、补液，建立两条以上静脉通道。最好行中心静脉插管，既可快速补液，又可监测中心静脉压变化。要适量补给 5% 碳酸氢钠，并进行抗休克治疗。

（二）心包穿刺

心包填塞症状明显者，应做心包穿刺和积极准备手术探查。穿刺时患者取半卧位。局麻下用 18 号针头由剑突下和左肋弓交接角向后上方慢慢刺入，边穿刺边抽吸。针头进入心包腔内即有血液抽出，即使排出少量血液，患者情况亦可得到立即好转，对心包穿刺后症状未见改善，近年来多倾向手术治疗，紧急开胸，缝合心脏裂口。

（三）开胸探查

手术清除心包内血液及血凝块，缝合心脏伤口，是最根本的治疗手段。这样可彻底止血，解除对心脏的压迫，并防止日后形成缩窄性心包炎及其他并发症。

（四）心包切除术

度过危险期，日后因心包内血液机化形成缩窄性心包炎的患者，应充分进行术前准备，行心包切除术。

（五）抗感染

给予足量抗生素防治感染。

<h2 style="text-align:center">胸腹联合伤</h2>

一、病因

多因火器伤、刺伤、子弹穿通伤、挤压及高处坠落伤所致。

二、诊断

穿通性损伤可以根据胸部或腹部伤口的部位，子弹和弹片进入体内的方向，弹道入口和出口情况来诊断有无膈肌损伤。闭合性损伤，多见于下胸部受到严重的挤压和碰击。

因胸腹部多脏器损伤临床表现复杂，可有胸痛、严重呼吸困难、发绀、咯血、呕血、血尿、休克等。检查可有气胸、血胸、腹膜炎表现，也可有肋骨骨折、纵隔移位、皮下及纵隔气肿。经胸部伤口见到粪便、胆汁、胃肠内容物、大网膜等即可确诊。

X 线检查可发现血气胸、肋骨骨折、膈下游离气体、腹腔脏器疝入胸腔。病情允许可服造影剂或钡灌肠造影。B 超可发现突入胸内的肝脏。

伤后凡有腹壁压痛、腹肌紧张或腹部膨胀、肝浊音上界升高、腹部转移性浊音等体征，经腹腔穿刺抽出血液或混浊液者即可明确诊断。此外，X 线检查如示膈下积气，可做出腹腔内空腔脏器破裂的诊断；如胸膜腔内显示胃泡或肠腔，或肝阴影，则提示合并有膈肌破裂，引起膈疝。

三、治疗

首先是抢救休克，输血、输液同时纠正呼吸循环功能障碍。待患者情况改善后，多数伤员需施行手术治疗。手术目的为止血、处理肺裂伤、缝合胃肠穿孔和修补膈肌裂口等。手术切口是经胸部还是腹部，应根据具体情况决定，一般说来，左侧胸腹联合伤应经胸手术，因为胸、腹内脏均可经胸切口显露。右侧胸腹联合伤，如胸部、腹部均需手术，因有肝脏遮盖影响腹部内脏显露，应在胸、腹分别做切口。开胸术毕安放胸膜腔闭式引流，并常规给予抗感染治疗。

（郑晓勇）

第二节　脓　胸

病菌侵入胸膜腔，产生脓性渗出液积聚于胸膜腔内的化脓性感染，称为脓胸。脓胸根据病程长短可分为急性和慢性；按照致病菌则可分为化脓性、结核性和特殊病原性脓胸；按照波及的范围又可分为全脓胸和局限性脓胸。

一、病因

胸膜腔的化脓性感染所造成的胸膜腔的积脓。病原菌可以通过以下途径进入胸膜腔：

1）肺部炎症，特别是靠近脏层胸膜的肺炎可直接扩散到胸膜腔。

2）肺脓肿或结核空洞直接破溃到胸膜腔。

3）胸壁、肺或食管的外伤。

4）纵隔感染扩散到胸膜腔，如食管自发性破裂或穿孔。

5）膈下脓肿通过淋巴管扩散至胸膜腔。

6）菌血症或脓毒血症的致病菌经血液循环进入胸膜腔。

7）医源性感染，如胸腔穿刺或手术造成污染引起脓胸。

在抗生素问世之前，肺炎链球菌、葡萄球菌是脓胸的主要致病菌，现在较为多见的致病菌为葡萄球菌和某些革兰阴性杆菌，如克雷伯杆菌、大肠杆菌、绿脓杆菌等，也可为结核分枝杆菌、阿米巴原虫和放线菌等特殊病原微生物感染。

二、诊断

（一）临床表现

1. 全身

发绀、面色苍白、贫血貌或潮红；明显消瘦；可有水、电解质失衡。

2. 局部

患侧胸部塌陷、畸形；肋间隙饱满；气管位置不居中；纵隔可有移位；患侧呼吸音减低或消失；患侧胸部叩诊浊音等；杵状指。

（二）辅助检查

①血常规示白细胞计数增多，中性粒细胞比例增高；或红细胞计数和血细胞比容降低；②低蛋白血症；③脓液细菌培养阳性；④胸部 X 线检查有异常发现。

三、治疗

（一）治疗原则

急性脓胸的治疗原则：①根据致病菌对药物的敏感性，选用有效抗生素；②彻底排净脓液，使肺早日复张；③控制原发感染，全身支持治疗，如补充营养和维生素、注意水和电解质的平衡、矫正贫血等。

排净脓液的方法：及早反复胸膜腔穿刺，并向胸膜腔内注入抗生素。若脓液稠厚不易抽出，或经过治疗脓量不见减少，患者症状无明显改善，或发现有大量气体，疑伴有气管、食管瘘或腐败性脓胸等，均宜及早施行胸膜腔闭式引流术。

（二）治疗方法

1. 全身治疗

给予高热量、高维生素、高蛋白饮食，适当补充电解质，加强支持疗法，必要时少量多次输全血、血浆、白蛋白等。

2. 抗感染治疗

全身给予有效的抗生素，对脓液稀薄的患者，经反复胸腔穿刺和向胸膜腔内注入抗生素，效果满意。穿刺吸脓一般每日 1 次，至少隔日 1 次，每次尽可能吸尽，并注入青霉素 40 万 U、链霉素 0.5 g 或甲硝唑溶液。对脓液黏稠不易吸出且无合并支气管胸膜瘘者，可反复注入等渗盐水冲洗，偶尔也可于盐水内加入链激酶 10 万 U，脱氧核糖核酸酶 2.5 万 U，以稀释脓液，有利于吸出。

3. 排除脓液

1）胸腔穿刺：早期脓胸应做穿刺治疗，特别是儿童肺炎后脓胸，治愈率较高。穿刺时应注意：①患者采取合适体位；②穿刺部位要准确；③准备好适当的急救药品；④穿刺中如患者出现剧咳、疼痛、心悸等，应停止穿刺；⑤注意进针深度，防止损伤肺脏，造成气胸和出血。

2）胸腔闭式引流术：急性脓胸如有下列情况者，应施行胸腔闭式引流术。①有支气管胸膜瘘或食管胸膜瘘；②肝脓肿或结核空洞破溃入胸腔；③全脓胸，抽脓后脓液复积较快；④包囊性脓胸，脓液黏稠，穿刺不易抽出或多次抽吸不能控制。常用有肋间插管法和肋床插管法。引流部位应选在脓腔的最低位，引流管口径应在 0.8 ~ 1.0 cm，保持通畅；随时观察引流量及防止引流管松动、滑脱，2 周后待症状改善，肺已扩张，脓腔缩小，以水测量脓腔容量在 10 mL 以下，可拔管换药至痊愈。

3）开放引流：经闭式引流，纵隔胸膜固定，如脓液尚未消失，脓腔缩小至 50 mL 左右，可剪短引流管，改为开放引流。

4. 脓胸清创术

对经上述引流效果不满意或多房性脓胸，可行脓胸清创术。方法为经患侧第6肋间进胸，分离打开脓腔间隔，彻底吸除脓液，以及胸膜附着脓苔，用抗生素液冲洗胸膜腔，胸膜腔引流管接无菌闭式引流瓶。

慢性脓胸的治疗原则：

（1）改善全身情况，消除中毒症状和营养不良。

（2）消灭致病原因和脓腔。

（3）尽力使受压的肺复张，恢复肺的功能。

常用手术：①改进脓胸引流；②胸膜纤维板剥除术；③胸廓成形术；④胸膜肺切除术。各有其适应证，有时需要综合应用。

1）术前准备

（1）改善患者全身情况，增加营养，给予高热量、高蛋白和高维生素饮食，纠正贫血，鼓励患者活动，增强心肺功能。

（2）术前摄取胸部正侧位 X 线片，必要时脓腔造影，了解脓腔大小、形态、部位及有无支气管瘘。

（3）必要时行支气管镜检查和支气管碘油造影，了解有无支气管狭窄和其他病变存在。

（4）痰液细菌培养及药敏试验，便于术后选择抗生素。

（5）估计施行较大手术患者，术前行全面检查，如肝、肾功能及心电图等。

2）手术方式：应当根据患者的具体情况，综合分析选择。

（1）改进脓胸引流：如未及时引流、引流位置不当、引流管过细，应纠正或在适当部位另做引流。手术时注意探查脓腔内有无异物，必要时将切下的组织送活体组织检查，以便确定有无结核分枝杆菌等特殊感染。

（2）胸膜纤维板剥除术：指开胸剥除胸膜壁层和脏层胸膜上增厚的纤维板，两层间的脓腔也一并切除。术中渗血较多，但疗效较好，适用于上法治疗 4~6 周无效、肺实质无病变或估计术后肺仍能复张者。

（3）胸廓成形术：病程长，肺实质纤维化严重，肺不能复张等患者可选用。即切除增厚的壁层胸膜及肋骨，刮去脏层胸膜纤维板上的脓性肉芽，加压包扎，使胸壁组织下陷消灭脓腔；若脓腔过大，尚可游离带蒂的胸大肌、背间肌、前锯肌等肌瓣填充；并发支气管胸膜瘘，则将肌瓣缝合固定填充于瘘口，或加行受累肺叶切除术。该法疗效肯定，但术后胸廓变形，儿童患者不宜采用。

（4）胸膜肺切除术：当慢性脓胸合并肺内严重病变，如支气管扩张或结核性空洞或纤维化实变毁损或伴有不易修补成功的支气管胸膜瘘，可将纤维板剥除术加病肺切除术一次完成。但这一手术技术要求高、难度大、出血多、创伤重，必须严格掌握适应证。否则手术死亡率高、并发症多。

四、护理与健康教育

（一）一般护理

1）患者应卧床休息，给予高蛋白、高热量饮食，加强支持疗法。

2）高热时按高热给予护理，呼吸困难者给氧。注意口腔护理，及时更换衣物，防止着凉。

3）急性脓胸患者发病急、病情重，常有紧张、焦虑心理。护士应经常与患者交谈，以最大的热忱关心体贴患者，帮助他们解决生活上的困难，坦诚回答患者有关疼痛、不适及治疗上的问题。鼓励患者树立战胜疾病的信心，使其能积极配合治疗，早日恢复健康。

4）营养状况差，久病卧床的患者，机体抵抗力明显下降，易发生压疮，应定时协助患者翻身和床上肢体活动；给患者擦洗身体、按摩背部及骶尾部皮肤，以改善局部血液循环，增强机体抵抗力。及时更换被汗浸湿的衣被，保持床单平整干净，减少摩擦，避免汗液、尿液对皮肤的不良刺激，预防压疮的发生。

（二）手术前、后护理

1. 术前准备

1）改善营养状况，给高蛋白、高热量、多维生素饮食。

2）纠正全身状况并给予支持疗法，如少量多次输血或血浆。

3）体温高给予物理降温，咳嗽给予止咳剂并协助排痰，憋气、发绀给予氧气吸入，必要时协助医生行胸腔穿刺或胸腔闭式引流术，并常规护理；合并支气管胸膜瘘行胸腔闭式引流效果不佳者，可用三瓶负压吸引。

4）细菌培养加药敏试验，并依结果按医嘱用抗生素。如疑结核分枝杆菌感染所致，可连续 3 天采取痰标本送检查结核分枝杆菌，如系阳性可用抗结核药物治疗并行呼吸道隔离。

5）指导患者练习床上大小便。

6）备皮。

7）备齐手术用物。

2. 术后护理

1）同胸部外科术后护理。呼吸困难者给予氧气吸入。

2）观察病情，注意体温、脉搏、呼吸、血压的变化。

3）给予高营养饮食。

4）注意伤口包扎，勿随意松解敷料。

5）鼓励患者深呼吸和早日下床活动，并坚持肩关节活动，以利上肢功能恢复。

6）对行胸廓成形术后患者，用厚棉垫、胸带加压包扎，并根据肋骨切除范围，在胸廓下垫一硬枕或加沙袋 1～3 kg 压迫，以控制反常呼吸。包扎应松紧适宜，经常检查，随时调整。若患者行胸膜纤维板剥除术，术后易发生大量渗血，应严密观察生命体征及引流液的性状和量。若血压下降、脉搏增快、尿量减少、烦躁不安且呈贫血貌或胸腔闭式引流术后 2～3 小时，每小时引流量大于 200 mL 且呈鲜红色时，应立即报告医生。遵医嘱快速输新鲜血，给予止血药，必要时做好再次开胸止血的准备。

7）鼓励患者有效咳嗽、排痰、吹气球、使用深呼吸功能训练器，促使肺充分膨胀，增加通气容量。

8）保证有效引流，及早反复胸腔穿刺，并向胸膜腔内注入抗菌药。若脓液稠厚不易抽出、经过治疗脓液量不见减少、患者症状无明显改善、发现有大量气体，疑伴有气管、食管瘘或腐败性脓胸等，均宜及早施行胸腔闭式引流术。对慢性脓胸患者，应注意引流管不能过细。引流位置适当，勿插入太深，以免影响脓液排出。若脓腔明显缩小，脓液不多，纵隔已固定，可将闭式引流改为开放式引流。

（三）健康指导

1）安定患者情绪，鼓励树立信心，保持乐观态度，积极配合治疗和护理。让患者理解，及时有效地治疗急性脓胸是预防慢性脓胸的根本。

2）说明饮食与疾病的关系，指导患者进食高营养、易消化的饮食，以增进机体的抵抗力，促进康复。

3）教授患者掌握出院后进行自我保健的知识与方法，如饮食、休息、活动、预防感冒、遵医嘱用药、功能锻炼及定期复查等。

（郑晓勇）

第三节 肺 癌

肺癌是发病率和死亡率增长最快，对人群健康和生命威胁最大的恶性肿瘤之一。近50年来许多国家都报道肺癌的发病率和死亡率均明显增高，男性肺癌发病率和死亡率均占所有恶性肿瘤的第一位，女性发病率占第二位，死亡率占第二位。

肺癌的病因至今尚不完全明确，大量资料表明，长期大量吸烟与肺癌的发生有非常密切的关系。已有的研究证明：长期大量吸烟者患肺癌的概率是不吸烟者的 10～20 倍，开始吸烟的年龄越小，患肺癌的概率越高。此外，吸烟不仅直接影响本人的身体健康，还对周围人群的健康产生不良影响，导致被动吸烟者肺癌患病率明显增加。城市居民肺癌的发病率比农村高，这可能与城市大气污染和烟尘中含有致癌物质有关。因此，应该提倡不吸烟，并加强城市环境卫生工作。

一、病因

1. 吸烟

目前认为吸烟是肺癌的最重要的高危因素，烟草中有超过 3 000 种化学物质，其中多链芳香烃类化合物（如苯并芘）和亚硝胺均有很强的致癌活性。多链芳香烃类化合物和亚硝胺可通过多种机制导致支气管上皮细胞 DNA 损伤，使得癌基因（如 *Ras* 基因）激活和抑癌基因（如 p53，*FHIT* 基因等）失活，进而引起细胞的转化，最终癌变。

2. 职业和环境接触

肺癌是职业癌中最重要的一种。大约10%的肺癌患者有环境和职业接触史。现已证明以下9种职业环境致癌物增加肺癌的发生率：铝制品的副产品、砷、石棉、二氯甲醚、铬化合物、焦炭炉、芥子气、含镍的杂质、氯乙烯。长期接触铍、镉、硅、福尔马林等物质也会增加肺癌的发病率，空气污染，特别是工业废气均能引发肺癌。

3. 电离辐射

肺脏是对放射线较为敏感的器官。电离辐射致肺癌的最初证据来自 Schneeberg - Joakimov 矿山的资料，该矿内空气中氡及其子体浓度高，诱发的多是支气管的小细胞癌。美国曾有报道将小鼠暴露于这些矿山的气体和粉尘中，可诱发肺肿瘤。

4. 既往肺部慢性感染

如肺结核、支气管扩张等患者，支气管上皮在慢性感染过程中可能化生为鳞状上皮致使癌变，但较为少见。

5. 遗传等因素

家族聚集、遗传易感性以及免疫功能降低，代谢、内分泌功能失调等也可能在肺癌的发生中起重要作用。许多研究证明，遗传因素可能在对环境致癌物易感的人群和（或）个体中起重要作用。

6. 大气污染

发达国家肺癌的发病率高，主要原因是由于工业和交通发达地区，石油、煤和内燃机等燃烧后和沥青公路尘埃产生的含有苯并芘致癌烃等有害物质污染大气有关。大气污染与吸烟对肺癌的发病率可能互相促进，起协同作用。

二、病理和分类

肺癌绝大多数起源于支气管黏膜上皮，亦有源于支气管腺体或肺泡上皮者。生长在叶、段以上的支气管、位于肺门附近者称中央型，以鳞状上皮细胞癌和小细胞未分化癌较为常见；生长在段以下的支气管、位于肺的边缘部者称周围型，以腺癌较常见；生长在气管或气管隆凸的癌少见。肺癌的生长和发展多样化，肿瘤起源于黏膜，或向支气管腔内生长，或沿支气管黏膜下蔓延，使黏膜皱襞增粗肥厚、管腔变窄；或穿透管壁向邻近肺组织浸润，形成肿块；或直接侵犯纵隔、胸膜、胸壁、膈肌、心包等引起病变。癌细胞常循淋巴管播散到肺门、纵隔、锁骨上和腋下淋巴结；癌细胞亦可直接侵犯血管，发生癌栓，造成远处转移。肝、脑、肾上腺、骨、肾和皮下组织是常见的转移部位。癌细胞可经支气管直接播种到肺的其他部位。癌组织可因缺血、坏死形成空洞，或阻塞支气管引起肺不张。

目前国内外对肺癌的组织分类颇不一致，但大多按细胞分化程度和形成特征区分为鳞状上皮细胞癌、小细胞未分化癌、大细胞未分化癌、腺癌和细支气管—肺泡细胞癌5类。

三、诊断

（一）临床表现

肺癌的临床表现不一，早期可毫无症状，仅在胸部 X 线检查中发现，晚期症状多而复杂。一般而言，中央型肺癌出现症状较早、较多，周围型则较迟、较少。可分为局部、肺外和转移症状 3 种，最常见的症状如下述。

1. 咳嗽

咳嗽是肺癌常见的首发症状。由于癌灶生长部位不同，咳嗽表现亦不同。典型的咳嗽多为阵发性刺激性呛咳，无痰或少量泡沫白痰，不易为药物控制，合并感染时痰量增多。

2. 血痰

痰中带血丝是肺癌的首发症状之一，较之咳嗽更易引起重视，常呈持续性或间断性，反复少量，色鲜红，有时血多痰少，偶有大咯血。

3. 胸痛

多为轻度隐痛，常固定，一般不提示肿瘤侵犯到胸膜，但持续而剧烈，不能用一般止痛药物解除者，多为胸膜受侵。

4. 发热

肿瘤压迫或阻塞支气管后引起肺部感染，出现肺炎或肺不张，是中央型肺癌的主要症状，伴发热者体温一般在 38℃ 左右，抗感染治疗有效或微效。

5. 气急

当肿瘤在大支气管口生长时，阻塞气管，可出现气急、胸闷。晚期癌肿在肺内广泛播散，大量胸腔积液、心包积液等，均可出现严重气急现象。

6. 其他症状和体征

由于癌肿侵犯和压迫邻近组织而出现癌性胸腔积液、心包积液、声带麻痹、上腔静脉压迫综合征、臂丛神经压迫、Horner 综合征等，而少数患者由于癌肿的异位内分泌作用，产生骨关节肥大和杵状指（趾）、库欣综合征等肺外特殊症状。

（二）实验室及其他检查

1. X 线检查

X 线检查是目前诊断肺癌常用的重要方法之一，有 5% ～ 10% 无任何症状的患者在 X 线检查时被发现。如胸部透视、胸部平片、断层摄片等，可以显示肺癌肿块的阴影大小及位置，支气管的狭窄、移位，肺门及纵隔淋巴结肿大、肺不张等。

2. CT 检查

CT 检查可发现在一般胸部平片上所不能发现的密度浅淡阴影，或处于较为隐蔽部位的肿瘤。对于确诊困难的患者，可有一定帮助。

3. 痰、胸膜腔积液刷检物等做瘤细胞学检查

痰、胸膜腔积液刷检物等做瘤细胞学检查，反复进行可提高阳性率。

4. 纤支镜检查

纤支镜检查可直接观察癌肿及可疑组织，并进行刷检或肺活检。

5. 肺活检

肺活检如淋巴结活检及穿刺，经胸肺穿刺，经纤支镜及剖胸肺活检等。通过活检可做病理学检查，以确定肺癌及病理类型。

6. 免疫学检查

免疫学检查如癌胚抗原增高等。

7. MRI 检查

MRI 为 20 世纪 80 年代发展起来的最新医学影像诊断技术，是根据自身组织器官对磁场反应强弱而形成的图像，是一种无害性检查。可以矢状、冠状、横断面三维扫描。其不足之处是对横膈附近接近大肿瘤的小病灶发现不如 CT，另外，它也不能显示有钙化的肿瘤病变。

8. 放射性核素肺扫描

常用 ^{131}碘、^{99}锝、^{113}钼做肺灌注扫描，国内已采用 ^{67}镓、^{75}硒做核素亲瘤扫描。前者对中心型肺癌较好，后者对周围型肺癌有较高的诊断价值。

9. 淋巴结活检

锁骨上淋巴结及前斜角肌脂肪垫切除活检为晚期肺癌检查、诊断技术，一旦有阳性发现，即放弃外科手术。

四、治疗

肺癌的治疗方法主要有外科手术治疗、放疗、化疗、中医中药治疗以及免疫治疗等。尽管一部分肺癌的患者在明确诊断时已失去手术机会，但手术治疗仍然是肺癌最重要和最有效的治疗手段。凡确诊或拟诊肺癌的患者，应及时争取手术。鳞癌切除机会多，5 年生存率高，腺癌次之，小细胞未分化癌因恶性程度高，一般不采取手术治疗。直径 <2 cm 的周围型肺癌或局限在大支气管壁，无局部淋巴结转移和远处播散的中央型肺癌，术后 5 年生存率高达 50%。肺叶切除加局部受累淋巴结清除，辅以术后放疗或化疗较为理想。凡有严重的心、肺、肝、肾病或功能不全；肿瘤已有远处转移；气管隆凸固定、增宽；膈肌或声带麻痹；癌性胸腔积液等均已失去手术机会。

（一）手术治疗

1. 手术适应证

1）临床分期为 Ⅰ、Ⅱ 及 ⅢA 的非小细胞肺癌。T 级不大于 3，肿瘤仅侵及膈、心包、胸膜、胸壁及接近隆突；淋巴结上限为 N_2，仅同侧纵隔内有淋巴结转移；尚无远处转移。

2）小细胞肺癌只限于 Ⅰ 及 Ⅱ 期。如术中发现 N_2 病变，也可争取做根治性切除。

3）对尚未定性的小结节影，即使观察 10 年以上，如影像学诊断偏向于肺癌，也应积极手术探查，术中做冷冻切片定性再决定手术方式。

4）对晚期患者，T_4，N_3，甚至有少量恶性胸液，中、大量心包积液的患者，为解除梗阻性肺炎，癌性高热和呼吸困难，低心排出量，低氧血症，也应考虑做姑息性切除，肺内孤立的转移性或复发性病灶应积极手术。

5）对肺癌合并孤立脑转移的患者，应先做脑转移灶手术，再考虑原发肺癌切除。

6）肺癌合并心律失常或冠心病的患者，可同期或分期做射频消融，安置临时心脏起搏器，做冠脉搭桥或做冠脉球囊扩张及安放支架，然后做肺癌切除。

7）肿瘤已侵犯上腔静脉，引起上腔静脉压迫综合征，为缓解上腔静脉压迫，争取切除肿瘤，有条件时做静脉搭桥或部分切除肿瘤，以缓解症状。

2. 手术禁忌证

1）T_4 肿瘤已侵犯心脏、大血管、气管、食管、隆突或有大量恶性胸液，N_3 对侧已有淋巴结转移，锁骨上、腋下已有淋巴结转移。

2）M_1 肝、肾上腺及骨骼已有转移。

3）以下肺通气功能指标为手术禁忌：①最大通气量 < 预计值的 50%；②第 1 秒末努力呼气量 FEV_1 < 1 L。血气分析：PO_2 < 70 mmHg，PCO_2 > 43 mmHg。当 $PEV_1 \geqslant 2.5$ L 时才可考虑全肺切除，PEV_1 在 1～2.4 L 的患者，即使做肺叶切除也应慎重。

4）3 个月内有心绞痛发作或心肌梗死，心力衰竭及 3 个月内有脑血管意外均禁忌肺切除术。

3. 肺切除术的范围

决定于病变的部位和大小。对周围型肺癌，一般施行肺叶切除术；对中心型肺癌，一般施行肺叶或一侧全肺切除术。有的患者，癌变位于一个肺叶内，但已侵及局部主支气管或中间支气管，为了保留正常的邻近肺叶，避免做一侧全肺切除术，可以切除病变的肺叶及一段受累的支气管，再吻合支气管上下切端，临床上称为支气管袖状肺叶切除术。如果相伴的肺动脉局部受侵，也可同时做部分切除，端端吻合，称为支气管袖状肺动脉袖状肺叶切除术。

（二）放疗

放疗适用于手术切除处于可能和不可能之间的患者，如为局限性病变或发生较大支气管受压征象，亦应进行放疗，可以缩小肿块，从而缓解肺不张或阻塞性肺炎数周至数月，推迟临床症状的进展，提高生活质量。放疗常采用深部 X 线、^{60} 钴直线加速器，未分化癌及鳞癌对放疗较敏感、腺癌较差。

（三）化疗

化疗适用于小细胞未分化癌，再就是鳞癌，不宜用于腺癌及大细胞未分化癌，这两种类型对化疗都不敏感。常用的药物有长春新碱、环磷酰胺、阿霉素、顺铂、卡铂、足叶乙苷等。

需要注意的是，目前化学药物对肺癌疗效仍然较低，症状缓解期较短，不良反应较多。临床应用时，要掌握药物的性能和剂量，并密切观察不良反应。出现骨髓造血功能抑制、严重胃肠道反应等情况时要及时调整药物剂量或暂缓给药。

（四）中医中药

按患者临床症状、脉象、舌苔等表现，应用辨证论治法则治疗肺癌，一部分患者的症状可得到改善，寿命延长。

（五）免疫治疗

近年来，通过实验研究和临床观察，发现人体的免疫功能状态与癌肿的生长发展有一定关系，从而促使免疫治疗的应用。

免疫治疗的具体措施有：

1. 特异性免疫疗法

用经过处理的自体肿瘤细胞或加用佐剂后，做皮下接种进行治疗。此外，尚可应用各种白介素、肿瘤坏死因子、肿瘤核糖核酸等生物制品。

2. 非特异性免疫疗法

用卡介苗、短小棒状杆菌、转移因子、干扰素、胸腺素等生物制品，或左旋咪唑等药物以激发和增强人体免疫功能。

五、预防

吸烟能耗肺、损血、伤神、折寿，为了预防肺癌，延年益寿，应大力加强和宣传戒烟。加强环境卫生和劳动保护，防止吸入粉尘及有害气体。积极防治肺部良性肿瘤和支气管囊肿，防止发生恶变。加强卫生知识宣传，使肺癌的早期症状人人皆知，尤其老年人痰中带血，是肺癌的警惕信号，组织老年人普查，是抗癌"三早"的主要措施。平时注意避免过劳，多食营养丰富的食品和新鲜水果。患肺癌后更应即刻戒烟，减少有害物质刺激，避免上呼吸道感染，少吃刺激性食物及生痰伤肺食物如辣椒、生葱蒜、肥肉、虾蟹等物，多食含维生素 C 及维生素 A 的食物及清肺润肺食物如胡萝卜、葡萄、百合、银耳、白果、核桃仁、芦笋、罗汉果、枇杷、梨等。

六、护理与健康教育

1. 术前护理

1）按心胸外科疾病患者一般护理常规。

2）活动与休息：注意休息，适当活动。对长期卧床患者，指导患者做深呼吸运动及吹瓶或吹气球练习，病情许可者鼓励患者下床活动。

3）饮食与营养：给予高热量、高蛋白、高维生素易消化饮食，必要时可静脉补充营养。

4）呼吸道护理：指导并劝告患者戒烟，保持口腔卫生。痰液多时行体位引流，痰液黏稠不易咳出者可行超声雾化吸入、吸痰等，遵医嘱应用抗生素或祛痰药等。

5）心理护理：关心、安慰患者，耐心解释，消除其顾虑及恐惧，帮助其树立战胜疾病的信心。

6）术前指导

（1）指导患者练习腹式呼吸，有效咳嗽和排痰，以促进肺扩张，指导患者练习使用深呼吸训练器。

（2）训练手术侧手臂及肩部主动活动，以维持关节正常功能。

（3）讲解术后配合方法，介绍术后放置胸腔引流管的目的及注意事项。

2. 术后护理

1）按外科术后患者一般护理常规。

2）体位护理：肺叶切除者可取平卧或侧卧位，肺段切除术或楔形切除术者选择健侧卧位，全肺切除术者，取 1/4 侧卧位，若有血痰或支气管瘘，取患侧卧位。血压稳定后可取半坐卧位。

3）饮食护理：患者意识恢复且无恶心、呕吐现象，拔除气管插管后即可开始饮水。肠蠕动恢复后，可开始从进流质、半流质饮食逐渐过渡至普食，给予高热量、高蛋白、高维生素、易消化饮食。

4）病情观察

（1）生命体征：术后 2~3 小时，每 15 分钟测量生命体征 1 次，脉搏和血压稳定后改为 30 分钟至 1 小时测量 1 次，术后 24~36 小时严密监测血压波动情况。

（2）切口：观察切口有无红、肿、热、痛等感染征象；观察切口敷料是否干燥，如有渗湿及时更换。

（3）并发症：观察有无出血、感染、肺不张、支气管胸膜瘘、肺水肿、呼吸窘迫综合征等并发症。如有异常及时通知医生处理。

5）呼吸道护理：观察患者呼吸频率、幅度及节律，以及双肺呼吸音，有无气促、发绀等征象，指导患者深呼吸，有效咳嗽、咳痰，有缺氧症状时给予氧气吸入，注意观察有无呼吸窘迫现象发生。

6）胸腔引流：保持引流通畅，观察引流液的颜色、量及性状，当引流血量≥200 mL/h，持续 2 小时以上，警惕有活动性出血。全肺切除患者术后所置的胸腔引流管一般呈钳闭状态，应定时开放，每小时 1 次，每次 5~10 分钟，每次放液量不宜超过 100 mL，速度宜慢，以维持气管、纵隔于中间位置，避免引起纵隔移位。

7）药物应用：遵医嘱补液，使用抗生素，注意输液的量和速度，全肺切除术后患者应控制钠盐摄入，24 小时补液量宜控制在 2 000 mL，速度以 20~30 滴/分为宜。疼痛患者可适当给予镇痛药，同时观察呼吸频率、节律、幅度，是否有呼吸受抑制的征象。

8）心理护理：关心、安慰患者，耐心解释，消除其顾虑及恐惧，帮助其树立战胜疾病的信心，使其积极配合。

9）健康教育

（1）活动与休息：鼓励患者早期下床活动。术后第 1 天，生命体征平稳，协助患者下床或在床旁站立移步；第 2 天起，可扶持患者绕病床在室内行走 3~5 分钟，根据病情逐渐增加活动量。

（2）功能锻炼：进行腹式深呼吸，有效进行咳嗽、咳痰、吹气球等训练，促进肺膨胀；进行抬肩、抬臂、举手过头或拉床带活动，预防术侧肩关节强直及失用性萎缩。

（3）出院指导：出院后数周内，进行呼吸运动及有效咳嗽练习，加强营养，注意口腔卫生，戒烟，定期复查，如有不适随诊。

（郑晓勇）

第四节 食管癌

食管癌是原发于食管的恶性肿瘤，以鳞状上皮癌多见，进行性吞咽困难为其典型的临床表现。中国是世界上食管癌高发地区，食管癌已列为恶性肿瘤死亡率的第 4 位，仅次于肺癌、胃癌和肝癌，严重危害我国人民的生命健康。

本病在世界各地的发病率差别很大，显示出其独特的地理分布差异，以非洲肯尼亚最高，中国、日本和印度的发病率也较高，西方国家则较低。在中国以河南、河北、山西三省交界的太行地区发病率最高，如河南林县（现林州市）发病率高达 130/10 万人口；食管癌多见于 40 岁以上的男性，60~70 岁最多见；男性多于女性，男女之比为 (1.6~2):1。食管癌还具有阳性家族史和家族聚集性的流行病学特点。

一、病因和病理

（一）病因

食管癌的病因比较复杂，目前尚无公认的结论，可能与下列因素有关。

1. 亚硝胺类化合物

国内外对这类化合物与癌的关系做了大量的研究，已肯定亚硝胺类化合物有很强的致癌作用。我国食管癌高发区林州市食物中可检出 7 种挥发性亚硝胺。近年来，为抑制亚硝胺致癌作用，国内外实验证明，鱼肝油、干酵母、核黄素、维生素 C、维生素 A、胱氨酸等能阻断胺类的亚硝基化和抑制致癌作用，已在我国某些食管癌高发区给群众服这类药物。

2. 真菌的致癌作用

实验研究证实，用霉变食物可诱发大鼠或小鼠食管和胃的癌前病变或鳞状上皮癌。我国调查部分食管癌高发区的资料证明，高发区居民比低发区食用发酵和霉变的食物为多。

3. 食管慢性疾患和饮食习惯

在腐蚀性食管烧伤和狭窄、食管贲门失弛缓症、食管憩室或反流性食管炎患者中，食管癌的发病率较一般人群为高。据推测乃是由于食管内滞留而致长期的慢性炎症、溃疡，或慢性刺激，进而食管过度增生，最后导致癌变。流行病学调查发现，食管癌高发地区的居民有进食很烫的饮食、饮烈酒、吃大量胡椒、咀嚼槟榔或烟丝的习惯，这些行为对食管黏膜构成机械性、化学性的刺激，均可引起局部上皮细胞增生。动物实验证明，弥散性或局灶性上皮增生可能是食管癌的癌前期病变。

4. 微量元素

我国流行病学调查表明，缺铁性贫血、蛋白缺乏症或土壤内缺乏某些元素，如钼、铜、硼、锌、镁和铁等，都可能与食管癌间接相关。钼是植物硝酸盐还原酶的重要成分，缺钼可使植物体内的硝酸盐积聚。应用光谱分析河南省 7 个县的粮食样品，发现食管癌高发地区林州市的粮食中，钼的含量低于其他地区。应用催化极谱法分析林州市人的头发、血清及尿液的钼含量皆显著低于食管癌低发区的其他地区。尚有报道，硒、镉等微量元素与诱发食管癌有关。

5. 遗传易感性

食管癌患者有阳性家族史者占 23.95% ~ 61.4%。但究竟系遗传关系还是同家族中具有相同的饮食生活习惯导致的，仍有待今后的研究证明。

6. 地理环境

从食管癌流行病学来看，食管癌常集中在某一地区，可能与气候条件、土壤性质、水质等有一定关系。

（二）病理

食管癌的病变部位，约 15% 在颈段食管，50% 在中段，35% 在下段。我国各地报道不一，但均以中段最多（52.69% ~ 63.33%），下段次之（24.95% ~ 38.92%），上段最少（2.80% ~ 14.10%）。

1. 病理形态分型

1）早期食管癌的病理形态分型：早期食管癌一般根据内镜或手术切除标本所见，可分为隐伏型、糜烂型、斑块型和乳头型。其中以斑块型为最多见，癌细胞分化较好，糜烂型次之，癌细胞分化较差。隐状型病变最早，均为原位癌。乳头型病变较晚，虽癌细胞分化一般较好，但手术所见属原位癌却较少。

2）中、晚期食管癌的病理形态分型：病理形态可分为四型。①髓质型：约占70%，食管呈管状肥厚，癌肿浸润食管壁各层及四周，恶性程度高；②缩窄型：又称硬化型，约占 4.4%，癌肿环形生长，造成管腔狭窄，常较早出现阻塞；③蕈伞型：约占10%，癌肿向腔内生长，边缘明显，突出如蘑菇；④溃疡型：约占 6.2%，癌肿形成凹隐的溃疡，深入肌层，阻塞程度较低；⑤腔内型：约占 2.8%，癌肿呈息肉状向腔内突出，表面有糜烂溃疡，侵及肌层。

2. 组织学分类

绝大多数为鳞状细胞癌，在我国约占 90%。少数为腺癌，来自 Barrett 食管或食管异位胃黏膜的柱状上皮。另有少数为恶性程度高的未分化癌。

3. 食管癌的扩散和转移方式

食管癌的扩散及转移有 3 种方式：①在食管壁内及其周围组织中的直接扩散；②沿淋巴引流的淋巴结转移；③通过血液循环的远部转移。淋巴转移为主要途径，血行转移发生较晚。

二、临床分期

正确评估食管癌的分期，对于制订合理的治疗方法、提高生存率和生活质量有重要意义。

（一）我国食管癌临床病理分期

①早期 0 级：不拘长度，病变限于黏膜（即原位癌），无转移。

Ⅰ级：病变长度小于 3 cm，侵及黏膜下层，无转移。

②中期　Ⅱ级：病变长度 3～5 cm，侵及部分肌层，无转移。

　　　　Ⅲ级：病变长度大于 5 cm，侵透肌层，局部淋巴结转移。

③晚期（即Ⅳ级）　病变长度大于 5 cm，明显外侵，远处淋巴结转移或器官转移。

（二）国际抗癌联盟（UICC，1997 年）食管癌分期

0 期　　$T_{is}N_0M_0$

Ⅰ 期　　$T_1N_0M_0$

Ⅱ A 期　$T_2N_0M_0$

　　　　$T_3N_0M_0$

Ⅱ B 期　$T_1N_1M_0$

　　　　$T_2N_1M_0$

Ⅲ 期　　$T_3N_1M_0$

　　　　T_4 任何 N，M_0

Ⅳ 期　　任何 T，任何 N，M_1

T_{is}：原位癌，T_1：肿瘤只侵及黏膜下，T_2：侵入肌层，T_3：侵透肌层达外膜，T_4：癌肿侵犯食管邻近器官。N_0：区域淋巴结无转移，N_1：区域淋巴结有转移。颈段食管癌的区域淋巴结有颈部和锁骨上淋巴结，胸段食管癌的区域淋巴结包括纵隔和胃周淋巴结。M_0：无远处转移，M_1：有远处转移。

三、诊断

（一）病史

了解患者生活地区及饮水，烟、酒嗜好，有无喜食过热、过硬食物的习惯，是否有癌前期病变，如食管炎、食管息肉、瘢痕性食管狭窄等。

（二）临床表现

1. 早期症状

1）咽下哽噎感：仔细询问病史，90% 的患者在食管癌早期可有不同程度的症状，主要表现为进食时有轻微的哽噎感或异物感，多不引起注意，可自行消失和复发，不影响进食。常在患者情绪波动时发生，故易被误认为功能性症状。

2）胸骨后和剑突下疼痛：咽下食物时有胸骨后或剑突下痛，其性质可呈烧灼样、针刺样或牵拉样，以咽下粗糙、灼热或有刺激性食物为著。初时呈间歇性，当癌肿侵及附近组织或有穿透时，就可有剧烈而持续的疼痛。疼痛部位常不完全与食管内病变部位一致。疼痛多可被解痉剂暂时缓解。

3）食物滞留感和异物感：咽下食物或饮水时，有食物下行缓慢并滞留的感觉，以及胸骨后紧缩感或食物黏附于食管壁等感觉，食毕消失。症状发生的部位多与食管内病变部位一致。

4）咽喉部干燥和紧缩感：咽下干燥粗糙食物尤为明显，此症状的发生也常与患者的情绪波动有关。

5）其他症状：少数患者可有胸骨后闷胀不适、背痛和嗳气等症状。

2. 后期症状

后期症状多较典型，进行性咽下困难是其突出表现，咽下困难加重时，可出现食物反流。如食管痉挛、水肿消退或癌肿溃烂脱落，症状可一度好转。此外，如压迫喉返神经可出现声音嘶哑，累及气管可出现气急、干咳，如形成食管支气管瘘则发生进食呛咳。

3. 体征

早期体征常阙如，中、晚期则逐步消瘦、贫血、营养不良、失水或恶病质。如发生转移，多有锁骨上淋巴结肿大、黄疸、肝大有结节、血性胸水、腹水等。

（三）实验室及其他检查

1. 食管黏膜脱落细胞检查

食管黏膜脱落细胞检查主要用于食管癌高发区现场普查。吞入双腔塑料管线套网气囊细胞采集器，充气后缓缓拉出气囊。取套网擦取物涂片做细胞学检查，阳性率可在90%以上，常能发现一些早期患者。

2. X 线吞钡检查

X 线吞钡检查食管癌表现主要有：黏膜皱襞增粗迂曲、中断或消失；管腔充盈缺损和狭窄，管腔边缘不规则，如虫蚀状或毛刺状；管腔舒张度减低、消失，甚则管壁僵硬；软组织肿块影，肿物突向管腔内，或钡剂通过障碍，或排空缓慢，或梗阻等表现。

3. 食管镜检查

1）早期食管癌的镜下表现：①食管黏膜局限性充血，黏膜内小血管模糊不清，触之易出血；②黏膜局限性糜烂，可呈点片状分布，界清而边缘不整，形如地图；③食管黏膜表面粗糙不平，呈小颗粒状或大小不等的斑块，色潮红；④癌肿呈息肉状或小蕈伞形向腔内生长，偶有短蒂间糜烂。

2）中、晚期食管癌的镜下表现：肿块呈菜花样或结节状，食管黏膜水肿充血或苍白发硬，但触之易出血。晚期肿瘤形成溃疡或造成管腔狭窄。

4. CT 检查

胸部 CT 可观察食管腔是否变形，管壁变厚程度，肿瘤大小，与周围脏器如气管、支气管、主动脉弓、心包、心房和降主动脉粘连或侵犯情况，更可确定肝脏、上腹淋巴结及双肺有无转移灶，气管旁、主动脉窗及双锁骨上有无肿大淋巴结，但 CT 判断食管癌淋巴转移的敏感度只有45%。CT 可对食管癌进行分期。Ⅰ期：食管腔内有肿块，但食管壁不增厚；Ⅱ期：壁厚小于 5 mm，无纵隔浸润；Ⅲ期：管壁增厚大于 5 mm，直接浸润邻近组织，有局部或区域淋巴结肿大；Ⅵ期：有远处转移。

5. MRI 检查

食管癌 MRI 可表现为食管内肿物；食管壁增厚；肿瘤上方食管扩张；与邻近结构之间的脂肪组织消失；食管腔不规则，呈偏心状；形成食管、气管瘘；远处转移。

6. 食管内超声及体表超声检查（EUS）

EUS 用于判断癌肿浸润食管壁的深度，其准确率可达90%，还可测出食管壁外肿大的淋巴结及判断肿瘤位于食管腔内或壁外。也可采用体表超声诊断高位食管癌及判断颈部、腹部淋巴结转移及腹内脏器转移，在体表超声引导下用细针行颈淋巴结穿刺活检，以明确其病变性质。

7. PET－CT

PET－CT 预测食管癌淋巴结转移的敏感度为 76%，用 PET－CT 对食管癌进行分期，对淋巴结性质的判断更准确和具体，对选择手术方案、术中指导切除有转移的淋巴结、选择放疗方案及判断术后疗效有较大的价值。

8. 其他检查

肿瘤标志物检查如 CEA、CA50、CA199 等，可用于术后随访监测。如食管癌并发脱水时行血气分析、血生化等检查。

（四）诊断和鉴别诊断

对早期食管癌的诊断一定要根据患者症状，X 线钡餐造影，食管细胞学检查和食管内镜检查综合分析后再确定。中、晚期食管癌大多根据临床表现、X 线钡餐造影即可明确诊断，食管内镜加活检可进一步确诊。

鉴别诊断包括下列疾病：

1. 食管贲门失弛缓症

患者以年轻女性为多见，病程长，临床表现为间歇性咽下困难、食物反流和下端胸骨后不适或疼痛，无进行性发展。食管反流常见，反流量较大，不含血性黏液。X 线吞钡检查见贲门梗阻呈梭状或鸟嘴状，边缘光滑，食管下段明显扩张，吸入亚硝酸异戊酯或口服、舌下含化硝酸异山梨酯 5~10 mg 可使贲门弛缓，钡剂随即通过。

2. 胃食管反流

是指胃、十二指肠内容物反流入食管引起的病症。表现为反胃、胃灼热、吞咽性疼痛及吞咽困难。反流物经常进入食管可导致黏膜慢性炎症。内镜检查可有黏膜炎症、糜烂或溃疡，但无肿瘤证据。

3. 食管良性狭窄

一般由腐蚀性或反流性食管炎所致，也可因长期留置胃管、食管损伤或食管胃手术引起。经详细询问病史和 X 线钡剂检查可以鉴别，内镜检查可确定诊断。

4. 其他

尚需与食管平滑肌瘤、食管裂孔疝、食管静脉曲张、纵隔肿瘤、食管周围淋巴结肿大、左心房明显增大、主动脉瘤外压食管造成狭窄而产生的吞咽困难相鉴别。癔球症患者多为女性，是有咽部球样异物感，进食时消失，常由精神因素诱发，无器质性食管病变。

四、治疗

（一）手术治疗

食管癌应首选手术治疗。早期患者适合于根治性切除术，即彻底切除肿瘤及周围受侵组织，以胃、结肠或空肠做食管重建术。中、晚期患者常做姑息性切除术，即只能切除肿瘤，但达不到根治目的。对于不能切除的晚期患者，可做对症手术，如行食管腔内置管、胃造瘘等。

1. 手术指征

1）全身情况良好，各主要脏器功能可耐受手术。

2）无远处转移，局部病变估计能切除。

2. 禁忌证

1）UICC 分期中的 III 期及 IV 期。

2）病变侵犯范围大，已有明显外侵及穿孔征象，如已出现声音嘶哑或已有食管气管瘘者。

3）全身情况不能耐受手术者。

3. 常规准备

1）纠正脱水、低蛋白血症、贫血，增强患者体质。

2）术前戒烟，注意口腔卫生，练习咳痰及床上小便。

3）术前 2 日给予抗生素。

4）肠道准备，术前 3 日少渣饮食。若利用结肠时需要肠道准备。

4. 手术要点

手术径路常为左胸切口。中段食管癌切除术可行右胸切口。联合切口可行胸腹联合切口或颈、胸、腹三切口。原则上应切除食管大部分。切除的长度应距癌瘤上、下 5 ~ 8 cm。切除的广度应包括肿瘤周围的纤维组织及所有淋巴结（特别注意颈部、胸顶上纵隔、食管气管旁和隆凸周围、胃小弯、胃左动脉及腹主动脉周围等处）。

5. 术后处理

1）吸氧 12 ~ 24 小时。

2）胸腔持续引流 24 ~ 48 小时。

3）持续胃减压 2 ~ 3 日。

4）术后 4 ~ 6 小时取半卧位，鼓励咳痰，雾化吸入每日 2 ~ 3 次。

5）胸内胃食管吻合者，术后 1 ~ 5 日禁食，禁食期间补液、营养支持治疗，根据病情输血或白蛋白。术后 6 日开始口服糖水，每小时 60 mL 共 10 小时，减少补液量；术后 7 日半量流质饮食；术后 8 日全量流质饮食；术后 10 日无渣半流质饮食。颈部胃或结肠与食管吻合者，延长 2 ~ 3 日开始进食。如留置营养管，手术结束 48 小时即可经营养管缓慢滴入营养液 1 000 ~ 1 500 mL，如无不良反应，术后第 4 日以后营养支持全量可经营养管滴入。

6）术后继续应用抗生素 1 ~ 3 天。

7）颈部吻合口，术后 24 小时拔除橡皮引流条，密切观察颈部切口愈合情况，一旦有炎症表现，立即敞开引流。有吻合口瘘时，及时换药，酌情给予无渣半流质饮食。

8）术后 5 日常规摄胸部 X 线，观察有无肺炎或胸腔积液，必要时胸腔抽液。

6. 并发症及处理

1）吻合口瘘：手术后持续发热、突然呼吸困难（表示有张力性气胸存在）、胸腔引流瓶内有胃液，且口服亚甲蓝试验阳性等证实胸内吻合口瘘；颈部切口有炎症，敞开之后有唾液外溢证实颈部吻合口瘘。胸内吻合口瘘一旦出现，宜在 12 小时内重新行开胸手术修补瘘口及大网膜包盖。

2）吻合口狭窄：发生吻合口狭窄后，可行扩张术、激光环形切开或纵行切开狭窄环横行吻合。

3）急性胃扩张：患者可突然发生气急、心慌、胸胀痛、烦躁不安，甚至血压下降；X 线检查示胃极度扩张，有大液平面。插胃管后症状迅速缓解。

（二）放疗

是食管癌的重要治疗手段之一，适应范围比手术广，包括根治放疗和姑息性放疗两大类，照射方法有外放射和腔内放射、术前放射和术后放射。治疗方案的选择，需根据病变部位、范围、食管梗阻程度和患者的全身状况而定。食管癌放射和手术治疗的总生存率无明显差别。但颈段和上胸段食管癌手术的创伤大，并发症发生率高，而放疗损伤小，疗效优于手术，应以放疗为首选。放疗常见毒性反应有放射性食管炎、放射性肺炎、放射性脊柱炎、食管穿孔等，一般在放疗中给予生津润燥及凉血解毒中药或服维生素 B_6 等可减轻或消除上述反应。

（三）化疗

对一些中、晚期食管癌患者不但能缓解症状，还可使瘤体缩小。但总的说来，化疗对食管癌的远期疗效还不够理想。关于化疗方案，目前较为一致意见是联合化疗而不主张单一用药。联合化疗中一种是以治疗鳞癌的博来霉素为主的方案；另一种是以治疗胃肠道腺癌的氟尿嘧啶为主方案。

（四）其他

如免疫疗法和中医中药疗法等，也可用于食管癌的辅助治疗。

五、护理与健康教育

（一）术前准备

1）术前应尽力改善患者营养情况，协助安排其饮食，提供高蛋白质摄入。

2）口腔护理：对口臭和呕吐后的患者要做特别护理，给予漱口。

3）术前向患者说明手术治疗的意义、手术的概况、手术后应该注意和配合的事项，使其有充分思想准备，并能积极主动配合。教会患者做深呼吸、咳嗽排痰、练习侧卧位以及配合插入鼻胃管，并介绍插管的必要性和重要作用。

4）必要时，术前日晨禁食，冲洗食管或洗胃，有利于减轻组织水肿，降低术后感染及吻合口瘘的发生率。

5）护理人员应了解每个患者不同的思想情况，针对所表现的问题做细致的解释工作。热情地关心他（她）们，用科学道理对每个问题给予耐心的解答，帮助其解决一些具体困难。

6）术前应做胸部 X 线检查、肺功能及动脉血气分析；要戒烟；有慢性咳嗽、痰多的患者应做痰细菌培养与药敏试验。需做体位引流排痰，选用有效的抗生素控制感染。术前有高血压、心绞痛或心律失常者，应对其心脏功能做充分的评估，并用药物控制，待情况稳定后方可手术。

（二）术后监护

1）胸部外科术后护理。

2）保持胃肠减压有效的负压吸引，密切观察胃液的颜色及量，及时发现吻合口出血，及时处理。如胃管脱出后应严密观察病情，不应盲目再插入，以免戳穿吻合口，造成吻合口瘘。

3）饮食指导：术后 3～4 日患者吻合口处于充血水肿期，胃肠蠕动尚未恢复正常，应禁食水，按医嘱静脉补液，维持水、电解质平衡，准确记录出入量，并间断输入白蛋白，以预防吻合口瘘。如肠功能恢复可试饮水一天，次日进流质饮食半量，如无不适，1～2 天后改进流质饮食，一般术后 7 天左右改进半流质。鼓励多进营养丰富，少渣易消化饮食，要坚持少量多餐。

4）并发症的观察

（1）吻合口瘘：吻合口瘘是食管癌手术后最严重的并发症，死亡率高达 50%。多发生在术后 5～17 天，如患者出现高热、胸闷、呼吸困难、脉快、白细胞增高等立即禁食，查胸片，并观察病情变化。必要时行胸腔闭式引流，加强抗感染治疗及静脉营养支持。

（2）乳糜胸：食管、贲门癌术后并发乳糜胸是比较严重的并发症，多发生在术后 3～5 天，如患者出现胸闷、气短、心悸、气管移向健侧，每日有大量淡黄色或乳白色液体自胸腔引流管流出，应立即禁食，做好胸导管结扎术的准备。

（3）胸腔感染：因胸腔积液感染可引起发热、胸痛等，可应用抗生素至体温正常时止。

5）出院时，介绍注意事项，嘱其复诊。

（三）健康教育

1）指导患者自我调节，树立战胜疾病的信心。

2）对于食管胃吻合术后，应告诉患者进食后可能胸闷或呼吸困难，这是由于胃已拉入胸腔，压迫肺脏之故，使患者有心理准备。

3）严禁进食硬质食物或带骨刺的鱼肉类、花生、豆类等，以防晚期吻合口瘘。

4）食管下段癌切除术后，应告诉患者在饭后 2 小时内不要卧床，睡眠时把枕头垫高，否则胃液反流至食管，有恶心、呕吐症状，平卧会加重。

5）实施结肠代食管患者，因结肠段逆行蠕动，口腔常觉粪味，半年后可获改善。

6）改变不良饮食习惯，定期门诊随访。

（郑晓勇）

第五节 胸壁疾病

非特异性肋软骨炎

非特异性肋软骨炎（即 Tietze 病）是一种非化脓性肋软骨肿大，临床较为常见。好发于青壮年，女性发病略多。多位于第 2~4 肋软骨，单侧较多。本病病因目前尚不明确。有人认为本病可能与劳损、慢性损伤、病毒感染有关。病理切片肋软骨多无异常改变。

一、诊断

患者多数有急慢性损伤史，以青壮年劳动者为多见，或曾患过呼吸道感染者。

起病时肋软骨处肿胀、疼痛，深呼吸、咳嗽或挤压胸壁及患侧上肢活动时疼痛加剧，不能屏气用力。肋软骨处可摸得高突、压痛。局部皮温可以升高。外观与健侧对比，患侧隆起。或伴胸闷气短，呼吸不畅，食欲缺乏，转侧俯仰不利。病情严重者，形体消瘦。病程一般较长，症状时轻时重。

X 线检查常无特殊异常发现。但 X 线片可排除胸内病变、肋骨结核或骨髓炎等。

青壮年劳动者多见。常发生于第 2~4 肋软骨肋骨交界处的软骨侧，局部隆起，有压痛，时轻时重，可反复发作。X 线检查无阳性发现。

二、鉴别诊断

应注意与肋骨结核、肋骨骨髓炎、肿瘤相鉴别。

三、治疗

（一）药物封闭

用 1% 利多卡因 5 mL，加泼尼松龙 25~50 mg，痛点局部封闭，效果明显可靠。

（二）其他药物

急性期可给予红霉素 0.75 g，每日 4 次；亦可选用泼尼松 5 mg，每日 3 次，地塞米松 0.75 mg，每日 3 次；抗病毒药如吗啉呱片或维生素 B_1 等营养神经药均可选用。

（三）手术治疗

对于少数患者，局部疼痛剧烈，药物治疗未能收效，严重影响患者的生活和工作，造成情绪忧愁、烦躁不安或因肋软骨恶性肿瘤的可能性不能排除者，可考虑施行肋软骨切除术。病变的肋软骨切除后，局部疼痛即可减轻以至消失。

胸壁结核

胸壁结核是继发性结核感染,原发性结核病灶绝大多数位于肺和胸膜。胸壁结核较多见于青少年,但亦可见于老年体弱的患者。男性多于女性。

一、病因和发病机制

胸壁结核多数来源于肺、胸膜结核及淋巴结核,侵入胸壁的主要途径有:

（一）淋巴途径

淋巴途径最常见。肺结核患者常并有胸骨旁或肋间淋巴结结核。结核分枝杆菌从肺或胸膜的原发病灶经淋巴管侵入胸骨旁或肋间淋巴结,然后病菌再穿破淋巴结侵入胸壁组织。

（二）直接扩展

结核病灶可以从肺或胸膜直接扩展侵入胸壁各种组织。此外,肺结核和胸膜结核施行外科手术治疗时,如结核病灶破裂,胸壁组织受到污染,亦可并发胸壁结核。

（三）血行扩散

血行扩散较少见。结核分枝杆菌经血循环进入肋骨或胸骨骨髓腔,先引起结核性骨髓炎,然后骨骼的皮质受到破坏而穿破,于是结核感染就侵入胸壁各种软组织。

二、诊断

多有结核病史。症状常常不明显,也可以有结核病一般中毒症状,如疲倦、无力、低热、盗汗及局部疼痛不适等。其局部表现主要为结核性脓肿,脓肿在皮下隆起,按之有波动感并可伴有轻微疼痛,但表面皮肤不发红、不发热、无急性炎症征象,因此也被称为寒性脓肿。脓肿溃破者,可见到溃疡。形成窦道者,常经久不愈。

结核性脓肿继发化脓感染则呈现局部皮肤红肿、温度升高、疼痛,并可有急性化脓感染的全身症状。

胸部 X 线检查可了解肺、胸膜及纵隔淋巴结情况,并可明确肋骨有无破坏。局部包块穿刺可抽得结核性干酪样组织或脓液,涂片有时可找到结核分枝杆菌。脓肿溃破或形成窦道者,创面活体组织检查,可发现结核病变。

胸壁无痛软块,按之有波动,首先应考虑胸壁结核的可能性。穿刺若抽得脓液,涂片及细菌培养阴性,多可确定诊断。穿刺部位应选在脓肿的上方,避免垂直刺入而致脓液沿针道流出形成瘘管。胸部 X 线检查有时可发现肺、胸膜或肋骨结核病变,但 X 线检查阴性并不能排除胸壁结核的诊断。若有慢性瘘管或溃疡,可做活检明确诊断。鉴别诊断应与化脓性肋骨胸骨骨髓炎及胸壁放线菌病相鉴别。

三、治疗

（一）一般治疗

注意休息,加强营养,保证热量和多种维生素的供给。

（二）药物治疗

抗结核药物治疗可以控制原发的肺或胸膜结核病变以及继发的胸壁病灶。可选用链霉素、异烟肼、对氨水杨酸、卡那霉素、乙胺丁醇及利福平等药物。一般取 2 种药物联合应用。以后可根据药敏结果，调整用药。对于较小的胸壁结核脓肿可施行穿刺术抽脓液后，向脓腔内注入抗结核药物，然后局部加压包扎，少数患者经反复多次抽脓和局部给药，胸壁结核病灶可能愈合。

（三）手术治疗

对于胸壁结核病变范围较大，组织破坏较广泛，经局部穿刺及抗结核药物治疗未见效或病灶已穿破形成溃疡或慢性脓窦者，可在原发结核病灶经药物治疗吸收好转或病情稳定后施行手术治疗。为彻底切除病变组织，需全部切开迂回曲折的窦道，受结核病变侵累的胸壁组织包括皮肤、皮下组织、肌肉、淋巴结、肋骨、肋软骨、胸骨等均需切除干净。有时胸壁结核病变可能通向胸膜腔或肺，因此术前、术中均应做好开胸的准备。胸壁组织切除后残留的腔隙用邻近肌瓣填塞缝合固定，缝合皮肤后加压包扎。术后继续用抗结核药物治疗不应少于 3 个月。对结核脓肿继发感染、炎症严重者，常先切开引流，控制感染后，再做病灶清除术。

胸膜间皮瘤

胸膜间皮瘤为胸膜原发性肿瘤，可分为局限型与弥漫型两类，前者为良性或恶性，后者为恶性。可发生于任何年龄，但以 40～60 岁为最多。男性多于女性，据国外资料报道，男女之比在 2.5∶1 左右。

一、病因和病理

流行病学调查资料证实其发病与石棉接触有关，2/3 患者有石棉接触史，有的尸检报告石棉工人中恶性胸膜间皮瘤的发生率比普通人群高 300 倍，是否有其他诱发因素，目前尚不清楚，有待进一步研究。

胸膜局限型间皮瘤，一般为结节状肿物，从脏层胸膜长出，质坚实，大多为良性，少数可为恶性。胸膜弥漫型间皮瘤起源于胸膜的间皮细胞，主要特征是呈弥漫性的局部扩展，从而使胸膜广泛增厚。少数患者可包裹全肺，亦可累及壁层胸膜。胸腔常有渗液，初为浆液性，以后变为血性液体。间皮瘤常转移至局部淋巴结，但很少侵入肺实质中。镜下所见一部分细胞大而呈乳头样或腺泡状排列，另一部分则为梭形细胞。一般两者常混合存在。胸膜间皮瘤恶性者常可侵入胸壁，并转移至纵隔淋巴结或腹腔器官。

二、诊断

（一）临床表现

1. 局限型间皮瘤

多见于年轻人。早期多无明显症状，偶有胸部钝痛。随着肿瘤的增大或伴发胸腔积液时可出现咳嗽、胸痛和气短。部分患者可出现杵状指及肺性肥大性骨关节病。

2. 弥漫型间皮瘤

多见于中年人。病程可快可慢，可有气短、胸闷、胸痛、咳嗽、消瘦，后期可出现恶病质。可有胸腔积液及胸膜增厚体征。

（二）实验室及其他检查

根据病史及上述症状特点，结合下列检查可做诊断。

1. X 线检查

局限型间皮瘤可见胸膜上有圆形或椭圆形致密阴影，位于叶间裂者可见与叶间裂位置一致的圆形或椭圆形致密阴影。弥漫型间皮瘤 X 线检查呈波浪状的胸膜增厚阴影，大量胸液时为大片浓密阴影，抽液注气可见胸膜表面高低不平阴影。

2. CT 检查

CT 检查能清楚地显示胸膜肿块，大片状增厚。

3. 病理检查

抽取胸膜腔积液做脱落细胞学检查或针刺胸膜活检病理检查可以确诊。

三、鉴别诊断

局限型胸膜间皮瘤在一般 X 线平片上，有时呈圆形块状阴影，易与包裹性胸腔积液、结核瘤、肺癌、胸壁肿瘤或纵隔瘤相混淆。做切线位投影摄片，可以初步判定肿瘤是否与壁层胸膜相连。必要时通过 CT 或 MRI 检查鉴别。

弥漫型胸膜间皮瘤不伴胸液者，应与一般胸膜增厚相鉴别，前者呈凹凸不平的结节影或驼峰样阴影，后者沿胸壁有较平整的密度增高影。弥漫型胸膜间皮瘤伴大量胸腔积液者，往往为血性，增长迅速，胸痛剧烈，不发热。结核性胸膜炎常为浆液性，增长慢，胸痛不明显，抽胸腔积液及抗结核治疗后胸水常迅速吸收。

弥漫型胸膜间皮瘤并发血性胸腔积液与周围型肺癌并发血性胸腔积液临床上很难鉴别，二者均有胸痛与气急，大量胸腔积液又将胸膜或肺内肿瘤掩盖，胸水脱落细胞和胸膜活检是较为可靠的鉴别诊断方法。CT 或 MRI 检查有助鉴别。

四、治疗

（一）手术治疗

早期弥漫型胸膜间皮瘤手术治疗效果良好。根据患者年龄、一般状况、肿瘤组织形态、病期，选择不同的手术方式。手术方式从肿瘤局部切除到胸膜切除，胸膜、肺、淋巴结、同侧心包膜与纵隔切除。术后配合放疗、化疗。局限型间皮瘤范围局限，有包膜，虽然属良性，但有潜在恶性，且可复发转移，故应积极手术治疗。切除后复发不常见，预后较好。个别患者临床呈恶性经过，术后有复发或远处转移，预后较差。故术后患者应每年摄 X 线胸片复查。

（二）化疗

化疗单一药的有效率不高，其中蒽环类最好，其次是顺铂、丝裂霉素、环磷酰胺、氟尿嘧啶、氨甲蝶呤、长春新碱等。所以目前多采用蒽环类为主的联合化疗。其中疗效较好的是阿霉素加顺铂、阿霉素加环磷酰胺、长春新碱。不含蒽环类的方案效果较好的是丝裂霉素加顺铂，顺铂加大剂量氨甲蝶呤。

（三）放疗

放疗对间皮瘤有一定疗效。早年应用^{198}Au做胸膜内注射，有的患者可以生存5年以上，但以后死于远处转移，由于防护困难，目前已很少应用。体外照射40 Gy以上可取得良好的姑息性疗效。50~55 Gy照射缓解率67%，有的患者可以长期存活，但几乎所有患者均死于复发转移。

（四）对症治疗

呼吸困难是主要症状。给氧与治疗性穿刺抽液可减轻呼吸困难，有时每周要抽液1~2次，一般初次抽液不宜超过1 000 mL，对大量胸腔积液患者可在抽净胸液后，注入抗癌药物或行人工胸膜粘连术（注入四环素、滑石粉悬液等）暂时抑制胸腔积液增长。胸痛系肿瘤侵及胸壁所致，局部可用放疗或适当选用止痛剂处理。

（五）中医中药

1. 辨证施治

1）寒凝气滞，脉络瘀阻型

胸痛，肢冷身寒。舌苔薄白，脉紧。

治法：通阳散寒，活血止痛。

方药：制川乌（另包，先煎2h）10~20 g，制附子（另包，先煎2小时）15~30 g，干姜、当归、白芍各15 g，川椒子3~5 g，桂枝10~15 g，细辛3~6 g，甘草10 g。

2）痰浊闭阻，脉络瘀滞型

胸痛满闷，咳唾痰涎，口黏纳呆。舌苔白腻，脉滑。

治法：温阳化痰涤饮，宣痹祛瘀止痛。

方药：柴胡、桃仁、桔梗、乳香、没药各10 g，赤芍20 g，归尾、川芎、红花、牛膝、延胡索各15 g，枳壳、降香各12 g。

2. 单方、验方

1）党参20 g，白术、茯苓、当归、川芎、白芍、熟地、甘草、肉桂、葶苈子（包）、车前子（包）各10 g，大枣10枚，黄芪40 g。适用于胸膜间皮瘤所致的胸腔积液，并有消瘦贫血，头晕目眩，四肢倦怠，气短，小便不利者。

2）白花蛇舌草、半枝莲、金银花、龙葵各20 g，丹参15 g，大黄（后下）10 g，当归、赤芍、制乳香、制没药、牛膝、郁金香各12 g，生地18 g，三七（研末冲服）、枳壳、桔梗、柴胡、桃仁、红花各9 g，川芎6 g，甘草3 g。水煎服，每日1剂。适用于胸膜间皮瘤，胸痛不能平卧，不能饮食，大便不行，形体瘦弱的患者。

3. 食疗验方

1）沙虫10条，爆炒后水浸去净泥沙，放鸭肚中蒸酥，可将沙虫与鸭肉同食，有强壮、清肺化痰作用。

2）海蜇、猪肺、金针菜、黑木耳加精肉同煮佐肴，善能化痰止咳，宽胸下气。

3）余甘子泡沸水代茶饮，化痰润肺，解金石毒。此法经临床观察，还能减轻化疗反应。

4）鲨壳煅灰煮粥，止血止咳，定痛宽胸。

良性局限型间皮瘤早期手术切除，预后良好。弥漫型间皮瘤因属恶性，除手术应扩大切除外，宜采用放疗、化疗、中医中药等中西医结合疗法，以杀灭残存瘤细胞、扶正祛邪、延长生存期。

五、健康教育

普及防癌常识，加强劳动保护，避免长期进行粉尘作业（尤其是石棉粉尘），定期做 X 线胸片健康检查，做到早发现、早诊断、早治疗。饮食上宜选用兼有增强免疫功能及化痰止咳功能的食品，有石棉粉尘吸入史者，可选用中医认为有"解金石毒"的食品，如余甘子、猕猴桃、李、梨、丝瓜、荸荠、荠菜、松子、菱等。

（郑晓勇）

第六节 食管穿孔

食管穿孔后，由于消化道液外溢，细菌侵犯可迅速造成纵隔内或胸膜腔内广泛而严重的化脓性感染。临床表现十分重笃，全身出现严重中毒症状。美国发病率较高，大多数由于严重创伤和自发性破裂引起，英国则由于广泛使用消化道内镜检查而发生，我国食管破裂或穿孔多见于吞入异物及自发破裂。

一、病因和发病机制

食管穿孔的原因大致有以下 4 种：

（一）医源性食管穿孔

在食管镜检查中，在食管内取活体组织检查，因食管狭窄而做食管扩张过程中，以及胸内各种手术中误伤食管。此种损伤多发生在胸段食管。

（二）创伤性食管穿孔

如颈胸部枪弹伤、刀器伤皆可致食管穿孔。

（三）异物性食管穿孔

如误吞鱼刺、鸡骨、猪骨或其他尖锐硬性异物皆可刺破食管。

（四）自发性食管穿孔

常发生在暴饮暴食或酗酒后，出现剧烈呕吐，大量内容物瞬间冲入食管腔内，引起食管腔内压力突然升高，造成食管穿孔。这种穿孔部位多数在食管下段，因食管下段以平滑肌为主，肌层较薄弱，易破裂。我国食管穿孔多见于吞入异物及自发破裂。

二、病理

食管破裂与穿孔，随病程延长而加重。早期破裂口较新鲜、整齐，24 小时后其炎症反应明显加重，出现水肿、淤血、坏死等病理改变，继而发生纵隔组织炎、积脓或胸膜炎，形成液气胸、脓胸等。由食管及周围疾病引起者，多为慢性炎症改变，瘘口周围肉芽组织增生，充血明显，粘连严重，附近淋巴结肿大，并有原发病特有病理性改变。往往给手术治疗带来很大困难。至于食管破裂发生部位，食管各段均有发生，但自发性破裂多见于食管下段，器械性穿孔多数在颈部食管，外伤引起者可发生在食管任何部位。

三、诊断

（一）临床表现

有剧烈呕吐、外伤、吞咽尖锐异物、内镜检查史。

1. 颈部食管穿孔

颈部食管穿孔容易早期发现。主要是颈部疼痛及胀感，吞咽或颈部活动时加重，也可表现为吞咽困难和呼吸困难。开放性损伤可见唾液等食管内容物流出。检查时胸锁乳突肌前缘压痛、肿胀及皮下气肿，如穿孔后食管内容物向纵隔蔓延，则出现纵隔炎症表现。

2. 胸部食管穿孔

剧烈胸痛，破入胸腔后，可有极度呼吸困难、发热、烦躁不安、极度紧张、呼吸浅快、脉搏细弱、血压下降、发绀；胸、颈、面部皮下气肿；胸部叩痛，上胸部为鼓音，下胸部为浊音；呼吸音低；上腹部压痛、腹壁紧张。

3. 腹部食管穿孔

腹部食管穿孔主要是腹膜炎表现，患者主诉上腹部疼痛，转动体位时加剧。检查上腹部或全腹肌肉紧张、压痛及反跳痛。可被误诊为急腹症。

（二）实验室及其他检查

1. X 线检查

X 线检查可显示皮下气肿，纵隔增宽，纵隔气肿伴积液、液气胸等。

2. 食管造影

口服碘油食管造影可发现碘油自食管裂口外溢，并可确定食管裂口的部位及大小。最好不要用钡剂造影，因为钡剂可黏附在裂口边缘，手术中不易洗净，造成修补困难，影响愈合。如造影未发现食管裂口，可行纤维食管镜检查。

3. 胸腔穿刺

胸腔穿刺抽液是十分重要的检查诊断步骤，抽出带有酸、臭味的咖啡样或混有食物残渣的液体，同时淀粉酶增高颇有诊断价值。口服亚甲蓝后抽出液有染色，即可明确诊断。

（三）诊断和鉴别诊断

食管自发性破裂的患者，多因病史不典型，缺乏特异性体征，一般医务人员对此认识不足，常易误诊为胃十二指肠溃疡穿孔、急性心肌梗死、肺大泡破裂、急性胰腺炎、自发性气胸、肺梗死、单纯性脓胸等。应仔细分析病史与病程关系，正确选择检查方法以资诊断和鉴别。

四、治疗

急性食管穿孔确诊后应尽早开胸探查，缝合食管裂口，并用邻近胸膜覆盖。若受伤24小时后发现，应引流胸膜腔，如出现局限性纵隔脓肿，应同时引流脓肿，对颈部食管裂伤，伤口引流通畅未发生严重颈深部感染时，可望自行愈合。若裂伤较大或完全横断，需进一步手术治疗。胸部食管裂伤晚期形成纵隔脓肿或脓气胸，应进行纵隔引流或胸腔闭式引流，应用抗生素、禁食，以胃造瘘饲食，待患者情况好转后再进行食管裂口根治手术。对食管远端存在阻塞性病变，如施行食管镜检查等发生器械性穿孔时，在穿孔修补的同时应考虑原发病的处理，如恶性病变尽可能切除，即使姑息性切除也值得施行，因为此类患者单纯穿孔修补均将失败。

对食管裂口较小、感染局限纵隔内、中毒症状较轻的患者；或就诊晚，炎症已局限者，可保守治疗或仅做单纯的纵隔引流和胸腔引流，并严密观察病情变化。保守治疗无效，仍可适时改为手术治疗。

（郑晓勇）

第十二章 常用诊疗护理技术

第一节　心脏复苏术

一、胸外心脏挤压术

（一）心前区捶击

在心搏骤停后的 1 分 30 秒内，心脏应激性最高，此时拳击心前区，所产生的电能可使心肌兴奋并产生电综合波，促使心脏复跳。

1. 方法

右手松握空心拳，小鱼际肌侧朝向患者胸壁，以距胸壁 20～30 cm 高度，垂直向下捶击心前区，即胸骨下段。捶击 1～2 次，每次 1～2 秒，力量中等，观察心电图变化，如无变化，应立即改行胸外心脏按压和人工呼吸。

2. 注意事项

1）捶击不宜反复进行，捶击次数最多不宜超过两下。

2）捶击时用力不宜过猛。小儿禁用，以防肋骨骨折。

（二）胸外心脏按压

心搏骤停患者的胸廓仍具有一定的弹性，胸骨和肋骨交界处可因受压下陷。因此，当按压胸部时，使血液向前流动的机制是由于胸腔内压力普遍增加，以致胸内压力＞颈动脉压＞头动脉压＞颈静脉压。正是这个压差使血液向颈动脉，流向头部，回流到颈静脉。

1. 患者体位

患者仰卧于硬板床或地面上，头部与心脏在同一水平，以保证脑血流量。如有可能应抬高下肢，以增加回心血量。

2. 术者体位

紧靠患者胸部一侧，为保证按压力垂直作用于患者胸骨，术者应根据抢救现场的具体情况，采用站立地面或脚凳上，或采用跪式等体位。

3. 按压部位

在胸骨下 1/3 段。确定部位用以下方法：术者用靠近患者足侧一手的食指和中指，确定近侧肋骨下缘，然后沿肋弓下缘上移至胸骨下切迹，将中指紧靠胸骨切迹（不包括剑突）处，食指紧靠中指。将另一手的掌根（长轴与患者胸骨长轴一致）紧靠前一手的食指置于胸骨上。然后将前一手置于该手背上，两手平行重叠，手指并拢、分开或互握均可，但不得接触胸壁。

4. 按压方法

1）成人：术者双肘伸直，借身体和上臂的力量，向脊柱方向按压，使胸廓下陷 3.5～5 cm，尔后迅即放松，解除压力，让胸廓自行复位，使心脏舒张，如此有节奏地反复进行。按压与放松的时间大致相等，放松时掌根部不得离开按压部位，以防位置移动，但放松应充分，以利血液回流。按压频率 80 ~ 100 次/分。

2）小儿：使患儿仰卧于诊疗桌上，足部略抬高以增加回心血量。术者以一手掌根部置于患儿胸骨中下部垂直向脊柱方向施力，使胸廓下陷；如是婴儿，则用一手托住患儿背部，另一手以食、中指进行按压。按压频率，年长儿 80 次/分，婴幼儿及新生儿 100 次/分。

5. 按压与通气的协调

1）一人操作：现场只有一个人抢救，吹气与按压之比为 2:30，即连续吹气 2 次，按压 30 次，两次吹气间不必等第一口气完全呼出。2 次吹气的总时间应在 5 秒之内。

2）两人操作：负责按压者位于患者一侧胸旁，另一人位于同侧患者头旁，负责疏通气管和吹气，同时也负责监测颈动脉搏动。吹气与按压之比为 1:5，为避免术者疲劳，两人工作可互换，调换应在完成一组 5:1 的按压吹气后间隙中进行。在按压过程中可暂停按压以核实患者是否恢复自主心搏。但核实过程和术者调换所用时间，均不应使按压中断 5 秒以上。

6. 按压有效的标志

1）可触知颈动脉搏动（由吹气者监测）。

2）动脉血压收缩压 > 60 mmHg。

3）意识改善，瞳孔对光反应恢复。

二、心内注射术

在现代救护中，自胸外向心内注药不宜作为常规首选途径，因其有许多缺点，如用药过程中中断心肺复苏，操作不当可发生气胸、血胸、心肌或冠状动脉撕裂、心包积血等。且注入心腔内的准确性不到 50%。若将肾上腺素等药物注入心肌内，还可造成顽固性室颤。必须自胸外向心内注药时，应选择合适的注射部位及方法。

（一）操作步骤

1. 心前区注射法

于第 4 肋间胸骨左缘旁开 2 cm 处，常规消毒皮肤。右手持注射器，必要时以消毒的左手拇、食指扶持长针头头端 1 ~ 2 cm 处，用力将针垂直刺入皮肤并不断深入，注意边进针边拭抽回血。达一定深度（成人 4 ~ 5 cm，小儿超过 3 cm），可见大量回血，然后迅速注药。如进针较深仍无回血，可将针缓慢后退，同时持续抽吸回血，若仍无回血，可改变方向重行穿刺。

2. 剑突下注射法

于剑突与左肋弓连接处下 1 cm 处常规消毒皮肤，将穿刺针刺入皮下，使针头与腹壁成 15° ~ 30°角，向心底部直接刺入，边进针边回抽，抽得大量回血后注药。

3. 直接心内注射法

对于开胸者，则在无菌条件下，用 7 号注射针头避开冠状血管直接向左或右心室穿刺、注药。

（二）注意事项

1）在胸外行心内注射时，必须选择合适的心内注射针头，否则针头长度达不到心室腔可导致穿刺失败。

2）穿刺最好选择右心室，该处心室壁较薄，血管较少，穿刺时不易损伤血管。

3）注射部位要准确。操作时应停做人工呼吸，以防刺破肺组织形成气胸。

4）进针后必须抽得大量回血后，方可将药液注入。切忌把药液注入心肌内，以免引起心肌坏死或心律失常。

5）操作要迅速，尽量缩短心脏按压中断时间。

三、胸内心脏按压术

一般罕需应用胸内心脏按压法。遇有下列情况时才有进行胸内心脏按压的指征：①胸外按压 3 分钟以上无效；②肋骨骨折；③胸外伤；④心包填塞；⑤胸内手术；⑥患者异常肥胖、桶状胸或其他胸廓畸形，胸外心脏按压无效者。

（一）操作步骤

1）患者平卧或稍向右侧卧，做好气管内插管及人工控制呼吸。

2）施术者沿左侧第 4 肋间隙，前起胸骨旁 1 cm，后达腋中线肋间做一弧形切口进入胸腔，切断上、下二肋软骨，撑开切口，用右手将心脏握在手中，以每分钟 70～80 次的速度持续而有力地挤压心脏，也可将手放于心脏之后，将心脏向前压向胸骨。开胸的时间愈短愈好，从心搏骤停至开始按压，最好不要超过 4 分钟。每次按压后应有足够的舒张期，以利回心血流。按摩强度以能扪到颈、股动脉搏动为宜。以后心肌颜色逐渐由发绀转为红润，心肌张力逐渐增加。为促进心脏复跳，提高按压效果，按压的同时可由静脉或向左心室内注射肾上腺素 0.5～1 mg，异丙肾上腺素 1 mg 等。

3）循环恢复后，应仔细止血，待血压稳定后缝合切口，并置胸腔引流管。

（二）注意事项

1）开胸应在 4 分钟内完成，不强求正规消毒。

2）挤压方法要正确，严禁用手指尖挤压心脏，切不可按压心房或使心脏扭转，以免妨碍静脉血回流。挤压时左右心室血液应同时排空。

3）挤压时用力要均匀，切忌粗暴。按压接触面要常更换位置，不要固定压迫一处，以免损伤心肌。当心脏恢复自主搏动，并估计有适当的心排血量时，可停止挤压。

4）医生行挤压时，护理人员可按医嘱备好心内注射药物，如 0.1% 肾上腺素 0.5～1 mL、异丙肾上腺素 0.5～1 mL 为主的心内注射用药，反复心内注射时，要注意避开心脏血管及更换注射位置。

5）医生行挤压心脏时，护理人员需专人守护，严密观察病情，5～10 分钟测量一次血压和颈动脉或股动脉脉搏，并观察呼吸、瞳孔、意识等情况，随时报告医生。

6）医生关闭胸腔时，护理人员应准备无菌胸腔封闭引流导管与封闭瓶一套，为排出胸腔内的血液与气体之用；根据医嘱备好适量的抗生素，如青霉素等，放入胸腔内，防止感染。

四、心外除颤器的应用

电击除颤是终止心室颤动的最有效方法，应早期除颤。有研究表明，绝大部分心搏骤停是由心室颤动所致，75%发生在院外，20%的人没有任何先兆，而除颤每延迟1分钟，抢救成功的可能性就下降7%~10%。除颤波形包括单相波和双相波两类，不同的波形对能量的需求有所不同。成人发生室颤和无脉性室速，应给予单向波除颤器能量360 J一次除颤，双向波除颤器120~200 J。如对除颤器不熟悉，推荐用200 J作为除颤能量。双相波形电除颤：早期临床试验表明，使用150~200 J即可有效终止院前发生的室颤。低能量的双相波有效，而且终止室颤的效果与高能量单相波除颤相似或更有效。儿童第1次2 J/kg，以后按4 J/kg计算。电除颤后，一般需要20~30秒钟才能恢复正常窦性节律，因此电击后仍应立刻继续进行心肺复苏，直至能触及颈动脉搏动为止。持续心肺复苏、纠正缺氧和酸中毒、静脉注射肾上腺素（可连续使用）可提高除颤成功率。

电击除颤的操作步骤为：①电极板涂以导电糊或垫上盐水纱布；②接通电源，确定非同步相放电，室颤不需麻醉；③选择能量水平及充电；④按要求正确放置电极板，一块放在胸骨右缘第2~3肋间（心底部），另一块放在左腋前线第5~6肋间（心尖部）；⑤经再次核对监测心律，明确所有人员均未接触患者（或病床）后，按压放电电钮；⑥电击后即进行心电监测与记录。

已出现电脑语音提示指导操作的自动体外除颤器（AED），大大方便了非专业急救医务人员的操作，为抢救争取了宝贵的时间。AED使复苏成功率提高了2~3倍，非专业救护者30分钟就可学会。AED适用于无反应、无呼吸和无循环体征（包括室上速、室速和室颤）的患者。公众启动除颤（PAD）要求受过训练的急救人员（警察、消防员等），在5分钟内使用就近预先准备的AED对心搏骤停患者实施电击除颤，可使院前急救生存率明显提高（49%）。

（于燕）

第二节　呼吸复苏术

一、人工呼吸术

人工呼吸术是患者呼吸受到抑制或呼吸突然停止，心脏仍在搏动或心跳停止时应用手法或机械辅助患者呼吸，达到充分换气，使其恢复自主呼吸的一种方法，是抢救患者生命的一种急救措施。

（一）操作步骤

人工呼吸方法很多，常用的有口对口呼吸法、口对鼻呼吸法、举臂压胸法、双手压胸法、简易呼吸器法、加压人工呼吸法、膈神经刺激法。

1. 口对口呼吸

根据患者的病情选择打开气道的方法，患者取仰卧位，抢救者一手放在患者前额，并用拇指和食指捏住患者的鼻孔，另一手握住颏部使头尽量后仰，保持气道开放状态，然后深吸一口气，张开口以封闭患者的嘴周围（婴幼儿可连同鼻一块包住）。

向患者口内连续吹气 2 次，每次吹气时间为 1~1.5 秒，吹气量 1 000 mL 左右，直到胸廓抬起，停止吹气，松开贴紧患者的嘴，并放松捏住鼻孔的手，将脸转向一旁，用耳听有否气流呼出，再深吸一口新鲜空气为第二次吹气做准备，当患者呼气完毕，即开始下一次同样的吹气。

如患者仍未恢复自主呼吸，则要进行持续吹气，成人吹气频率为 12 次/分钟，儿童 15 次/分钟，婴儿 20 次/分钟，但是要注意，吹气时吹气容量相对于吹气频率更为重要，开始的两次吹气，每次要持续 1~2 秒钟，让气体完全排出后再重新吹气，一分钟内检查颈动脉搏动及瞳孔、皮肤颜色，直至患者恢复呼吸复苏成功，或死亡，或准备好做气管插管。

2. 口对鼻呼吸

当患者有口腔外伤或其他原因致口腔不能打开时，可采用口对鼻吹气，其操作方法是：首先开放患者气道，头后仰，用手托住患者下颌使其口闭住。深吸一口气，用口包住患者鼻部，用力向患者鼻孔内吹气，直到胸部抬起，吹气后将患者口部张开，让气体呼出。如吹气有效，则可见到患者的胸部随吹气而起伏，并能感觉到气流呼出。

3. 举臂压胸法

1）患者仰卧，头偏向一侧，肩下垫一枕头。术者立或跪在患者头前，双手握住患者的两臂近肘关节处，将上臂拉直过头，患者的胸廓被动扩大形成吸气。

2）待 2 秒后，再屈其两臂，将其肘放回胸廓下半部，并压迫其前侧方两肋弓部约 2 秒，此时胸廓缩小，形成呼气。以此反复施行。每分钟 14~16 次为宜，节律应均匀。

4. 双手压胸法

1）患者仰卧（或俯卧），将头偏向一侧，术者骑跪在患者大腿两侧，两手平放在患者的胸肋部（或背部），拇指向内靠近胸骨（或脊柱），使身体慢慢向前倾，借身体重力压挤胸部（或背部），将肺内空气驱出。

2）放松压力，使患者胸廓自然恢复原状，空气随之吸入。如此反复进行，每分钟 14~16 次为宜。

3）俯卧者两臂伸向头，将一前臂屈曲，使头侧枕于其上，以防口鼻着地。此法多用于溺水者。

5. 简易呼吸器法

1）清除上呼吸道分泌物或呕吐物，使患者头向后仰，托起下颌，扣紧面罩，挤压呼吸囊，空气由气囊进入肺部。

2）放松时，肺部气体经活瓣排出。一次挤压可有 500~1 000 mL 的空气入肺。每分钟 14~16 次。必要时接上氧气加压给氧。

6. 加压人工呼吸法

气管插管后，利用充满氧气成空气的呼吸囊，有节律的挤压（吸气）、放松（呼气），达到人工呼吸的目的。其操作如下。

1）患者仰卧，使用咽喉镜为患者行气管插管术。

2）气管导管的外端和呼吸气囊的前端出口处分别与活瓣相连，呼吸囊的尾端侧管与氧气管相接。

3）放开氧气，充满呼吸气囊，然后用手捏之，将氧气挤入患者肺脏，每分钟捏16~20次。

（二）注意事项

1）吹气应有足够的气量，以使胸廓抬起，但一般不超过1 200 mL。吹气过猛过大可造成咽部压超过食管开放压从而使气体吹入胃内引起胃胀气。

2）吹气时间宜短，以约占1次呼吸周期的1/3为宜。

3）若患者口腔及咽喉部有分泌物或堵塞物如痰液、血块、泥土等，应在操作前清除，以免影响人工呼吸效果或将分泌物吹入呼吸道深处。

4）如有假牙者应取下假牙。遇舌后坠的患者，应用舌钳将舌拉出口腔外，或用通气管吹气。

5）如遇牙关紧闭者，可行口对鼻人工呼吸。操作方法大体同上，只是对着鼻孔吹气。吹气时应将患者口唇闭紧。为克服鼻腔阻力，吹气时用劲要大，吹气时间要长。

6）对婴幼儿，则对口鼻同时吹气更易施行。

7）若患者尚有微弱呼吸，人工呼吸应与患者的自主呼吸同步进行，即与患者吸气时，术者用力吹气以辅助进气，患者呼气时，松开口鼻，便于排出气体。

8）为防止交叉感染，操作时可取一块纱布单层覆盖在患者口或鼻上，有条件时用面罩及通气管则更理想。

9）通气适当的指征是看到患者胸部起伏并于呼气听到及感到有气体逸出。

二、自动呼吸机的应用

呼吸机治疗是在呼吸系统解剖和生理不正常的情况下进行的，主要用于各种原因引起的急、慢性呼吸衰竭。呼吸机可有效地提高肺泡氧分压，满足机体供氧和排出二氧化碳的需要，起到治疗和预防多种疾病的目的。呼吸机对生理功能的影响有积极和消极的双重作用，合理选择通气方式和正确调整通气参数，可提高治疗效果，减少并发症的发生。呼吸机治疗期间，呼吸、循环功能的监测，对于判断机械通气的治疗效果，进行呼吸机的合理调节和预防并发症的发生具有重要的意义。

（一）操作步骤

自动呼吸器可以通过面罩、气管插管、气管切开等方法与患者相连接。气管插管连接囊可以缩小呼吸道无效腔，保证预期气量送入肺泡，但一般只维持72小时，时间太长易引起喉头水肿。呼吸频率一般成人每分钟16次，小儿例外，呼吸的比例以1:1.5为宜。潮气量一般500~700 mL。

（二）注意事项

1）使用自动呼吸器应随时观察器械的效果，随时调节，以期达到生理的气体交换，并保持呼吸道的清洁通畅，应定期测定二氧化碳分压。

2）注意观察呼吸平稳，呼吸与呼吸器合拍则表明病情好转。如患者烦躁不安，挣扎抗拒呼吸器，则表明病情恶化，此时必须检查呼吸器通气量是否充足。有无分泌物堵塞呼吸道，肺内病变是否加重恶化。同时应注意肺部检查如两侧胸部活动一致，扩张良好，听诊时两侧呼吸音清晰，则表明病情好转。

3）观察循环情况，如患者血压上升，脉搏减慢，心律不齐减少或消失，则为病情好转。相反，则病情恶化。如面部潮红、脉搏快、呼吸深而慢、血压偏高，则为呼吸性酸中毒表现，二氧化碳潴留。这时可以调节呼吸的比例，使呼气适当的延长，潮气量加大，有利于二氧化碳排除。如通气过度，则产生呼吸性碱中毒。

4）观察患者意识，如从昏迷状态逐渐清醒，或表现出对周围事物感兴趣，则表示脑的供氧较前好转。

5）注意不使人工呼吸中断，抢救呼吸骤停或呼吸衰竭的患者，在没有得到自动呼吸器之前，必须先做口对口人工呼吸或仰卧压胸人工呼吸。

6）注意防止出现并发症，如吸入气体压力过高，会导致肺泡破裂，造成气胸、纵隔气肿，过度换气后，可能发生痉挛、呼吸性碱中毒、低血压，还可能并发肺部感染、肺不张、腹胀、消化道出血等，应注意防止。

（于燕）

第三节　胸膜腔穿刺术

一、适应证

1）大量胸膜腔积液（300 mL 以上）或积气致呼吸困难及循环障碍时，放出积液或积气减轻症状。

2）检查胸膜腔液性质，以明确诊断。

3）胸膜腔内给药。

二、禁忌证

病情危重、有严重出血倾向、大咯血、严重肺结核及肺气肿等。

三、操作步骤

（一）术前准备

向患者解释穿刺目的及注意事项，消除恐惧心理。器械准备有清洁盘、胸膜腔穿刺包、无菌试管 4 只、1% 普鲁卡因溶液、无菌手套。

（二）操作方法

1）穿刺前向患者解释穿刺的目的及意义，消除紧张恐惧心理，并嘱排尿。

2）轻症患者仅骑坐于靠背椅上，面朝椅背，双手平置于椅背上，头伏于前臂。重症患者可取半卧位。

3）穿刺部位如系气胸患者，穿刺点应选在叩诊鼓音处，常取胸前第 2 肋间锁骨中线处。如为胸膜腔积液，穿刺点常选叩诊音区较低的位置，一般取肩胛角线第 7~9 肋间。

4）常规消毒，术者戴无菌手套，铺无菌洞巾，用 1% 普鲁卡因局麻至胸膜壁层。

5）用止血钳夹住连接穿刺针头的胶管，或连接三通活栓，以免空气进入胸膜腔。左手拇指、食指绷紧穿刺部位皮肤，右手持穿刺针，沿穿刺点垂直缓慢刺入，至阻力突然消失即进入胸膜腔。

6）助手用血管钳固定穿刺针，接上注射器，放开夹住胶管的血管钳，即可抽液或抽气，或连接三通活塞抽吸，以免空气进入胸膜腔。抽液后需注药者，可接上吸有药液的注射器，将药液注入，记录抽液量并送检。

7）抽液后，拔出穿刺针，局部盖以无菌纱布或棉球并用胶布固定。

四、注意事项

1）术前应明确积液、积气程度，定准穿刺点。

2）病变靠近纵隔、心脏、大血管或有严重肺气肿、广泛肺大泡者，胸膜腔穿刺要慎重。

3）穿刺过程中，应注意观察患者反应，如有头晕、面色苍白、出汗、心慌、胸部压迫感、连续性咳嗽或晕厥等情况，应立即停止操作，并做对症处理。

4）抽液不宜过多、过快，首次一般不超过 600 mL，以后每次不超过 1 000 mL。诊断性抽液只需 50~100 mL 即可。

5）使用三通活塞时，事先检查其通闭方向，以便正确使用。

6）抽液完毕，嘱患者卧床休息 2~3 小时，继续观察 4~8 小时，注意有无不良反应。

（罗海燕）

第四节　导尿术

一、适应证

1）各种下尿路梗阻所致尿潴留。

2）危重患者抢救。

3）膀胱疾病诊断与治疗。

4）进行尿道或膀胱造影。

5）留取未受污染的尿标本做细菌培养。

6）产科手术前的常规导尿。

7）膀胱内药物灌注或膀胱冲洗。

8）探查尿道有无狭窄，了解少尿或无尿原因。

二、准备物品

1. 无菌导尿包

内有治疗碗 1 个，尿管 2 根，小药杯一个（内装干棉球），止血钳 2 把，液状石蜡棉球 1 个，标本瓶 1 个，洞巾 1 块，纱布数块，20 mL 注射器 1 个（内有生理盐水 20 mL），弯盘 2 个。

2. 外阴初步消毒用物

无菌换药碗一个（内盛消毒液棉球 10 余个，血管钳 1 把），清洁手套 1 双。

3. 其他

无菌持物钳，肥皂液，0.1% 新洁尔灭，小橡胶单。

三、方法

1）患者仰卧，两腿屈膝外展，臀下垫小橡胶单。患者先用肥皂液清洗外阴；男患者翻开包皮清洗。

2）以 0.1% 新洁尔灭由内向外环形消毒尿道口及外阴部。外阴部盖无菌洞巾，男性则用消毒巾裹住阴茎，露出尿道口。

3）术者戴无菌手套站于患者右侧，以左手拇、食二指夹持阴茎，女性则分开小阴唇露出尿道口，右手将涂有无菌液状石蜡之导尿管慢慢插入尿道，导尿管外端用止血钳夹闭，将其开口置于消毒弯盘中。男性进入 15～20 cm，女性 6～8 cm，松开止血钳，尿液即可流出。

4）需做细菌培养者，留取中段尿于无菌试管中送检。

5）术后将导尿管夹闭合再徐徐拔出，以免管内尿液流出污染衣物。如需留置导尿时，则以胶布固定尿管，以防脱出，外端以止血钳夹闭，管口以无菌纱布包好，以防尿液逸出和污染；或接上留尿无菌塑料袋，挂于床侧。

四、注意事项

1）严格无菌操作，预防尿路感染。

2）插入尿管动作要轻柔，以免损伤尿道黏膜，若插入时有阻挡感（切忌蛮插）可更换方向（也可稍退 2～3 cm，向导尿管中灌注液状石蜡，润滑尿道）再插，见有尿液流出时再插入 2 cm，勿过深或过浅，尤忌反复抽动尿管（有导丝的尿管虽插入时候能够很快很有力，但最易损伤尿道黏膜，故可在插之前抽出；液状石蜡一定要反复涂满导尿管两次）。

3）选择导尿管的粗细要适宜，对小儿或疑有尿道狭窄者，尿管宜细。

4）对膀胱过度充盈者，排尿宜缓慢以免骤然减压引起出血或晕厥。

对膀胱高度膨胀且又极度虚弱的患者，第一次导尿量不可超过 1 000 mL，以防大量放尿导致腹腔内压突然降低，大量血液滞留于腹腔血管内，造成血压下降，产生虚脱，亦可因膀胱突然减压，导致膀胱黏膜急剧充血，引起尿血。

5）测定残余尿时，嘱患者先自行排尿，然后导尿。残余尿量一般为 5 ~ 10 mL，如超过 100 mL，则应留置导尿管。

6）留置导尿时，应经常检查尿管固定情况，有否脱出，必要时以无菌药液每日冲洗膀胱一次；每隔 5 ~ 7 日更换尿管一次，再次插入前应让尿道松弛数小时，再重新插入。

（罗海燕）

第五节　鼻饲术

一、适应证

鼻饲术适用于通过胃管给予不能经口进食患者营养丰富的流质饮食，保证患者能摄入足够的蛋白质与热量、水分和药物。常用于昏迷、口腔及喉部手术后等患者。

二、用品及准备

鼻饲包（治疗碗、镊子、胃管、30 ~ 50 mL 注射器、纱布、治疗巾），治疗盘（液状石蜡、松节油、胶布、夹子、别针、听诊器），适量温开水（38 ~ 40℃），鼻饮饮料 200 mL（38 ~ 40℃）。

三、方法

1）备齐用物携至患者床旁，解释，取得合作。

2）视病情协助患者取坐位、斜坡卧位或仰卧位，将治疗巾铺于患者颌下，清洁鼻腔。

3）用液状石蜡纱布润滑胃管前段，左手持纱布托住胃管，右手持镊子夹住胃管前段沿一侧鼻孔缓慢插入，到咽喉部时（14 ~ 16 cm），清醒患者嘱做吞咽动作，昏迷患者，将头略向前倾，同时将胃管送下，插入长度为 45 ~ 55 cm（相当于患者由鼻尖到耳垂到剑突的长度）。

4）用注射器抽吸胃内容物，如有胃液抽出，即证明管已至胃中。如未抽出胃液可用以下方法检查：①将听诊器放剑突下，用注射器向胃管内注入 10 ~ 30 mL 空气，如能听到气过水声，表示管在胃中；②将胃管外端浸入一碗水中，若有持续多量气泡溢出，则表示误入气管，应立即拔出。

5）若插管过程中患者出现恶心，应暂停片刻，嘱患者做深呼吸或做吞咽动作，随后迅速将管插入，以减轻不适。插入不畅时应检查胃管是否盘在口中。插管过程中如发现呛咳、呼吸困难、发绀等情况，表示误入气管，应立即拔出，休息片刻后重插。

6）用胶布将胃管固定于鼻梁部，胃管外端接注射器，先回抽，见有胃液抽出，即注入少量温开水，再慢慢注入温度适宜的鼻饲饮料或药液。

7）饲毕，用温开水少许冲洗胃管。然后将胃管开口端反折，用纱布包裹，夹子夹紧，用别针固定于患者枕旁或衣服上。需要时记录饮食量。

8）将注射器用温开水洗净，放入治疗碗内，用纱布盖好备用。注射器每晨更换 1 次，所用物品应每日消毒 1 次。其他用物整理后归还原处。

9）拔胃管法

（1）置弯盘于患者颌下，胃管开口端用夹子夹紧放入弯盘内，轻轻揭去固定的胶布。

（2）用纱布包裹近鼻孔端的胃管，快速拔出胃管。将胃管盘起放在弯盘中。

（3）清洁患者口、鼻、面部，必要时，用松节油擦拭胶布痕迹，协助患者取舒适卧位。

四、注意事项

1）插胃管前应先检查鼻、口腔、食管有无阻塞，有假牙者应先取出，有食管静脉曲张或食管阻塞者，不宜插管。

2）插管动作应轻缓，特别是在通过食管 3 个狭窄处时（环状软骨水平处、平气管分叉处、食管通过膈肌处），以免损伤食管黏膜。

3）每次鼻饲前应判定胃管确在胃内及无胃液潴留时，方可注食。如患者同时吸氧，慎勿将氧气管与胃管混淆。

4）鼻饲者需用药时，应将药片研碎，溶解后再灌入，注入饮食时应注意速度、温度、容量（每次不超过 200 mL）和间隔时间（不少于 2 小时）。

5）注食后尽量不搬动患者，以免引起呕吐，观察患者有无呕吐、窒息发生。

6）每当放入、取出胃管，或每当取下注射器抽吸鼻饲饮料或药物时，均须夹闭管外口，以免胃内容物或空气进入胃内。

7）长期鼻饲者应每周更换胃管 1 次（晚间拔出，次晨换另一鼻孔插入），每日进行口腔护理并给予蒸汽吸入或雾化吸入。

（李蕊）

第六节 洗胃术

一、适应证

负压吸引器洗胃术适用于清除毒物，为某些检查和手术前做准备，减轻胃黏膜水肿。

二、禁忌证

鼻腔阻塞，上消化道大出血，食管静脉曲张，食管和贲门狭窄或梗阻，腐蚀性胃炎。

三、准备

1）常用洗胃液。

2）负压吸引装置或电动吸引器、贮液瓶。

3）治疗盘、胃管、开放式输液瓶 1 套、三通、夹子、纱布、液状石蜡、量杯、弯盘、橡皮裙（或橡皮单、治疗巾）。水壶内盛洗胃液，污水桶，必要时备压舌板、开口器、舌钳，清洁试管。

四、方法

1）备齐用物携至床前，核对床号、姓名等，向患者解释以取得合作。

2）洗胃液倒入输液瓶内，挂于输液架上，夹住输液管。

3）插入胃管，确定胃管在胃内。

4）开动吸引器，吸出胃内容物后关闭吸引器，夹住引流管。

5）开放输液管，输入液体 300 ~ 500 mL，关闭输液管。

6）开放引流管，开吸引器，吸出胃内液体。

7）如此反复至吸出的液体澄清为止。

8）洗毕，反折胃管拔出，整理床单位，清理用物。

9）做好记录。

五、注意事项

1）中毒物质不明时，应抽取胃内容物送检，洗胃液可暂用温开水或等渗盐水，待毒物性质明确后再采用对抗剂洗胃。急性中毒患者，患者能配合者，应迅速采用"口服催吐法"，必要时进行洗胃，以减少毒物吸收。

2）在洗胃过程中，密切观察患者生命体征及有无异常情况，如患者出现腹痛、流出血性液体或有虚脱表现，应立即停止操作，并通知医生进行处理。幽门梗阻患者洗胃宜在饭后 4~6 小时或空腹时进行，需记录胃内潴留量，以了解梗阻情况，供补液参考（潴留量＝洗出量－灌洗量）。

3）每次灌入量不得超过 500 mL，注意记录灌注液名称、液量、洗出液的数量、颜色、气味等。

4）吞服强酸强碱类腐蚀性药物患者切忌洗胃；消化道溃疡、食管梗阻、食管静脉曲张、胃癌等一般不做洗胃；急性心肌梗死、重症心力衰竭、严重心律失常和极度衰竭者不宜洗胃；昏迷者洗胃应谨慎。

5）如用自动洗胃机洗胃，使用前应检查机器各管道衔接是否正确、紧密，运转是否正常。勿使水流至按键开关内，以免损坏机器，用毕要及时清洗，避免污物堵塞管道。

（李蕊）

第七节　胃肠减压术

一、适应证

1）急性胃扩张。

2）麻痹性肠梗阻，如急性原发性腹膜炎、出血性小肠炎、低血钾等引起，以解除或减轻梗阻。

3）外科手术后、感染、外伤等所引起的动力性肠梗阻。

4）机械性肠梗阻，如蛔虫梗阻引起，必要时可为术前准备。

二、方法

1. 胃肠减压器

三瓶重力吸引装置。

安装吸引瓶甲、乙及收集瓶。吸引瓶甲灌满清水，用时开放排水管，水则由瓶甲内流向瓶乙，吸出的胃肠液流入收集瓶内。瓶甲的水流完后，可将瓶甲与瓶乙互换，重新安装排水管及吸引管，继续进行吸引。

2. 中心负压吸引或电动负压吸引器

一般在吸引器和胃肠减压管之间加装一调压瓶，可防止吸引力过大，损伤胃肠黏膜。瓶中盛水 1/2，以长管插入水面下的深度来调节吸引的压力，插得越浅，吸引力越小，插得越深，则吸引力越大，用于胃肠减压时，一般长管插入水面下 4~5 cm 即可。

三、原理

胃肠减压术是利用负压吸引原理，将胃肠道积聚的气体和液体吸出，以降低胃肠道内压力，改善胃肠壁血液循环，有利于炎症的局限，促进伤口愈合和胃肠功能恢复的一种治疗方法。

四、操作方法

1）取坐位或斜坡位，清洁鼻孔，将胃管前段涂以润滑油，用止血钳夹闭胃管末端，顺鼻腔下鼻道缓缓插入。

2）胃管插至咽部时，嘱患者头稍向前倾并做吞咽动作，同时将胃管送下。若恶心严重，嘱患者深呼吸，待平稳后在继续插入已量好的长度。用注射器抽净胃内容物，接上胃肠减压器。如系双腔管，待管吞至 75 cm 时，从腔内抽出少量碱性液体，即表示管已进入幽门。此时用注射器向气囊内注入 20 mL 空气，夹闭管口，其管端即靠肠蠕动滑至肠梗阻近段。

3）若抽不出胃液，应注意胃管是否盘曲鼻咽部，如没有盘曲，可注入少量盐水冲洗，观察是否通畅。或注入少量空气同时听诊上腹部，以证实管的位置是否已插入胃内。

4）最后用胶布将管固定于上唇颊部，连接胃肠减压器，无减压器者，用注射器每半小时抽吸一次。

5）操作时要经常检查胃管有无屈曲，是否畅通；若引起呛咳、呼吸不畅，应考虑是否误入气管，应拔出重插。

6）留置胃管期间，要做口腔护理。

7）保持负压吸引，直到腹胀消失。拔管时，应停止负压吸引后在拔出，以防损伤消化道黏膜。

8）近期上消化道出血、食管阻塞及身体极度衰弱者慎用。

五、注意事项

1）在进行胃肠减压前，应详细检查胃管是否通畅，减压装置是否密闭，吸引管与排水管连接是否准确等防止引起事故。如减压效果不好，应仔细检查发生故障的原因并及时排除。

2）减压期间应禁止进食和饮水，如必须经口服药者，应在服药后停止减压 2 小时。为保持减压管的通畅，应定时用温开水冲洗胃管，以免堵塞。

3）根据每日吸出液体量的多少，应适当补充液体，以维持患者水和电解质的平衡。

4）电动吸引器的收集瓶内吸出的液体应及时倒掉，液面不可超过瓶子的 2/3，以免将水吸入抽气机内，损坏电动机。

5）病情好转，肠蠕动恢复或开始排气后，可停止胃肠减压。

据临床观察，传统法插入深度为 45～55 cm，术后胃肠减压效果不佳，部分患者有腹胀不适感。针对这一问题，将 260 例胃肠减压术患者随机分为观察组和对照组各 130 例，在其他条件相同的情况下，观察组改胃肠减压管插入深度为 55~68 cm，对照组按常规插管，观察两组患者腹胀及引流等情况。结果：两组腹胀及引流液量比较经统计学处理，均有显著性差异（$P < 0.01$）。提示观察组能使胃液引流量增多，明显减轻腹胀。

（黄东影）

第八节　无菌操作技术

无菌操作是指在医疗、护理操作过程中，不使已灭菌的物品或区域受污染，避免病原微生物侵入或传播给患者的一项重要的基本操作。无菌技术及操作规程是根据科学原则制定的，每个医护人员必须遵守，以保证患者的安全。

一、基本概念

（一）无菌物品

经过物理或化学方法灭菌后，未被污染的物品。

（二）无菌区

经过物理或化学方法灭菌处理而未被污染的区域。

（三）非无菌区

未经灭菌处理或经灭菌处理后被污染的区域。

二、无菌技术操作原则

1）环境要宽敞并定期消毒，操作前半小时须停止扫地、更换床单等工作，减少走动，避免不必要的人群流动，防止尘埃飞扬。

2）无菌操作前，工作人员要衣帽整洁、洗手、戴口罩，口罩须盖住口鼻，最好用一次性口罩，一般情况下，口罩应每 4~8 小时更换一次，一经潮湿细菌易于穿透，应及时更换。

3）在无菌技术操作时首先应明确无菌区和非无菌区。无菌物品与非无菌物品应分开放置，并定期检查。无菌物品不可暴露在空气中，必须存放于无菌包或无菌容器内。如果无菌物品被非无菌物品接触过，或放置在视觉看不到的地方，或在护士的腰部以下时，则成为非无菌物品。

4）取无菌物品时，必须核对灭菌日期，使用无菌持物钳夹取，无菌物取出后虽未使用，亦不能再放回原处。进行无菌操作时，如疑有污染或已被污染，则不可使用。

5）凡未经消毒的手和物品，不可触及或跨越无菌区。

6）无菌容器及包外应注明物品名称、消毒灭菌日期，放在固定处，并保持清洁干燥。

7）执行无菌操作的地方要宽阔、平坦、干燥，以防无菌物品被污染。

8）一套无菌物品，只供一名患者或一处伤口使用，以免发生交叉感染。

9）手术室内需保持窗户遮蔽或关闭，不要向无菌区打喷嚏或咳嗽，尽量少讲话。

10）流动的空气能携带微生物，在进行无菌操作的过程中，要保证关好门，尽量减少人员流动。

三、无菌操作的基本方法

（一）目的

保持无菌物品及无菌区域不被污染，防止病原微生物侵入或传播给他人。

（二）评估

1. 操作项目及目的

如进行护理操作及各种诊疗技术等。

2. 操作环境

操作区域是否整洁、宽敞、安全；操作台是否清洁、干燥、平坦。

3. 无菌物品

无菌物品存放是否合理，无菌包或容器外标签是否清楚、有无失效。

（三）计划

1. 目标/评价标准

1）患者明确无菌操作重要性，有安全感，愿意配合。

2）无菌物品和无菌区域未被污染。

3）患者和工作人员得到保护，未见交叉感染。

2. 用物准备

1）无菌持物钳：常用无菌持物钳有三叉钳、卵圆钳和长、短镊子4种。

无菌持物钳浸泡在大口有盖容器内，容器深度与钳长度比例适合，消毒液面浸没轴节以上2~3 cm或镊子长度的1/2，每个容器只能放置一把无菌持物钳。另有干燥法保存，4~8小时更换一次。

2）无菌容器：常用的无菌容器有无菌盒、罐、盘及储槽等。无菌容器内盛治疗碗、棉球、纱布等。

3）无菌包：内包无菌治疗巾、敷料、器械等。

4）无菌溶液、启瓶器、弯盆。

5）无菌橡胶手套。

（四）实施

1. 无菌持物钳的使用

无菌持物钳是用于夹取和传递无菌物品的器械。

无菌持物钳的使用方法及注意事项：

1）无菌持物钳应打开关节浸泡在盛器械有消毒液的大口容器内，容器的底部垫以无菌纱布，消毒液浸过钳的2/3（关节上1 cm），每个容器只能放置一把无菌钳，容器应加盖。

2）无菌持物钳只能夹取无菌物品，不能触碰未经消毒的物品，也不能用以消毒或换药。如有污染或疑有污染时，应重新消毒。

3）放取持物钳时，应将钳端闭合，不可触碰容器口及边缘。

4）使用无菌持物钳时，钳端向下，不能倒转向上，以免消毒液倒流，污染持物钳的无菌部分。

5）如到远处夹取物品，应将容器一同搬移，用完后立即放回容器中，不可在空气中暴露过久。

6）无菌持物钳与浸泡容器每周清洁消毒一次，并更换消毒液。

7）不可用持物钳夹取油纱布，以免油渍污染其他无菌物品及消毒液。

2. 无菌容器使用法

无菌容器用于存放无菌物品，应保持其无菌。

1）打开无菌容器盖时，盖的内面（无菌面）朝上，置于稳妥处，用后须随时将容器盖放回、盖严，避免无菌物品在空气中暴露过久。

2）从容器中夹取物品时，无菌持物钳不可触碰容器边缘。手持无菌容器时，应托住底部，不可将手碰到容器的内面和口缘。

3）浸泡消毒器械时，应在容器盖上注明器械名称和浸泡时间，达无菌时间后，方可使用。

4）无菌容器应每周消毒 1 次。

3. 取用无菌溶液法

取用无菌溶液时，应注意下列事项。

1）操作前洗手，戴帽子、口罩。

2）取用无菌溶液时，先将瓶外擦净，核对标签，检查瓶盖有无松动，药液有无变质、沉淀及有效期。

3）除去铝盖，用双手拇指将瓶塞边缘向上翻起，再用拇指和食指把瓶塞拉出，用食指和中指套住瓶塞，注意手不可触及瓶口和瓶塞内面。

4）倒溶液时标签向上，先倒出少许溶液于弯盘内，以冲净瓶口，再由原处按所需量倒入容器内。如液瓶中尚余溶液，倒后即将橡胶塞对准塞紧。已打开的溶液瓶，保存24 小时。

5）如打开烧瓶装的无菌溶液时，先解开系带，手持杯口盖布外面，不可触及盖布内面及瓶口，倾倒溶液瓶方法同密封瓶。

6）不可将敷料或器械直接放入无菌溶液瓶内蘸取，以免污染；已倒出溶液不可再倒回瓶中。

4. 无菌包的使用

无菌包应选用质厚、致密、未脱脂棉布制成的双层包布。包布内面为无菌面，外面为污染面。

1）包扎法：选用质厚、致密、未脱脂的棉布制成双层包布。将物品放置于双层包布中央，并把包布的一角盖在物品上并将角尖端反折；然后盖好左右两角，同法将角尖端反折；最后一角包好后扎紧。

2）打开方法

（1）取出无菌包时，先查看无菌包名称、消毒日期。

（2）将无菌包放在清洁、干燥、平坦处，解开系带卷放在包布下。

（3）用拇指和食指先揭开布外角，再揭开左右两角，最后用无菌持物钳揭开内角。

（4）用无菌持物钳取出所需物品，放在事先备好的无菌区域内，如包内物品一次用不完，则按原折痕包起扎好，注明开包时间，24 小时后仍未用完须重新消毒。

（5）如需要将小包内物品全部取出，可将包托在手上打开，另一手将包布四角抓住，稳妥地将包内物品放入无菌容器中或无菌区域内。

5. 无菌盘的铺法

将无菌治疗巾铺在清洁、干燥的治疗盘内，形成一个无菌区域，其中放置无菌物品，供短时间内存放无菌物品，以便无菌操作。

1）一般用半铺半盖双折治疗巾铺法。先打开无菌治疗巾包，用无菌钳取出治疗巾，放在治疗盘内。

2）双手握住治疗巾上层两角的外面，轻轻抖开，双折铺于治疗盘上（内面为无菌面，注意勿污染）。

3）双手捏住上层两角的外面，四折到对边，使无菌面朝上。

4）放置无菌物品后，边缘对齐盖好。将开口处向上翻折两次，两侧边缘向下翻折 1 次。

5）无菌盘不宜放置过久，有效期不超过 4 小时。

6. 戴无菌手套法

1）洗净擦干双手，核对无菌手套袋外的手套号码及灭菌日期。

2）打开手套袋，取滑石粉擦干双手。

3）以一手掀起手套袋处，另一手捏住手套反折部分（手套内面），取出手套，对准戴好；同法掀起手套袋另一侧开口处，已戴好手套的手指，插入另一只手套反折内，取手套以同法戴上。

4）戴好手套后可用无菌纱布擦去手套表面的滑石粉，并使手套和手贴合，不可强力拉扯，以免撕破，如有破损立即更换。

5）再将手套翻转处套在工作衣袖外即可。

6）脱手套前应将其上脓、血等冲净，再自手套口端向下翻转脱下，不可强拉手套边缘或手指部分，以免损坏。

（黄东影）